XIANDAI YIXUE YINGXIANG YU CHAOSHENG YIXUE

现代医学影像与超声医学

■ 主编 孙 婷 于 霆 李肖坤 陈 凯
丁宝成 聂 娜 乔德育

黑龙江科学技术出版社
HEILONGJIANG SCIENCE AND TECHNOLOGY PRESS

图书在版编目（CIP）数据

现代医学影像与超声医学 / 孙婷等主编. -- 哈尔滨：
黑龙江科学技术出版社，2024.4
ISBN 978-7-5719-2373-0

Ⅰ．①现… Ⅱ．①孙… Ⅲ．①影像诊断②超声波诊断
Ⅳ．①R445

中国国家版本馆CIP数据核字（2024）第070236号

现代医学影像与超声医学
XIANDAI YIXUE YINGXIANG YU CHAOSHENG YIXUE

主　　编　孙　婷　于　霆　李肖坤　陈　凯　丁宝成　聂　娜　乔德育
责任编辑　陈兆红
封面设计　宗　宁
出　　版　黑龙江科学技术出版社
　　　　　地址：哈尔滨市南岗区公安街70-2号　邮编：150007
　　　　　电话：（0451）53642106　传真：（0451）53642143
　　　　　网址：www.lkcbs.cn
发　　行　全国新华书店
印　　刷　黑龙江龙江传媒有限责任公司
开　　本　787 mm×1092 mm　1/16
印　　张　22.5
字　　数　566千字
版　　次　2024年4月第1版
印　　次　2024年4月第1次印刷
书　　号　ISBN 978-7-5719-2373-0
定　　价　198.00元

编委会

◎ **主　编**

孙　婷　于　霆　李肖坤　陈　凯
丁宝成　聂　娜　乔德育

◎ **副主编**

孙爱红　张路路　刘　伟　梅　凯
陈　健　刘　利

◎ **编　委**（按姓氏笔画排序）

丁宝成（无棣县人民医院）

于　霆（聊城市人民医院脑科医院）

万旭宏（济南市优抚医院）

王　燕（玲珑英诚医院）

乔德育（恩施州土家族苗族自治州中心医院）

刘　伟（淄博市中心医院）

刘　利（枣庄市妇幼保健院）

孙　婷（青岛市黄岛区灵珠山街道社区卫生服务中心）

孙爱红（阳谷县中医医院）

李肖坤（冠县新华医院）

张路路（聊城市人民医院）

陈　凯（菏泽市定陶区人民医院）

陈　健（深圳市第二人民医院/深圳大学第一附属医院）

聂　娜（青州市人民医院）

梅　凯（湖北省红安县人民医院）

FOREWORD · · · · · · · · · · · · · · 前 言

　　近年来,随着科学技术的飞速发展,医学影像学不再局限于单纯形态学诊断,已发展为治疗、诊断并重,着眼于功能研究、分子研究的学科。作为新时代的临床影像技师,不仅要学习各种影像学诊断的新技术,也要具备为临床解决实际问题的诊断思路,做到围绕病变的发展方向及侵袭途径来全面地诊断疾病,避免因漏诊潜在病变或各种假象而造成误诊。鉴于此,我们特组织具有多年临床工作经验的影像学专家编写了《现代医学影像与超声医学》一书。

　　本书在编写过程中充分考虑了所面向读者群体的特点,吸收了编者多年来的临床工作经验,同时紧跟医学影像学的发展趋势,摒弃了过时的理念,力图反映当前医学影像学的新成果,具有很强的实用性。本书以临床常见病为重点,在用简练的语言概括这些疾病影像学表现的同时,结合相应的图片,让读者能在有限的时间内掌握影像学的精粹,是一本集专业性、前沿性和可操作性于一体的影像学书籍。本书适合广大影像技师在临床工作中使用,也可以作为临床医师选择影像检查方法、学习疾病影像表现的参考书。

　　编者在编写时虽力求严谨,但由于编写水平有限,书中难免存在疏漏和不足之处,望广大读者提出宝贵意见和建议,以便再版时做出改进。

《现代医学影像与超声医学》编委会

2024 年 1 月

CONTENTS ●●●●●●●●●●●●●● 目 录

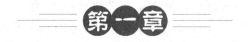

第一章
神经科疾病的超声诊断

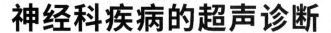
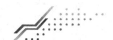

第一节 颅内动脉狭窄或闭塞

一、颅内动脉狭窄的病因及临床表现

颅内动脉狭窄是指各种原因造成的颅内动脉管径缩小。造成颅内动脉狭窄的原因很多,最常见为动脉粥样硬化,其次为动脉夹层、肌纤维发育不良、烟雾病、免疫或其他原因引起的颅内动脉炎等。经颅多普勒超声(TCD)只能检测有无血管狭窄存在,不能诊断引起血管狭窄的原因。颅内动脉狭窄的临床表现可因不同血管、不同狭窄程度而有所不同,常表现为短暂性脑缺血发作、脑梗死、发作性意识障碍,有的患者可表现为非特异性的症状,如头痛、头晕等,还有的患者无任何临床症状。因此,有些患者的颅内血管狭窄常常是在查体过程中发现并诊断的。

二、颅内动脉狭窄的 TCD 诊断

TCD 可以对颅底大动脉的血流速度进行实时检测,这是 TCD 的优势,CTA、MRA 及 DSA 检查虽然能更加直观地检测到血管的狭窄及狭窄的程度,但均不能对血管内的血流状态进行实时检测。TCD 根据检测到的颅内血管的血流速度、频谱形态及声频变化,判断有无血管狭窄及狭窄的程度。

颅内动脉狭窄在发生频率上以大脑中动脉最高,其次是颈内动脉的虹吸弯段及终末端多见,椎-基底动脉汇合处,大脑后动脉和大脑前动脉也是常发生的部位。由于颅底 Willis 环动脉变异较大,血管走行方向不同,TCD 诊断各条动脉狭窄的可靠性不同。颅内血管中以 MCA 变异最小,走行较平直,MCA 狭窄漏诊或误诊的机会最小。ACA、PCA 解剖变异大,走行弯曲,血管狭窄时易漏诊。BA 狭窄由于解剖变异及操作难度增加,因此漏诊的机会也增加,尽可能地检查BA 全长并结合 VA 一起分析可以减少漏诊。

(一)颅内动脉狭窄的 TCD 诊断

TCD 诊断颅内动脉一条或多条血管狭窄,主要根据狭窄局部血流速度增快、血流频谱紊乱(频窗消失、涡流)及声频嘈杂等几个因素综合判断。

1.血流速度增快

当颅内动脉的管径狭窄程度<30％时,通常不出现血流动力学改变,只有当管径狭窄程度>30％,TCD才可以检测到狭窄部位血流速度轻度增快,狭窄程度>50％,TCD才可以检测到狭窄部位血流速度明显增快。血流速度增快是诊断血管狭窄最重要的指标。由于血流速度受许多因素的影响,故血流速度的正常值及诊断颅内血管狭窄血流速度标准尚未完全统一。MCA狭窄诊断见表1-1。

表 1-1 MCA 狭窄诊断标准

狭窄程度	PSV/(cm/s)	Vmeam/(cm/s)	* PSV1/PSV2
轻度(<50％)	140～<180	90～<120	—
中度(50％～69％)	180～<220	120～<140	2.0～<3.0
重度(70％～99％)	≥220	≥140	≥3.0

注:PSV1/PSV2 为狭窄段与狭窄远段峰值血流速度比值。

局限性或节段性血流速度增快对颅内动脉狭窄的诊断有重要意义。狭窄局部血流速度明显增快,狭窄近端和远端血流速度正常或相对减低,狭窄的近端呈高阻力频谱改变,狭窄的远端呈低流速、低搏动性改变,此种情况高度提示该部位血管有局限性狭窄。

若动脉狭窄程度在 50％～90％,狭窄程度越严重,血流速度越快,呈直线正比关系。当极度狭窄时,由于高流速血细胞成分明显减少,TCD不易检测到少数高流速红细胞反射回来的信号,只能检测到大量低流速红细胞血流信号,血流速度可无明显增快,但血流频谱异常紊乱,TCD不能完整显示血流频谱信号,频谱上界常显示不清,包络线无法完整地勾画出血流频谱轮廓,此时血流速度值测量不准。

2.血流频谱紊乱

血管狭窄后的另一重要改变是血流频谱紊乱,出现粗糙或嘈杂样杂音。由于心排血量及血管管径相对恒定,正常情况下,各条大血管的血流速度在一定正常值范围内,当血管发生局限性狭窄时,狭窄段红细胞血流速度增快,层流状态被破坏,由于狭窄后血管代偿性扩张,高流速的血流经过狭窄段后血流速度减慢,红细胞流动方向也是杂乱无章的,TCD表现为血流速度增快,蓝色频窗不明显或消失,基线两侧出现局限性低频高强度红色信号,为涡流频谱。涡流可出现在收缩期早期,有时可延长至舒张早期,甚至存在于整个心动周期,而且通常在基线两侧对称出现,并可伴有低调粗糙的杂音。

狭窄的涡流频谱需要与生理性涡流鉴别,生理性涡流常常出现在大动脉分叉处。在分叉处,由于局部血流发生紊乱,层流状态被破坏,如颈内动脉终末端-大脑中动脉与大脑前动脉分叉处,在 MCA 和 ACA 同时出现的深度,有时可以有生理性涡流出现。但生理性涡流常位于收缩早期,很少持续到舒张期,血流速度增快不明显,也无明显粗糙杂音。

当某些特殊情况下,如血管极度狭窄或血管痉挛造成的血流速度异常增快,血流撞击血管壁导致高调杂音,如高调尖锐的鸥鸣音(噢鸣音)或刺耳高调的机械性杂音(卡拉音),伴随鸥鸣样杂音出现特征性的短弧线高强度多普勒信号。短弧线多数情况下出现在收缩期,少数情况下收缩期和舒张期都出现,分布于基线两侧,但常以一侧为主(与血流方向一致侧更明显)。

(二)颅内血管狭窄程度的 TCD 诊断

TCD 在一定程度上可以判断血管狭窄的严重程度,通过对血流速度、频谱形态、声频等动态变化的综合分析,对血管狭窄的程度进行分度。对于不引起血流动力学改变的轻度狭窄,不能被 TCD 检测出来,如斑块形成、内膜增厚等。用 TCD 诊断的颅内动脉狭窄程度也不完全等同于 CTA、MRA 及 DSA 对于血管狭窄程度的判断,因为后者可以显示血管的解剖结构,可以准确测量血管狭窄的程度,而 TCD 对于血管狭窄程度的判断是根据血流动力学改变推断而来,是估计值,而不是准确测量。临床医师根据 TCD 的检测结果确定进一步检查方案,选择 CTA、MRA 或 DSA 检查对狭窄的程度及分布进行更为准确的检测。

1.轻度血管狭窄

当脑血管造影显示血管狭窄 10%～30%时,常不引起血流动力学改变,狭窄不能被 TCD 检测到;血管狭窄 30%～50%时可表现为局部血流速度轻度增快,但常低于 180 cm/s,或两侧血流速度不对称,多普勒频谱形态及声频常无明显改变,影像学常常表现为病变血管显影淡。

图 1-1 和图 1-2 为 MCA 轻度狭窄患者 TCD 及 MRA 表现。

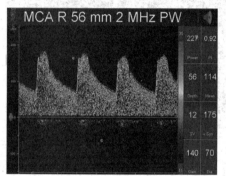

图 1-1　右侧 MCA 血流速度轻度增快

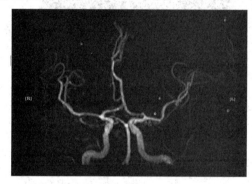

图 1-2　颅脑 MRA

示右侧 MCA 较左侧显影淡,左侧 MCA 正常

2.中度血管狭窄

随着病变发展,血管狭窄程度进一步加重,当狭窄程度达 50%～69%时,可表现为局部血流速度显著增快,收缩期峰值流速超过 180 cm/s,平均流速超过 120 cm/s,两侧半球血流速度明显不对称。出现血流紊乱多普勒频谱信号,表现为频窗消失,出现涡流或湍流频谱,但涡流或湍流多位于收缩早期,持续时间相对短。声频粗糙,代表层流状态柔和的乐音消失,代之以嘈杂音频。

图 1-3 和图 1-4 为 MCA 中度狭窄患者 TCD 及 MRA 表现。

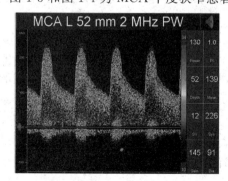

图 1-3　涡流

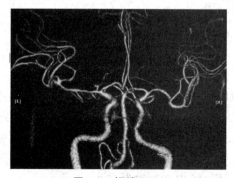

图 1-4　颅脑 MRA

示双侧 MCA 狭窄,以左侧为主

3.重度及极重度血管狭窄

当狭窄的程度为 70%～95% 时,可表现为局部血流速度显著增快,收缩期峰值流速 >220 cm/s,平均流速 >150 cm/s;当狭窄程度 >90%,收缩期峰值流速 >300 cm/s,平均流速 >200 cm/s,狭窄远端出现低搏动性血流,即狭窄远端血管的血流速度下降,PI 减低,两侧半球血流速度可显著不对称。狭窄局部出现血流紊乱更加严重,表现为涡流或湍流信号强度增强,持续时间延长,可持续整个收缩期,甚至整个心动周期;声频更加粗糙,甚至可闻及收缩期鸥鸣音。当血管极度狭窄,狭窄程度超过 95% 或接近闭塞时,由于狭窄局部血流紊乱严重,单位时间通过狭窄处的红细胞数量较少,此时 TCD 难以检测到真正高流速的红细胞,但血流频谱紊乱严重,分不清收缩期与舒张期血流,无法对血流速度进行测量,只能看到紊乱的涡流或湍流,听到低沉紊乱的声频。

图 1-5 和图 1-6 为 MCA 重度狭窄患者的 TCD 及 MRA 表现。

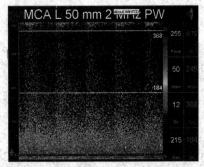

图 1-5　伴极其紊乱的血流频谱

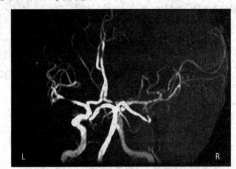

图 1-6　颅脑 MRA

示左侧 MCA 重度狭窄

目前国内对 TCD 诊断颅内动脉狭窄的标准不一。华扬研究结果表明,轻度颅内动脉狭窄(血管内径减小 20%～30%)时,60 岁以上患者 Vs 为 120～150 cm/s,60 岁以下患者 Vs 为 140～170 cm/s,多普勒频谱及声频无明显变化;中度颅内动脉狭窄(血管内径减小 50%～69%)时,Vm 为 120～150 cm/s,重度颅内动脉狭窄(血管内径减小 >70%)时,Vm>150 cm/s,出现节段性血流速度改变,即狭窄段流速明显增高,狭窄近、远端流速相对减低,特别是狭窄远端血流减低伴相对低搏动性特征(PI 减低)。对于中重度颅内动脉狭窄,血流层流状态被破坏,出现紊乱血流,如病理性涡流和湍流。血流声频高尖而粗糙,其内混杂低钝的紊乱声频或高调的血管杂音。另外,当存在颅外段血管狭窄或闭塞以及出现侧支循环时,可对颅内动脉狭窄的诊断造成一定的困难。

(三)TCD 对血管狭窄部位的判断

TCD 利用多普勒的原理对颅底大动脉的血流速度进行探测,TCD 对颅底大动脉的识别主要依靠不同的探测深度、血管的血流方向及频谱形态综合判断,不同的探测深度探测到不同的血管,对于同一支血管可以从某一深度逐渐加深深度,可以探测到该血管某一段。例如,通过颞窗于 40～45 mm 处探测到 M1-M2 交界处,逐渐加深深度,其间不能丢失多普勒血流信号,至 60 mm 处可以检测到 MCA 的水平段,根据血管的探测深度,初步判断位于狭窄血管的某一段。同样的方法可以判断 ICA 终末段、VA 及 BA 狭窄的部位。

(四)颅内多发动脉狭窄

颅内动脉狭窄可以发生在单一动脉,也可同时发生在多条动脉,如双侧 MCA 狭窄,此时

TCD 表现为双侧 MCA 的流速增快,伴涡流频谱;BA 与 MCA 的狭窄,TCD 表现为这两条血管的节段性流速增快。由于引起颅内血管狭窄的常见病因,如动脉粥样硬化、烟雾病的早期改变,均可引起颅内多发脑动脉狭窄,在诊断颅内多发狭窄时,应注意与一侧狭窄其他血管代偿性流速增快的情况相鉴别。

三、颅内血管狭窄的鉴别诊断

颅内动脉狭窄的 TCD 表现为流速增快,但检测过程中发现血流速度增快,并非完全由血管狭窄所致,可能由其他疾病所致,准确的诊断要通过血流动力学改变结合病史综合评定。

(一)侧支循环代偿

由于颅底 Willis 环及颅内大动脉之间交叉供血,动脉与动脉之间存在广泛的侧支循环,由于侧支循环的存在,在一条或多条动脉发生严重狭窄或闭塞时,其他血管可发生代偿作用,保证大脑不致发生严重的缺血而引起卒中发作。当代偿其他血管参与供血时,也表现为血流速度的增快。代偿性血流速度增快的特点在于:收缩期峰值流速很少超过 220 cm/s,频谱形态一般正常,少数情况下有轻度血流紊乱,表现为收缩早期涡流。以下为常见颅内血管代偿性血流速度增快时可能出现的病变血管。

1.ACA 代偿性血流速度增快的原因

(1)ICA 起始段严重狭窄或闭塞后,病变侧大脑中动脉血流压力低,健侧 ACA 通过前交通动脉、患侧 ACA 的 A1 段向 MCA 供血。

(2)MCA 闭塞后,ACA 通过皮质支向患侧 MCA 供血区供血。

(3)一侧 ACA-A1 先天缺如,对侧 ACA-A1 段供应双侧 ACAA2 段,向双侧 ACA 分布区供血。

2.出现 PCA 代偿性血流速度增快的原因

(1)同侧 ICA 起始段严重狭窄或闭塞后,病变侧大脑中动脉血流压力低,PCA 通过后交通动脉经颈内动脉终末端向 MCA 供血;或通过 PCA 皮质支向 MCA 供血区供血。

(2)MCA 闭塞,病变侧 PCA 通过皮质支向 MCA 支配区供血。

3.一侧 VA 代偿性血流速度增快

其发生在:①对侧锁骨下动脉严重狭窄或闭塞,健侧椎动脉经汇合处、患侧椎动脉向锁骨下动脉供血;②对侧 VA 闭塞后,椎动脉扩张代偿,流速增快。

(二)脑血管痉挛

脑血管痉挛是一种可逆性脑血管狭窄,脑血管痉挛发生时由于血管平滑肌收缩,管腔狭窄,当引起脑血管痉挛的病理因素去除后,管径恢复正常,则血流速度恢复正常。脑血管痉挛最常发生在蛛网膜下腔出血后,蛛网膜下腔出血后由于颅底 Willis 环大动脉及脑表面的血管均浸泡在血性脑脊液中,血液中血红蛋白及出血后释放的血管活性物质刺激血管和脑膜,导致脑血管痉挛。脑血管痉挛可发生于出血的同时,也可发生在脑出血后 10～14 天,称为迟发性脑血管痉挛。脑血管痉挛的 TCD 特征为多条血管的血流速度增快,同一条血管在不同的深度探测流速均快,不同于狭窄引起的节段性血流改变,收缩期峰值流速常低于 220 cm/s,频谱形态正常或伴有轻度涡流。脑血管痉挛是一个动态演变过程,随病程的发生、发展、缓解及药物干预而发生变化,因此血流速度随时间有动态变化的过程,这一点与脑动脉狭窄不同。

(三)脑动静脉畸形

脑血管畸形是脑血管的先天性发育异常。脑动静脉畸形(AVM)是最常见的一种脑血管畸形,AVM是脑内某一区域由于脑血管发育异常导致的畸形血管团,病变部位脑动脉与脑静脉直接相连,缺乏毛细血管,由于缺乏阻力血管,使动脉及静脉血流速度明显增快,且静脉血管明显扩张迂曲,通常多条血管参与供血,周围脑组织的血流流入AVM区域。由于盗血作用,邻近脑组织产生缺血性症状,也可由于迂曲的血管破裂引起脑出血。脑AVM时由于多条动脉参与供血,TCD常表现为供血动脉呈现高流速、低阻力的特点,血流速度常异常增快,通常是正常脑血流的2~3倍,收缩期与舒张期血流均增快,频窗消失,可检测到涡流或湍流频谱,频谱形态表现为明显的低搏动性,是其主要特点。

颅内动脉狭窄的鉴别诊断见表1-2。

表1-2 颅内动脉狭窄的鉴别诊断

鉴别项目	侧支循环开放	脑血管痉挛	脑动静脉畸形
常见病因	颅内大动脉严重狭窄或闭塞	蛛网膜下腔出血	脑血管发育畸形
流速增快的血管	一条或多条	多条	多条
紊乱频谱	正常或紊乱	正常或紊乱	紊乱频谱,伴涡流
PI指数	正常或稍低	多正常	明显减低

四、颅内动脉闭塞的TCD诊断

由于TCD只能通过检测颅内脑血流动力学的改变来判断有无血管的狭窄和闭塞,不能检测到血管的二维解剖结构,且颅底Willis环动脉变异较大,血管走行弯曲,因此,TCD对颅内动脉闭塞检测的可靠性相对低,尤其是对ACA、PCA、VA及BA,由于MCA走行平直,临床变异少,对MCA血管闭塞的诊断可靠性较高。

(一)大脑中动脉闭塞

MCA是颅内动脉硬化血栓形成或栓子脱落栓塞的好发部位。当MCA主干闭塞时,在颞窗穿透良好的前提下,TCD检测到的血流动力学改变包括如下内容。

(1)不能探及MCA血流:沿MCA主干检测,于深度45~60 mm,个别双顶径较大的患者,深度达65 mm未探测到血流信号或测到较低流速的血流信号,通过对侧颞窗探测深度80~100 mm也未获得MCA血流信号时,应考虑MCA闭塞;病变同侧ACA、PCA血流信号良好,由于参与代偿流速较健侧同名动脉相对升高。

(2)慢性MCA闭塞时,通常可检测到MCA主干深度范围内多支、单向或双向、血流搏动指数低、血流速度明显减慢的血流频谱,病变同侧ACA、PCA血流速度代偿性增快,OA血流方向正常,并通过压颈试验排除颈内动脉闭塞。图1-7和图1-8分别为左侧MCA慢性闭塞患者TCD与CTA表现。

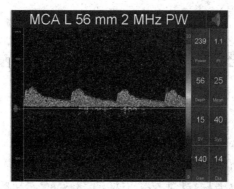

图 1-7　左侧 MCA 慢性闭塞血流频谱图

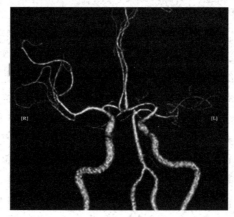

图 1-8　颅脑 CTA

示左侧 MCA 闭塞

(二)大脑前动脉闭塞

TCD 对 ACA 闭塞的诊断有一定的局限性,特别是 ACA-A1 段闭塞。AcoA 功能完善,沿 MCA 逐渐加深深度至 65～75 cm 未探测到负向血流,对侧 ACA 流速增快,较 MCA 流速相对升高,此种情况下可能为 ACA-A1 闭塞,也可以为一侧 ACA-A1 发育缺如引起。TCD 不能诊断 ACA-A2 段闭塞。

(三)颈内动脉终末段(TICA)闭塞

当 TICA 闭塞时,可影响同侧的 ACA、MCA 供血。通常,TICA 闭塞往往由 ICA 颅外段闭塞性血栓形成并向上蔓延所致。其闭塞部位在 ACA/MCA 水平时,则 ACA 和 MCA 血流信号均消失(颞窗穿透良好),通过健侧颞窗向患侧交叉检测,均未探测 ACA 和 MCA 的血流信号,可探测到 PCA 血流频谱,且流速较对侧增快。

（于　霆）

第二节 颈内动脉狭窄或闭塞

一、颈内动脉狭窄常见病因及临床表现

颈动脉狭窄是引起脑血管病的重要危险因素。颈动脉狭窄可由不同的病因所致,常见的病因有颈动脉粥样硬化、颈动脉夹层、纤维发育不良、Takayasu 大动脉炎及放疗后所致的颈动脉狭窄。

(一)颈动脉粥样硬化性狭窄

颈动脉粥样硬化是全身性动脉硬化的一部分。血管内皮的反复损伤是动脉粥样硬化的重要步骤,一些因素,如湍流、高血压、慢性高脂血症、糖尿病、吸烟、感染等可导致内膜的慢性损伤,循环血浆中的脂质进入受损的部位,特别是低密度脂蛋白,被单核细胞摄取形成泡沫细胞,并刺激平滑肌细胞增生。增生的平滑肌细胞、单核细胞及泡沫细胞一起移行到内膜下形成动脉粥样硬化斑块,斑块逐渐增大引起血管动脉粥样硬化性狭窄。

轻度颈动脉狭窄患者常无明显临床症状,有时即使是严重的血管狭窄,由于侧支循环代偿完整,斑块稳定,患者也可无任何临床症状。颈动脉狭窄引起的临床症状与狭窄程度、侧支循环的建立及斑块的稳定性有关。颈动脉狭窄可引起缺血性脑卒中,临床表现为 TIA、发作性意识障碍、脑梗死等,也可引起非特异性症状,如头晕、记忆力减退等。颈动脉狭窄引起缺血性脑血管病的发生率各家报道有一定的差别。无症状性狭窄患者狭窄同侧卒中的年发生率较低,约为 2%,欧洲颈动脉手术治疗小组(ECST)报道无症状性颈动脉狭窄超过 70% 的患者卒中的年发生率为 1.9%。颈动脉粥样斑块出现溃疡和斑块形态的不稳定性与卒中危险性的增加直接相关,Michael E 观察 659 例高度颈动脉狭窄患者,对伴发溃疡斑块患者随诊观察 2 年,随狭窄程度从 70% 发展到 95%,同侧卒中的危险性由 26.3% 发展到 73.2%;而对那些未伴发溃疡斑块者,随狭窄程度的增加,同侧卒中的危险性未相应增加,仍为 21.3%。

(二)颈动脉夹层

颈段颈内动脉是最常报道发生头颈部动脉夹层(CAD)的部位,CAD 是已确定的卒中原因之一,尤其是青年卒中,颈动脉夹层所致卒中约占青年卒中的 20%。CAD 与轻度颈部扭曲或创伤有明显的相关性,各种体育活动、剧烈咳嗽、性生活、按摩推拿等均可引起 CAD。主要临床表现是伴有同侧颈部、面部及头部疼痛的卒中或短暂性脑缺血发作,疼痛通常发生在缺血症状出现前 4 周至数小时,为非搏动性剧烈头痛;颈动脉夹层引起脑卒中的机制与狭窄或阻塞引起血流动力学损害有关,也可由于病变部位栓子脱落造成血管远端栓塞所致;偶见同侧脑神经麻痹,最常见的为舌下神经麻痹。CAD 最常见的 DSA 表现是"线样"征——动脉管腔长段狭窄;夹层特征性改变:内膜瓣及双腔征,某些夹层患者因血管闭塞,管腔突然变细,形成"鼠尾状"改变,某些患者表现为动脉瘤样扩张。

(三)肌纤维发育不良

肌纤维发育不良(FMD)是一种特发性全身血管病,以动脉非动脉硬化性、非炎症性平滑肌及弹性组织异常为特征。病理以平滑肌增生或变薄、弹性纤维破坏、纤维组织增生及动脉壁紊乱

为特征。组织学异常可能引起动脉壁 3 种病理改变:①多发性狭窄;②交替性血管壁扩张(串珠样表现),是最常见的类型;③当 FMD 以非环绕的方式累及动脉壁时可形成动脉瘤。肌纤维发育不良病因不明,可能与遗传、激素等因素有关。FMD 患者临床症状与受累动脉狭窄程度有关,也与 FMD 病变部位有关,可无任何临床症状。累及颈动脉或椎动脉的 FMD,可表现为 TIA、黑矇、偏瘫、脑神经麻痹、Horner 综合征,病变血管呈囊状扩张,血流在局部流动缓慢或形成涡流,血小板、红细胞等有形成分积聚形成栓子,栓子脱落造成脑栓塞;受累血管严重狭窄或闭塞可以引起狭窄远端脑组织血流灌注不足,引起低灌注性脑梗死。病变也可累及颅内血管引起动脉瘤,动脉瘤破裂致蛛网膜下腔出血。

FMD 与动脉粥样硬化引起的血管病并不难鉴别。动脉粥样硬化主要见于老年人,病变主要累及大动脉的近段或动脉分叉部位,患者多具有脑血管的危险因素,如糖尿病、高血压、高脂血症等;而 FMD 患者多见于青年患者,以女性多见,病变部位多累及动脉的中段及远段,且多无脑血管病的危险因素。

(四)Takayasu 大动脉炎

Takayasu 大动脉炎又称无脉症,是影响主动脉及其主要分支的一种慢性多发性非特异性大血管动脉炎,年轻人多发,特别是女性。病因目前尚未完全明了,多数学者认为是一种大动脉的自体免疫性疾病。病变好发部位主要位于主动脉、腹主动脉,其次是颈总动脉及其分支,常累及多支动脉。病理为动脉全层的炎性反应,动脉壁广泛不规则纤维化,使动脉管腔不规则狭窄,内膜纤维性增厚,表面粗糙,易导致继发性血栓形成。临床早期常有低热、乏力、肌肉、关节疼痛,血沉增快等非特异性全身症状,约有半数患者出现神经系统症状,如头痛、视物模糊、痫性发作、短暂性脑缺血发作、脑梗死及脑出血等。治疗给予皮质类固醇、细胞毒性药物、外科手术或这些方法的组合。有报道应用皮质类固醇治疗后颈动脉狭窄可消退。

(五)放疗后所致颈动脉狭窄

颈动脉狭窄是鼻咽癌及其他头颈部肿瘤放疗后并发症之一。放疗后颈动脉狭窄以颈内动脉及颈总动脉最常见,其次为颈外动脉及椎动脉。放疗后颈动脉狭窄的发病率各家报道略有差别,Dubec 等报道了 45 例头颈部患有恶性肿瘤的患者,放疗后颈动脉狭窄的发生率为 60%,其中 38% 的患者狭窄程度超过 50%;Wynnie WL 等对 71 例鼻咽癌行放疗治疗的患者进行颈动脉彩色双功能超声检查,发现 77.5% 的患者伴发颈动脉狭窄,其中 29.6% 狭窄超过 50%,引起明显的血流动力学改变。放疗所致的颈动脉狭窄与放射疗法的剂量有关,另外还与放疗持续的时间有关。放疗后引起血管损伤的机制有 3 种:①血管的滋养血管损伤或闭塞,引起血管弹性组织及肌层损害,代之以纤维化增生;②血管外膜的纤维化致管腔狭窄;③放射疗法加重动脉粥样硬化的进程。放射治疗所致的颈动脉狭窄目前无特效治疗,轻度狭窄给予抗血小板及改善循环治疗。

二、颈内动脉狭窄或闭塞的 TCD 诊断

颈内动脉(ICA)是动脉粥样硬化的好发部位,该动脉的狭窄与脑血管病的发生密切相关。颈内动脉颅外段(EICA)是动脉粥样硬化性狭窄最常见的部位,其次是颈内动脉的虹吸弯及颈内动脉的终末端,颈内动脉颅外段动脉粥样硬化性狭窄主要发生在颈内动脉的起始端。颈内动脉的终末端是颅内动脉狭窄,诊断标准参照颅内动脉狭窄的诊断标准,颈内动脉虹吸弯可以经过眼窗探测到,根据血流速度、频谱形态及声频的改变判断有无血管狭窄及狭窄的程度。本部分主要探讨颈内动脉起始端狭窄。

颈内动脉起始端狭窄可由不同病因引起,由于 TCD 不能检测到血管的二维解剖结构,因此只能根据血流动力学的改变判断有无血管狭窄及狭窄的程度。EICA 狭窄后 TCD 主要表现为狭窄局部血流速度增快,狭窄远端低流速、低搏动性血流频谱改变及侧支循环开放,但不同狭窄程度 TCD 的表现不尽相同。

（一）EICA 轻度狭窄

EICA 轻度狭窄(狭窄程度＜50％)一般不引起血流动力学改变,多数情况下不能被 TCD 诊断。用 4 Hz 连续脉冲多普勒探头连续探测颈动脉,包括颈总动脉(CCA)、颈外动脉(ECA)及 EICA。由于 EICA 轻度狭窄未引起明显的血流动力学改变,CCA、ECA 及 EICA 血流速度、频谱形态及 PI 指数均无明显改变。有时可检测到 EICA 血流速度轻度增加,但收缩期峰值流速(PSV)＜125 cm/s,双侧颈动脉血流速度相差＜30 cm/s,频谱形态及 PI 指数正常,颅内大脑中动脉血流速度及频谱形态正常,无侧支循环开放。

（二）EICA 中度狭窄

1.颅外颈动脉的改变

EICA 中度狭窄(狭窄程度 50％～69％),狭窄局部即颈内动脉的起始端,血流速度增快,PSV 125～230 cm/s,双侧 EICA 血流速度不对称,血流速度相差＞30 cm/s,频谱紊乱,频窗消失,或在收缩早期有时可见到涡流,声频粗糙。CCA 与 ECA 的血流速度及 PI 指数改变不明显。图 1-9 和图 1-10 分别为右侧颈内动脉起始端中度狭窄 TCD 及 DSA 表现。

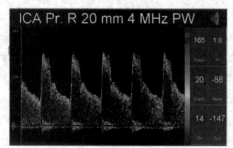

图 1-9　右侧颈内动脉起始端流速增快,伴涡流

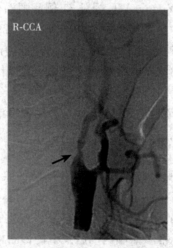

图 1-10　DSA 示右侧颈内动脉起始端中度狭窄

2.狭窄侧 MCA 脑血流改变

患者颅内 MCA 血流速度及 PI 指数下降不明显,少数患者有频谱形态改变,双侧不对称,狭窄侧峰时后延或 S1 及 S2 波融合,多数患者双侧血流速度及频谱形态对称,无侧支循环开放。

(三)EICA 重度狭窄或闭塞

1.颅外颈动脉的改变

EICA 重度狭窄或闭塞(狭窄程度 70%～99%),颈内动脉的起始端血流速度增快更加明显,PSV>230 cm/s,严重者可达 350 cm/s,双侧血流明显不对称,血流频谱紊乱,频窗消失,伴有涡流,声频嘈杂;血管严重狭窄接近闭塞时,血流紊乱严重,只见到紊乱的血流信号,正常频谱形态消失,无法区分收缩期及舒张期血流,无法检测血流速度,闭塞时测不到血流信号。部分 ECA 由于参与侧支循环供血,血流速度增快,变为低搏动性血流频谱,此时颈外动脉血流频谱形态类似于颈内动脉血流频谱,因此颈内动脉的起始端闭塞的患者由于测不到 EICA 血流,此时可能将增快、低搏动性血流的 ECA 误诊为 EICA 血流。双侧 CCA 血流速度不对称,患侧血流速度减慢,PI 指数增高,呈现高阻力血流频谱。图 1-11 和图 1-12 分别为左侧 EICA 严重狭窄部位 TCD 及 DSA 表现。

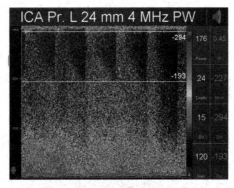

图 1-11　左侧 EICA 严重狭窄,局部血流速度明显增快,伴血流频谱紊乱

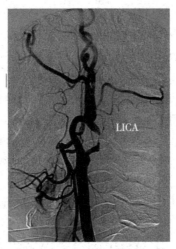

图 1-12　DSA 示左侧 EICA 重度狭窄

2.狭窄侧 MCA 脑血流的改变

引起血流动力学改变的严重狭窄或闭塞造成狭窄远端动脉内压力降低、血流速度减慢、远端

阻力小的动脉代偿性扩张,使动脉搏动指数降低,故双侧 MCA 血流速度明显不对称,患侧 MCA 呈低流速、低搏动性血流改变。

临床检测过程中,两侧血管血流参数要进行比较,EICA 狭窄后 MCA 血流速度与搏动指数双侧不对称,比某一参数绝对值升高或减低程度的临床意义更大。MCA 血流速度和频谱形态不仅与 ICA 狭窄程度有关,还与侧支循环是否建立有很大关系。狭窄越严重并不意味着同侧 MCA 血流速度下降就越明显,狭窄虽严重但侧支循环建立好,则严重狭窄或闭塞侧远端血流下降可以不明显。因此,严重狭窄或闭塞侧 MCA 血流速度即使在正常范围,但较对侧低且频谱圆钝,就可能存在 ICA 狭窄或闭塞,此时频谱形态的不对称性在诊断过程中起重要作用。

在导致双侧 MCA 不对称的原因中,EICA 狭窄或闭塞是一个重要原因。此外,如果双侧 EICA 都存在严重狭窄或闭塞,双侧 MCA 血流速度和搏动指数都降低,此时双侧不对称性可以不明显,但频谱形态与正常不同,因此检测过程中不仅要双侧比较,也需将检测动脉的参数与同名动脉正常参数比较,并对颅脑血管进行全面检测,方能做到不漏诊、不误诊。

3.EICA 严重狭窄或闭塞后侧支循环开放

(1)前交通动脉(AcoA)开放:AcoA 连接双侧 ACA,将 ACA 分为交通前段(ACA-A1)及交通后段(ACA-A2),TCD 检测到的 ACA 血流信号为 ACA-A1 段血流信号。AcoA 是将左右两侧半球动脉联系在一起的重要循环途径,当一侧 ACA 供血区血流减少时,健侧 ACA 可通过 AcoA 向患侧 ACA 区供血,起到代偿作用,如 EICA 严重狭窄或闭塞。正常情况下 Willis 环左右两侧压力平衡,AcoA 无血流通过,因此 TCD 检测不到前交通动脉血流,只能通过压颈试验判断 AcoA 是否存在。

正常情况下,经颞窗 TCD 检测到血流方向朝向探头的 MCA 和血流方向背离探头的 ACA。EICA 严重狭窄或闭塞后,狭窄远端,即颈内动脉终末端、MCA 及 ACA 动脉灌注压降低,由于压力不平衡,健侧 ACA 通过 AcoA 及 ACA-A1 向狭窄侧 MCA 供血,使狭窄侧 ACA-A1 血流方向发生逆转,由原来背离探头的血流,逆转为朝向探头的正向血流,此时,狭窄侧 MCA 及 ACA 的血流方向均为正向血流,TCD 在检测过程中从 MCA 到 ICA,探测深度从 60～70 mm,均探测不到负相 ACA 信号,因此时 ACA 的血流可以重叠在 MCA 及 ICA 终末端血流信号内。如果 TCD 经颞窗探测深度从 60～70 mm 均探测不到背离探头的 ACA 血流信号,说明可能存在狭窄侧 ACA-A1 血流方向逆转,或 ACA-A1 无血流信号,即 ACA-A1 发育缺如。

1)AcoA 开放的 TCD 特点:①狭窄侧 ACA 血流方向逆转,血流方向同 MCA(图 1-13);②对侧 ACA 血流速度代偿性增快,频谱相对正常(图 1-14);③压迫健侧 CCA 后,狭窄侧 MCA 血流速度下降。压迫狭窄侧 CCA,狭窄侧 MCA 下降不明显(为预防压颈试验时斑块脱落,建议不压迫狭窄侧,除非特别需要)。图 1-15 DSA 证实为左侧 EICA 严重狭窄后 AcoA 开放。

EICA 严重狭窄或闭塞后 AcoA 开放,健侧颈内动脉系统经 AcoA 向狭窄侧颈内动脉分布区供血,但 AcoA 的开放依靠 AcoA 及 ACA-A1 存在并发育完整,但 10%～15% 的患者存在 AcoA 或 ACA-A1 缺如或发育不良,在 EICA 严重狭窄或闭塞后不能发挥代偿作用,也就是无 AcoA 侧支循环开放,TCD 可以诊断 AcoA 或 ACA-A1 缺如或发育不良。

2)AcoA 缺如或发育不良的 TCD 特点:①狭窄侧 ACA 为背离探头的负相血流,但频谱低平圆钝,为低流速低搏动性血流;②健侧 ACA 未见明显增快,频谱形态正常;③压迫健侧 CCA 后狭窄侧 MCA 血流速度未见明显改变,压迫狭窄侧 CCA 后狭窄侧 MCA 血流速度可下降。

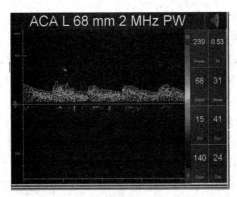

图 1-13 **左侧** EICA **严重狭窄后狭窄侧** ACA **血流方向逆转**

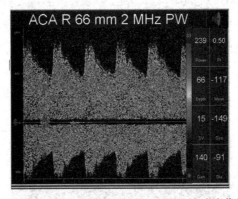

图 1-14 **左侧** EICA **严重狭窄后健侧** ACA **血流速度代偿性增快**

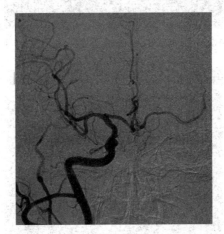

图 1-15 **左侧** EICA **严重狭窄后** AcoA **开放的** DSA **表现**

3)ACA-A1 缺如的 TCD 特点:ACA-A1 段先天缺如或发育不良,对侧 ACA-A1 供应双侧 ACA。①狭窄侧 ACA 测不到血流信号;②健侧 ACA 血流速度明显增快,频谱形态正常;③压迫 健侧 CCA 后狭窄侧 MCA 血流速度未见明显改变,压迫狭窄侧 CCA 后狭窄侧 MCA 血流速度 有下降。

临床检测过程中可以根据 ACA 血流速度、血流方向及频谱形态,结合压颈试验来判断有无 AcoA 开放,及 AcoA 与 ACA-A1 发育情况。

（2）后交通动脉（PcoA）开放：PcoA起自颈内动脉的终末端，是联系颈内动脉系统与椎-基底动脉系统的重要动脉，正常情况下由于前后压力平衡，颈内动脉系统与椎-基底动脉系统各自向支配区域供血，无PcoA开放，TCD不能检测到PcoA血流，只能通过压颈试验判断PcoA是否存在。PcoA将PCA分为交通前段（PCA-P1）和交通后段（PCA-P2），TCD通过颞窗可以探测到朝向探头方向的PCA-P1血流信号，也可以探测到背离探头的PCA-P2血流信号。少数患者PCA起自颈内动脉，检测时压迫同侧CCA，PCA血流速度下降，此种PCA称为胚胎型PCA，随着血管检查影像学的发展，发现胚胎型PCA并非少见。

EICA严重狭窄或闭塞后，狭窄侧ICA远端动脉内压力降低，Willis环前后压力平衡被打破，PcoA开放，血流从后循环经PCA-P1段和PcoA向同侧ICA终末端供血，即椎-基底动脉系统通过PcoA向颈内动脉系统供血，发挥代偿作用。

1）PcoA开放的TCD特点：①双侧PCA血流速度不对称，狭窄侧PCA血流速度增快，PI指数下降（图1-16、图1-17）；②BA及双侧VA血流速度增快，频谱相对正常；③压迫患侧CCA，同侧PCA血流速度可进一步增快。

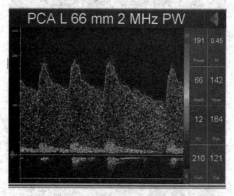

图1-16　狭窄侧PCA血流速度增快，PI指数下降

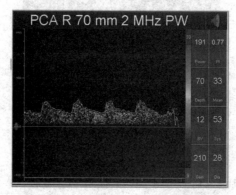

图1-17　健侧PCA血流频谱图

PcoA开放有赖于PcoA的存在及PCA-P1段正常。如果PcoA和/或PCA发育不良或缺如，或PCA起自颈内动脉，ICA严重狭窄或闭塞后，则无后PcoA开放。PcoA开放时双侧VA和BA血流速度增快，代偿性增快的椎-基底动脉，除血流频谱相对正常外，常常表现为整条血管血流速度均匀一致增快，有别于血管狭窄的局限性血流速度增快。

在重度颈动脉狭窄患者，PCA扩张代偿，血流速度增快，经颞窗容易探及，此时容易将PCA

血流频谱误诊为 MCA 血流频谱。另外,有学者对部分 TCD 检查发现双侧 PCA 血流速度不对称,狭窄侧 PCA 血流速度增快,伴 BA 及双侧 VA 血流速度增快的患者,TCD 诊断为 PcoA 开放,行 DSA 检查发现,后循环血流速度增快并非由 PcoA 向颈内动脉系统供血所致,而是通过 PCA 皮质支与狭窄侧 MCA 及 ACA 皮质支形成侧支循环,向 MCA 及 ACA 供血区供血。因此,TCD 对于 PcoA 开放的诊断不如 DSA 对于 AcoA 开放诊断的可靠性高,因此准确诊断侧支循环开放需行 DSA 检查。有人建议用同侧 PCA 血流速度增快的程度判断 PcoA 开放,认为如果 ICA 狭窄,同侧 PCA 血流速度是对侧 PCA 血流速度 2 倍以上可诊断为 PcoA 开放,但 TCD 诊断 PcoA 开放的可靠性与准确性需与 DSA 对照研究方能确定。

2)PcoA 发育不良或先天发育缺如的 TCD 特点:①双侧 PCA 血流速度基本对称,PCA 血流速度正常;②压迫狭窄侧 CCA,狭窄侧 PCA 血流速度无明显改变。

(3)颈内外侧支开放的 TCD 特点:眼动脉(OA)是由颈动脉虹吸弯发出,与视神经一起向眼眶方向走行,参与眼球供血。OA 与颈外动脉的分支颞浅动脉、上颌动脉、面动脉的鼻外侧动脉等分支间有广泛的吻合,当颈内动脉颅外段发生严重狭窄或闭塞时,颈外动脉通过上述侧支通路经 OA 向颈内动脉及其远端供血。OA 属于外周动脉,为高阻力血流频谱。正常情况下 OA 血流朝向探头,呈颅外血流频谱形态,搏动指数＞1.0。当 ICA 在 OA 发出前严重狭窄或闭塞,ECA 血流经 OA 反向流入 ICA 的虹吸弯,向同侧颅内供血,此时 TCD 经眼窗可检测到 OA 血流方向改变,由正向逆转为负向血流信号,有时可为双向血流信号,频谱形态均由高阻力频谱转变为低血流低阻力频谱,PI 指数＜1.0(图 1-18)。当 ICA 在 OA 发出后严重狭窄或闭塞,OA 的血流方向及频谱形态可无明显改变。因此,可以通过 OA 血流方向及频谱形态判断是否存在 ECA 向 ICA 侧支供血,间接判断有无 EICA 严重狭窄或闭塞。

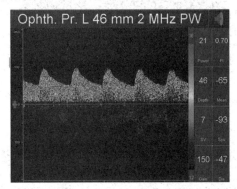

图 1-18　颈内外侧支开放,OA 血流方向逆转,PI 指数下降

(四)双侧 ICA 颅外段重度狭窄或闭塞的 TCD 特点

以上讨论的是一侧 ICA 颅外段不同程度狭窄或闭塞的 TCD 特征。ICA 狭窄的常见原因为动脉粥样硬化,而动脉粥样硬化为全身性疾病,可累及全身的大动脉,因此 ICA 的狭窄不仅可累及一侧,也可双侧同时受累,而且狭窄的程度可以从轻度狭窄到完全闭塞各种组合,如:①一侧轻度狭窄,另一侧重度狭窄;②双侧重度狭窄;③一侧闭塞,一侧重度狭窄;④双侧闭塞。一侧轻度狭窄,另一侧重度狭窄的 TCD 特征同以上讲述的一侧重度狭窄的表现相同,后三种情况的 TCD 表现类似,其特点概括为如下内容。

1.EICA 脑血流改变

如为双侧 EICA 重度狭窄,TCD 可在狭窄的局部检测到双侧高流速血流信号,伴涡流,声频粗糙;如为一侧闭塞,一侧重度狭窄,闭塞侧检测不到血流信号,狭窄侧可以局部检测到高流速血流信号,伴涡流;如为双侧闭塞,双侧均检测不到 EICA 血流信号。颈外动脉的血流速度可明显增快,频谱形态常为低阻力改变。

2.颅内 MCA 血流改变

双侧 MCA、ICA 终末段呈低流速、低搏动性改变,血流速度有时可在正常值范围内,但频谱形态呈明显的低搏动性改变,双侧血流速度、频谱形态可以对称,也可不对称。

3.侧支循环的建立

(1)AcoA 开放:AcoA 开放取决于解剖结构的完整,及 AcoA 两端动脉压力是否平衡。双侧重度狭窄如果狭窄程度不同,或一侧闭塞,一侧重度狭窄,造成远端 AcoA 两端动脉压力不平衡,且 AcoA 及 ACA-A1 发育完整,可以有 AcoA 开放,通过开放的 AcoA,血流可以从重度狭窄的一侧向闭塞侧供血或狭窄程度相对轻的一侧向狭窄程度更重的一侧供血;但如果双侧重度狭窄的程度差不多,或双侧 ICA 闭塞,由于 AcoA 两端动脉压力没有失衡,则无 AcoA 开放。

(2)PcoA 开放:双侧 ICA 颅外段重度狭窄或闭塞后,由于前循环呈低灌注状态,PcoA 连接的颈内动脉系统与椎-基底动脉系统之间的压力平衡被打破,如果 PcoA 及 PCAPI 发育良好,则 PcoA 开放,且可为双侧开放(图 1-19),TCD 表现为双侧 PCA、VA 及基底动脉血流速度明显增快,血管扩张代偿,PI 指数降低,呈低搏动性频谱改变。如果一侧或双侧 PcoA 及 PCA-PI 发育不良,则可以影响 PcoA 开放。

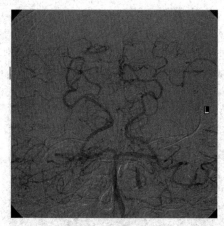

图 1-19　颅脑 DSA
双侧颈内动脉闭塞患者,双侧后交通动脉开放向 MCA 供血

(3)颈内外侧支循环开放:由于双侧 ICA 颅外段重度狭窄或闭塞,ICA 向颅内供血减少,颈外动脉通过 OA 向颅内颈内动脉系统供血,可表现为双侧颈内外侧支循环开放。TCD 表现为:①双侧 OA 动脉血流方向逆转,经眼窗探测由朝向探头逆转为背离探头的血流信号,或双向血流信号,血流频谱形态由高阻力转变为低阻力血流频谱;②双侧 ECA 血流速度增快,PI 指数下降。

(五)ICA 严重狭窄或闭塞后侧支循环开放的意义

ICA 严重狭窄或闭塞后侧支循环开放,代偿了狭窄后的灌注不足,因此有的患者尽管已经发生了严重的血管狭窄,但临床症状轻微,甚至无任何临床症状。但狭窄后侧支循环开放的类型,与 Willis 环是否完整有很大的关系。有学者曾对 ICA 严重狭窄或闭塞后侧支循环开放进行研究,发现颅外 ICA 严重狭窄后,90%的患者颅内存在一条或多条开放的侧支循环,其中 AcoA

开放占 72%，PcoA 占 57%，OA 占 50%。国内惠品晶等用 TCD 评价颈内动脉严重狭窄患者颅内侧支循环开放情况，发现 62.5%通过 AcoA 供血，25%通过 PcoA 供血，认为 AcoA 是代偿颈动脉严重狭窄后颅内供血不足重要的侧支循环形式。

DSA 是目前诊断脑血管病的金标准，与 DSA 相比 TCD 对侧支循环检测具有较好的特异性和敏感性。Müller 等报道，与 DSA 相比，TCD 评价 AcoA 开放的敏感性为 84%~94%，特异性为 92%，评价 PcoA 开放的敏感性为 86%，特异性为 92%。但由于 DSA 检查价格昂贵，且具有一定的创伤性，故限制了其在临床的广泛应用。TCD 作为无创伤性检测手段，可评价重度颈动脉狭窄患者颅内脑血流改变，并具有较高的敏感性和特异性。

(六)TCD 诊断颈动脉狭窄或闭塞的局限性

TCD 对 EICA 严重狭窄或闭塞可能出现误诊和漏诊。亚闭塞被 TCD 误诊为完全闭塞，亚闭塞时血流非常细小，TCD 很难检测到该细小血流信号，TCD 误诊为完全闭塞；有时颅外 ICA 闭塞，由于 ECA 代偿流速增快，频谱形态类似于狭窄的 ICA，故将 ICA 闭塞误诊为狭窄。局限性狭窄，检查过程中如果不上下移动探头，有可能被漏掉。动脉迂曲延长是老年人动脉粥样硬化的标志之一，EICA 迂曲延长常见，由于 EICA 迂曲处血流速度可增快，有的甚至在迂曲血管的远端出现低搏动性改变，而误诊为 ICA 颅外段狭窄。若考虑介入治疗时，DSA 或 CTA 等能够显示 EICA 血管二维解剖结构的检查是非常有必要的。

三、颈动脉狭窄的治疗

ICA 狭窄是脑血管病的重要危险因素。颈动脉狭窄是一种较常见的疾病，其中尤以动脉硬化性狭窄最为常见。颈动脉狭窄与缺血性脑血管病有明确的关系。颈动脉狭窄引起的卒中占缺血性卒中的 15%，症状性颈动脉狭窄超过 70%的患者年卒中率高达 13%，无症状者可达 2%，缺血性脑血管病的发生与狭窄处粥样斑块的稳定性及狭窄的程度有关。不同程度的颈动脉狭窄引起的缺血性卒中类型和部位也不相同。因此，积极治疗颈动脉狭窄对预防缺血性卒中和降低卒中致残率、致死率有重要意义。

针对颈动脉狭窄治疗的主要目的在于改善脑供血，纠正或缓解脑缺血症状；防止脑卒中的发生。治疗方法有药物治疗、手术治疗和介入治疗。

(一)药物治疗

主要是对于早期的颈动脉狭窄暂不需要手术或介入治疗的患者以及有严重并发症不能耐受手术或介入的重症患者。保守治疗一般包括针对引起狭窄的病因治疗和针对狭窄引起症状的对症治疗。颈动脉狭窄的病因多由动脉粥样硬化所致，抑制动脉粥样硬化发生、发展的治疗也是对颈动脉狭窄的治疗。

抗血小板药物是颈动脉狭窄患者预防缺血性卒中的重要药物，对该类患者是有益的。常用的药物是阿司匹林，推荐剂量为 50~325 mg/d，主要的不良反应为胃肠道反应与出血。对阿司匹林不能耐受的患者，可推荐氯吡格雷治疗，常用剂量为 75 mg/d，常见的不良反应为腹泻与皮疹。近几年来研究表明，环氧化酶抑制剂阿司匹林与环核苷酸磷酸二酯酶抑制剂双嘧达莫联合的药理作用优于两药中任何单一药物，大规模欧洲卒中预防研究（ESPS-2）证实，联合治疗组可使卒中的危险性下降 37%，优于阿司匹林组（18%）及缓释双嘧达莫组（16%），且联合治疗的耐受性较好。

他汀类药物和钙通道阻滞剂已用于动脉粥样硬化的治疗。国外针对他汀类药物治疗颈动狭窄的分组对照试验表明,治疗组颈动脉狭窄程度相对于对照组平均减轻11.1%,且治疗时间越长,狭窄好转越明显。他汀类药物除具有降低血脂的作用外,还有其他生物学作用:①改善血管内皮功能;②抑制粥样斑块炎症反应;③增加粥样斑块稳定性;④抑制血栓形成。少数患者甚至可以使临床症状基本消失,从而免于手术治疗。

治疗脑血管病危险因素以延缓动脉粥样硬化的进展过程是必要的。高血压的治疗应以收缩压<18.7 kPa(140 mmHg),舒张压<12 kPa(90 mmHg)为目标,合并糖尿病患者建议血压控制在17.3/11.3(130/85 mmHg 日),对合并大动脉性 TIA 的患者,在严重的血管狭窄未解决之前,抗高血压治疗应以不诱发 TIA 发作为标准。糖尿病患者应通过控制饮食、口服降糖药及胰岛素治疗来控制血糖水平,使血糖水平低于 7 mmol/L(126 mg/dL)。对于高血脂的患者限制食物中的胆固醇量,适量增加饮食中的混合碳水化合物,控制体重,加强锻炼。如 LDL>3.4 mmol/L(130 mg/dL),建议降脂治疗,治疗的目标为 LDL<2.6 mmol/L(100 mg/dL)。对于高同型半胱氨酸血症患者,使用维生素 B_6、维生素 B_{12} 和叶酸治疗。

(二)手术治疗

颈动脉内膜剥脱术(CEA)是症状性颈动脉狭窄治疗的金标准。2 年内至少发生 TIA 或缺血性卒中 1 次以上,颈动脉狭窄 70%~90%,具备良好的外科手术条件,无论对抗血小板药物反应如何,是 CEA 手术治疗的适应证。近期脑缺血发作且狭窄度为 50%~70% 的患者,且狭窄的血管是引起脑缺血发作的责任血管,可先给予药物治疗,效果不佳再行手术治疗。颈动脉狭窄<50% 的患者从 CEA 中获益较小,建议药物治疗。

(三)介入治疗

介入治疗是近几年发展起来的治疗症状性重度颈动脉狭窄的微创手段,由于其微创性,在全国范围迅速被应用到临床中治疗重度颈动脉狭窄。其适应证为症状性颈动脉狭窄>70% 的外科高危患者。外科高危患者包括:合并对侧颈动脉闭塞、锁骨下动脉或椎动脉严重狭窄、孤立颈内动脉、合并颅内串联病变高位颈动脉狭窄;严重全身性病变;CEA 后再狭窄或放化疗引起的颈动脉狭窄。

(于 霆)

第三节 锁骨下动脉盗血综合征

锁骨下动脉盗血综合征(SSS)是指锁骨下动脉(SubA)近端和/或无名动脉(INA)狭窄或闭塞导致远端血流灌注压力下降,当狭窄远端压力低于椎动脉(VA)血流压力,导致 VA 血流反流至 SubA,从而引起脑及上肢缺血的一组临床综合征。临床以椎-基底动脉供血不足(VBI)和上肢供血不足而产生的一系列症状和体征为主。

随着近年各种检查手段的应用和发展,SSS 在临床上已被大家广泛认识,TCD 对于锁骨下动脉狭窄后颅内外大动脉血流动力学的变化极为敏感,可以根据狭窄后的血流速度变化,初步判断血管的狭窄程度,还可判断盗血途径及侧支循环代偿情况。因此,目前 TCD 已成为诊断 SSS 最重要的一种筛选手段,其对于 SubA 盗血的诊断价值已经得到充分肯定。

一、SSS 的 TCD 表现和诊断标准

TCD 对 SSS 的诊断既包括利用 4 MHz 探头在锁骨上窝检测到的 SubA 局部狭窄或闭塞的表现,又包括利用 2 MHz 探头在枕窗检测到的 VA 及 BA 的血流动力学变化。

（一）TCD 诊断 SubA 狭窄或闭塞的诊断标准

(1)SubA 狭窄:经 4 MHz 探头在锁骨上窝检测到 SubA 血流收缩峰值流速(Vs)>120 cm/s,并伴有低频信号增强,频窗填充,涡流甚至湍流,可同时闻及粗糙血管杂音等声频信号的变化,或血流频谱基底部增宽,舒张早期反流消失(图 1-20)。

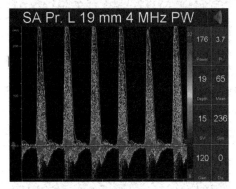

图 1-20 左侧 SubA 狭窄(Vs=236 cm/s),血流频谱伴明显涡流

(2)SubA 闭塞:血流频谱呈极低流速的波浪样、盲端样改变或血流信号探测不清。

(3)患侧 VA 颅内段的血流频谱在收缩期出现明显的压低并伴切迹,或者收缩期部分或全部的血流方向逆转甚至出现全心动周期的返转血流。

(4)健侧 VA 流速往往代偿性升高,频谱形态基本正常,但与患侧相比呈高阻波形。

（二）TCD 对 SubA 盗血程度的分期诊断

TCD 不仅可以诊断 SubA 有无血管狭窄或闭塞,还可以通过椎动脉血流速度及频谱形态的改变判断有无血流从颅内到颅外的锁骨下动脉,即锁骨下动脉盗血,并根据血流逆转的程度对盗血的程度进行分期,TCD 检测 SubA 盗血按程度分为 3 期。

1.Ⅰ期盗血

表现为患侧 VA 于收缩早期频谱出现短暂的明显的血流频谱切迹,而收缩中晚期及舒张期血流方向正常(图 1-21)。

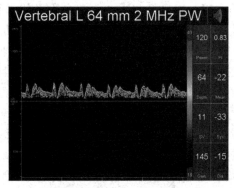

图 1-21 Ⅰ期盗血的血流频谱,VA 收缩期有深达基线的切迹

19

2.Ⅱ期盗血

患侧 VA 血流频谱于收缩早期或整个收缩期出现返转血流,而舒张期血流方向则保持正常,整个 VA 血流频谱呈典型的双向波形(图 1-22)。

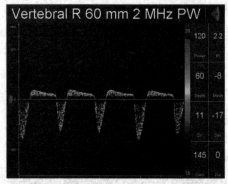

图 1-22　Ⅱ期盗血的血流频谱,VA 收缩期逆转,舒张期血流仍正常,呈典型的双向波形

3.Ⅲ期盗血

患侧 VA 在整个心动周期血流频谱方向均返转,即血流方向完全逆转,且呈高阻力波形(图 1-23)。

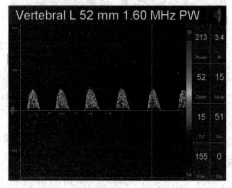

图 1-23　Ⅲ期盗血的血流频谱,VA 收缩期血流完全逆转

二、TCD 对于 SSS 诊断的价值

TCD 对于 SSS 导致的血流动力学变化极为敏感。当早期盗血发生后,在 DSA 检查中可以未有明显的改变,而 TCD 可以通过血流频谱早期出现的变化如收缩期切迹或部分血流返转,结合束臂试验,早期发现盗血并明确诊断。随着 SubA 盗血程度的加重,远端血管的灌注压力下降,从而引起血流动力学发生变化,这种变化越来越显著,TCD 也进一步表现为不同的特点:由于在心动周期收缩期时动脉内血流速度最快,此时患侧 VA 内压力下降也最明显,且较对侧 VA 压力差最大,因此 SSS 早期盗血的表现多仅表现为患侧 VA 在收缩期频谱出现压低,且有一较明显的短暂而深的切迹,同时频谱形态较健侧 VA 明显不对称,此种表现通常称为Ⅰ期盗血;随着 SubA 狭窄程度的加重,压力差逐渐增大,盗血程度也逐渐加重,患侧 VA 收缩期频谱的切迹越发明显,直至出现收缩期血流方向部分或完全逆转,此称为Ⅱ期盗血;最后随着 SubA 狭窄程度的进一步加重,双侧 VA 内压力差进一步增大,盗血程度亦相应地进一步加重直至出现患侧 VA 全心动周期的血流方向完全逆转,此称为Ⅲ期盗血或完全性盗血。通常把Ⅰ、Ⅱ期盗血也称为不完全性盗血。TCD 对于 SSS 早期盗血诊断的价值已得到充分肯定。

三、SSS 不同盗血途径的 TCD 表现

TCD 不仅可以诊断 SSS 及评估 SubA 的狭窄程度,还可以对盗血发生后的侧支循环代偿情况作出初步判断。SSS 患者不同盗血途径其 TCD 表现有所不同。

(一)典型的左侧 SubA 盗血

左侧 SubA 在 VA 发出之前发生狭窄或闭塞,其盗血途径为右侧 VA 血流经双侧 VA 及 BA 汇合处分流,一部分血流入颅,供应颅内血供,另一部分血流还逆流入左侧 VA,经左侧 SubA 供给左侧上肢的血液供应。这是最常出现的一条盗血途径,也是 TCD 最易检测出来的盗血途径。对于患侧 SubA 及双侧 VA 的血流改变,TCD 上可表现为患侧 SubA 血流速度显著增快,频窗填充,可伴有涡流及杂音,也可表现为血流频谱基底部增宽,舒张早期反流消失或呈极低速波浪样盲端样频谱改变,患侧 VA 血流速度减低,伴有收缩期频谱切迹,血流方向部分或完全逆转;健侧 VA 流速往往代偿性升高,频谱形态与患侧相比呈高阻波形。当健侧 VA 代偿良好时,通常 BA 血流速度及频谱形态变化并不明显,其速度可正常或略减低,而血流方向基本保持不变,有时也可探测到 BA 频谱出现切迹或部分逆转的血流信号,但此逆转信号仅限于基底动脉的近端,随着深度的增加,逆转的血流信号消失。

(二)右侧 SubA 盗血

无名动脉(INA)在发出右侧椎动脉之前狭窄或闭塞,若不同时累及同侧颈总动脉(CCA)的供血,盗血途径则与典型的左侧 SubA 盗血途径相似,由左侧椎动脉经 BA 汇合处向右侧椎动脉及 SubA 供血;若病变同时累及右侧 CCA 的供血,除出现 SubA 盗血外,还会出现同侧颈内动脉灌注下降的表现,可出现颅内盗血的可能,其颅内侧支循环代偿情况则更加复杂。

(三)双侧 SubA 和/或 INA 同时狭窄或闭塞

此种情况下由于双侧后循环及右侧前循环均受累,盗血途径往往需要由左侧前循环向双侧后循环代偿:左侧前循环血液经同侧 ICA 终末段流经同侧 PcoA 再经 BA,继而流入双侧 VA,最后到达 SubA。此时,通常 BA 会有盗血的改变,出现类似于患侧 VA 的盗血频谱变化。由于上述盗血途径存在一侧颈内动脉系统向椎-基底动脉系统的代偿,因此左侧 CCA 可以出现明显的代偿性血流速度增快,成为颅内主要供血动脉。无论何种盗血途径,由于病变程度不同,侧支通路不同,患侧 VA 逆转的血流频谱形态也各不相同。

四、束臂试验及其应用

在进行 TCD 诊断时,当出现 VA 收缩期切迹不明显,诊断可能存在盗血,但又不能确定时,可以利用束臂试验来进一步明确诊断。在判断盗血现象和盗血通路方面,束臂试验也是一项非常重要的检查。其检查方法是先分别测量患侧和健侧血压,测量患肢(可疑病变侧)血压后,将袖带内压力增加到超过收缩期血压 2.7～4.0 kPa(20～30 mmHg),关紧血压计阀门,维持在该水平,同时嘱患者反复握拳和松开。约 2 分钟后迅速打开阀门或松开止血带,手持 TCD 探头维持在需要被监测的血管一定时间,放慢屏幕扫描速度,在松开止血带的同时观察血流速度和方向的变化,并存储。束臂试验的原理是将血压维持在超过收缩压水平并同时反复握拳时,肢体的血流被挤压到近心端,当突然松开止血带时,更多的血流进入肢体远端,SubA 狭窄远端动脉内压力进一步减低,颅内血流可进一步逆转进入 SubA,使盗血现象得到强化。

束臂试验血流频谱见图 1-24 至图 1-27。

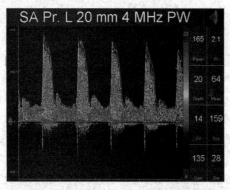

图 1-24　左侧 SubA 狭窄的血流频谱

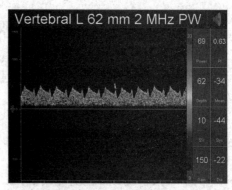

图 1-25　左侧椎动脉收缩期出现切迹为I期盗血血流频谱

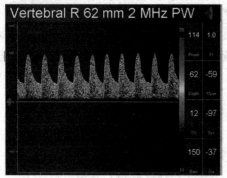

图 1-26　右侧椎动脉流速代偿性增快

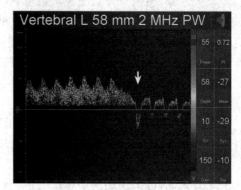

图 1-27　左侧束臂试验后收缩期

血流逆转加深(见箭头处),为Ⅱ期盗血血流频谱

　　SSS 的临床表现中一个很重要的现象是活动肢体有时可诱发或加重椎-基底动脉缺血症状,造成这种现象的原因是活动患侧肢体时更多的血液被盗向肢体,使盗血现象加重。束臂试验是上述现象的一个敏感客观的检查。束臂试验可以帮助进一步确定盗血现象是否存在,并进一步明确盗血通路。束臂试验中松开止血带时 VA 切迹加深甚至出现部分反向血流则为阳性结果,支持存在患侧 VA 盗血;出现阴性结果时则需要综合分析判断其原因。束臂试验时应注意束臂时间不宜过长,松开止血带时速度要快,而且在松开止血带的同时进行检测的探头不能移动。

五、TCD 对于诊断 SSS 的临床意义和应用

　　TCD 是一项无创伤、费用低廉、可重复性好且操作相对简便的检测脑血流动力学的诊查技术,对于颅内外大动脉血流方向、血流速度的变化非常敏感,但当动脉狭窄程度小于50%时可无明显血流动力学变化,所以当 SubA 狭窄程度较轻时患侧 VA 血流不一定出现返转或仅存在收缩期部分返转,此时当患者的患肢活动或负重时引起肢体血供的增加,进而导致从颅内盗血量的增加,导致出现较为明显的盗血症状和体征,或出现原有症状和体征的加重。因此往往需要通过束臂试验来进一步强化已发生的程度较轻的或可能将要发生的早期盗血,这一辅助手段能为诊断 SubA 盗血提供更加可靠的证据,大大提高 TCD 诊断 SSS 的准确率。束臂试验的原理是加大患侧肢体对于血液供应的需求量,并因此增加了对供向脑部血流的窃取量,从而强化或放大了盗血的过程和程度,因此对于早期患侧 VA 血流频谱改变并不显著或可疑的病变,束臂试验可以增加诊断的准确性。并且由于在做束臂试验的同时 TCD 可以动态观察患侧 VA 及 BA 血流盗血

程度的加重与恢复过程,同时必要时还可以监测 PCA 甚至前循环血流的变化,因此可以更加直观地反映血流动力学的动态变化过程,而这是 DSA 等检查所不能观察到的。所以,TCD 与其他影像学检查相比,对于早期即亚临床期 SubA 盗血的发现有其独特的优势。因此,TCD 不仅可用于 SubA 闭塞性疾病的筛选,同时也可以作为随诊中较为方便实用的诊查手段发挥重要的作用。TCD 不仅可以为临床对 SSS 的诊断提供可靠的依据,并提示盗血程度和侧支代偿情况,使临床诊断更加明确,还可以指导进一步的检查和治疗,并且使治疗更加合理且更具目的性,从而可以为减轻患者心理上及经济上的负担,在避免误诊、漏诊方面发挥重要的作用。

六、TCD 诊断 SSS 的局限性

同其他影像学检查都存在不同程度和方面的局限性一样,TCD 也有自己技术上的弱点,在检测手段上有一定的局限性,是一种类似于盲探的检查方法,不能直观了解血管的走行及管腔情况。比如说当左侧 VA 直接起源于主动脉弓,此时可以有左侧 SubA 狭窄但不出现患侧 VA 血流返转;或如果存在对侧 VA 起始段狭窄,此时可以有患侧 SubA 狭窄却不出现 VA 血流返转时,TCD 不如 DSA 和 CTA 等影像学检查那么直观,这样就有可能导致误诊和漏诊的发生。此外 TCD 虽然可以观察到 SSS 颅内外血流动力学变化情况,但对于血管的狭窄程度或已经闭塞的血管的检测敏感性的判断要差些,因此单纯依赖 TCD 进行精确定位定量及病因判断就会有一定的困难。此外 TCD 检测结果的准确与否,在很大程度上要依赖于操作者的操作经验和诊断水平,依赖于操作者对于血管解剖基础、疾病的临床了解程度和操作手法以及综合分析判断能力,当然不同仪器设备的敏感性及设置也十分重要。因此当运用 TCD 发现血流频谱的异常改变从而诊断有 SubA 盗血后,在结合患者临床表现的情况下有条件者可以建议患者行 CTA、DSA 等进一步的影像学检查以明确诊断,从而为接下来选择进一步的治疗措施奠定基础,并避免误诊与漏诊的出现。

七、TCD 与其他诊断 SSS 影像学方法的比较

能够诊断颅内外大动脉闭塞性疾病的检查方法还包括许多种其他影像学检查,同 TCD 比较,这些检查方法各有优劣,检查的侧重点也各不相同。主要的几种检查手段和各自的特点及优劣势如下。

(一)颈动脉彩色超声

颈动脉彩色超声检查可以更加直观地了解血管的管腔、内膜情况和血管狭窄程度,对于 SSS 患者,特别是对于完全盗血者,彩色多普勒可明确诊断,由于盗血的存在,在颅内患侧 VA 为红色血流,颅外 VA 色彩与伴随椎静脉色彩相同。部分盗血者在患侧 VA 内可见红蓝交替的双色血流或间断的单色血流,此为不完全盗血的特征性改变,但有时实时颈动脉彩色超声对于这种频谱改变观察较困难,需要使用回放功能方可较清晰显示,且仍需配合多普勒血流频谱分析。对于早期不完全盗血,如Ⅰ期盗血,颈动脉彩超观察起来难度较大,此时也可以加用一些辅助试验,如束臂试验、肢体运动试验等,通过连续观察 VA 内的血流方向、血流速度的动态改变,为诊断 SSS 提供依据。近年来,随着超声探头种类的增多和诊断技术的发展,颈部彩色多普勒超声在 SSS 的诊断中得到了越来越多的重视。二维超声同 TCD 比较,可直接检测 SubA 管腔的狭窄或闭塞情况,同时也可观察到 VA 血管内的血流频谱形态,并能够清楚地提示动脉内径大小、管壁及内膜情况以及管腔内有无异常回声;而当使用脉冲多普勒模式检测血流时又可观察血流速度及频谱形态的改变。故颈动脉彩超与 TCD 两者合理结合可以为临床医师提供有效的信息。

(二)CT 血管成像

CT 血管成像(CTA)是近年来诊断血管闭塞性疾病的一种常用检查手段,且发挥越来越重要的作用。CTA 有较好的三维立体成像作用,不仅能显示血管的形态,也可直观地显示动脉粥样硬化斑块,对血管病变的检出具有较高的敏感性和特异性,但操作中需要先做造影剂皮试、高压注射造影剂以及接受 X 线放射,对患者有一定的创伤且费用相对较高,故其不适合作为一线筛选性检查手段。

(三)磁共振血管成像

磁共振血管成像(MRA)是较早应用于颅内大动脉,特别是 Willis 环相关动脉狭窄或闭塞的诊断性检查方法。近年来 MRA 也越来越多地用于 SubA 闭塞性病变的诊断,它相对无创,可以较为直观地观察动脉管腔狭窄或闭塞程度,并且可以清晰地显示血管内径及走行。但对于血流动力学观察效果并不理想,有时有夸大狭窄病变之嫌,假阳性较高,故临床上对 SubA 盗血的诊断并不首选此检查方法。

(四)数字减影血管造影术

数字减影血管造影术(DSA)被誉为评价头颈部血管狭窄、闭塞和选择治疗方案的金标准,DSA 可以清楚地显示血管各级分支的位置、大小、形态和变异情况。DSA 检查时通常先行主动脉弓造影,然后选择双侧 CCA 或 VA 造影。DSA 可直接观察到血管狭窄或闭塞,并可以直观动态地了解侧支循环的开放和代偿情况。但 DSA 需住院进行检查,所需费用较高,且对人体有创,不适宜作为一线筛选性检测项目。DSA 对于 SubA 盗血程度的诊断,特别是对于早期不完全性盗血敏感性相对较低,仅表现为显影淡或不显影。同时 DSA 通常易于发现从健侧 VA 到患侧 VA 的盗血,对于其他盗血途径,如 PcoA、BA 盗血途径不如 TCD 敏感。因此,虽然与其他检查方法相比,DSA 的诊断敏感性和特异性都较高,但为进一步提高检出的阳性率,在行 DSA 检查时,仍应注意要进行多角度投照。由于 SSS 的最常见病因为动脉粥样硬化和动脉炎,患者除 SubA、INA 可以受累而发生狭窄或闭塞病变外,部分患者 ICA 也可同时受累。当 INA 及 SubA 同时受累而出现闭塞时,椎-基底动脉及双上肢的血液供应全部来源于 ICA(经 PcoA),此时可导致 ICA 供血显著减少,从而出现前循环缺血症状。上述情况尤其在亚洲人种合并颅内血管病变时多见,故作 DSA 检查时,全面检查颅内外各大血管并了解其盗血的影响是特别重要的。

总之,同其他影像学检查相比,TCD 不仅可以检测到狭窄的 SubA 的血流变化,同时还可以对双侧 VA 和 BA 血流进行连续的动态观察,更重要的是它还可以有效地反映颅内其他动脉受盗血的影响程度,并可以判断狭窄程度和 VA 盗血程度及侧支代偿情况,可以为患者进一步采取不同的干预治疗手段提供可靠的证据。因此 TCD 与各种影像学检查是互相补充的关系,在 SSS 诊查中应该充分发挥 TCD 的作用,为临床带来更大的帮助。

(于　霆)

第四节　脑底异常血管网病

脑底异常血管网病又称烟雾病(MMD),是通过脑数字减影血管造影(DSA)发现双侧颈内动脉末端(TICA)及大脑前动脉(ACA)和大脑中动脉(MCA)起始部进行性狭窄或闭塞,伴颅底异常血管网形成为主要特征的一种慢性脑血管疾病。

一、病因及发病机制

烟雾病的病因和发病机制至今尚未明确,目前有先天性、后天性和混合性 3 种学说。

(一)先天性学说

认为狭窄闭塞血管和异常血管网形成均为先天发育所致,该病可能为多基因常染色体显性遗传,与 3、6、8 和 17 号染色体有关。

(二)后天性学说

通过对散发病例研究后认为该病是一种后天获得性疾病,可能继发于某些疾病,如钩端螺旋体病、结节性动脉炎、多发性神经纤维瘤病、颅咽管瘤、放射治疗和动脉硬化及免疫反应性动脉炎等而形成颅内动脉狭窄、闭塞并产生侧支循环。

(三)混合性学说

认为由于某些疾病继发的动脉狭窄或闭塞进而导致胎儿期残留的血管再通。

二、流行病学特点

烟雾病发病有 3 个特点:地域相关性、遗传相关性和年龄相关性。

(一)地域相关性

该病发病率以东亚最高,尤其是日本,其患病率达 3/10 万人,也是该国儿童脑血管病最为常见的病种之一;其次为韩国和中国。在欧美也有病例报道,但数量较少;其中欧洲发病仅为日本的 1/10;而美国患病率更低,为 0.086/10 万人。

(二)遗传相关性

15% 的患者有家族史;且女性发病率要高于男性,家族内发病男女比例高达 1:5,散发病例两性比例也达 1:1.6。

(三)年龄相关性

该病发病年龄有两个高峰:①5~10 岁;②40 岁左右;并与是否具有家族史有密切关系。曾有流行病学调查发现,家族性患者发病平均年龄为 11.8 岁,而散发患者发病平均年龄为 30 岁。

三、病理特点

烟雾病的病理表现是其诊断的重要依据。典型表现如下所述。

(1)TICA 内膜增厚导致管腔狭窄或闭塞,与 TICA 相连的 Willis 环周围动脉,如 ACA、MCA 和大脑后动脉有不同程度的狭窄或闭塞,并可有动脉瘤产生。

(2)动脉壁切面可见内膜平滑肌细胞异常增生、内弹力层断裂破坏和中膜萎缩变薄,而非炎性细胞浸润或粥样硬化改变,可能与凋亡蛋白酶依赖的细胞凋亡有关。

(3)Willis 环周围大量小血管网形成(穿通动脉和吻合血管)。

(4)软脑膜上常见密集的小血管网形成。

四、临床表现

如前所述,该病发病年龄有两个高峰:①5~10 岁;②40 岁左右。症状和体征大多以脑血管事件为主。其中儿童多表现为短暂性脑缺血发作(TIA)和脑梗死,而成人多表现为脑出血。

（一）TIA 和脑梗死

曾有研究报道亚洲儿童的 TIA 和脑梗死发病率占所有临床表现的 68%。缺血灶大多位于前循环系统，如额叶、顶叶和颞叶，临床表现为一过性或不缓解的局灶性神经功能缺损，典型症状有轻偏瘫、构音障碍、失语和智力及认知能力下降等，也可有痛性发作、视野缺失、晕厥和性格改变等非典型症状。

（二）颅内出血

多见于成人，其出血发生率可为儿童的 7 倍，亚洲患者更为明显。出血部位多见于脑室内、脑实质内或者蛛网膜下腔内。责任血管可为动脉瘤或代偿增生的新血管的破裂。与囊状动脉瘤所致的蛛网膜下腔出血相比，本病出血后的患者神经系统症状如偏瘫、偏身感觉障碍、视神经盘水肿发生率较高、症状重，但恢复较好。

（三）其他

头痛最常见，多为前额或者是一侧偏头痛，且外科术后仍可能出现。此外，还可并发癫痫发作和不自主运动。

五、经颅多普勒超声检查

TCD 因其无创性和对血流信号的敏感性，近年来越来越多地用于颅内动脉狭窄，尤其是烟雾病的筛查。高山等人在比较 DSA 和 TCD 表现之后，提出该病 TCD 检查的 4 期表现。

1 期：①双侧 TICA、MCA 和/或 ACA 狭窄的血流频谱（图 1-28）；②MCA 起始部和 TICA 深度检测不到两条以上血流速度不一、频谱不同的血流信号；③眼动脉无异常改变，颈外动脉分支无异常改变。此期相当于 Suzuki 脑动脉造影的第 1 期或第 2 期。

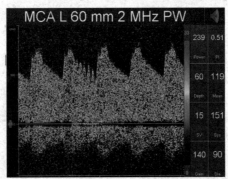

图 1-28　左侧 MCA 近端中到重度狭窄血流频谱

2 期：①双侧 TICA 狭窄血流频谱，多数患者经颞窗，少数患者经眼窗可测到；②MCA 起始部严重狭窄的高流速血流频谱；③颅底部烟雾血管（图 1-29），可在 MCA 起始部和 TICA 深度检测到两条以上血流速度、频谱形态和方向不同的血流信号，难分清血流来源和去向。此期相当于 Suzuki 脑动脉造影的第 3 期。

3 期：①双侧 TICA 血流速度增快或减慢；②一侧或双侧 MCA 慢性闭塞血流频谱，慢性 MCA 闭塞由于侧支代偿途径的不同，有数种不同表现形式，其共同特点是 MCA 主干深度有数条流速和频谱各不相同的血流信号，其速度明显比起始部深度的血流速度慢，如果检测到则诊断明确；③颅底部烟雾血管，可在 MCA 起始部和 TICA 深度检测到两条以上血流速度、频谱形态和方向不同的血流信号，很难分清血流来源和去向；④眼动脉血流方向正常，频谱颅内化；⑤颈外动脉某些分支,如颌内动脉和颞浅动脉可以检测到颅内化血流频谱。此期相当于 Suzuki 脑动脉造影的第 4 期或第 5 期。

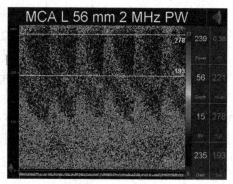

图 1-29　MCA 闭塞后形成多条烟雾血管的血流频谱

4 期:①一侧或双侧颈内动脉起始部闭塞的 TCD 频谱改变(图 1-30),由于病变最先累及颈内动脉终末段,即 Willis 环的前半部分从一开始就受到损害,从而使 Willis 环侧支代偿很难建立,而是形成颈外动脉通过皮质硬软脑膜表浅吻合以及颈外动脉分支脑膜中动脉与大脑中动脉等的吻合,因此,很少有前交通动脉或后交通动脉开放的 TCD 改变;②MCA 深度检测到低血流频谱或完全检测不到血流信号;③颅底部有两条以下反映烟雾血管的血流信号或完全没有血流信号;④眼动脉可能由不同方向来的侧支供血,眼动脉频谱也失去了原有形态,且双向;⑤颈外动脉的某些分支,如颌内动脉和颞浅动脉可以检测到颅内化血流频谱。此期相当于 Suzuki 脑动脉造影的第 6 期。

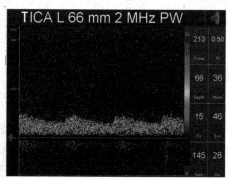

图 1-30　TICA 闭塞后期测到极低的血流频谱改变

六、治疗

(一)内科治疗

主要针对较轻患者实行个体化治疗,以对症和治疗原发病为主。如果患者出现 TIA、脑梗死、脑出血或蛛网膜下腔出血,可依据一般卒中处理原则;如发病与钩端螺旋体、结核或病毒感染明确相关,应针对病因治疗;如合并结缔组织疾病,可给予皮质类固醇和其他免疫抑制剂对症治疗;癫痫发作应予抗癫痫药;认知功能障碍者可给予钙通道阻滞剂和改善认知药物;对原因不明者,可试用血管扩张剂、钙通道阻滞剂、血小板聚集剂治疗。

(二)外科治疗

外科治疗分为直接血行重建术(颅内-颅外血管直接搭桥术)和间接血行重建术(各种各样的

27

贴敷术）。主要针对发作频繁、颅内动脉狭窄或闭塞严重者,特别是儿童。

前者多用于成人,如颞浅动脉和皮质支吻合,但儿童患者手术难度较大;术后能立即改善颅内血供和卒中发生,但对出血型患者防止再出血作用尚未肯定。

七、预后

儿童和成人差异明显。儿童 DSA 改变随时间而进展,有时进展很快。但每天生命活动(ADL)预后和估计寿命较好。成年人 DSA 改变的进展少见,但由于多发性和反复的卒中,ADL 预后和估计寿命较差。进行血行重建术后,该病预后与患者年龄、术式和术后血流动力学有关。儿童的 TIA 和卒中发生有所减少,但<5 岁者可能出现智力发育迟缓;成人有报道能减少卒中发生次数,但远期效果未证实。

(于　霆)

第五节　脑动静脉畸形

脑动静脉畸形(AVM)是颅内血管畸形中最常见的疾病,由于缺乏正常的毛细血管床,脑的动脉血管和静脉血管之间直接相连而形成畸形血管团,在脑血管造影上,动静脉畸形多表现为扩张的供血动脉和扭曲变形的引流静脉相互缠绕紧密结合在一起的团块,动静脉异常分流,病灶引流静脉提前显影是脑动静脉畸形的特点。脑动静脉畸形发病的主要症状是出血、癫痫和头痛及其他局灶性神经功能障碍,可以单独存在,也可合并发生。脑动静脉畸形是青少年患者中最易致残的一种先天性疾病。

一、动静脉畸形的形成机制

(一)脑动静脉畸形的发病原因

与先天性血管发育异常密切相关,主要是脑血管发育障碍。胚胎在第 3 周末形成神经管时,来自中胚层的成血管细胞集聚成带状并逐渐变形成为管状结构,覆盖于神经管表面,以后进一步分化出动脉、静脉和毛细血管,如果此时脑血管正常发育受阻,动脉与静脉之间不能形成正常的毛细血管床,动静脉之间缺少毛细血管成分,代之以一团管径粗细不均、管壁厚薄不均的异常血管团而形成脑动静脉畸形。但近年来有病例报道,原先未发现脑动静脉畸形的患者,在随后的随访中发现新出现的脑动静脉畸形,因此猜测脑动静脉畸形是否也存在后天因素的影响。

(二)脑动静脉畸形的分类

可根据其发生部位、大小及血流动力学变化的不同进行分类,按大小可分为以下几类:①微型直径<0.5 cm,脑血管造影才能发现,部分病例只有异常的供血动脉而没有引流静脉或者只可看到异常的引流静脉而没有供血动脉;②小型直径 1~2 cm;③中型直径 2~4 cm;④大型直径为4~6 cm;⑤巨大型直径>6 cm。

二、临床表现

脑动静脉畸形的主要症状是出血、癫痫和头痛及其他局灶性神经功能障碍,可以单独存在,也可合并发生。只有少数隐性及较小的脑动静脉畸形可以没有任何症状与体征,绝大多数脑动静脉畸形患者都有临床表现。

(一)脑出血

脑出血是脑动静脉畸形最常见的临床表现,年龄较小者多,反复发生。在所有与脑动静脉畸形相关的出血中,约62%在脑实质内,32%在蛛网膜下腔,6%在脑室内。造成脑动静脉畸形破裂出血的影响因素复杂,目前的研究多认为深静脉引流、单支静脉引流、引流静脉狭窄是造成动静脉畸形出血的重要因素。单支静脉引流及深静脉引流主要见于小型、位置深的动静脉畸形,引流静脉狭窄往往发生于深静脉起始部。其次动静脉畸形合并动脉瘤、深部或者后循环动静脉畸形、小型动静脉畸形等也容易造成脑出血。

(二)癫痫发作

癫痫发作也是脑动静脉畸形常见临床表现,见于40%～50%的脑动静脉畸形患者。多见于较大的脑动静脉畸形、有大量"脑盗血"和自发性血栓形成的患者。癫痫发作可为局限性或全身性,癫痫发作很有可能由多因素引起,但确切机制仍然未知,可能原因是反复出血后造成的含铁血黄素沉积以及脑动静脉畸形的动静脉短路,畸形血管团周围严重盗血,脑细胞供血不足所致。一般来说,位于皮质的大型动静脉畸形及呈广泛毛细血管扩张型的动静脉畸形癫痫发生率高,最易发生癫痫的病灶部位在顶叶,其次为岛叶、额叶、颞叶和枕叶。

(三)头痛

1%～10%的动静脉畸形患者最初表现为慢性或间歇性头痛,可有典型或非典型偏头痛性质,头痛最易发生于由脑膜动脉或后循环分支供血的动静脉畸形,长期头痛可能与脑血管扩张有关,当动静脉畸形出血时头痛较原来剧烈,多伴呕吐。手术切除病变后头痛症状常戏剧性消失。

(四)进行性神经功能障碍

主要表现为运动或感觉性障碍,约见于40%的病例,其中10%左右为动静脉畸形的首发症状。引起神经功能障碍的主要原因:①"脑盗血"引起的短暂性脑缺血发作,多于患者活动时发作;②出血引起脑损害或压迫,出现于一次出血后,当出血逐渐吸收,瘫痪可逐步减轻甚至完全恢复正常。

(五)智力减退

见于巨大型动静脉畸形,由于"脑盗血"程度严重,导致脑的弥漫性缺血及脑发育障碍,或者由长期癫痫发作对大脑功能的损害所致。

(六)颅内杂音

患者自己感觉到颅内及头皮上有颤动及杂音,只有当动静脉畸形较大且部位浅表时才能听到杂音,压迫颈总动脉可使杂音消失。

幕下动静脉畸形的临床表现较幕上者隐蔽,除了有自发性SAH以外,较少有其他症状。有的可完全无症状,但可突然出血引起呼吸骤停。

三、经颅多普勒超声检查

经颅多普勒超声(TCD)能比较直观地显示检测血管内血流变化,对于脑动静脉畸形的患者,此检查方便快捷,对患者无创,可以多次反复检查,已经作为初步筛选脑动静脉畸形的可靠的辅助手段。

脑动静脉畸形的TCD特点为病变部位供应动脉的血流量明显增加,可出现高血流速度、低阻力的多普勒血流特征(图 1-31 至图 1-33)。①血流速度增快:动静脉畸形的病理生理为动脉与静脉直接相连,血管阻力低,单位时间内通过畸形血管团的血流量明显增加,供血动脉血流速度异常增快,通常高于正常的 2～3 倍。由于动静脉畸形常由多条动脉供血,可检测到多条动脉血流速度增快。②血流的搏动指数(PI)低于正常为低搏动性血流。由于畸形血管团缺乏毛细血管,动脉血直接流入静脉,血流灌注压低,使收缩期与舒张期血流速度均增加,但舒张期血流速度增快明显,收缩期与舒张期血流不成比例地增加引起 PI 下降,呈低搏动性脑血流改变。③频谱形态异常,供血动脉流速增快,正常层流变为紊乱的血流,频窗消失,有时可探测到涡流或湍流频谱,频谱的外层呈毛刷样改变。

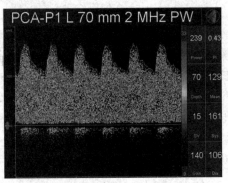

图 1-31　PCA 高流速低搏动性改变

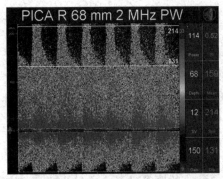

图 1-32　小脑后下动脉(PICA)高流速低搏动性改变

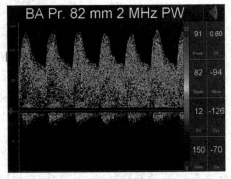

图 1-33　BA 流速代偿性增快

四、脑动静脉畸形的治疗

脑动静脉畸形的主要危害是出血与"盗血",两者都可引起严重后果,本病最合理的治疗是手术治疗,切除原发灶,以绝后患。

(一)对症治疗

旨在预防出血,控制及缓解神经症状。年龄较大、位于脑重要功能区、脑深部或病变广泛的患者,可以考虑保守治疗。如有癫痫发作者可给予抗癫痫药物,头痛者予控制头痛发作的药物治疗。

(二)外科治疗

脑动静脉畸形外科治疗的目的是完全闭塞或切除畸形血管团,消除盗血等异常血流,恢复脑组织的正常血流,保护脑神经功能免受损害。

治疗方法包括显微外科手术、血管内栓塞、立体定向放射治疗以及三种方法的联合应用。治疗方法选择的原则：①位于表浅的非功能区小动静脉畸形首选显微手术切除，位于中央部位等功能区未出过血的小动静脉畸形（＜3 cm）可首选立体定向放射治疗，但对于单支供血动脉，导管容易到位的患者也可首选血管内栓塞治疗；②对于中等大小的动静脉畸形可根据病灶的血管构筑学情况先行血管内栓塞治疗，缩小病灶的体积，进一步行外科手术或放射治疗，最终完全消除畸形团病灶；③对于大型动静脉畸形各种方法治疗风险都很大，除部分有明显症状或出血的患者外，宜随访保守治疗，若家属要求积极治疗，可行分次血管内栓塞治疗，减小畸形团的体积，再行放射或手术治疗。

显微外科手术被认为是目前治疗脑动静脉畸形最有效的手段，手术彻底切除畸形血管团可完全消除破裂出血的风险。血管内栓塞治疗创伤小，住院时间短，栓塞即刻减少畸形血管团的大小，消除出血的危险因素，但部分病例导管难以到位，单独栓塞难以完全闭塞畸形血管团，并有栓塞正常血管和出血引起神经功能障碍的风险。立体定向放射外科治疗安全、创伤小，但显效需1～3年，时间漫长，可能增加出血的风险，并可并发放射性脑损伤。

（于　霆）

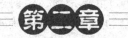

第二章

心血管科疾病的超声诊断

第一节　扩张型心肌病

扩张型心肌病(dilated cardiomyopathy,DCM)既往称为充血型心肌病,是原发性心肌病的最常见类型,其特点是心肌收缩无力,心排血量减少,心脏普遍扩大。扩张型心肌病病因不明,发病因素有可能为感染、营养缺乏、酒精中毒、代谢性疾病或自身免疫性疾病等。

一、病理解剖

扩张型心肌病的主要病理解剖改变是全心扩大(全心型)或左心扩大为主(左心室型)或右心扩大(右心室型)。心肌重量增加,心肌纤维不均匀肥大、退行性变及间质性纤维化,室壁厚度低于正常,心内膜纤维性增厚和心外膜轻度局灶性淋巴细胞浸润。心肌间质性纤维化是最常见的病变,呈灶性分布于室壁的内缘,也可出现心壁成片受损,心脏的起搏传导系统均可受侵犯;晚期可有心肌细胞溶解;双侧心房亦可扩大,心室腔内常见附壁血栓。

二、血流动力学

扩张型心肌病的患者,心肌病变使心脏收缩力减弱,左心室射血分数和心搏量下降。早期心搏量减少由增加心率代偿,心排血量尚可维持。后期失代偿,左心室收缩末期残余血量增多,舒张末期压增高,心腔扩大,瓣环增大,造成二、三尖瓣关闭不全,发生充血性心力衰竭。进而左心房、肺静脉压及肺动脉压力相继升高,最后出现右心衰竭,心腔进一步扩大,心室壁内张力增大,氧耗增多、心肌变薄、心率加速引起心肌相对缺血,而心肌摄氧的能力已达极限,因而可引起心绞痛;当心脏传导系统受累可引起各种心律失常。

三、诊断要点

(一)定性诊断

1.二维超声心动图

各房室腔均明显扩大,以左心室扩大更显著,左心室流出道明显增宽;严重者整个心脏呈球形扩大伴肺动脉增宽。心腔的扩大以前后、左右径增加为显著。相对缩小的二尖瓣口与扩大的心腔形成明显的"大心腔、小瓣口"。随着心腔的扩大,腱索与乳头肌出现相应的延长和肥大。在左心室收缩功能明显减退的患者,左心室内可见附壁血栓形成或合并心包积液。

2.M 型超声心动图

心室壁多数变薄,呈弥漫性运动幅度减低,以室间隔为明显;室壁增厚率、左心室短轴缩短率明显下降;二尖瓣开放幅度的减低和左心室舒张末期内径的增大,使舒张早期二尖瓣前叶 E 峰与室间隔之间的距离增大(图 2-1)。

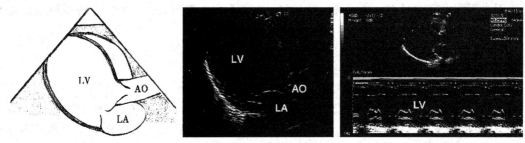

图 2-1 左心室长轴切面见左心室扩大,二尖瓣相对缩小(大心腔、小瓣口),M 型超声见室壁运动明显减弱,舒张期二尖瓣 E 峰顶端至室间隔左心室面间的距离(EPSS)增大

(LA 左心房;LV 左心室;AO 主动脉)

3.彩色多普勒超声心动图

心室收缩功能下降,导致各瓣口的血流速度降低,瓣口血流显色暗淡。由于瓣环扩大以及乳头肌和腱索向心尖的移位,收缩期二尖瓣及三尖瓣瓣尖对合不良,瓣口关闭不全,于左心房及右心房内可探及反流束(图 2-2)。

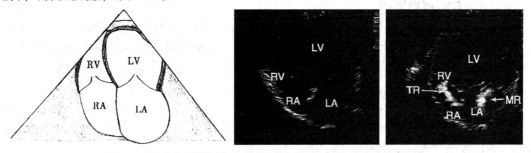

图 2-2 四腔心切面见左心扩大,二尖瓣、三尖瓣相对性关闭不全

(LA 左心房;RV 右心室;LV 左心室;RA 右心房;MR 二尖瓣反流;TR 三尖瓣反流)

4.频谱多普勒

左心室收缩功能下降,导致左心室流出道及主动脉瓣口流速下降。在病程早期,二尖瓣正向血流频谱 E 波流速下降,A 波流速增高,随着病情发展,E 波升高,A 波流速减低。收缩期二尖瓣及三尖瓣瓣尖对合不良,瓣口关闭不全,于左心房及右心房内可探及反流频谱。

(二)定量诊断

(1)心腔扩大,左心室舒张末径大于 55 mm。左心室流出道增宽,前后径大于 35 mm。M 型超声心动图显示舒张期二尖瓣 E 峰顶端至室间隔左心室面间的距离(EPSS)大于 10 mm(正常为 2~5 mm)。

(2)左心室收缩功能下降,射血分数小于 50%。收缩功能下降可采用如下分级标准:在静息状态下,小于 50% 可认为左心室收缩功能减低,41%~50% 时为轻度减低,30%~40% 时为中度减低,小于 30% 为重度减低。

(3)通过测量扩张型心肌病患者的二尖瓣和肺静脉瓣血流频谱,可将患者左心室充盈异常分为轻度舒张功能受损、中度舒张功能受损、重度舒张功能受损和非常严重舒张功能受损四个阶段。

四、诊断注意点

诊断中要注意排除风湿性心脏病、冠心病、高血压性心脏病、先天性心脏病等所致的心肌病变。

五、鉴别诊断

(一)冠状动脉粥样硬化性心脏病

冠脉广泛受累患者超声显示心脏扩大,可伴有心力衰竭,心功能降低,室壁运动减弱,心律失常等表现,与扩张型心肌病十分相似,鉴别点为:冠状动脉粥样硬化性心脏病大多表现有节段性室壁运动异常,而扩张型心肌病的室壁运动以弥漫性减弱为特征。对少数扩张型心肌病患者伴有节段性室壁运动异常引起鉴别诊断困难时,可行多巴酚丁胺超声心动图负荷试验进一步鉴别。

(二)高血压性或肺源性心脏病

晚期高血压性心脏病左心室明显扩大,室壁运动幅度减低应与左心扩张型心肌病鉴别:高血压性心脏病患者均有长期高血压病史,左心室室壁增厚,升主动脉增宽及左心室舒张功能异常。肺源性心脏病表现右心增大应与右心扩张型心肌病鉴别:肺源性心脏病患者右心室压力负荷过重,超声心动图检查可见右心室室壁增厚,运动增强,肺动脉压明显升高。

(三)器质性心脏瓣膜病

当风湿性病变累及二尖瓣造成二尖瓣反流时,左心明显扩大,疾病晚期左心室室壁运动幅度明显降低,左心室射血分数下降,与扩张型心肌病合并二尖瓣反流相似;但风湿性心脏病常有瓣膜显著病变,如二尖瓣瓣尖的结节样增厚,脱垂或腱索断裂,多数患者合并二尖瓣狭窄。

(四)病毒性心肌炎

急性病毒性心肌炎的超声表现与扩张型心肌病类似,鉴别主要根据临床表现以及实验室检查结果(病毒性心肌炎患者常有上呼吸道感染、腹泻等病毒感染病史,病毒学检查阳性,血清酶 CK、CK-MB 水平升高)。

(丁宝成)

第二节　肥厚型心肌病

肥厚型心肌病是指不明原因的左心室心肌的非对称性肥厚,心腔缩小,心室顺应性减弱,左心室流出道狭窄,收缩功能亢进,舒张功能减退。出现左心室流出道狭窄者,称为肥厚型梗阻性心肌病,不出现左心室流出道狭窄者,称为肥厚型非梗阻性心肌病。

一、病理解剖

肥厚型心肌病主要累及左心室中层环行肌,心室壁呈普遍性、局限性或向心性肥厚,通常多为非对称性室间隔肥厚;当室间隔与左心室游离壁增厚相近时,不易发生左心室流出道梗阻。当室间隔比心室游离壁厚时,左、右心室流出道可能发生梗阻。左心室流出道梗阻的患者,由于收缩期二尖瓣长期向前接触左心室流出道内膜,可造成该处内膜损伤增厚。在室间隔肥厚的患者中,肥厚部位常位于室间隔上 2/3,室间隔下 1/3 部位的肥厚较少见;部分患者也可见全段室间隔均明显肥厚,左心室腔呈一窄腔,常伴有右心室肥厚。心尖部肥厚型心肌病是一种少见类型,通常不伴有流出道梗阻。另有少数变异型肥厚型心肌病患者表现为左心室中部的哑铃形肥厚,产生肌性狭窄。个别患者可有整个左心室的向心性肥厚。

二、血流动力学

肥厚型梗阻性心肌病患者,收缩期肥厚的室间隔凸入左心室流出道,造成梗阻;使二尖瓣前叶与室间隔靠近而向前移位,引起左心室流出道狭窄与二尖瓣关闭不全,此作用在收缩中、后期较明显。左心室射血早期,流出道梗阻轻,射出约 30% 心搏量,其余 70% 在射血中晚期射出。流出道梗阻在收缩期造成左心室腔与流出道之间有压力差,而流出道与主动脉间无压力差。有些患者在静息时流出道梗阻不明显,运动后变为明显。肥厚型非梗阻性心肌病患者无相应血流动力学改变。

晚期患者由于心肌纤维组织的进一步增多,心肌收缩力减弱,心搏量减少,心室收缩与舒张末期存血量增多,射血分数减少,心腔扩大,由于心室舒张末压增高,心房压增高致肺循环和体循环压增高,继而发生心力衰竭。

三、诊断要点

(一)定性诊断

1.二维超声心动图

左心室内膜增厚、非对称性心肌肥厚,左心室流出道狭窄;左心室腔内径变小,收缩末期容量显著变小甚至闭塞;部分患者可于左心室心尖部探及血栓回声(图 2-3)。

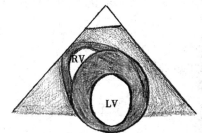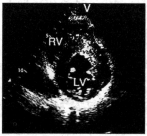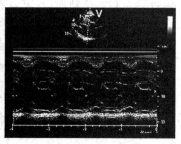

图 2-3　左心室短轴切面及 M 型超声心动图显示室壁非对称性增厚

(LA 左心房;RV 右心室)

2.M 型超声心动图

在多数患者中,二尖瓣曲线可观察到收缩期二尖瓣前向运动(systolic anterior motion,SAM),即二尖瓣前叶在收缩中期迅速移向室间隔,加重左心室流出道梗阻(图 2-4);少数患者二尖瓣前叶于收缩早期甚至等容收缩期即出现前移;主动脉瓣曲线可观察到特征性的"M"或"W"形征象,这是由于收缩早期左心室射血加速,使主动脉瓣处于完全开放状态,而收缩中期左心室流出道发生梗阻,主动脉血流量突然减少,又使主动脉瓣处于半关闭状态导致的。

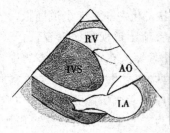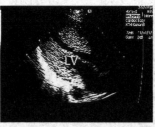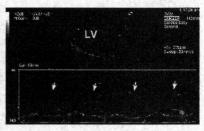

图 2-4　左心室长轴切面见二尖瓣前叶收缩中期向前运动(SAM 征)

(LA 左心房;RV 右心室;AO 主动脉;IVS 室间隔)

3.彩色多普勒超声心动图

流出道梗阻患者于流出道内出现收缩期射流信号(图 2-5)。

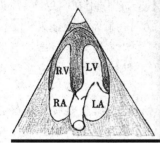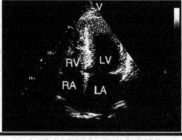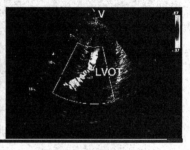

图 2-5　四腔心切面显示室间隔明显增厚,彩色多普勒见左心流出道出现收缩期射流信号

(LA 左心房;RV 右心室;LV 左心室;RA 右心房)

4.频谱多普勒

流出道梗阻患者于流出道内可记录到收缩期高速血流频谱。

(二)分型诊断

1.室间隔中上部肥厚型

胸骨旁左心室长轴切面,可见室间隔中上部呈纺锤形增厚,突向左心室流出道,一般均有左心室流出道的梗阻,此型最为常见。

2.前侧壁肥厚型

左心室前壁和侧壁增厚,室间隔无增厚,常伴有左心室流出道梗阻。

3.心尖部肥厚型

左心室心尖部增厚,累及近心尖部的室间隔、侧壁或下壁;室间隔中上部无增厚或略增厚,一般不伴有左心室流出道的梗阻。

4.后下壁肥厚型

左心室后壁和下壁增厚,室间隔无增厚,一般无左心室流出道梗阻,如果后壁显著增厚,则可导致左心室流入道的梗阻。

5.左心室中部肥厚型

室间隔和左心室侧壁中部局限性增厚突向左室腔,造成左心室腔中部肌性狭窄,收缩期血流梗阻。

6.对称性肥厚型

室间隔和左心室壁普遍增厚,常伴有右心室游离壁增厚和左心室流出道梗阻。

(三)定量诊断

(1)非对称性肥厚型心肌病患者室间隔舒张末期厚度大于 15 mm,游离壁厚大于11 mm,室间隔/后壁比值大于1.3。

(2)心内膜厚度5~15 mm。

(3)左心室流出道内径多数低于 21 mm,收缩早期的流速一般 2 m/s 左右,明显高于左心室流出道的正常最大流速,峰值流速取决于梗阻程度,一般超过 4 m/s。

(4)病程早期射血分数可在正常范围,部分患者高于正常,每搏输出量减低。

四、鉴别诊断

(一)高血压性心脏病

高血压性心脏病患者有长期高血压病史,左心室室壁增厚,通常为向心性,无二尖瓣前向运动和左心室流出道梗阻,升主动脉增宽及左心室舒张功能异常,可借此与肥厚型心肌病进行鉴别。

(二)主动脉瓣、瓣上及瓣下狭窄

在较重狭窄的患者,可继发左心室壁的肥厚,左心室腔变小,易误诊为肥厚型心肌病,但这些患者不出现二尖瓣前叶收缩期前向运动和继发性左心室流出道动力梗阻,同时伴有左心室流出途径相应部位的结构改变。

(乔德育)

第三节 限制型心肌病

限制型心肌病以往又称为闭塞型心肌病。本病患者心内膜或心内膜心肌纤维化并增厚导致左心室腔缩小,左心室充盈受限,排血量减少,左心室收缩功能相对正常。

一、病理解剖

原发性限制型心肌病患者病理解剖表现为心内膜和心内膜下心肌纤维化并增厚,常侵犯二尖瓣和三尖瓣瓣下区域,心肌不厚,心房增大。

患者在急性期时心肌炎症明显,心内膜心肌血管周围可见嗜酸性粒细胞浸润,随后心肌炎症减轻,心内膜增厚,房室瓣下和心尖增厚的内膜可出现附壁血栓。晚期,心内膜和心肌显著纤维化,以心室流入道和心尖为主,腱索本身的增厚可导致房室瓣反流,而腱索被周围的纤维组织所包绕可导致房室瓣狭窄。纤维化可深入至心肌内,引起室壁僵硬度增高,最终导致双侧心房的扩大,而双侧心室内径正常或减小。

二、血流动力学

心内膜与心肌纤维化使心室舒张发生障碍,还可伴有不等程度的收缩功能障碍。心室腔变小,心室充盈压的升高,使心室的充盈受限制;心室的顺应性降低,血液回流障碍,随之心排血量也减小。房室瓣受累时可以出现二尖瓣或三尖瓣关闭不全。肺循环和体循环静脉压均升高;肺动脉收缩压超过 6.7 kPa(50 mmHg),左心室充盈压超过右心室充盈压 0.7 kPa(5 mmHg)以上。

三、诊断要点

(一)定性诊断

1.二维超声心动图

双心房扩大,双心室内径正常或缩小,心尖部心室腔甚至闭塞;室壁厚度正常,心内膜增厚、回声增强,室壁运动减弱;房室瓣下和心尖部可出现血栓回声;心包膜一般不增厚;下腔静脉和肝静脉增宽(图 2-6、图 2-7)。

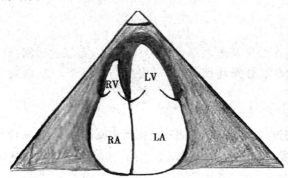
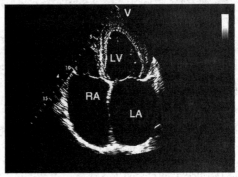

图 2-6　四腔心切面见双心房增大,心室内膜回声增强

(LA 左心房;RV 右心室;LV 左心室;RA 右心房)

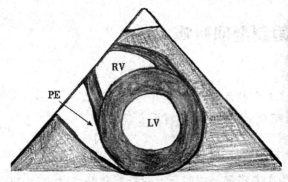
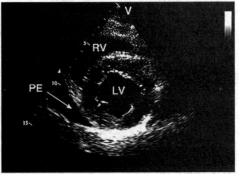

图 2-7　左心室短轴切面见心室室壁增厚,内膜回声增强,心包内见少量积液

(RV 右心室;LV 左心室;PE 心包积液)

2.M 型超声心动图

室壁运动僵硬,幅度低下。

3.彩色多普勒

收缩期于左、右心房内分别来源于二尖瓣口、三尖瓣口的反流束。

(二)定量诊断

(1)患者心内膜厚度为 10.0～20.0 mm,收缩期室壁增厚率小于 30.0%;早期患者左心室射血分数大于 50.0%,晚期由于心肌纤维化严重,收缩功能受损,射血分数小于 50.0%。

(2)患者左心室舒张功能下降:左心室等容舒张时间缩短,二尖瓣血流呈限制型血流频谱,表现为 E 波高尖,A 波变小,E/A>2.0,这是由于患者的舒张早期左心房压升高,左心室压降低,二尖瓣前向血流压差增大,但由于左心室僵硬度升高,左心室压力又迅速上升,导致前向血流压差迅速减小;肺静脉血流频谱反流速度增大。

(3)通过记录三尖瓣反流频谱,可以估测出患者右心室和肺动脉的收缩压。多数患者肺动脉收缩压大于 6.7 kPa(50 mmHg)。

四、诊断注意点

在诊断限制型心肌病时,要先排除缩窄性心包炎及其他左心室充盈受限的疾病。

五、鉴别诊断

限制型心肌病的临床表现与缩窄性心包炎相似,须对两者进行鉴别。缩窄性心包炎的重要征象是心包增厚,伴有室壁-心包间间隙的消失和室壁动度减弱;心包的病变使整个心包腔的容量成为一固定值,右心室充盈量的增减,将导致左心室充盈量的相反变化。而限制型心肌病的患者,心包壁无相应病变,对心腔容量也无限制作用,无上述左右心室充盈之间的相互影响。

(刘　伟)

第四节　其他心肌病

一、酒精性心肌病

酒精性心肌病指发病与长期大量的酒精摄入有密切关系,具有典型扩张型心肌病的血流动力学变化、症状、体征及影像学所见,戒酒后病情可自行缓解或痊愈的一种心肌疾病。该病男性较女性发病率高。

患者心肌细胞及间质水肿和纤维化,线粒体变性导致心肌收缩力下降,引起低动力循环衰竭、心搏量和心排血量降低。

酒精性心肌病患者超声心动图的表现取决于心肌病变的程度,主要为扩张型心肌病所见。

二、围生期心肌病

围生期心肌病是指既往无心脏病史,于妊娠最后 3 个月或产后 6 个月首次发生的以累及心肌为主的一种心肌病。围生期心肌病在围生期首次出现,可能使无心脏病的妊娠末期或产后(通常 2～20 周)女性,出现呼吸困难、血痰、肝大、水肿等心力衰竭症状,类似扩张型心肌病者。可有心室扩大,附壁血栓。本病的特点之一是体循环或肺循环栓塞的出现频率较高。发病可能与妊娠期高血压、妊娠毒血症等有关,心肌的病理改变与扩张型心肌病相似,但心肌的实质破坏更严重。

围生期心肌病超声心动图的各种征象与扩张型心肌病相仿,无特异性。

三、克山病

克山病是首先在黑龙江克山县被发现的一种地方病,以心脏呈不同程度的扩张,严重时呈球形,心肌有散在不同程度的坏死灶及瘢痕区为主要表现的心肌病。主要病变是心肌广泛而严重的变性、坏死、纤维化以致瘢痕形成。主要临床表现为急、慢性心功能不全,心律失常。

克山病患者均有心电图异常,表现为心肌损害、传导障碍或异位心律。

克山病超声心动图表现为心脏增大、心室壁运动幅度下降等,与原发性扩张型心肌病类似。

四、病毒性心肌炎

病毒性心肌炎是指人体感染病毒,引起心肌非特异间质性炎症,可呈局限性或弥漫性,病程可以是急性、亚急性或慢性,病毒以肠道柯萨奇 B 组病毒常见。

患者心肌细胞可有变性、溶解或坏死。病变如在心包下区则可合并心包炎,成为病毒性心包心肌炎。病变可涉及心肌与间质,也可涉及心脏的起搏与传导系统,导致心律失常。

超声心动图表现为心脏形态和功能的改变,与肥厚型心肌病、扩张型心肌病或冠心病的声像图表现类似,鉴别需根据临床表现及心肌酶检查结果进行。

（梅　凯）

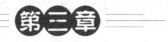

第三章

普外科疾病的超声诊断

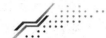

第一节 甲状腺炎症性疾病

一、急性化脓性甲状腺炎

急性化脓性甲状腺炎是由细菌或真菌感染引起的甲状腺急性化脓性炎症,在无抗生素时期,急性化脓性甲状腺炎的发病率在外科疾病中占0.1%,随着抗生素的使用,急性化脓性甲状腺炎变得较为罕见。

(一)临床概述

1.病因、易感因素、感染途径及病理

(1)病因、易感因素、感染途径:甲状腺的急性细菌感染较为罕见,这是由于甲状腺有包膜包裹,且甲状腺细胞内容物的过氧化氢和碘含量很高,使之对感染具有抵抗力。但是当患者存在基础疾病如甲状舌管未闭、甲状腺结节、腮腺囊肿以及存在某些解剖学异常时更容易发生急性化脓性甲状腺炎。机体免疫功能不全是急性化脓性甲状腺炎的一个重要发病因素。

在20岁以下的年轻患者中,梨状隐窝窦道是导致急性化脓性甲状腺炎的主要原因,通常认为梨状隐窝窦道是由第三或第四咽囊发育异常所致,表现为发自梨状隐窝的异常管道,其走行具特征性,发自梨状隐窝的顶(尖)部,向前下走行,穿过肌层,经过或是从甲状腺旁通过,进入甲状腺周围区域,这种先天性异常通常发生于小儿,90%位于左侧,因而梨状隐窝窦道引起的急性化脓性甲状腺炎多发生于左侧。

引起急性化脓性甲状腺炎的细菌多为革兰阳性菌,如葡萄球菌、肺炎链球菌,革兰阴性菌也可见到。急性化脓性甲状腺炎的感染途径包括:①由口腔、呼吸道等附近组织通过梨状隐窝窦道直接蔓延而来;②血源性播散;③淋巴道感染;④直接创伤途径。

(2)病理:甲状腺组织呈现急性炎症特征性改变。病变可为局限性或广泛性分布。初期大量多形核细胞和淋巴细胞浸润,伴组织坏死和脓肿形成。脓液可以渗入深部组织。后期可见到大量纤维组织增生。脓肿以外的正常甲状腺组织的结构和功能是正常的。

2.临床表现

急性化脓性甲状腺炎一般表现为甲状腺肿大和颈前部剧烈疼痛,触痛,畏寒,发热,心动过速,吞咽困难和吞咽时颈痛加重。

3.实验室检查或其他检查

化脓性甲状腺炎时,血清甲状腺素水平正常,极少情况下可出现暂时性的甲状腺毒血症。外周血的涂片提示:白细胞计数升高,以中性粒细胞及多形核白细胞为主;血培养可能为阳性;红细胞沉降率加快。

(二)超声表现

根据梨状隐窝窦道的走行不同,可造成甲状腺脓肿或颈部脓肿,而甲状腺脓肿和颈部脓肿又可以相互影响。因此,可以从三个方面对急性化脓性甲状腺炎的超声表现进行评估,即分别评估甲状腺的超声改变、颈部软组织的超声改变和梨状隐窝窦道的超声表现。不过需指出的是,三方面的超声表现可以同时出现而不是相互孤立的。

1.甲状腺的超声改变

(1)发生部位及大小:急性化脓性甲状腺炎的发生部位通常与梨状隐窝窦道的走行有关,病变多发生在甲状腺中上部近颈前肌的包膜下区域。发病早期二维超声上的甲状腺仅表现为甲状腺单侧或双侧不对称性肿大,是由甲状腺组织严重的充血水肿引起的。疾病后期随着甲状腺充血水肿的减轻以及大量纤维组织增生,甲状腺形态亦发生改变,即腺体体积回缩,可恢复至原来大小。

(2)边界和形态:由于急性甲状腺炎早期的甲状腺组织多有充血、水肿,故超声表现为病灶边缘不规则,边界不清晰。脓肿形成时,甲状腺内可见边缘不规则,边界模糊的混合型回声或无回声区,壁可增厚(图 3-1)。当急性甲状腺炎症状较重并向周围软组织蔓延或由于急性颈部感染蔓延至甲状腺时,炎症可延伸至包膜或突破包膜蔓延至周围软组织,超声表现为与周围甲状腺组织分界不清,甚至分界消失。

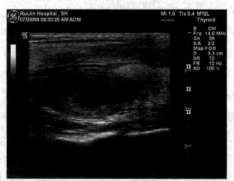

图 3-1 急性化脓性甲状腺炎脓肿形成期灰阶图
超声显示脓肿位于甲状腺上极包膜下,壁厚,内部为弱回声

(3)内部回声:发病期间甲状腺内部回声不均匀,有局灶性或弥漫性低回声区,大小不一,低回声与炎症严重程度有关,随着病程的进展低回声区逐步增多(图 3-2)。严重时甲状腺内可呈大片低回声区,若有脓肿形成则可有局限性无回声区,其内透声多较差可见多少不一的点状回声,以及出现类似气体的强回声且伴"彗星尾"征。病程后期由于炎症的减轻以及大量纤维组织的增生,超声可显示甲状腺内部回声增粗、分布不均,低回声区以及无回声区缩小甚至消失,恢复为正常甲状腺组织的中等回声,但仍可残留不规则低回声区。无论病变轻还是重,残余的甲状腺实质回声可保持正常。

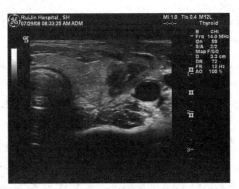

图 3-2　急性化脓性甲状腺炎早期灰阶图

超声显示甲状腺上极包膜下低回声区,边缘不规则,边界模糊

彩色多普勒超声可显示甲状腺化脓性炎症的动态病理过程中血供状况的改变。在炎症早期,由于炎性充血可导致甲状腺炎症区域血供增加;脓肿形成后,脓肿内部血管受破坏,彩色多普勒超声可显示脓肿内部血供基本消失,而脓肿周围组织因炎症充血血供增加;恢复期,由于病变甲状腺修复过程中纤维组织的增生,病变区域依然血供稀少。

2.颈部软组织的超声改变

梨状隐窝窦道感染累及颈部时,由于颈部软组织较为疏松,炎症将导致颈部肿胀明显。患侧颈部皮下脂肪层、肌层和甲状腺周围区域软组织明显增厚,回声减低,层次不清。受累区域皮下脂肪层除了增厚外,尚可见回声增强现象。脂肪层和肌层失去清晰分界。肌肉累及可发生于舌骨下肌群和胸锁乳突肌,表现为肌肉增厚,回声减低,肌纹理模糊(图 3-3)。

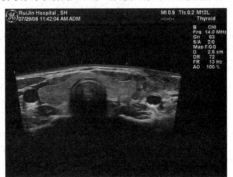

图 3-3　颈部软组织肿胀灰阶图

超声显示左颈部舌骨下肌群和胸锁乳突肌肿胀,层次不清

脓肿常紧邻甲状腺而形成,脓肿除压迫甲状腺外,还可压迫颈部其他解剖结构,如颈动脉、气管或食管发生移位。脓肿边缘不规则,与周围软组织分界模糊。脓肿液化后可出现液性无回声区,内伴絮片状坏死物高回声,探头挤压后可见流动感。

恢复期,随着炎症消退,肿胀的颈部软组织、肌层可逐步恢复正常,但由于炎症破坏,各组织层次结构依然不清。

彩色多普勒超声可显示肿胀的颈部软组织和肌层血供增加,而脓肿内部血供基本消失,脓肿周围组织血供增加。恢复期,软组织和肌层的血供减少。

3.梨状隐窝窦道的超声表现

梨状隐窝窦道是急性化脓性甲状腺炎的重要发病因素,发现梨状隐窝窦道的存在对于明确病因和制订治疗方案具有非常重要的意义。CT在探测窦道或窦道内的气体、在显示甲状腺受累方面优于MR和超声,是评估窦道及其并发症的最佳手段。

梨状隐窝窦道的超声探测有相当的难度,可通过以下方法改善超声显示的效果:①嘱患者吹喇叭式鼓气(改良Valsalva呼吸):嘱患者紧闭嘴唇做呼气动作以扩张梨状隐窝;②在检查前嘱患者喝碳酸饮料,当患者仰卧位时,咽部气体进入窦道,从梨状隐窝顶(尖)部向前下走行,进入甲状腺,此时行超声检查可见气体勾画出窦道的存在。在进行上述检查前应进行抗生素治疗以消除炎症,否则由于炎症水肿导致的窦道关闭影响检查结果。

在取得患者配合后,超声就有可能直接观察到气体通过梨状隐窝进入颈部软组织或甲状腺病灶,这是由于其与梨状隐窝相交通所致;超声亦可显示窦道存在的间接征象,表现为原来没有气体的病灶内出现气体的强回声(图3-4)。

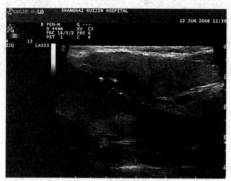

图3-4　急性化脓性甲状腺炎灰阶图

超声显示脓肿病灶内气体强回声,后伴"彗星尾"征

(三)治疗原则

急性甲状腺炎的治疗包括脓液引流以及抗生素的联合应用,应根据致病菌的种类不同选择各自敏感的抗生素。急性甲状腺炎的易发因素为梨状隐窝窦道的存在,因此一些研究者建议行窦道完全切除术。

二、亚急性甲状腺炎

(一)临床概述

亚急性甲状腺炎是一种自限性甲状腺炎,因不同于病程较短的急性甲状腺炎,也不同于病程较长的桥本甲状腺炎,故称亚急性甲状腺炎。

1.流行病学、病因及病理

(1)流行病学:亚急性甲状腺炎是甲状腺疾病中较为少见的一种,发病率3‰~5‰,多见于20~60岁的女性,男女发病比例1:(2~6)。

(2)病因:到目前为止亚急性甲状腺炎的病因仍未知,其可能的发病原因主要归纳为以下几点。①病毒感染:感染的病毒种类大多为腮腺炎病毒,柯萨奇病毒,流行性感冒病毒、麻疹病毒以及腺病毒等。②季节因素:有报道认为夏季为多发季节,原因在于一些肠道病毒在夏季活动较频繁。③遗传与免疫:目前对亚急性甲状腺炎是否为自身免疫性疾病意见不一,一般认为不属于自身免疫性疾病。④基因调控失常:HLA-B35阳性的人易患亚急性甲状腺炎。

(3)病理:在疾病早期阶段表现为滤泡上皮的变性和退化,以及胶质的流失。紧接着发生炎症反应,甚至形成小脓肿。继而甲状腺滤泡大量破坏,形成肉芽肿性炎,周边有纤维组织细胞增生。病变后期异物巨细胞围绕滤泡破裂残留的类胶质,形成肉芽肿。病变进一步发展,炎性细胞减少,纤维组织增生,滤泡破坏处可见纤维瘢痕形成。

2.临床表现

起病急,临床发病初期表现为咽痛,常有乏力,全身不适,不同程度的发热等上呼吸道感染的表现,可有声音嘶哑及吞咽困难。甲状腺肿块和局部疼痛是特征性的临床表现。本病大多仅持续数周或数月,可自行缓解,但可复发,少数患者可迁延 1～2 年,大多数均能完全恢复。

3.实验室检查

本病实验室检查结果可随疾病的阶段而异。早期,红细胞沉降率明显增快,甲状腺摄[131]I 率明显降低,白细胞上升,血清 T_3、T_4、AST、ALT、CRP、TSH、γ 球蛋白等指标均有不同程度的增高,随后出现 TSH 降低。

(二)超声表现

1.灰阶超声

(1)病变区大小及部位:疾病早期炎症细胞的浸润可使甲状腺内出现低回声区或偏低回声区;疾病进展过程中,部分低回声区可互相融合成片状,范围进一步扩大;而在疾病的恢复期或后期,由于淋巴细胞、巨噬细胞、浆细胞浸润,纤维组织细胞增生,使得病变区减小甚至消失。亚急性甲状腺炎的病变区一般位于甲状腺中上部腹侧近包膜处(图 3-5A),故病情严重时常可累及颈前肌。

(2)病变区边缘及边界:病变区大部分边缘不规则,表现为地图样或泼墨样,在疾病早期,病灶边界模糊,但病灶和颈前肌尚无明显粘连,嘱患者进行吞咽动作可发现甲状腺与颈前肌之间存在相对运动。随着病变发展,低回声区的边界可变得较为清晰,但在恢复期炎症逐步消退后,病灶可逐步缩小,和周围组织回声趋于一致。

(3)在疾病的发展过程中,由于炎症的进一步发展,炎性细胞可突破甲状腺的包膜侵犯颈前肌群,出现甲状腺与其接近的颈前肌二者之间间隙消失的现象,表现为不同于癌性粘连的弥漫性轻度粘连。嘱患者进行吞咽动作可发现颈前肌与甲状腺的相对运动消失。

病变区内部回声:疾病早期甲状腺实质内可出现单发或多发、散在的异常回声区,超声表现为回声明显低于正常甲状腺组织的区域,部分低回声区可相互融合形成低回声带。在疾病发展过程中甲状腺的低回声还可以出现不均质改变,即呈从外向内逐渐降低的表现(图 3-5B)。部分病例的甲状腺甚至会出现疑似囊肿的低回声或无回声区。

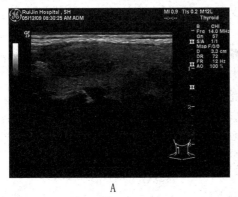
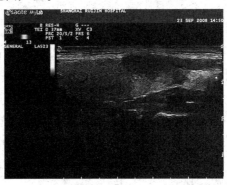

图 3-5　亚急性甲状腺炎灰阶图

A.超声显示病变位于甲状腺近包膜处;B.超声显示甲状腺病灶从外向内回声逐渐降低

有研究者提出假性囊肿的出现可能与甲状腺的炎症、水肿以及由炎症引起的小脓肿有关。

随着病情的好转,纤维组织的增生使得甲状腺内部出现一定程度的纤维化增生,故超声可显示甲状腺内部回声增粗、分布不均,低回声区缩小甚至消失,恢复为正常甲状腺组织的中等回声。但也有部分亚急性甲状腺炎患者在疾病康复若干年后的超声复查中仍可探测到局灶性片状低回声区或无回声区,原因可能是亚急性甲状腺炎的后遗症,表明亚急性甲状腺炎康复患者的超声检查并非都表现为甲状腺的正常图像。另外坏死的甲状腺组织钙化可表现为局灶性强回声和后方衰减现象。

(4)病变区外的甲状腺:对亚急性甲状腺炎患者的甲状腺大小,普遍认为呈对称性或非对称性肿大。有文献报道甲状腺的体积甚至可达原体积的 2 倍大小。这种肿大是早期由于大量滤泡的破坏水肿、胶质释放引起甲状腺体积增大。疾病后期腺体体积明显回缩,可恢复至原来大小。病变外的甲状腺由于未受到炎症侵袭,故仍可表现为正常的甲状腺回声。

2.多普勒超声

疾病的急性期由于滤泡破坏,大量甲状腺素释放入血,出现 T_3、T_4 的增高,引起甲状腺功能亢进,彩色/能量多普勒显像时可探及病灶周边丰富血流信号,而病灶区域内常呈低血供或无血供,原因在于病灶区域的滤泡破坏了而正常甲状腺组织的滤泡未发生多大改变。在恢复期甲状腺功能减退时,因 T_3、T_4 降低,TSH 持续增高而刺激甲状腺组织增生,引起甲状腺腺内血流增加。

(三)治疗原则

亚急性甲状腺炎的治疗方法尚未达成一致,轻症病例不须特殊处理,可适当休息,并给予非甾体抗炎药(阿司匹林、吲哚美辛等),对全身症状较重,持续高热,甲状腺肿大,压痛明显等病情严重者,可给予糖皮质激素治疗,首选泼尼松。

三、桥本甲状腺炎

(一)临床概述

桥本甲状腺炎是自身抗体针对特异靶器官产生损害而导致的疾病,病理上呈甲状腺弥漫性淋巴细胞浸润,滤泡上皮细胞嗜酸性变,因这类疾病血中自身抗体明显升高,所以归属于自身免疫性甲状腺炎。

1.流行病学、病因及病理

(1)流行病学:桥本甲状腺炎好发于青中年女性,据文献报道男女比例 1:(8～20)。常见于30～50 岁年龄段。

(2)病因:桥本甲状腺炎通常是遗传因素与环境因素共同作用的结果,因此常在同一家族的几代人中发生。发病机制为以自身甲状腺组织为抗原的自身免疫性疾病。

(3)病理:桥本甲状腺炎的病理改变以广泛淋巴细胞或浆细胞浸润,形成淋巴滤泡为主要特征,后期伴有部分甲状腺上皮细胞增生及不同程度的结缔组织浸润与纤维化,导致甲状腺功能减退。由于桥本甲状腺炎是一个长期的缓慢发展的过程,因此随着病程不同,其淋巴细胞浸润程度、结缔组织浸润程度,纤维化程度都会有所变化。

2.临床表现

桥本甲状腺炎患者起病隐匿,初期大多没有自觉症状,早期病例的甲状腺功能尚能维持在正常范围内。当伴有甲状腺肿大时可有颈部不适感,极少数病例因腺体肿大明显而出现压迫症状,如呼吸或吞咽困难等。部分患者因抗体刺激导致的激素过量释放,可出现甲状腺功能亢进症状,但程度一般较轻。

3.实验室检查或其他检查

桥本甲状腺炎患者血清甲状腺微粒体(过氧化物酶)抗体(TPOAb)和血清甲状腺球蛋白抗体(TGAb)常明显增加,对本病有诊断意义。在病程早期,血清T_3、T_4常在正常范围内。但血清TSH可升高。病程后期甲状腺摄碘率可降低,注射TSH后也不能使之升高,说明甲状腺储备功能已明显下降。血清T_4降低,血清T_3尚保持在正常范围内,但最后降低,伴随临床甲状腺功能减退症状。

为了明确诊断,如能进行细针抽吸活检,在涂片镜下见到大量淋巴细胞时,是诊断本病的有力依据。

(二)超声表现

桥本甲状腺炎的超声表现较为复杂,均因淋巴细胞浸润范围、分布不同和纤维组织增生的程度不同而致声像图表现有所不同。桥本甲状腺炎合并其他疾病也很常见,经常需要与合并疾病相鉴别。

1.灰阶超声

(1)形态和大小:典型的桥本甲状腺炎常累及整个甲状腺,腺体增大明显,呈弥漫性非均匀性肿大,多为前后径增大,有时呈分叶状。病变侵及范围广泛,可伴有峡部明显增厚(图3-6)。病程后期可出现萎缩性改变,即表现为甲状腺缩小,边界清楚,由于逐步的纤维化进程而出现回声不均。

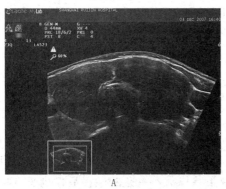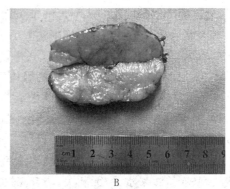

图3-6　桥本甲状腺炎

A.灰阶超声显示甲状腺呈弥漫性非均匀增大,峡部增厚,内部回声减低,不均,但未见明显结节;B.手术标本切面示甲状腺质地较均匀,未见明显结节

(2)内部回声:桥本甲状腺炎的腺体内部异常回声改变以低回声为主,其病理基础是腺体内弥漫性炎性细胞(淋巴细胞为主)浸润,甲状腺滤泡破坏萎缩,淋巴滤泡大量增生,甚至形成生发中心。另一特征性超声改变是腺体内出现广泛分布条状高回声分隔,使腺体内呈不规则网格样改变。

根据经验并结合文献,目前倾向于把桥本甲状腺炎分为弥漫型、局限型和结节形成型。主要分型依据包括甲状腺内低回声的范围、分布以及结节形成状况。但病程发展过程中各型图像互相转化,各型难以截然区分。①弥漫型:桥本甲状腺炎最常见的类型,以腺体弥漫性肿大伴淋巴细胞浸润的低回声图像为主。回声减低程度与促甲状腺素(TSH)水平负相关,提示甲状腺滤泡萎缩及淋巴细胞浸润严重。HT病程中,甲状腺腺体弥漫性病变时,可出现广泛分布的纤维组织增生,超声显示实质内出现线状高回声。增生的纤维组织可相互分隔,超声上腺体内见不规则网格样改变,是桥本甲状腺炎的特征性表现。其病理基础是小叶间隔不同程度的纤维组织增生,伴有玻璃样变,甲状腺滤泡大量消失。②局限型:病理上表现为甲状腺局部区域淋巴细胞浸润,也可能是相对于其他区域甲状腺某一部分的淋巴细胞浸润较为严重,超声上表现甲状腺局限性不均匀低回声区,形态不规则,呈"地图样"。如果两侧叶淋巴细胞浸润的程度不一,则可出现左右侧叶回声水平不一致的现象。局灶性浸润可能代表病情轻微,或是在疾病的早期阶段。③结节形成型:桥本甲状腺炎在发展过程中,由于甲状腺实质内纤维组织增生,将病变甲状腺分隔,形成结节。结节可呈单结节,但更多表现为多结节,明显者表现为双侧甲状腺可布满多个大小不等的结节样回声区,以低回声多见,结节可伴钙化或囊性变。结节形成型桥本甲状腺炎结节外甲状腺组织仍呈弥漫型或局限型改变,即甲状腺实质回声呈不均匀减低。

(3)边界。①腺体的边界:桥本甲状腺炎包括局灶性病变和累及整个腺体的弥漫性改变,但病变局限于腺体内,甲状腺边缘不规则,边界清晰。这一点与同是局灶性或弥漫性低回声表现的慢性侵袭性(纤维性)甲状腺炎有很大区别,后者往往突破包膜呈浸润性生长,与周围组织分界不清。②腺体内异常回声的边界:如上所述,典型的桥本甲状腺炎表现为腺体内广泛减低回声区,呈斑片状或小结节状居多。病理上这类病变并没有真正的包膜,而是以淋巴细胞为主的浸润性分布,因此不一定有清晰的边界。局灶性病变如果表现为边界欠清的低回声灶,仅仅凭形态学观察很难与恶性病变相鉴别。

然而,纤维组织增生是桥本甲状腺炎常见的病理变化,是甲状腺滤泡萎缩、结构破坏以后的修复反应而形成的。由于广泛的高回声纤维条索(或者说是纤维分隔)形成,使腺体实质呈现网状结构,同时构成了低回声"结节"的清晰边界。

2.多普勒超声

(1)彩色/能量多普勒:桥本甲状腺炎的腺体实质内血流信号表现各异,多呈轻度或中等程度增多,部分患者血供呈明显增多,但也可以是正常范围,如果甲状腺伴有明显纤维化,则血供甚至减少。病程早期可合并甲亢表现,甲状腺弥漫性对称性肿大,腺体内部血流信号明显增多。这和甲亢时出现的甲状腺火海没有明显区别,但是其血流速度较慢,无论是在治疗前还是在治疗后。流速增加的程度一般低于原发性甲亢。腺体血流丰富程度与甲状腺的治疗状况(如自身抗体水平)及功能状态(血清激素水平)无相关,与 TSH 及甲状腺大小有正相关。后期则呈现甲状腺功能减退表现,甲状腺萎缩后血流信号可减少甚至完全消失。在局灶性病变时,结节的血供模式多变,可以是结节的边缘和中央皆见血流信号,也可以是以边缘血流信号为主。

(2)频谱多普勒:血流多为平坦、持续的静脉血流和低阻抗的动脉血流频谱,伴甲亢时流速偏高,随着病程发展、腺体组织破坏而流速逐渐减慢,伴甲减时更低,但收缩期峰值流速(PSV)仍高于正常人。甲状腺动脉的流速明显低于甲亢为其特点,有学者报道甲状腺下动脉的峰值血流速度在甲亢患者常超过 150 cm/s,而桥本甲状腺炎通常不超过 65 cm/s。

也有研究观察到自身免疫性甲状腺炎的甲状腺上动脉 RI 显著增高,对本病的诊断有意义,并可能有助于判断甲减预后,但尚未有定论。

(三)治疗原则

临床上,甲状腺较小又无明显压迫症状者一般不需要特别治疗。当甲状腺肿大明显并伴有压迫症状者,用左甲状腺素治疗可使甲状腺肿缩小。发生甲减时,应给予甲状腺素替代治疗。桥本甲亢可用抗甲状腺药物控制症状,一般不用^{131}I治疗及手术治疗。由于桥本甲状腺炎归属于自身免疫性疾病,因此也有尝试免疫制剂治疗的,但目前尚未有定论。

四、侵袭性甲状腺炎

(一)临床概述

侵袭性甲状腺炎又称纤维性甲状腺炎,是一种少见的甲状腺慢性炎性疾病。它是甲状腺的炎性纤维组织增殖病变,病变组织替代了正常甲状腺组织,并且常穿透甲状腺包膜向周围组织侵犯。早在1883年由Bernard Riedel首先描述并于1896年详细报道了两例该病,因此得名Riedel甲状腺炎(Riedel's thyroiditis,RT)。病变甲状腺触感坚硬如木,甚至硬如石头,故又称"木样甲状腺炎"。

1.流行病学、病因及病理

(1)流行病学、病因:Riedel甲状腺炎是一种少见疾病。据国外文献报道,根据手术结果估算的发病率在0.05%~0.4%。男女发病率比例1:(3~4),年龄以30~50岁好发。病程较长,数月至数年。预后取决于病变侵犯的范围、并发症状,或其他身体部位类似纤维病变的情况。Riedel甲状腺炎本身罕见致死病例,但合并的其他部位的纤维性病变(纵隔、肺)或严重的压迫症状可能导致死亡。

Riedel甲状腺炎病因和发病机制仍不明确,可能和自身免疫机制异常,感染或肿瘤(特别是甲状腺本身的病变)等有关。

(2)病理:病灶切面灰白色,与周围组织广泛粘连,触之坚硬如木,甚至硬如石块。甲状腺滤泡萎缩或破坏,被广泛玻璃样变的纤维组织替代,同时浸润到包膜外甚至与邻近骨骼肌粘连。纤维化结节主要由淋巴细胞、胚芽中心、浆细胞、嗜酸性转化的滤泡上皮细胞构成。无巨细胞存在。有时可见成纤维细胞和小血管。Riedel甲状腺炎的纤维变性区域还有一种比较特征性的改变,即大小静脉血管常有炎性表现,随着病变发展逐渐呈浸润、栓塞甚至硬化表现,管腔逐渐消失。

2.临床表现

Riedel甲状腺炎可以没有自觉症状,多数患者因发生炎性甲状腺肿、颈前质硬肿块,或肿大明显造成压迫症状而就诊,如窒息感、呼吸困难(压迫气管)、吞咽困难(压迫食管)、声音嘶哑(侵犯喉返神经)等,甚至可由于小血管阻塞性炎症导致无菌性脓肿形成。

由于Riedel甲状腺炎常伴有全身性多灶纤维病变,因此同时具有伴发部位症状。临床可触及坚硬的甲状腺,如有结节则位置固定,边界不清,通常无压痛。

3.实验室检查或其他检查

实验室检查无特异。甲状腺功能可以是正常或减低,少数亢进。约67%的患者可出现自身抗体(TG-Ab和TPO-Ab),但自身抗体水平比桥本甲状腺炎低。细针穿刺活检(FNAB)对治疗前的明确诊断有一定意义,细胞学发现纤维组织片段中含有梭状细胞为其特征性改变,可为与另一些类型的甲状腺炎,包括桥本的纤维化病程,亚甲炎,肉芽肿性炎等的鉴别提供线索。最终的诊断还是要依靠手术病理。

(二)超声表现

1.灰阶超声

(1)形态和大小:由于Riedel甲状腺炎有类似恶性的侵袭性生长特性,病变腺体往往体积明显增大,不但前后径和左右径增大,更由于突破包膜的浸润性生长而呈各种形态。甲状腺肿大可对周围器官产生压迫,如气管、食管等,但压迫症状与肿大的程度不成比例。

(2)边界:病变腺体轮廓模糊,表面不光滑。如为局灶性病变,则界限不清。病变通常突破甲状腺包膜向周围组织侵袭性生长,最常侵犯周围肌肉组织,以及气管、食管等,并进一步产生相应的压迫症状(图3-7)。

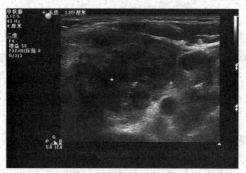

图3-7　木样甲状腺炎

甲状腺左叶下极病变,轮廓模糊,边界不清,病理证
实为木样甲状腺炎(局部纤维组织增生伴胶原化,
滤泡萎缩、消失),并浸润至邻近横纹肌组织

(3)内部回声:Riedel甲状腺炎病变区域回声明显减低,不均匀,或间以网格状中等回声。但低回声不能作为Riedel甲状腺炎的特征性表现,因为其他甲状腺炎性疾病普遍呈减低回声表现,与淋巴细胞的出现有关。因此仅凭腺体内部回声水平也很难将它与其他甲状腺炎症相鉴别。

(4)其他:由于病变腺体的纤维化改变,常导致结节性病灶形成。结节性表现伴类似恶性的浸润表现,与恶性肿瘤难以鉴别。但Riedel甲状腺炎虽然病灶肿块体积巨大,却没有明确的淋巴结病变,而恶性肿瘤常伴有淋巴结累及,这一点有所区别(图3-8)。

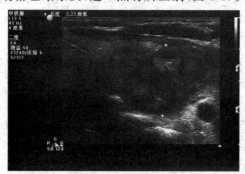

图3-8　木样甲状腺炎病变

腺体呈结节性甲状腺肿图像,回声减低,不均质

2.多普勒超声

彩色多普勒成像显示病变部分实质内血流信号稀少,甚至完全没有血供。主要原因是大量纤维组织完全替代了正常腺体组织。

由于Riedel甲状腺炎血供稀少甚至没有血供,且病变范围广泛、呈侵袭性生长并浸润周围组织,正常解剖结构完全破坏。因此频谱多普勒超声鲜有报道,无明显特异表现。

(三)治疗原则

Riedel甲状腺炎是一种自限性疾病,如能明确诊断,非手术治疗应为首选。临床常用药物为糖皮质激素和他莫昔芬。他莫昔芬能够抑制 Riedel 甲状腺炎特征性的成纤维细胞的增殖,缓解患者的主观症状和客观体征。糖皮质激素主要用于术前有明显呼吸道压迫的病例,以及手术后减少组织水肿和纤维增生,但不宜长期使用。

当出现明显压迫症状时则需要手术干预。

五、甲状腺结核

(一)临床概述

甲状腺结核又称结核性甲状腺炎,是一种罕见的非特异性甲状腺疾病,多因体内其他部位的结核分枝杆菌经血行播散至甲状腺所致,为全身性结核的一部分。多数伴有肺结核,单独出现甲状腺结核更为少见。

1.流行病学、病因及病理

(1)流行病学、病因:甲状腺结核非常罕见,分原发与继发两种,发病率仅 0.1%～1%。尸检得到的疾病发生率相对更高,占 2%～7%。女性多见,男女比例约 1:3。在诊断上受临床诊断的困难性限制。

甲状腺结核多数是全身性结核的一部分,但结核侵犯甲状腺很少见,即使是患有肺结核的患者,也不如侵犯其他器官多见。结核感染甲状腺的途径一般有两种:一为血行感染,原发灶多为粟粒性结核;二为淋巴途径感染。或者直接由喉或颈部结核性淋巴结炎直接累及。

(2)病理学:结核侵犯甲状腺可有表现为以下三种。①粟粒型播散型:作为全身播散的一部分,甲状腺不大,病灶大小、密度不一,局部症状不明显。②局灶性干酪样坏死型:病程较长,表现为局部肿大,多为孤立性,与甲状腺癌表现相似。可以仅表现为结节性改变或结节伴囊性成分,也可发展为冷脓肿,偶见急性脓肿形成。甲状腺组织纤维化形成脓肿壁,且与周围组织多有粘连。③纤维增生型:甲状腺肿大明显,表面不光滑,呈结节状,质地较硬,由结核肉芽肿组成,周围纤维组织增生。

2.临床表现

通常多无结核病的临床症状,术前诊断困难,多以甲状腺包块就诊,容易被误诊为甲状腺癌、结节性甲状腺肿、桥本甲状腺炎、甲状腺腺瘤等而行手术治疗。

3.实验室检查或其他检查

诊断甲状腺结核的辅助检查(如核素扫描、吸碘率、B超检查)缺乏特异性表现,甲状腺功能一般无异常。具有重要诊断价值的是穿刺细胞学检查。细针穿刺细胞学检查如能找到朗汉斯巨细胞、干酪样物质及间质细胞可确诊,脓液抗酸染色如能找到抗酸杆菌亦可确诊。此外,有时可出现红细胞沉降率加快等结核中毒症状。

(二)超声表现

1.二维灰阶图

(1)形态和大小:甲状腺结核因病理分型的不同或病程发展的时期而表现略有差异。可表现为甲状腺单个结节(伴有或不伴甲状腺肿大)或弥漫性结节性肿大。结节性病灶早期与腺瘤图像很相似,多为局灶性包块样改变,体积大小不等。随着病变发展,如引起周围组织水肿粘连,则病变区域扩大,形态不规则。粟粒型病变时,可能没有任何特异性表现,甲状腺不肿大,局部变化也不明显,只有依靠病理方可明确诊断。

（2）边界：以甲状腺结节为表现的病变类型中，早期与腺瘤图像相似，边界较清晰。随着病变发展，表面结节形成，质地变硬，边界可变得模糊，如炎性改变引起周围组织水肿粘连，则表现为边界不清的弥漫性团块。急性期冷脓肿形成时，由于病灶边缘纤维组织增生而形成较厚的脓肿壁，为其特征性的表现。

而在粟粒型病变中，甲状腺不大，局部也没有明显表现，病变区域难以界定边界，很难得出确切的诊断。

（3）内部回声：主要表现为不均质团块，内部回声不均匀，有时有后方增强效应。超声能分辨囊性或实质性，但不能确定肿块的性质。

当病程发展为冷脓肿时，可表现为类似急性化脓性炎症的表现，呈现有厚壁的类圆形囊实性不均质回声区，周边厚壁回声增强，内部回声较囊肿略高，其内有时可见散在的絮状、点状回声，容易与急性化脓性甲状腺炎相混淆（图3-9）。但与急性甲状腺炎不同的是，结核性冷脓肿内可出现钙化灶，较有特异性，两者的病史也有明显差异，结合临床有助于鉴别。

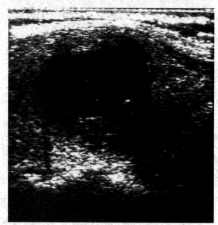

图 3-9　甲状腺结核冷脓肿灰阶图
超声可见周边厚壁回声及内部钙化灶强回声

粟粒型结核病变中，甲状腺内部回声缺乏特异性表现。由于结核病变容易出现钙化灶，推测部分患者在结核病变控制或轻微炎症自愈以后可能会在甲状腺实质中残留散在钙化灶。但非发作性疾病很少在病理检查中留下证据，因此仅仅是猜测而已。

2.多普勒超声

甲状腺结核是一种少见病，文献以病例报道多见。据观测病变区域血供多不丰富。考虑到结核病变以干酪样坏死多见，可伴纤维组织增生、坏死液化的脓肿、瘢痕愈合的肉芽肿，缺乏血管结构和正常甲状腺实质。血供减少这一现象与病理基础相符合。

（三）治疗原则

如能确诊，甲状腺结核的治疗原则是全身抗结核治疗，同时以外科切除受累的部分甲状腺组织，必要时进行病变部位引流。

1.药物治疗

对诊断明确的甲状腺结核，应进行正规的抗结核治疗，并加强全身营养支持治疗，严格随访。

2.外科治疗

甲状腺组织血供丰富,抗结核药物容易到达。药物对肺外结核治疗的有效性也使手术指征明显减少。极少数弥漫性肿大造成局部压迫症状者可进行峡部切除以缓解症状。如果甲状腺冷脓肿形成,也可考虑局部抽脓并注入药物,有一定治疗效果。

(孙　婷)

第二节　甲状腺增生性疾病

一、毒性弥漫性甲状腺肿

(一)临床概述

毒性弥漫性甲状腺肿即突眼性甲状腺肿(exophthalmic goiter,EG),又称 Graves 病(简称 GD),或 Basedow 甲状腺肿(Basedow 病),是一种伴甲状腺激素分泌增多的器官特异性自身免疫病。

1.流行病学

发病率仅次于单纯性结节居第二位,约为 31/10 万。多数甲亢起病缓慢,亦有急性发病,其流行病学与不同的因素相关,如每天碘摄取量和遗传背景等。女性多见,男女比为 1∶(4～6)。各年龄组均可发病,以 30～40 岁多见。

2.病因

免疫学说认为 Graves 病是一种自身免疫性疾病,近代研究证明:本病是在遗传的基础上,因感染、精神创伤等应激因素而诱发,属于抑制性 T 淋巴细胞功能缺陷所致的一种器官特异性自身免疫病。其发病机制尚未完全阐明。

3.病理解剖

甲状腺常呈弥漫性、对称性肿大,或伴峡部肿大,其大小一般不超过正常甲状腺的 3 倍,重量增加。质软至韧,包膜表面光滑、透亮,也可不平或呈分叶状,红褐色,结构致密而均匀,质实如肌肉。镜下显示滤泡细胞呈弥漫性增生,滤泡数增多、上皮呈高柱状,排列紧密,细胞大小、形态略有不同。滤泡间质血管丰富、充血和弥漫性淋巴细胞浸润,且伴有淋巴滤泡形成。

4.临床表现

免疫功能障碍可以引起体内产生多种淋巴因子和甲状腺自身抗体,致使甲状腺肿大、甲状腺激素分泌亢进,随之出现一系列甲亢的症状和体征。本病的主要临床表现为心慌、怕热、多汗、食欲亢进、大便次数增加、消瘦、情绪激动等。绝大多数患者有甲状腺肿大,为双侧弥漫性肿大,质地较软,表面光滑,少数伴有结节。少数患者无甲状腺肿大。除以上甲状腺肿大和高代谢综合征外,尚有突眼以及较少见的胫前黏液性水肿或指端粗厚等上述表现可序贯出现或单独出现。

5.实验室检查

血清 T_3、T_4 水平增高,血清促甲状腺素降低,甲状腺^{131}I 吸收率增高,血清甲状腺刺激性抗体阳性。

(二)超声表现

1.灰阶超声

(1)甲状腺大小:甲状腺多有不同程度肿大,因甲状腺滤泡细胞呈弥漫性增生,滤泡数增多,滤泡间质血管丰富、充血和弥漫性淋巴细胞浸润。肿大程度与细胞增生,以及淋巴细胞浸润程度相关,与甲亢轻重无明显关系。肿大严重的可压迫颈动脉鞘,使血管移位。肿大可均匀,也可呈不均匀。

(2)甲状腺包膜和边界:甲状腺边缘往往相对不规则,可呈分叶状,包膜欠平滑,边界欠清晰,与周围无粘连。因广泛的淋巴细胞浸润,实质内有大量较大的血管引起。

(3)甲状腺内部回声:与周围肌肉组织比较,65%~80%的甲状腺实质呈弥漫性低回声,多见于年轻患者,因广泛的淋巴细胞浸润,甲状腺实质细胞的增加、胶质的减少、细胞-胶质界面的减少,以及内部血管数目的增加所致。低回声表现多样,因以上病理改变程度而异,或是均匀性减低,或是局限性不规则斑片状减低,或是弥漫性细小减低回声,构成"筛孔状"结构。低回声和血清TSH高水平之间存在相关性,TSH水平越高,回声减低越明显,其原因可能为TSH水平越高,细胞增多和淋巴细胞浸润越明显。即使甲亢治愈后,部分患者甲状腺可能仍为低回声。也有部分表现为中等回声,内部回声分布均匀或不均匀,可以伴有弥漫性细小回声减低区,甲亢治愈后回声可逐渐减低或高低相间,分布不均。部分病例因形成纤维分隔而伴有细线状、线状中高回声,乃至表现为"网状"结构(图3-10A、B)。

(4)甲状腺内部结节:结节的回声可分为实质性、囊实混合性和囊性(图3-10C、D)。可因实质局部的出血、囊变而出现低弱回声、无回声结节,结节境界多较模糊,内回声稍显不均,此类结节超声随访,可发现结节逐渐吸收消失。

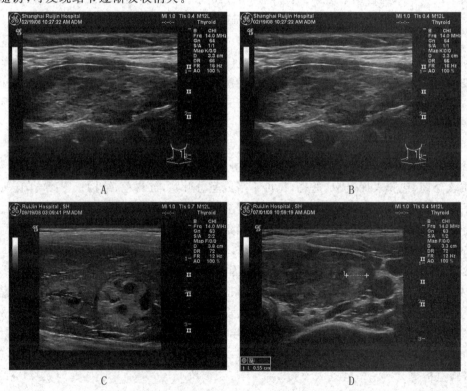

图3-10 甲状腺功能亢进灰阶图

A.超声显示甲状腺实质内线条状高回声;B.超声显示甲状腺实质
略呈网格状,网格内部呈低回声;C.超声显示甲状腺实质内多发结
节形成,部分结节伴囊性变;D.超声显示甲状腺实质内高回声结节

甲状腺弥漫性肿大的基础上反复增生和不均匀的复原反应,形成增生性结节,类似于结节性甲状腺肿的表现,部分结节可出现钙化。结节可发生恶变,但非常少见,发病率 1.65%～3.5%。

(5)甲状腺上动脉:由于甲状腺激素 TH 分泌增多,其直接作用于外周血管,使甲状腺血管扩张,因而甲状腺上动脉内径增宽,部分走行迂曲,内径一般≥2 mm。

2.多普勒超声

(1)彩色/能量多普勒超声。

实质内血流信号:甲状腺内彩色/能量血流显像血流模式的分级各种意见不一,尚无统一的标准。在大多数未治疗的 Graves 病患者中多见的超声表现为甲状腺周边和实质内弥漫性分布点状、分支状和斑片状血流信号,呈搏动性闪烁,Ralls 等称为"甲状腺火海"征。"火海"征为 Graves 病典型表现,但非其所特有,也可见于其他甲状腺疾病,如亚甲状腺功能减退症、桥本甲状腺炎甲亢期等。"火海"征的产生机制是由于甲状腺激素直接作用于外周血管,使甲状腺血管扩张,甲状腺充血,甲状腺内血管出现动静脉短路,引起湍流或引起甲状腺组织的震颤所致,其组织学基础可能是甲状腺实质可出现明显的毛细血管化,实质内出现纤维分隔,分隔内小动脉增生。部分可表现为实质内见斑片状、条束状以及斑点状彩色血流信号,血流间有一定未充填空间。如血流信号增多的分布范围较局限,称为"海岛"征。部分血流信号亦明显增多,呈棒状或枝状,但尚未达到"火海"征或"海岛"征的程度。极少见的病例甲状腺血流信号可完全正常,见散在稀疏的星点或斑点状血流信号,时隐时现,甚至部分实质内无血流信号。

结节内血流信号:当结节因实质局部的出血、囊变形成或是伴发增生性结节时,结节内未见明显血流信号。当结节发生恶变时,因新生小血管的形成,结节内可有少量血流信号或丰富血流信号,依血管增生程度而异。

甲状腺上、下动脉:甲状腺激素 TH 直接作用于外周血管,使甲状腺上、下动脉扩张,流速加快,血流量明显增加,因而甲状腺上、下动脉血流可呈喷火样。治疗后可恢复正常血流信号。

(2)频谱多普勒超声。

实质内动脉频谱:实质内动脉为低阻抗的高速动脉频谱,血流峰值速度为 50～120 cm/s,还可见较高速的静脉宽带频谱。Graves 病患者甲状腺实质内动脉和周边动脉的 PSV 高于桥本甲状腺炎和结节性甲状腺肿患者,可以鉴别部分彩色血流显像表现重叠的 Graves 病和桥本甲状腺炎患者。

甲状腺上动脉频谱:甲状腺上动脉 Vmax 增高反映甲状腺血流量增多,是高代谢的表现。甲状腺上动脉的 Vmin 能反映甲状腺组织的血流灌注状态,故在甲状腺处于高血流动力状态时,可呈现较高水平。甲状腺上动脉呈高速血流频谱,PSV、EDV、Vmean 都较正常明显增高,舒张期波幅明显增高。甲状腺上动脉的流速不仅对其诊断较为敏感,而且对治疗效果的评定也具有重要意义。

甲状腺下动脉频谱:甲状腺下动脉频谱准确性较甲状腺上动脉高。治愈后常可发现甲状腺下动脉血流速度的明显下降,这通常和游离甲状腺素水平的下降直接成比例。有学者认为甲状腺下动脉的峰值流速是预测甲亢复发的最佳指标,其流速>40 cm/s 往往预示复发。

(三)并发症

1.甲状腺相关性眼病

(1)临床概述:甲状腺相关性眼病(thyroid associated ophthalmopathy,TAO)又称恶性突眼病、Graves 眼病、内分泌眼病或眼 Graves 病等,是一种器官特异性自身免疫性疾病,为细胞免疫和体液免疫在遗传因素、环境因素条件下共同作用的结果。

甲状腺相关性眼病的主要临床表现有眼睑退缩、上睑迟落、睑裂增大、瞬目反射减少,球结膜充血、水肿、眼球突出、视神经病变(thyroid optic neuropathy,TON)、色觉减弱、传入性瞳孔阻滞等。

甲状腺相关性眼病时眼外肌增粗,僵硬如象皮样,体积可为正常的2~3倍。

(2)灰阶超声:超声检查甲亢突眼有特征性表现,其中以眼直肌的改变最为明显。单眼或双眼的眼直肌呈对称性肥大、增厚、增粗,厚度>4 mm,以下直肌最多见,其次为上直肌和内直肌,外直肌侵犯比较少见。球后组织饱满,肌圆锥增宽增长,回声强。这是因为球后组织发生水肿,脂肪堆积,细胞浸润,纤维组织增生,球后组织体积增大,同时由于甲状腺的毒性作用,眼外肌中毒变性,肌细胞水肿增大,眼外肌无力,使得眼球向前突出的张力更加增大。甲亢伴突眼症的患者眼轴长度与正常人对比并没有变长,所以说,甲亢患者的眼球突出并非眼轴长度的增加,而是由于球后软组织体积增大和眼外肌的无力共同作用的结果。急性期球结膜囊高度水肿时,球后筋膜囊积液,出现球后弧形暗区。

(3)多普勒超声:眶内彩色血流丰富,动脉收缩期峰值流速均明显增高,舒张期流速减低,阻力指数增高,动脉搏动速度快。其影响因素可能由于过多的甲状腺激素影响心肌,兴奋交感神经、肾上腺系统而引起心动过速,心搏增强,循环加速,收缩压增高而舒张压正常或稍低,脉压增大,循环时间缩短。正常人眼动脉血流频谱特点是收缩期呈三峰二谷型,舒张期呈低速血流,多数男性波峰较女性明显,随着年龄增长,波峰有减低趋势。

(4)超声表现:表现为局限性的皮肤和皮下组织明显增厚,较周围组织回声增强,可能与黏多糖及黏蛋白浸润,胶原增多有关,但与周围正常组织的分界较明显。内部结构紊乱呈分布不均带状回声,其内另见散在的条状低回声区与皮肤相垂直,部分后方伴轻度声衰减,可能与水肿引起的局部组织炎性改变有关。另外由于后期皮肤粗厚,皱褶形成,若明显时,可以看到许多深沟样结构,超声检查时表现为V形的图像。

所有患者同时行甲状腺检查都可得到甲亢的甲状腺超声表现。征组舒张末期流速,与正常组比较较低,其机制可能是由于软组织肿胀对血管的压迫,眼压升高,眼动脉血管弹性降低等因素所致。

2.胫前黏液水肿

胫前黏液性水肿(PTM)是Graves病的一种皮肤损害,约占Graves病的5%。

目前认为胫前黏液性水肿是自身免疫性疾病的一种表现,发病机制和浸润性突眼相似,引起突眼的一组抗体或因子参与激活淋巴细胞和刺激成纤维细胞,产生过多黏多糖,后者沉积于真皮层形成病变。

胫前黏液性水肿多发生在胫骨前下1/3部位,一般表现为胫前和足背大小不等、边界清晰之结节和肿瘤或者胫前和足背弥漫坚硬非凹陷型。

(四)治疗原则

甲亢初期宜适当休息。低碘、高热量、高蛋白、高糖、高维生素饮食。在药物治疗方面,主要药物有甲巯咪唑(MM)和丙硫氧嘧啶(PTU),但有粒细胞减少或缺乏和药疹等不良反应。对于符合条件的患者,可行^{131}I治疗。甲状腺大部切除术对中度以上的甲亢仍是目前有效的疗法,能使90%~95%的患者获得痊愈,手术病死率低于1%。手术治疗的缺点是有一定的并发症和4%~5%的患者术后甲亢复发,也有少数患者术后发生甲状腺功能减退。

二、甲状腺功能减退症

(一)临床概述

甲状腺功能减退症(简称甲减)是由多种原因引起的甲状腺素合成、分泌或生物效应不足所致的一组内分泌疾病。

按发病年龄甲状腺功能减退症可分为三型:起病于胎儿或新生儿者,称呆小病、克汀病或先天性甲减,可分为地方性和散发性;起病于儿童者,称幼年型甲减;起病于成年者为成年型甲减。按临床表现和实验室检查分为临床型甲减和亚临床型甲减(简称亚甲减)。按发病原因有两种分类方法,分别为先天性甲减和后天性甲减以及原发性甲减和继发性甲减。

1.流行病学

幼年型甲减和成年型甲减占甲减的90%以上。其中又以成年型甲减多见。成年型甲减多见于中年女性,男女之比1:(5~10)。幼年型甲减一般于3岁发病,6岁后增多,青春期达到高峰,女孩多于男孩。

2.病因学

(1)先天性原因:①甲状腺不发育或发育不良;②合成甲状腺激素的一些酶的缺乏;③组织的甲状腺激素受体缺陷。

(2)后天性原因:①长期缺碘;②手术时甲状腺全部切除,或切除的甲状腺组织过多;③放射性[131]I治疗时,甲状腺组织破坏过多;④各种甲状腺炎造成甲状腺组织的破坏;⑤抑制甲状腺激素生成的药物;⑥下丘脑-垂体病变,促甲状腺激素不足。

3.病理学

(1)原发性甲减:炎症引起者如慢性淋巴细胞性甲状腺炎、亚急性甲状腺炎、产后甲状腺炎等,早期腺体有大量淋巴细胞、浆细胞浸润,久之滤泡破坏代以纤维组织,残余滤泡上皮细胞矮小,滤泡内胶质减少,也可伴有结节。放射性[131]I、手术引起者,因甲状腺素合成或分泌不足,垂体分泌TSH增多,在它的刺激下,早期腺体增生和肥大,血管增多,管腔扩张充血,后期TH分泌不足以代偿,因而甲状腺也明显萎缩。缺碘或药物所致者,因甲状腺素合成或分泌不足,垂体分泌TSH增多,甲状腺呈代偿性弥漫性肿大,缺碘所致者还可伴大小不等结节;先天性原因引起者除由于激素合成障碍导致滤泡增生肥大外,一般均呈萎缩性改变,甚至发育不全或缺如。

(2)继发性甲减:因TSH分泌不足,TH分泌减少,腺体缩小,滤泡萎缩,上皮细胞扁平,但滤泡腔充满胶质。

4.临床表现

一般取决于起病年龄。成年型甲减主要影响代谢及脏器功能,多数起病隐匿,发展缓慢,有时长达10余年后始有典型表现,表现为一系列低代谢的表现。呆小病初生时体重较重,不活泼,不主动吸奶,逐渐发展为典型呆小病,起病越早病情越重。患儿体格、智力发育迟缓。幼年型甲状腺功能减退症介于成人型与呆小病之间,幼儿多表现为呆小病,较大儿童则与成年型相似。

5.实验室检查

原发性甲减T_3、T_4降低,TSH增高,促甲状腺激素释放激素(TRH)刺激试验呈过度反应。亚甲减T_4正常或降低,T_3正常,TSH增高。继发性甲减TSH水平低下,T_3、T_4降低,病变在下丘脑者TRH刺激试验呈延迟反应,病变在垂体者TRH刺激试验无反应。

(二)超声表现

1.二维灰阶图

(1)甲状腺大小和体积:甲状腺大小随不同的病因及方法有所不同。甲状腺发育不良者甲状腺体积明显缩小;缺碘或药物所致者,因甲状腺素合成或分泌不足,垂体分泌 TSH 增多,甲状腺呈代偿性弥漫性肿大;炎症引起者如桥本甲状腺炎引起者,早期因淋巴细胞浸润,可有甲状腺肿大,后期滤泡破坏,代替以纤维组织,体积减小,表面凹凸不平。^{131}I 治疗或继发性甲减因腺体破坏,或 TH 分泌减少,腺体缩小,滤泡萎缩,上皮细胞扁平,体积也可减小。手术后因部分或全部切除可见残留腺体,左右叶体积不同。亚急性甲状腺炎急性期后 6 个月有 5%～9%发生甲减,急性期甲状腺体积增加,随访可减少 72%。

(2)甲状腺位置或结构:一般来说甲状腺的位置正常。64%的呆小病患儿有异位甲状腺,超声仅能显示所有异位甲状腺的 21%,敏感性明显比核素扫描低。但也有学者报道灰阶超声探测异位甲状灰阶超声显示甲状腺体积明显缩小腺的敏感性可达 70%。超声发现的异位甲状腺可位于舌、舌下或舌骨与甲状软骨之间的喉前。异位甲状腺组织可能不止一处,也可为两处。15%的病例为无甲状腺。在甲状腺异位或甲状腺缺如的病例,在气管两侧有所谓的"甲状腺空缺区"。部分患儿甲状腺空缺区可见囊肿,大小 2～8 mm,长条形或圆形,单发或多发,内部为无回声或低回声。囊肿在甲状腺空缺区靠近中线分布。这些囊肿可能是胚胎发育过程中后腮体的存留。

(3)边界和包膜:表面包膜欠清晰,不光滑,规则,边界欠清,因腺体内有大量淋巴细胞、浆细胞等炎症细胞浸润,滤泡腔内充满胶质,血管增生所致。

(4)内部回声:如果甲减是由桥本甲状腺炎引起,甲状腺实质内部回声有不同程度的减低,较甲亢减低更为明显,多数低于周围肌肉组织回声,部分可呈网络状改变,其产生的病理基础是晚期腺体内出现不同程度的纤维组织增生所致。后期因纤维组织增生也可伴有结节。碘缺乏者个别有单发或散发少数小结节,大者 8～12 mm。多数结节边界清晰,形态规则。

2.多普勒超声

(1)彩色/能量多普勒超声:甲减和亚甲减的多普勒超声表现有很多不同之处。

甲减:Schulz SL 等将甲状腺内血流丰富程度分为 0～Ⅲ级。0 级:甲状腺实质内无血流信号,仅较大血管分支可见彩色血流显示;Ⅰ级:甲状腺实质内散布点状、条状和小斑片状彩色信号,多无融合,彩色面积<1/3;Ⅱ级:甲状腺实质内散布斑片状血流信号,部分融合成大片彩色镶嵌状,彩色面积为 1/3～2/3;Ⅲ级:甲状腺内布满彩色血流信号,成大片融合五彩镶嵌状,彩色面积>2/3,包括"火海"征。他们报道甲减有 63%表现为 0 级血供。18%表现为Ⅰ级血供,12%表现为Ⅱ级血供,7%表现为Ⅲ级血供。

彩色血流信号的多少和患者 TGAb 和 TPOAb 水平呈密切相关,随着抗体水平的增加,血流密度也逐渐增加。彩色血流信号的多少还与 TSH 值和甲状腺体积正相关,与甲减的持续时间负相关,如 Schulz SL 等报道 0 级血供者 TSH 3.1 mE/mL,体积 9.2 mL,甲减持续时间 43 个月,而Ⅲ级血供者 TSH 38.2 mE/mL,体积 34.3 mL,甲减持续时间 10 个月。在新发病例、未经治疗的病例和刚经过短期治疗的病例彩色血流信号较多。可能是与此类患者 TSH 水平较高,甲减持续时间不长有关。

在异位甲状腺的患儿,彩色血流显像可在病灶的内部或边缘或是舌的内部和边缘或周围探及血流信号(正常新生儿舌不能探及血流信号),其机制尚不明了,可能是在 TSH 刺激下,异位甲状腺呈高功能状态(尽管全身仍呈甲状腺功能减退状态)而刺激局部血供增加。经替代治疗后,血流信号将减少。这种征象也见于甲状腺激素生成障碍和抗甲状腺治疗后甲状腺功能减退的患儿。

亚甲减:甲状腺内部血流分布较丰富,血流束增粗,并呈搏动性闪烁,部分可片状融合,重者可融合成大片五彩镶嵌状,几乎布满整个腺体,部分病例亦可呈"甲状腺火海"征。

(2)频谱多普勒。

实质内动脉:Schulz SL 等报道甲状腺实质内动脉的峰值流速,0 级血供者为 22 cm/s,Ⅰ 级血供者为 39 cm/s,Ⅱ 级血供者为 58 cm/s,Ⅲ 级血供者为 68 cm/s。

甲状腺上动脉频谱:①收缩期峰值流速 V_{max}、最低流速 V_{min}:甲状腺上动脉的 V_{max} 与 V_{min} 与正常组相比均增高,但没有甲亢明显。②阻力指数 RI:亚甲减阻力指数范围较大,RI 介于 $0.61±0.19$,部分患者舒张期血流速度较快,下降缓慢,阻力指数较低,但与正常甲状腺和甲亢之间没有明显差别。

(三)治疗原则

无论何种甲减,均须用甲状腺素(TH)替代治疗,永久性甲减则须终身服用。临床上常用的有干甲状腺片、左甲状腺素(L-T4)。治疗宜从小剂量开始,逐渐加量,长期维持量一般为每天 $60\sim120$ mg 干甲状腺片。原发性甲低的疗效可用血 TSH 水平来衡量。黏液性水肿昏迷者可用 T_3 或 T_4 鼻饲或静脉注射来治疗。

有病因可去除者应进行病因治疗。如缺碘性甲减给予补碘;高碘化物引起的甲减应停用碘化物;药物导致的甲减,减量或停用后,甲减可自行消失;锂盐治疗精神病有 $3\%\sim4\%$ 发生甲减,停药可好转;下丘脑或垂体有大肿瘤,行肿瘤切除术后,甲减有可能得到不同程度的改善;亚甲炎、无痛性甲状腺炎、一过性甲减,随原发病治愈后,甲减也会消失。

三、单纯性甲状腺肿

(一)临床概述

单纯性甲状腺肿(simple goiter,SG)又称胶样甲状腺肿(colloid goiter,CG),是由非炎症和非肿瘤因素阻碍甲状腺激素合成而导致的甲状腺代偿性肿大。一般不伴有明显的甲状腺功能改变。病变早期,甲状腺为单纯弥漫性肿大,至后期呈多结节性肿大。

1.流行病学

单纯性甲状腺肿可呈地方性分布,也可散发分布。甲状腺肿患病率随年龄增长而直线上升,在流行地区,甲状腺肿的尸检率近 100%。女性发病率高于男性,为男性的 $3\sim5$ 倍。

2.病因及发病机制

单纯性甲状腺肿的病因多样复杂,有些患者找不出确切的原因。碘缺乏是单纯性甲状腺肿的主要原因。但碘摄入量过高也会引起甲状腺肿。除了碘可致甲状腺肿,环境和食物中的一些其他物质也可以引起单纯性甲状腺肿,如某些食物中含有氰葡萄糖苷,在人体内经消化、吸收,可转化为硫氰酸盐,如黄豆、白菜、萝卜类、坚果、木薯、玉米、竹笋、甜薯、扁白豆等。药物中的硫脲类、磺胺类、硫氰酸盐、秋水仙碱、锂盐、钴盐及高氯酸盐等,可抑制碘离子的浓缩或碘离子的有机化。微量元素过多,如饮用水中含氟过多或含钙过多(如牛奶)或微量元素缺乏,如缺乏锌、硒等都可诱发地方性甲状腺肿。甲状腺激素合成中酶的遗传性缺乏是造成家族性甲状腺肿的原因。另外自身免疫反应也可能引起甲状腺肿。基因调控失常也是导致甲状腺肿的原因。

3.病理过程

单纯性甲状腺肿的发生发展有呈多中心序贯发生和治疗复旧导致病理过程反复的特点,其过程大致分为3个阶段。

(1)滤泡上皮增生期(弥漫性增生性甲状腺肿):甲状腺呈 I 度以上弥漫性肿大,两叶对称、质软略有饱满感,表面光滑。镜下见滤泡内胶质稀少。

(2)滤泡内胶质储积期(弥漫性胶样甲状腺肿):甲状腺对称性弥漫性肿大达 II 度,触诊饱满有弹性。大体颜色较深,呈琥珀色或半透明胶陈样。镜下见滤泡普遍扩大,腔内富含胶质。

(3)结节状增生期(结节性甲状腺肿):单纯性甲状腺肿的晚期阶段,甲状腺肿大呈非对称性,表面凹凸不平,触诊质硬或局部软硬不一。镜下见大小不一的结节状结构,各结节滤泡密度及胶质含量不一。发病时间长的患者,结节可发生出血囊性变或形成钙化等退行性变。

4.临床表现

单纯弥漫性甲状腺肿一般是整个甲状腺无痛性弥漫性增大,患者常因脖颈变粗或衣领发紧而就诊,触诊甲状腺质软,表面光滑,吞咽时可随喉上下活动,局部无血管杂音及震颤。

结节性甲状腺肿甲状腺两侧叶不对称的肿大,患者自感颈部增粗,因发现颈部肿块,或因结节压迫出现症状而就诊,较单纯弥漫性甲状腺肿更易出现压迫症状。甲状腺肿一般无疼痛,结节内出血则可出现疼痛。触诊可及甲状腺表面凹凸不平,有结节感。结节一般质韧,活动度好,可随吞咽上下活动。

5.实验室检查

实验室检查 T_3、T_4、TSH 在正常范围。尿碘中位数可能过高(>300 U/L),也可能降低(<100 U/L),因为缺碘与高碘都是甲状腺肿的病因。

(二)超声表现

1.单纯性弥漫性甲状腺肿

单纯性弥漫性甲状腺肿是单纯性甲状腺肿的早期阶段,甲状腺两叶呈对称性弥漫性肿大,重量可达 40 g。轻者只有触诊或超声检查才能发现,重者可见颈前突出甚至出现压迫症状。

正常甲状腺每叶长 3~6 cm、宽 1~2 cm、厚 1~2 cm。峡部通常厚约 2.0 mm。单纯弥漫性甲状腺肿早期仅表现为滤泡上皮的增生肥大,从而导致甲状腺弥漫性均匀性增大,腺体内无结节样结构,超声最主要的征象是甲状腺不同程度的增大,呈对称性、均匀弥漫性肿大,常较甲亢增大为明显。一般临床工作中常用甲状腺前后径线来简易评估甲状腺的大小,因为这个径线和甲状腺的体积相关性最佳。

单纯弥漫性甲状腺肿的早期内部回声可类似正常,无明显变化。随着甲状腺肿的增大,则回声较正常甲状腺回声高,其内部结构粗糙,实质回声变得很不均匀。这是因为在甲状腺,声界主要由细胞和胶质反射形成。正常甲状腺含胶质量较多,含细胞成分相应较少,显示为均质的超声图像,回声较周围的肌肉组织为低。当细胞成分占优势,胶质较少时,超声波显示弥散的减低回声,提示声波反射少。

单纯弥漫性甲状腺肿继续发展呈弥漫性胶样甲状腺肿的改变,大多数声波遇上细胞-胶质分界面时成直角声波反射而无任何分散,显示回声较高。进一步可使滤泡内充满胶质而高度扩张,形成多个薄壁的液性暗区,正常甲状腺组织显示不清,甲状腺后方边界变得不清楚。缺碘和高碘引起甲状腺肿大两者有一定的差别:高碘甲状腺肿边缘清晰,有不均匀的回声,低碘甲状腺肿边缘模糊,有均匀的回声。

彩色多普勒超声示腺体内可见散在性点状和少许分支状血流信号(因仪器不同而已),较正常甲状腺血流信号无明显增多。甲状腺上动脉内径正常或稍增宽,频谱多普勒示甲状腺上动脉血流可以表现为增加,但与甲状腺增生的程度无相关性。脉冲多普勒 PWD,频谱参数与正常组接近,频带稍增宽,收缩期峰值后为一平缓斜坡,与甲亢的表现有明显的不同。也有学者对碘缺乏地区甲状腺肿患儿的甲状腺血流进行了定量及半定量研究,发现患儿甲状腺血管峰值流速 SPV 增高,阻力指数 RI 降低。

2.单纯性结节性甲状腺肿

结节性甲状腺肿是单纯性甲状腺肿发展至后期的表现。甲状腺在弥漫性肿大的基础上,不同部位的滤泡上皮细胞反复增生和不均匀的复旧,形成增生性结节,亦称腺瘤样甲状腺肿,其结节并非真正腺瘤。结节一般多发,巨大的结节形成,可使甲状腺变形而更为肿大,可达数百克,甚至数千克以上,又称多发性结节性甲状腺肿。

(1)灰阶超声下的结节外的甲状腺和甲状腺结节。

结节外的甲状腺:①甲状腺形态及大小,以往认为结节性甲状腺肿的典型声像图表现是甲状腺两叶不规则增大伴多发性结节。甲状腺呈不同程度增大,多为非对称性肿大,表面凹凸不光整。但随着高分辨率彩色多普勒超声普遍用于甲状腺检查,不少病例的甲状腺大小在正常范围,仅发现甲状腺结节。②甲状腺回声:甲状腺实质的腺体回声通常稍增粗,回声增高,分布尚均匀或均匀的,有时可不均匀,并可见散在点状或条状回声,这种实质回声的表现是由于甲状腺组织在弥漫性增生基础上的不均匀修复,反复的增生复旧致结节形成,而结节间组织的纤维化所致。

甲状腺结节:①结节形态一般规则,多呈圆形或椭圆形,也有的欠规则。大小不一,几毫米的微小结节至数十毫米的巨大结节均有报道,巨大的结节重达数千克。超声对1 cm 以下的结节敏感性较 CT 和核素扫描高,但对胸骨后甲状腺肿的结节扫查受限。②边界清晰或欠清晰,当结节布满整个甲状腺时,各结节间界限变得模糊不清。绝大多数无晕环回声,文献报道有 11.76% 的结节性甲状腺肿患者可出现晕环。时间长的结节或比较大的结节由于挤压周围组织而形成包膜,这并非结节自身真正的包膜,故一般不完整,较粗糙。有学者研究也表明,结节性甲状腺肿的结节边界一般欠清,占 82.3%,结节边界不清的也占15.6%,有时需与甲状腺癌作鉴别。③结节性甲状腺肿的增生结节占甲状腺所有结节的 80%~85%。多发结节占大多数,其数目变化很大,可为一侧叶多个结节或两侧叶多个结节,甚至可以布满整个甲状腺。文献报道的单发结节绝不鲜见,可占 22%~30%,需与腺瘤和癌作鉴别。根据结节数目可将结节性甲状腺肿分为孤立性结节型、多发性结节型及弥漫性结节型。孤立性结节型:超声检查甲状腺内见单发性的结节,大小不等,呈圆形或椭圆形。体积较大者见其内有多个结节组成,局部甲状腺组织增大、隆起。大部分结节边界清晰,也有的欠清晰。结节性甲状腺肿是一个慢性的病理发展过程,所谓的孤立性结节,只是一个超声上的分类,甲状腺实质内可能还存在其他微小结节,只是超声分辨率不足以将其显示。多发性结节型:占绝大多数,甲状腺内出现两个以上结节,大小不等。可以是一侧叶多个结节或两侧叶多个结节,实性、囊性、囊实混合性结节均可见,回声多为中等偏强也可呈低回声,结节形态特征与孤立性结节型相同,结节内可出现不同性质的退行性变。结节有多形性和多源性的特点,所以同一甲状腺内不同结节的大小、形态、内部回声等可呈不同表现。弥漫性结节型:甲状腺体积明显不对称肿大,表面凹凸不平,内布满大小不等的结节,结节间界限不清,结节内、外回声相似,看不到正常甲状腺回声,此型更容易出现退行性变,如散在不规则液化区和钙化斑。有的结节融合呈大片状钙化,结节边界不清,无完整包膜。这种弥漫性结节型的甲状腺肿,要与甲状腺弥漫性病变区分。④结节内部回声与病理改变的不同阶段有联系,多为无回声或混合性回声,低回声、等回声以及高回声也均可见。病变早期以"海绵"样的低回声多见,此期结节内滤泡增大,胶质聚集。此期患者多采取内科治疗,故手术送检病理较少,占3.8%~7%。病变发展程度不一时,则表现为由低回声、无回声及强回声共同形成的混合性回声。无回声和混合性回声结节是病变发展过程中结节继发出血,囊性变和钙化等变性的表现。实性结节或混合性结节中的实性部分多为中等偏高回声,占53.8%,回声大多欠均匀或不均匀,亦可比较均匀。

甲状腺肿结节的钙化表现为典型的弧线状、环状或斑块状,较粗糙,声像图上表现为大而致密的钙化区后伴声影。这与甲状腺乳头状癌的微钙化不同。根据超声表现的内部回声大致分为实性结节、实性为主结节、囊性为主结节三类。

囊性变结节按液体的成分不同可分为胶质性囊肿、浆液性囊肿和出血性囊肿。胶质性囊性变多见于胶质结节,主要由于甲状腺滤泡过度复旧,破裂融合所致。结节内可见典型的"彗星尾"伪像。浆液性囊性变多由于间质水肿,液体聚集,扩张膨胀形成,结节呈一致性无回声。出血性囊性变是由于动脉管壁变性,导致滤泡内和间质内的出血所致,无回声内可出现细小点状回声或液平。

(2)多普勒超声:CDFI显示腺体内散在点状和分支状血流信号,与正常甲状腺血流信号相比,无明显增多。腺体血流信号也可增多,此时可见粗大纤囊性结节,边界清,结节内部可见细小点状回声漂浮,结节内通常表现为常无血供或少血供(但是年轻患者生长迅速的增生结节除外),结节内无明显的中央血流,原因可能是增生的结节压迫结节间血管、结节内小动脉壁增厚及管腔闭锁,结节供血不足所致。液化的结节也无血流可见。有学者认为直径大于10 cm的实性结节当多切面扫查,内部仍无血流信号时,结甲可能性大。然而,由于现代能量彩色多普勒技术的进展,对低速血流的敏感性提高,大量的甲状腺结节同样可见病灶内血流信号,因而将"单独的病灶周边血流信号"作为良性病变的特征已经不再合适。结节周边可有也可无环形血流。

(三)治疗原则

1.单纯性甲状腺肿的治疗原则

缺碘是弥漫性甲状腺肿大的主要原因,全球实行食用盐加碘(USI)措施后,发病率较以往大大下降,防治作用显著。但同时也出现了碘过量而造成甲状腺肿的情况。故补碘不能一概而论,应当结合地方实际情况实施并对人群尿碘及甲状腺肿情况进行随访。青春期的弥漫性甲状腺肿是甲状腺激素需要量激增的结果,多数在青春期过后自行缩小,无须治疗。对于早期轻中度甲状腺肿无须外科手术,服用碘化钾或甲状腺素片即可。高碘甲状腺肿与缺碘甲状腺肿发病机制不同,补充甲状腺素无效。

当弥漫性甲状腺肿出现呼吸困难、声音嘶哑等压迫症状应手术治疗,若无症状但X线检查气管有变形或移位或喉镜检查已确定一例声带麻痹,也应采取手术治疗。胸骨后的甲状腺肿也应手术治疗。巨大的单纯性甲状腺肿,虽未引起压迫症状,但影响生活和劳动,也应予以手术切除。

2.结节性甲状腺肿的治疗原则

以预防为主,因结节性甲状腺肿是病变的晚期表现,可能出现自主性高功能病灶,在排除高功能结节可能后,可采用甲状腺素治疗,剂量亦偏小,但其疗效不大,只有20%~40%的结节可缩小,且不能治愈。[131]I核素治疗剂量难以控制,且有发生结节突然增大的可能,故一般不采取。

由于结节性甲状腺肿以多发结节为主,手术摘除甲状腺后需长期服甲状腺素以维持甲状腺功能,剂量常难以调节,故手术的指征是甲状腺内有直径大于 2 cm 的结节,出现压迫症状或结节性甲状腺肿继发功能亢进或结节疑有恶变。

(孙　婷)

第三节　甲状腺结节性疾病

一、甲状腺腺瘤

(一)流行病学、病因及病理

甲状腺腺瘤起源于甲状腺滤泡(上皮)组织,是甲状腺最常见的良性肿瘤。甲状腺腺瘤的确切病因尚不清楚,可能与放射性有关,并发现在地方性甲状腺肿的流行地区甲状腺腺瘤的发病率明显增高。临床上难以确定甲状腺结节的性质,即使病理活检,有时甲状腺腺瘤与结节性甲状腺肿、滤泡性腺瘤与滤泡性甲状腺癌也不易明确辨认。因此,甲状腺腺瘤确切的发病率难以精确统计。

根据甲状腺腺瘤的组织形态可分为滤泡性腺瘤和非滤泡性腺瘤两大类,其中滤泡性腺瘤最常见,又可分成以下亚型,胶样腺瘤、单纯性腺瘤、胎儿型腺瘤、胚胎型腺瘤、嗜酸性腺瘤(又称 Hürthle 细胞腺瘤)、非典型腺瘤、毒性(功能亢进)腺瘤等。

(二)临床表现

病程缓慢,病变早期临床表现往往不明显,一般无自觉症状,多数在数月到数年甚至更长时间,因稍有不适或肿块达到 1 cm 甚至更大而发现。多为单发,少数为多发性,可发生于正常甲状腺和异位甲状腺,呈圆形或椭圆形,表面光滑,边界清楚,质地坚实,与周围组织无粘连,无压痛,可随吞咽上下移动。巨大瘤体可产生邻近器官受压征象,但不侵犯这些器官,如压迫气管,使器官移位。有少数患者因瘤内出血可引起颈部局部不适或疼痛,出现颈部肿块或原有肿块近期增大。病史较长者,往往因钙化而使瘤体坚硬;毒性(功能亢进)甲状腺腺瘤患者往往有长期甲状腺结节的病史,早期多无症状或仅有轻度的心慌、消瘦、乏力,随病情发展,患者表现为不同程度的甲状腺功能亢进症状,个别可以发生甲亢危象。

(三)实验室检查或其他检查

除毒性(功能亢进)腺瘤外,甲状腺各项功能、甲状腺吸[131]I 率多为正常,功能自主性甲状腺腺瘤可以偏高。在核素显像中,甲状腺腺瘤有不同的功能,甲状腺腺瘤可表现为"热结节""温结节"或"凉、冷结节",其中以"凉、冷结节"为主。

(四)超声表现

Hegedus 等认为超声声像图特征的综合分析比单一声像图作为诊断依据的准确性高,但是,良恶性特征交叉明显。造成以上问题的因素包括超声仪器不同、影像医师或内科医师的经验和超声诊断良恶性结节的标准不同等。为避免超声检查过程中不同观察者间不必要的误差,必须不断完善甲状腺结节特征的非标准化问题。以下结合文献和经验分析甲状腺腺瘤灰阶超声和彩色多普勒超声等各项特征,希望对临床的诊断工作提供一定的指导意义。

1.灰阶超声

(1)结节位置和大小:甲状腺腺瘤多为单发,多见于女性,左、右侧叶的发生率无明显差异,发生于峡部者及双侧叶少见,极少部分可以异位。后方回声不衰减,随吞咽上下活动度好,甲状腺腺瘤不伴周围浸润及颈部淋巴结肿大。Deveci 等依据超声测量将肿块大小分为五组:A 组为1.0 cm 以下,B 组为 1.1～2.0 cm,C 组为 2.1～3.0 cm,D 组为 3.1～5.0 cm,E 组为 5.0 cm 以上,大多数甲状腺腺瘤的大小为 B 组和 C 组,并认为除了大小约≤1.0 cm 的肿块测量一致性为78.5%,超声对良恶性甲状腺结节的测量与术后大体标本的一致性≤50%。

(2)结节形状:甲状腺腺瘤瘤体呈圆形、卵圆形或椭圆形,瘤体的形状与肿瘤所处位置及大小有关,位于峡部及较大的肿块多呈椭圆形,较小,而位于两侧叶的结节则多呈圆球形。另外,瘤内出血的肿块也多趋圆球形。Moon 等的研究发现大多数腺瘤的 A/T 小于 1,证明了良性结节平行于正常组织平面生长的事实。这里所讲的横径并不单纯指横断面上的内外径,其也可指纵断面上的上下径。

(3)结节边界、边缘和声晕:一般认为甲状腺腺瘤边界清楚,绝大部分有包膜,较完整,边缘可见特征性的声晕,等回声的腺瘤可通过声晕发现之。典型的声晕薄而光滑。声晕的检出率各家报道差别非常大,可能与对声晕的判定标准不一有关。Solbiati 等发现结节周围无回声声晕可见于 36%的甲状腺结节内,且在良性病灶中出现的频率远多于恶性(86% vs 14%);等回声病灶伴声晕很容易判断为良性病灶,据 Solbiati 等报道恶性肿瘤伴有声晕的比率也很高(53%),因此虽然声晕的检出对腺瘤的诊断有较大意义,但发现声晕并不一定就能确诊腺瘤,已发现甲状腺乳头状癌也可出现声晕,少数结节性甲状腺肿的结节亦可有声晕。目前认为声晕是由于小血管围绕或周边水肿、黏液性变等原因所致。有学者认为声晕在不同病例可有不同的病理改变。除血管外,包膜外甲状腺组织的受压萎缩,周围组织的炎性渗出,间质水肿,黏液性变,包膜与周围甲状腺组织的粘连及包膜本身等病理变化均与晕环的产生有关,这可解释临床上部分晕环检测不到环形血流信号的现象。

(4)结节内部回声:从超声声像图上,甲状腺腺瘤可分为实性、囊实性及囊性;相对于周围正常甲状腺实质和肌肉回声可将实质回声分成极低回声、低回声、等回声和高回声。文献报道甲状腺腺瘤以实质性等回声和实质性高回声为主,并认为等回声图像对诊断很重要,73%的等回声结节被手术和病理证实是腺瘤或腺癌。回声图像和病理表现间的关系可以解释它与正常的腺体非常相似的原因,不同病理类型腺瘤的声像图差异性主要表现在内部回声,有研究指出腺瘤回声的强弱、均匀程度与其病理组织学特征有关:细胞和滤泡较大、胞质较丰富、排列疏松的腺瘤,其回声较低;细胞和滤泡较小、排列紧密者,其回声较高;间质含较丰富的血管和纤维组织者,回声较高。

较大腺瘤可发生退行性变,包括囊性变、出血、坏死、钙化或乳头状增生。当发生囊性变或出血时,内部出现不规则无回声,呈混合性。囊性变区域范围不一,囊性变区域较小时表现为腺瘤内小片状无回声区,囊性变区域较大时囊腔可占据整个肿瘤,部分形成分隔状或囊壁处残存少量实性回声,部分囊壁可见乳头状或团块形突起。囊内出血常导致结节内无回声区透声较差,囊腔内见悬浮状态的细小斑片状或片絮状增强回声。

(5)结节钙化:12%～27%滤泡状腺瘤可出现钙化,甲状腺良性病变内的钙化为血肿吸收后在结节的壁上出现粗糙钙化或者少数患者出现血肿内部纤维充填。文献报道显示钙化在男女之间无明显差异,说明不同性别的钙化发生机制是相同的。而且,Kakkos 等以 40 岁为界,小于

40 岁的患者甲状腺内钙化的发生率明显高于 40 岁以上的患者。由于样本不同、仪器不同、对钙化的分类方法不同以及不同观察者对同一钙化类型认识和理解的不同,甲状腺腺瘤的超声钙化发现率各家报道不一。目前还没有统一的钙化大小的标准,Moon 等将甲状腺内的钙化分为微钙化、粗钙化和边缘钙化三种类型,其中强回声＞1 mm 称为粗钙化,并将沿结节周围呈弧形或蛋壳样钙化称为边缘钙化(图 3-11)。而这种粗钙化和边缘钙化多见于良性结节。虽然多数学者同意微钙化在甲状腺癌中的发生率明显高于腺瘤等良性结节,但是粗钙化也同样可见于恶性结节中。

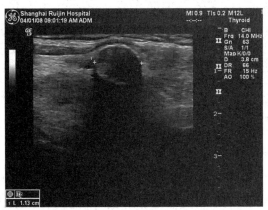

图 3-11　结节性甲状腺肿灰阶图
超声纵断面显示结节边缘蛋壳样钙化

2.多普勒超声

甲状腺是血供丰富的内分泌腺体,甲状腺上皮细胞能产生血管生成因子如血管内皮生长因子(VEGF)、胎盘生长因子或成纤维生长因子,这些因子在炎症和肿瘤状态下可引起相应的血流改变,利用彩色多普勒及能量多普勒超声能清晰反映甲状腺结节的血流变化。Fukunari 等利用彩色多普勒超声将甲状腺结节的血流情况分成Ⅰ、Ⅱ、Ⅲ、Ⅳ级。Ⅰ级:结节内没有血流;Ⅱ级:彩色血流仅可见于结节的周边;Ⅲ级:血流穿入肿瘤,血供中等;Ⅳ级:多支血流穿入肿瘤,血流供应丰富,并将Ⅰ级和Ⅱ级认为是良性的,Ⅲ级和Ⅳ级认为是恶性的,其敏感性为88.9%,特异性为74.2%,准确率81.0%。Varverakis 等发现对于有血流信号的结节来说,周边血流常见于良性结节($P<0.01$,特异性＝0.77,敏感性＝0.46),并认为结节无血流信号不能排除恶性的可能性,因为血流信号主要取决于结节的大小而不是组织学特征。而 Foschini 等利用彩色多普勒超声将甲状腺结节的血流情况分成结节内没有血流信号、结节周围见血流信号以及结节内见血流信号等三种类型,并发现正常甲状腺、胶样甲状腺肿、甲状腺滤泡性肿瘤、甲状腺乳头状癌等具有各自不同的血流分布特点,发现彩色多普勒超声结合三维立体显微镜检查可以反映各种不同病理状态下的甲状腺血流变化,虽然滤泡性肿瘤内部多见粗大血管,但是没有发现彩色多普勒超声血流类型上滤泡性腺瘤和滤泡状癌之间有何差异。

Fukunari 等发现腺瘤样增生和滤泡性腺瘤、滤泡状癌的搏动指数存在显著差异($P<0.01$)。De Nicola等认为以甲状腺结节内血流信号阻力指数(RI)0.75 为临界值,准确性、特异性和阴性预测值很高,分别是91%、97%、92%,而敏感性和阳性预测值较低,分别是 40% 和 67%,腺瘤样增生结节内 RI 为0.588、腺瘤为 0.662 和恶性结节为 0.763($P<0.001$),但是 Yazici 等分析123 位7～17 岁健康儿童甲状腺上动脉的 PI、PSV 与年龄、身高及体重等因素正相关,而 RI 与年

龄、身高及体重等因素负相关,因此甲状腺结节内的血流信号包括血流速度及阻力指数等脉冲多普勒参数对鉴别诊断的意义有待进一步大样本研究。

(五)治疗原则

长期以来,甲状腺腺瘤的治疗以开放性外科手术为主,包括单纯腺瘤摘除、甲状腺叶次全切除术、甲状腺叶全切术和甲状腺全切术或亚全切术。但是近年来,内镜手术法也成为一种被患者普遍接受的新型甲状腺腺瘤手术方法。而超声引导穿刺注入硬化剂治疗甲状腺腺瘤方法简便,可重复治疗,术中创伤小,痛苦少,患者易接受,是一种安全有效的治疗方法,其机制是无水乙醇可使细胞脱水,蛋白质发生凝固性坏死,进一步纤维化钙化。

毒性(功能亢进)腺瘤治疗方面要根据患者是否有甲亢,若患者血中 T_3、T_4 均正常又无甲亢症状,且腺瘤又无压迫症状,可以留待观察;当患者有甲亢症状,血中 T_3、T_4 升高或患者因腺瘤较大有压迫症状和体征时可考虑外科手术摘除或服[131]I 治疗。患者若甲亢症状明显,术前应认真准备,手术操作中应避免过多挤压腺瘤,使血液循环中甲状腺激素浓度突然升高,引起甲亢危象,或原有心脏病者引起心律失常。

二、甲状腺癌

甲状腺癌是最常见的内分泌系统恶性肿瘤,按细胞来源可分为滤泡上皮细胞源性甲状腺癌和 C 细胞源性甲状腺癌两类。滤泡上皮细胞来源甲状腺癌又有分化型甲状腺癌和未分化型甲状腺癌之分,前者包括乳头状癌和滤泡状癌。发生于神经内分泌 C 细胞的称髓样癌。

(一)临床概述

甲状腺癌占所有恶性肿瘤的 1%,占男性癌症的 0.5%,女性癌症的 1.5%。94% 为分化型甲状腺癌,5% 为甲状腺髓样癌,属神经内分泌肿瘤,其余的 1% 为未分化型甲状腺癌,通常由分化型癌去分化而形成。

甲状腺癌的发病机制至今尚未完全明了,缺碘、辐射、家族因素、遗传和基因缺陷皆是甲状腺癌的发病因素。其他甲状腺病变,如结节性甲状腺肿、甲状腺功能亢进、桥本甲状腺炎也可能和甲状腺癌有关。另外,家族性腺瘤性息肉病、乳腺癌、Cowden 病和甲状腺癌也有密切关系。

不同类型甲状腺癌的病理特点、人群分布、临床表现、恶性程度、转移规律及预后有较大差别。同一类型甲状腺癌在不同人群的表现也不尽相同。

1.乳头状癌

(1)流行病学:乳头状癌占甲状腺癌的 75.5%～87.3%,女性多于男性,(2.6～4):1,发病年龄 10～88 岁,平均 41.3 岁,在 30～40 岁女性比例明显增加。

(2)病理:肿瘤切面呈灰白色,实性,中心部分可见纤维化,大肿瘤可见囊性结构。光镜下可见复杂分支状乳头,含纤维血管轴心。40%～50% 的乳头状癌可见砂粒体。根据不同的组织学特点,乳头状癌可分为几种亚型,包括滤泡型、弥漫硬化型、柱状细胞癌、高细胞癌、嗜酸性细胞乳头状癌、Warthin 瘤样肿瘤、伴有结节性筋膜炎样间质的乳头状癌、筛状乳头状癌及辐射引起的儿童甲状腺癌。

(3)临床表现:临床上大多数乳头状癌首先表现为甲状腺结节,常在体检时或由他人发现。首先发现颈部淋巴结肿大的患者也不在少数。肿大淋巴结常出现在病变甲状腺的同侧颈部,也可出现在上纵隔。还可出现对侧颈部淋巴结转移。据 Carcangiu 等报道,乳头状癌98.7% 首先表现为颈部异常,67.2% 位于甲状腺内,13% 为甲状腺和颈部淋巴结异常,19.7% 仅出现颈部淋巴结异常。

2.滤泡状癌

(1)流行病学:滤泡状癌的发病率居甲状腺癌的第二位,占 9.9%～16.9%,女性发病率高于男性,(2.3～4.7):1,从青春期到 45～49 岁,滤泡状癌的发病率稳定上升,60～70 岁出现发病率再次上升。本病好发于地方性甲状腺肿患者,碘缺乏或继发性 TSH 刺激可能和肿瘤的发病有关。

(2)病理:滤泡状癌恶性程度较乳头状癌高,血行转移率高,淋巴结转移少。可分为包裹性血管浸润型和浸润型,前者肉眼观类似甲状腺滤泡性腺瘤,后者可侵占大部分甲状腺组织,并蔓延至包膜外,与周围组织粘连。两型皆可有出血、坏死、囊性变、纤维化和钙化。镜下变化较大,从分化极好如正常甲状腺滤泡到明显恶性的癌,其间有过渡型。

(3)临床表现:临床上大多数滤泡状癌表现为单发的无痛性甲状腺结节,仅极少数患者出现声嘶、吞咽困难或颈部压迫感。颈部淋巴结累及少见,但有 10%～20% 的患者首先表现为肺或骨转移。

3.甲状腺髓样癌

(1)流行病学:占甲状腺癌的 2.8%～3.3%,女性稍多于男性,随年龄增大,发病率缓慢上升,在 70～74 岁达高峰。

(2)病理:由于甲状腺髓样癌源于滤泡旁 C 细胞,故多数位于甲状腺上半部,包膜可有可无,切面灰白,质地实性,可因钙化而有沙砾感。镜下肿瘤可呈典型内分泌肿瘤样结构,或形成实性片状、细胞巢、乳头或滤泡样结构。间质常有淀粉样物质沉着。

(3)临床表现:约 80% 为散发性,其余约 20% 为遗传性肿瘤,见于 3 种类型:多发性内分泌肿瘤综合征 MEN-ⅡA 型、MEN-ⅡB 型及家族性甲状腺髓样癌。51.8% 在初诊时肿瘤局限于甲状腺,31% 出现局部淋巴结转移,13.6% 出现远处转移。少数患者出现吞咽困难、淋巴结转移或喉返神经侵犯表现,尚可出现和降钙素、促肾上腺皮质激素、肠血管活性多肽或 5-羟色胺释放相关的临床效应。

4.未分化癌

(1)流行病学:未分化癌占甲状腺癌的 1.6%,女性男性比例 1.5:1,60 岁之后发病率上升,并随年龄增大呈不断增加,平均年龄 67 岁。

(2)病理:未分化癌肿块巨大,呈广泛浸润性生长,浸润至周围软组织,无包膜,质硬而实,灰红或暗红,出血坏死常见。镜下肿瘤的一部分或全部由未分化细胞组成,可找到分化较好的甲状腺癌如滤泡状或乳头状癌成分。

(3)临床表现:未分化癌约 75% 首先表现为颈部迅速增大肿块,常出现颈部和纵隔淋巴结肿大,导致上呼吸消化道压迫或阻塞症状,36% 出现呼吸困难,30% 出现吞咽困难,28% 出现声嘶,26% 出现咳嗽,17% 出现颈部疼痛。初诊时即有 15%～20% 出现远处转移,常见转移部位是肺和胸膜。

(二)超声表现

1.甲状腺乳头状癌

(1)单纯乳头状癌:根据不同的组织学特点,乳头状癌可分为多种亚型,这里所讲的单纯乳头状癌特指弥漫硬化型之外的其他类型乳头状癌。

甲状腺乳头状癌可以是单灶性也可以是多灶性,根据手术发现,多灶性乳头状癌的患病率为

28.7％～46％，多灶性微小乳头状癌的患病率为 20％～28.7％。超声上 A/T≥1 是诊断单纯乳头状癌较具特异度的指标，特异度可达 92.5％，敏感度为 15％～74.1％。51％～79.2％癌灶边界模糊，21.5％乳头状微小癌边界模糊。边界模糊是生物学上具侵袭性乳头状癌的重要超声特征，超声显示边界模糊诊断肿瘤侵犯的敏感度为 84％，特异度 31％，对于这些病例需仔细随访。边界模糊的乳头状微小癌 41.9％超声可探及颈侧区淋巴结转移，而边界清晰者仅 3.7％。边缘不规则可能也代表了肿瘤的侵袭性，63％～92.9％乳头状癌边缘不规则，但 Chan 等报道有高达 93％的乳头状癌边缘规则，这可能是由于在定义边缘规则或不规则时标准不一、评判时有较大主观性所导致。7％～26％的病灶可发现低回声声晕，声晕常不完整，厚度不均，据 Jeh 等的数据，乳头状癌近半数的声晕为厚声晕。声晕的形成和肿瘤的包膜有关，超声显示声晕诊断肿瘤具备包膜的敏感为 42％，特异度为 88％。根据资料，乳头状癌 29.8％A/T≥1,51.2％边界模糊,85.1％边缘不规则,23.8％出现声晕，这些声晕的 85％不完整,85％厚度不均匀。

85％～98.4％的乳头状癌表现为实性结节,0.8％～10％为实性为主结节,0～6％为囊性为主结节。病理上乳头状癌约 1/3 可出现囊性变，但超声显示的数量明显要少，这可能和囊性变区域太小超声无法显示有关。乳头状癌结节中超声仅检出 3.7％的结节伴有囊性变。文献报道超声显示的囊性变诊断病理上囊性变的敏感性为 42％，特异度 79％。部分囊性为主的乳头状癌表现为不规则实性成分凸向囊腔，在实性部分有点状钙化强回声，此即"囊内钙化结节"征，这一征象是诊断囊性乳头状癌非常特异的指标。

和邻近甲状腺组织回声相比，单纯乳头状癌 86％～89％表现为低回声，如果和颈长肌相比较，则 12％的乳头状癌表现为极低回声，高回声甲状腺乳头状癌罕见，仅占 0～2％。52％～100％结节回声不均匀。

在显微镜下评估乳头状癌时，常可发现钙的沉积，这可能是因为砂粒体或粗糙的颗粒状不规则钙化沉积所致。超声上点状强回声诊断微钙化敏感度为 50％，特异度 52％。乳头状癌 30％～42％显示微钙化,4％～28％显示粗钙化,1.6％～2％显示边缘钙化。乳头状微小癌的微钙化发生率小于较大的乳头状癌，超声上 20.8％～25.2％乳头状微小癌出现微钙化,38.7％出现粗钙化。超声上甲状腺乳头状癌 80.4％出现钙化,76.2％的结节出现微钙化,20.2％的结节出现粗钙化，和文献报道不同，有学者的研究显示乳头状微小癌结节的钙化发生率高于乳头状临床癌（指直径大于 1 cm 的乳头状癌）。

甲状腺乳头状癌中的滤泡型亚型的超声表现须引起关注，部分滤泡型乳头状癌具备甲状腺乳头状癌的典型超声表现，但也有部分滤泡型乳头状癌和滤泡状腺瘤或腺瘤样结节性甲状腺肿的超声表现相似，Komatsu 等认为当术前 FNA 提示乳头状癌而超声提示滤泡状肿瘤时，要考虑滤泡型乳头状癌的可能。

Chan 等发现 78％的乳头状癌在彩色多普勒超声显示为中央血管为主型血管模式,22％表现为边缘血管为主型血管模式,Cerbone 等的研究证实乳头状癌 95％出现中央血管，而 Yuan 等的研究发现 84％的乳头状癌呈中央血管和边缘血管同时出现的混合型血供。从以上研究者的结果似乎可得出这么一种结论，即中央血管是乳头状癌的重要血供特点。然而根据对乳头状癌结节的分析，甲状腺乳头状癌 50.6％呈单纯边缘型血管,12.5％呈边缘为主型血管,33.9％呈边缘血管和中央血管丰富程度相似的混合型血管。

（2）弥漫硬化型乳头状癌：甲状腺乳头状癌的一种罕见变型，约占甲状腺乳头状癌的 1.8％。在组织学上，特征性地表现为甲状腺被弥漫性累及，出现广泛纤维化、鳞状上皮化生、严重淋巴细胞浸润和多发砂粒体。43.4%弥漫硬化型甲状腺乳头状癌合并甲状腺炎,而单纯性甲状腺乳头状癌仅10.7%。年龄10～57岁,平均27岁,60%小于30岁,好发于女性。患者颈部常可触及肿块,可出现声嘶、压迫感,80%～100%出现颈部淋巴结转移。行甲状腺全切治疗,术后放射碘治疗,术后复发率较高,但预后和单纯乳头状癌相似。

超声上表现为甲状腺弥漫性散在微钙化,并大多可见边界模糊可疑肿块,但也可无肿块形成,仅出现微钙化。也可表现为甲状腺内多发可疑低回声或混合回声团块,团块内出现微钙化。超声上的微钙化及不均匀低回声和病理上的砂粒体、广泛纤维化和淋巴细胞浸润相对应。多数患者甲状腺实质表现为不均匀低回声,这可能是由于合并甲状腺炎所致。

由于弥漫硬化型乳头状癌有非常高的颈部淋巴结转移发生率,故对该类患者应行颈部淋巴结超声检查。

当甲状腺呈弥漫性不均匀低回声,散在微钙化,应考虑到弥漫硬化型乳头状癌的可能。但并不是所有这种表现的病变皆为弥漫硬化型乳头状癌,单纯乳头状癌也可出现这种超声征象。

2.甲状腺滤泡状癌

有关滤泡状癌的超声特征研究目前尚不充分,一方面可能是由于滤泡状癌的数量相对较少,另一方面可能是由于滤泡状癌和滤泡状腺瘤的超声特征基本相似,且FNA也无法作出鉴别,从而对研究造成了诸多障碍。根据韩国学者的报道,和乳头状癌相比较,滤泡状癌在形态方面更趋向于呈扁平状,73.9%A/T<1,26.1%A/T≥1。由于不均匀浸润型生长,60.9%滤泡状癌边缘呈微小分叶状或不规则。大部分的肿瘤A/T<1,说明其平行于组织平面生长,这种生长方式对正常组织会产生压迫,因而86.6%滤泡状癌出现声晕(薄声晕39.1%,厚声晕47.8%)。82.6%滤泡状癌呈实质性,17.4%呈实性为主,17.4%呈囊性为主。在回声方面,滤泡状癌69.6%回声不均;和颈长肌相比较,65.2%滤泡状癌为等回声或高回声,另34.8%为低回声。滤泡状肿瘤形成多个小滤泡巢,和正常甲状腺相似,滤泡内含有不同数量的胶样物质,肿瘤的回声可能取决于肿瘤内胶质的数量。滤泡状癌17%出现钙化,但未发现微钙化,这是由于滤泡状癌无砂粒体,这点和乳头状癌有明显差异。

显然,滤泡状癌的超声表现和其他甲状腺恶性肿瘤的超声表现不同,许多滤泡状癌可能被当成非恶性病灶。最可能和滤泡状癌混淆的是滤泡状腺瘤,两者的超声表现相似,在声像图上的表现皆可类似于正常睾丸。有报道认为滤泡状癌可在短期内增大,而滤泡状腺瘤则常出现结节内囊性变,这在滤泡状癌罕见,然而,鉴别诊断微小浸润型滤泡状癌和滤泡状腺瘤非常困难,需要组织学发现包膜和血管侵犯来诊断滤泡状腺癌。

但彩色/能量多普勒超声可能会对滤泡状癌和腺瘤的鉴别提供有益的信息。Miyakawa等观察到80%滤泡状癌表现为结节中央血管为主型血供,而84%的滤泡状腺瘤显示为肿瘤边缘血管为主型血供,能量多普勒超声鉴别两者的敏感度为87.5%,特异度为92%。Fukunari等报道滤泡状癌0%为无血管型,13.6%为边缘血管为主型血供,45.5%显示血流穿入肿瘤,40.9%高速血流穿入肿瘤,而滤泡状腺瘤相应的百分比为16.9%、49.4%、30.3%和3.4%。将无血管及边缘血管判断为良性,将穿入肿瘤血管判断为恶性,则诊断的敏感度为88.9%,特异度为74.2%,准确性为81.0%,有学者认为高速搏动血流穿入肿瘤可作为滤泡状甲状腺癌的新诊断标准。

在频谱多普勒方面,可通过测量肿瘤的收缩期峰值流速PSV、舒张期末流速EDV及PI、RI对两者进行鉴别。滤泡状癌的PSV(41.3±18.5)cm/s,PSV/EDV 5.1±2.5,滤泡状腺瘤分别为(24.7±16.5)cm/s、2.7±0.9,两者差异有显著统计学意义;滤泡状癌PI 1.7±0.6,滤泡状腺瘤为

0.9±0.5,两者差异有显著统计学意义;滤泡状癌 RI 0.8±0.1,滤泡状腺瘤为 0.6±0.2,两者差异有显著统计学意义。PI>1.35,RI>0.78,PSV/EDV >3.79 可达到最好的鉴别诊断滤泡状癌和滤泡状腺瘤效果。

然而,有学者通过对 7 例滤泡状甲状腺癌结节血供特征的观察,未能观察到上述文献报道的彩色/能量多普勒血流信号特征,观察到 6/7 的结节呈混合型血管模式,结节血流 RI 和 PI 也低于文献报道的测量值,仅 2/7 个结节的 PI>1.3,RI>0.7。对于导致这种结果的原因,尚有待进一步探讨。

3.甲状腺髓样癌

甲状腺髓样癌是源于滤泡旁 C 细胞的恶性肿瘤,较为罕见。由于其是 C 细胞来源,故多数位于甲状腺上半部,肿瘤多为单发,也可多发。超声上肿瘤边界相对清晰,边缘不规则,所有的肿瘤皆未出现声晕,且皆表现为低回声,0~5.3%结节出现囊性变,83%~95%肿瘤内可见钙化强回声。这些钙化强回声中 44.4%属于微钙化,55.5%属于粗钙化,粗钙化中的一半呈多发致密粗钙化。和乳头状癌相比较,髓样癌钙化更趋向于位于肿块中心位置。低回声结节,结节内钙化,结节无声晕这三项特征相结合对诊断髓样癌的敏感度为 89%,将髓样癌和良性结节鉴别的特异度大于 90%。髓样癌 79%表现为结节内高血供,50%出现边缘血供,但肿瘤过小时可不显示血流信号。根据经验,髓样癌也可不出现钙化,也可出现明显的声晕,彩色/能量多普勒上常表现为混合型高血供。甲状腺髓样癌淋巴结转移的发生率很高,75%患者的转移性淋巴结内可见点状钙化强回声。

由于分化型甲状腺癌的超声特征和髓样癌有较多相似之处,故超声常难以鉴别髓样癌和非髓样甲状腺癌。如果出现髓样癌的可疑超声特征,应进行降钙素测量。超声可明确甲状腺内病灶,在术前可应用于髓样癌的分期,对于术后颈部复发,超声是最有效的检查手段,可显示 97%的颈部复发,优于 CT 的 72%,PET 的 55%。

4.甲状腺未分化癌

未分化癌占甲状腺癌的 1.6%,对于这种罕见的甲状腺恶性肿瘤,目前尚没有系统的超声研究报道。超声上表现为边界不清的不均匀团块,常累及整个腺叶或腺体,78%出现坏死区,1/3 的患者出现包膜外和血管侵犯,80%出现淋巴结或远处转移,累及的淋巴结 50%出现坏死。

(三)治疗和预后

1.甲状腺癌的治疗

对于分化型甲状腺癌,目前的治疗主要依据患者相关因子和肿瘤相关因子的危险分层,其中包括肿瘤大小、肿瘤组织学、淋巴结转移和远处转移以及患者的性别和年龄。

低危患者和低危肿瘤通常进行甲状腺叶切除术,随后终生使用甲状腺素替代治疗,以抑制甲状腺刺激素 TSH 的分泌。抑制 TSH 可以显著降低复发,降低远处转移。发生高危肿瘤的高危患者最好的治疗是甲状腺全切术加中央组淋巴结清扫。外科手术后使用[131]I 消融治疗,清除残余的甲状腺组织,发现和治疗转移灶,随后终生使用甲状腺素抑制甲状腺刺激素 TSH。对于低危患者出现的高危肿瘤,或是高危患者出现的低危肿瘤,目前在治疗上尚有争论。

甲状腺未分化癌尚没有有效的治疗方法。通常行着眼于减轻症状的姑息治疗,但也有建议对无颈部以外侵犯或肿瘤尚能切除者行手术切除,辅以放疗。18%~24%肿瘤局限于颈部可完整切除者,彻底的手术切除辅以放化疗 2 年生存率可达到 80%。

2.甲状腺癌的预后

分化型甲状腺癌预后颇佳,髓样癌也有较好的预后,但未分化癌预后凶险,多在确诊后数月死亡。根据美国资料,经过年龄和性别校正后,甲状腺乳头状癌10年生存率为98%,滤泡状癌为92%,髓样癌80%,未分化癌13%。

三、甲状腺转移性肿瘤

甲状腺转移性肿瘤是指原发于甲状腺外的恶性肿瘤,通过血行、淋巴等途径转移至甲状腺继续生长形成的肿瘤。甲状腺转移性肿瘤较为罕见,其占甲状腺所有恶性肿瘤的2%～3%。

(一)临床概况

在非选择性尸检研究中,甲状腺转移性肿瘤总的发病率为1.25%,在广泛扩散恶性肿瘤人群尸检中,则其发病率可达24%。和原发性甲状腺癌相似,转移性甲状腺肿瘤也是女性多见,女性男性之比为4.25∶1,发病年龄12～94岁,平均55岁,半数50～70岁,约10%小于40岁。甲状腺转移性肿瘤81%为癌,通常是广泛转移性病变的组成部分之一。肾脏、肺、乳腺、消化道和子宫是常见的原发肿瘤部位,但对于何种肿瘤最容易转移至甲状腺尚有争论。

病理上常表现为甲状腺实质性团块,转移病灶常为单发,或为多发,也可弥漫性。肿瘤甲状腺球蛋白免疫组化染色阴性。临床上转移性甲状腺肿瘤和原发性甲状腺癌相似,大多数患者无症状,在少数患者病情发展迅速,可出现局部肿瘤生长表现,如声嘶、喘鸣、吞咽或呼吸困难,颈部可触及肿块。在一些患者,甲状腺转移是原发肿瘤的始发表现。从发现原发肿瘤到甲状腺出现转移的间隔时间不同报道相差较大,平均潜伏期9个月至8.9年,但也有长达26年的。

在有明确肿瘤病史的患者,如出现甲状腺肿块应考虑到甲状腺转移性肿瘤的可能。超声是一种有效的初步检查工具,有助于病变的评估,显示邻近的淋巴结转移和血管累及,监测肿瘤的生长,并可引导进行活检。超声引导FNA是有效的诊断手段,但最后的诊断有赖于手术活检。

(二)超声表现

尽管甲状腺转移性肿瘤占甲状腺所有恶性肿瘤的2%～3%,然而根据检索,有关甲状腺转移性肿瘤超声表现的英文文献非常匮乏,且多为小样本或个例报道。综合文献报道,有学者拟从甲状腺的改变,肿瘤的位置、数目、大小、边界清晰度、内部回声及血供特征,周围淋巴结和血管的改变等方面对甲状腺转移性肿瘤的超声表现进行总结和分析。

1.甲状腺的超声改变

超声上常出现单侧或双侧甲状腺肿大。由于在甲状腺肿、腺瘤或甲状腺炎等甲状腺病变时原发肿瘤较易转移至甲状腺,故超声常可显示转移瘤之外的甲状腺组织出现各种病理性回声改变,如桥本甲状腺炎时出现回声减低、分布不均匀,血供增加;在结节型甲状腺肿时出现相应的回声改变。也可能因出现转移导致的低回声区,导致甲状腺回声弥漫性不均匀。无上述改变时则甲状腺实质回声正常。

2.甲状腺转移性肿瘤的超声表现

(1)肿瘤位置:肿瘤可累及整个腺叶或主要累及下极。肿瘤易于出现在甲状腺下极的机制文献未予阐明。

(2)肿瘤数目:肿瘤多为单发,也可多发,这和甲状腺原发性肿瘤相似。

(3)肿瘤大小:根据Ahuja等的一组资料,75%的肿瘤大于6 cm。相信随着超声在甲状腺应用的日益广泛,可以发现较小的转移瘤。

（4）肿瘤边界：Chung 等报道 8/10 的肿瘤结节边界模糊，但其余文献基本认为肿瘤边界清晰。这可能是由于边界清晰与否的判定标准不一，判定时主观性较强所致。

（5）肿瘤回声：肿瘤皆表现为低回声或极低回声，分布均匀或不均匀。肿瘤边缘无声晕，囊性变和钙化少见。仅 Chung 等报道了 2 个结节出现囊性变，另有 1 例肺燕麦细胞癌转移、1 例肾细胞癌转移出现钙化灶。

（6）肿瘤血供：肿瘤内部呈混乱血流信号，和甲状腺实质相比，肿瘤可表现为高血供，也可表现为低血供。

3.周围淋巴结和血管改变

甲状腺转移性肿瘤患者可在双侧颈部探及多发转移性淋巴结，这些淋巴结在超声上可出现转移性淋巴结的相应特征。罕见情况下，肿瘤可通过扩张的甲状腺静脉，蔓延至颈内静脉，在颈内静脉形成肿块，出现相应的超声表现。

通过以上超声特征分析，可以发现甲状腺转移性结节的超声表现无特异性。和甲状腺原发性恶性肿瘤相比，转移性肿瘤有一个最显著的特点，即肿瘤内钙化少见，发生率仅 8.3%。转移瘤囊性变少见（8.3%）的特征则和原发性甲状腺恶性肿瘤相似。有明确非甲状腺原发恶性肿瘤患者，当出现单侧或双侧单发或多发可疑结节而无钙化时，应考虑转移性肿瘤可能。

（三）治疗和预后

出现甲状腺转移往往提示病变进展，患者常随之死亡，大多数病例在诊断明确后 9 个月内死亡。尽管预后不良，但对一些患者行积极的手术和药物治疗可能行之有效。手术治疗可行单侧腺叶切除术或甲状腺全切术，手术可能减轻或缓和颈部复发可能造成的致残，延长患者生存期。

四、甲状腺淋巴瘤

甲状腺淋巴瘤有原发性和继发性之分，原发性甲状腺淋巴瘤是原发于甲状腺的淋巴瘤，较为罕见，占甲状腺恶性肿瘤的 1%～5%，在结外淋巴瘤中所占比例不到 2%。继发性甲状腺淋巴瘤是指播散性淋巴瘤累及甲状腺者，约 20% 的全身淋巴系统恶性肿瘤可发生甲状腺累及。

（一）临床概述

原发性甲状腺淋巴瘤好发于女性，女男比为（3～4）：1，大多发生于 60～70 岁，少数患者小于 40 岁，部分患者年龄可达 90 余岁。桥本甲状腺炎是已知的唯一危险因子，甲状腺淋巴瘤患者 90% 伴有桥本甲状腺炎，桥本甲状腺炎患者发生甲状腺淋巴瘤的危险是普通人群的 60 倍。目前提出两种假设来试图说明两者的联系：一种假说认为慢性甲状腺炎出现的浸润淋巴细胞提供了发展成淋巴瘤的细胞来源，另一种假说指出甲状腺炎的慢性刺激诱发了淋巴细胞的恶性转化。

大部分原发性甲状腺淋巴瘤为 B 细胞来源的非霍奇金淋巴瘤，霍奇金和 T 细胞甲状腺淋巴瘤罕见。根据一项大样本研究，甲状腺淋巴瘤最大径 0.5～19.5 cm，平均 6.9 cm，46.2% 累及双叶，31.7% 累及右叶，22.1% 累及左叶。切面上常可见出血和坏死。38% 为不伴有边缘区 B 细胞淋巴瘤的弥漫性大 B 细胞淋巴瘤，33% 为伴有边缘区 B 细胞淋巴瘤的弥漫性大 B 细胞淋巴瘤（混合型），28% 为黏膜相关淋巴组织结外边缘区 B 细胞淋巴瘤，滤泡性淋巴瘤则不到 1%。

临床上原发性甲状腺淋巴瘤表现为迅速增大的颈部肿块，30%～50% 的患者有压迫导致的症状，包括吞咽困难、喘鸣、声嘶和颈部压迫感。10% 的甲状腺 B 细胞淋巴瘤患者出现典型的 B 细胞症状，包括发热、盗汗和体重减轻。大多数患者甲状腺功能正常，但 10% 出现甲状腺功能减退。

细针抽吸活检联合细胞形态学、免疫表型和分子技术有较高的诊断准确性,但需要细胞病理学的专业知识。虽然 FNB 技术不断取得进展,开放外科活检依然在甲状腺淋巴瘤发挥作用,特别是须根据不同组织学亚型确定治疗策略或诊断不明确时。影像学手段,如 CT 和超声可用于甲状腺淋巴瘤的初步评估和分期,CT 在探测淋巴瘤胸内和喉部累及方面较有优势,而超声则可在甲状腺淋巴瘤的非手术治疗随访中发挥更大作用。

(二)超声表现

1.灰阶超声

根据甲状腺淋巴瘤的内部回声和边界状况可将肿瘤分为结节型、弥漫型和混合型。

(1)结节型:甲状腺淋巴瘤 47%～90%超声上表现为结节型,该类型中 73%～86%为单结节。甲状腺肿大常局限于一侧叶,但肿瘤也可越过峡部累及对侧甲状腺。临床触诊和滤泡状腺瘤及腺瘤样结节相似。肿瘤和周围甲状腺组织常分界清晰,仅 3%边界模糊。90%边缘不规则,可呈椰菜样或海岸线样。6%的结节可出现声晕。内部为低回声,分布均匀或不均匀,可间有高回声带。尽管为实质性,但部分肿瘤回声极低可呈假囊肿样。残余的甲状腺实质常因桥本甲状腺炎而呈现不均匀低回声,但其回声水平还是高于肿瘤。但在少数情况下,可出现肿瘤和甲状腺的回声和内部结构相似的情况,此时超声可能无法将肿瘤从桥本甲状腺炎的甲状腺实质识别出来。少数甲状腺淋巴瘤超声可发现钙化,发生率为 6%～10%。肿瘤后方出现回声增强。结节型的超声阳性预测值为 64.9%。

(2)弥漫型:10%～40%表现为弥漫型。超声常表现为双侧甲状腺肿大,内部回声极低,和结节型不同,该型肿瘤和甲状腺组织的分界无法识别。部分肿瘤内部呈细网状结构。弥漫型淋巴瘤和严重慢性甲状腺炎在超声上常较难鉴别,尽管可凭是否出现后方回声增强作为最重要的鉴别点,但弥漫型的超声阳性预测值仍只有 33.7%。

(3)混合型:混合型超声表现的淋巴瘤较少,约占 15%。混合型淋巴瘤表现为多个低回声病灶,不均匀分布在甲状腺内,这些病灶可能是结节型也可能是弥漫型淋巴瘤。尽管混合型淋巴瘤和腺瘤样甲状腺肿超声表现相似,但淋巴瘤后方出现回声增强可成为诊断的关键点。混合型的超声阳性预测值为 63.2%。

甲状腺淋巴瘤上述 3 型有两个共同特点,即和残余甲状腺组织相比,肿瘤呈显著低回声;肿瘤后方出现回声增强。这是由淋巴瘤的病理学特点所决定的。淋巴瘤时淋巴细胞分布密集,呈均匀增殖,而反射和吸收超声波的纤维结构罕见,因而,肿瘤的回声信号较弱,易于透过超声而导致后方回声增强。

除了甲状腺本身的表现外,甲状腺淋巴瘤尚可累及颈部淋巴结,发生率 12%～44%,受累淋巴结表现为极低回声。

2.彩色/能量多普勒超声

有关甲状腺淋巴瘤的血供特征文献尚鲜有报道。根据观察和周围甲状腺实质相比较,彩色/能量多普勒上甲状腺淋巴瘤既可表现为高血供,也可表现为中等血供或低血供。

尽管桥本甲状腺炎和淋巴瘤的病原学关系已经得到证实,但尚没有满意的影像学手段能有助于识别从桥本甲状腺炎到淋巴瘤的早期转变。当桥本甲状腺炎患者出现甲状腺迅速增大,超声上呈显著低回声时要警惕淋巴瘤。所有超声怀疑淋巴瘤的患者应仔细随访,即便 FNA 为阴性结果,这是由于 FNA 有较高的假阴性结果。因此,如果超声上有典型淋巴瘤表现或临床上出现甲状腺短期内增大等可疑淋巴瘤征象,但 FNA 为阴性结果时,应进行手术探查,手术获取的细胞数量要明显大于 FNA。

(三)治疗和预后

手术治疗曾经在原发性甲状腺淋巴瘤的治疗中扮演重要角色,但现在仅起较次要作用。目前的治疗包括化疗和外线束照射。和单纯化疗或放疗患者相比,接受联合治疗的患者复发率显著降低。ⅠE 期的 5 年生存率为 80%,ⅡE 期为 50%,ⅢE 和ⅣE 期小于 36%。

和弥漫性大 B 细胞型或混合型相比,单纯 MALT 淋巴瘤表现出较明显的惰性过程,预后较好,这种亚型当局限于甲状腺时(ⅠE 期),对甲状腺全切或放疗反应良好,可获 90% 以上完全有效率,一些学者由此推荐手术治疗局限性 MALT 淋巴瘤,手术可完全切除,致残率较低。但最常见的类型(达 70%)是弥漫性大 B 细胞淋巴瘤,该亚类临床侵袭性较强,约 60% 呈弥漫性。这类肿瘤的治疗包括化疗和放疗,5 年生存率小于 50%。

尽管手术的角色已经发生改变,但仍发挥重要作用,特别是在明确诊断时常须手术切开活检。在淋巴瘤惰性亚型,手术可起局部控制作用。在淋巴瘤引起梗阻症状时手术可缓和症状,但也有观点不推荐为解决气道梗阻而行外科姑息性手术。

(孙 婷)

第四节 乳腺发育与发育异常

一、乳腺发育

(一)临床概述

乳腺自胎儿发生到老年退缩均受内分泌的影响,10 个初生婴儿中有 6 个会出现乳腺某种程度的生理活动,如乳头下肿胀、硬结,乳头内挤出乳汁样的分泌物等,一般出生后 3~4 天出现,1~3 周后消失,这是由于母体的激素进入婴儿体内所致。

女孩的乳房发育是女性第二性征发育的开始,也是青春期萌发的信号,是性变化开始到成熟的阶段,历时 2~5 年。在性激素作用下,女孩乳房开始发育,由于受遗传、环境、营养、体质等多方面因素影响,女孩青春期萌发的年龄,个体差异很大,一般情况下,8~14 岁出现乳房增大都是正常的。但经常食用含有激素的饮料和食品的女童,乳腺发育常常提早。一般在乳腺发育成熟时,尚有 1/3 的人无月经。月经的开始为性器官和乳腺成熟的标志。

女性乳腺开始发育时,整个乳腺、乳晕、乳头都相继增大,乳头和乳晕的色泽加深,1 年以后在乳头下可触及盘状物,少数可由单侧开始,易被误认为肿瘤。乳腺的发育呈均匀的圆锥形,一般乳头与乳晕的发育成比例,但乳晕的发育与乳腺的发育关系更为密切,此期整个乳腺的增大主要是纤维组织和皮下脂肪增多所致。部分女童可伴有乳腺疼痛,但随着年龄的增加,其疼痛可缓解。上述变化都是在雌激素影响下出现的,若雌激素刺激过强,就可引起乳腺的全面肥大或局部形成"纤维腺瘤",因此,青春期也是乳腺纤维腺瘤的好发年龄段。

男性乳腺发育较晚于女性,部分男孩此期可见乳腺较前突出,乳头下可触及纽扣大小的硬结,有轻度疼痛,一般在 1 年或 1.5 年后逐渐消失,若继续发展,则属于一种病理性改变,称为"男性乳腺发育症"。

月经期与乳腺周期性变化的关系甚为密切;在雌激素和孕激素的作用下,腺体的形态和组织学结构呈周期性变化,这种周期性变化分为增生期、分泌期和月经期三个阶段。

增生期是指从月经 7～8 天的卵泡期至 15～21 天的黄体期,表现为乳腺导管延伸增长,管腔扩大,导管上皮细胞肥大增生,末梢导管分支增多,扩张构成新的小叶。导管周围组织水肿、淋巴细胞浸润、血管增多、组织充血。

分泌期是指月经 22 天至下次月经期前,表现为乳腺小叶内腺泡上皮肥大增生,有少许分泌物在导管及腺泡内存留,导管周围组织水肿,淋巴细胞浸润,临床上表现为乳腺较大、发胀、质韧、触之呈小结节状,有时伴轻度疼痛和压痛,甚至可有少量乳头溢液。

月经期是指行经开始至结束,月经来潮后,雌激素和孕激素水平迅速下降,乳腺导管末端和小叶明显复原退化,小导管和末梢导管萎缩。此期乳房胀痛等症状减轻或消失。也有的在增生后不再退化复原,形成"乳腺增生症"。

乳腺在妊娠期变化明显,妊娠第 5～6 周后,乳腺开始增大,在妊娠中期增大最明显,此时可见皮下静脉曲张,有时皮肤出现白纹,同时乳头增大,乳晕扩大,乳头和乳晕的色素沉着,此种色素日后常不能完全消退。乳晕部表皮增厚,在乳晕内有 12～15 个隆起,是乳晕腺的位置,它类似于皮脂腺,此时开始分泌皮脂为婴儿哺乳做准备。

乳腺各部分的改变并不一致,有的发育较快,有的发育较慢,有的甚至未见发育,但在妊娠期可得到充分发育。这种发育的不平衡使乳腺将来可能演变成为乳腺囊性病变,凡是乳腺大部分未获得充分发育者,在授乳期将有乳汁分泌不足现象。初乳可见于妊娠中期,但正式泌乳多在产后 1～4 天开始。产后到正式泌乳期间,乳腺明显胀硬,并伴有不同程度的胀痛。一旦哺乳开始,胀痛即消失,乳汁的分泌量与妊娠期间乳腺小叶发育的程度有关,即使同一个人,左右乳腺的分泌量也不尽相同。乳腺在断奶数月后大致恢复原状,唯常见残余性乳汁分泌,偶可持续数年;残余性乳汁分泌者容易引起继发感染。妊娠和哺乳可促使良性或恶性乳腺肿瘤加速发展,也可使囊性增生病消退。

绝经期乳腺开始全面萎缩,乳腺虽因脂肪沉积而外观仍显肥大,但腺体萎缩,纤维组织则显著增加。50 岁以后乳管周围纤维组织越来越多、硬化,小乳管和血管闭塞,并时有钙化现象。

在乳腺的发育中,多产妇的乳腺发育广泛,而少产或未产妇的乳腺发育受限,且多异常发育;30 岁以后尚未怀孕的妇女,由于周期中常有内分泌的不协调,其小叶的发育常变得不规则,多数腺体小叶增生,少数小叶保持退化复原状态。在 30～40 岁的妇女中,有 1/3 的病例可见乳腺发育异常,如囊性增生病。

(二)超声表现

初生婴儿出现乳腺某种程度的生理活跃时,超声表现为乳头后方少量腺体回声。

青春期乳腺超声改变:大多数双侧乳腺发育基本对称,青春期乳腺主要结构是腺体层,对于皮下脂肪菲薄的女性,乳腺悬韧带不易显示,中央区回声比外带腺体层回声相对较低,导管通常不显示。随着年龄增加,中央区弱回声范围逐渐减小。大多数青春期乳腺中央区表现为粗大的强弱相间回声,外带表现为相对细密的强弱相间回声。

性成熟期乳腺超声改变:随着月经周期体内激素水平的变化,乳腺组织形态和组织学结构发生周期性改变。通常已生育后的妇女腺体层回声逐渐增强,大多表现为强弱相间回声,各象限分布较均匀,随着年龄的增加,皮下脂肪组织逐渐增厚,腺体回声逐渐增强,腺体厚度逐渐减小。

妊娠期及哺乳期乳腺超声改变:由于腺泡和导管显著增生,腺体层明显增厚,哺乳期中央区可见扩张的乳腺导管,内径 2～4 mm,管壁薄而光滑,管腔内为无回声,显示清楚;乳腺内血管增多、增粗,血流速度加快。终止哺乳后,发生退化性改变,腺体层较哺乳期变薄,回声增强或强弱相间。

绝经期乳腺超声改变:皮下脂肪层明显增厚,腺体萎缩变薄,回声致密、增高,腺体层与脂肪层间界限清晰。

(三)鉴别诊断及比较影像分析

因X线本身的生物效应,一般35岁以前妇女不建议行X线检查,青春期乳腺的常规检查常应用超声技术。通过长期的X线随访,其敏感性随乳腺密度不同而不同的观念正被人们逐渐认识,对致密型乳腺及紧贴胸壁的癌灶容易漏诊;而超声不受干扰,可进行多方位扫查的优点恰好弥补了钼靶X线的不足。超声对肿块发现率高,但难以检测<5 mm的病灶,对边缘微细结构的分辨率不如钼靶X线。对钙化型隐性乳腺癌,X线最占优势,在定性方面可以弥补超声的不足。因此,将二者有机结合,取长补短,可明显提高乳腺癌的检出率。

二、乳房过早发育

(一)临床概述

儿童的乳房肥大可分为真性性早熟性乳房肥大症及假性性早熟性乳房肥大症。前者是指乳房随性早熟而出现,除了乳房发育以外,有排卵、有月经,且身高迅速增长;真性性早熟性乳房肥大症可用孕激素来治疗,通过反馈作用抑制下丘脑腺垂体的促性腺功能。而后者则是卵巢功能性肿瘤不正常地分泌雌激素或外源性雌激素摄入过多引起的,除了乳房肥大外,亦可见外阴、阴道及子宫的发育,也可有子宫出血,但它并不是真正的月经,因其无周期性的卵泡成熟与排卵;此种情况必须寻找原因,对症治疗,如有卵巢肿瘤可视情况予以切除;如为服用含雌激素的药物引起,则于停药后会恢复正常。

单纯性乳房早发育可能先出现一侧,易引起家长重视,切忌活检,否则将损伤乳房大部分胚芽,甚至完全阻止该侧乳房发育。

(二)超声表现

真性及假性性早熟乳房发育表现为乳房区皮肤皮下脂肪薄,乳头后方探及盘状低回声区,中央厚,周围渐变薄,周边出现中高回声腺体层,由低回声的乳腺导管与高回声的乳腺小叶和间质组成(图3-12);彩色多普勒通常无异常血流显示,部分病例乳头后方低回声区可见血流显示(图3-13)。

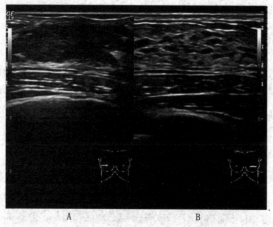

A   B

图3-12 性早熟乳房超声表现

A.乳头后方探及盘状低回声区;B.出现中高回声腺体层,由低回声的乳腺导管与高回声的乳腺小叶和间质组成

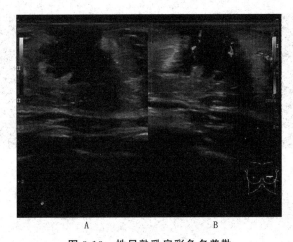

图 3-13 性早熟乳房彩色多普勒
A.乳头后方探及盘状低回声区;B.腺体内可见彩色血流信号

(三)鉴别诊断及比较影像分析

临床上需与单纯性乳房早发育相鉴别,单纯性乳房早发育表现为乳房区皮肤皮下脂肪菲薄,乳头后方呈盘状低回声区,周围未见明显腺体回声。

三、副乳腺

(一)临床概述

副乳腺也就是除正常乳房外而异常发育的乳腺组织,有的形成乳头、乳晕、乳腺组织俱全的多余乳房。副乳腺 95% 发生于胸部,多见于腋前线;偶见于身、面、颈、背等部位。病因分为两种:一是由家族遗传所致;二是由胚胎发育不良所致。乳腺增生与副乳腺的发生没有直接的关系,一般情况下是不需要治疗的,但要像正常乳房一样定期检查,如有异常及时就诊。

副乳腺的形态和结构分为完全型及不完全型两类。发育良好的副乳腺具有乳头、乳晕及腺体组织,称为完全型副乳腺;多数副乳腺发育不完整。Kajva 将副乳腺分为 6 种类型:①乳头、乳晕、乳腺组织俱全的多余乳房。②有乳头、乳晕但无腺体组织型副乳腺。③仅有腺体组织和乳晕。④仅有腺体组织和乳头。⑤仅有腺体组织,而无乳头、乳晕的副乳腺。⑥多乳头病,具有乳头的副乳腺临床容易诊断,无乳头的副乳腺常需借助影像学检查来诊断。

副乳腺在青春期前处于相对静止状态,随着月经的出现而逐渐增大,多数患者无症状,仅在查体时或偶尔发现,许多患者在妊娠期才首次出现症状;部分患者在雌、孕激素的作用下,月经来潮前有胀痛增大,月经过后胀痛感消失。哺乳期副乳腺也可以分泌乳汁,无乳头的副乳腺则主要表现为局部隆起和胀痛。副乳腺可根据分型的不同,采取不同的治疗方法。对乳头、乳晕型副乳腺,因无腺体组织,不存在继发疾病及癌变,平时不出现任何症状,不影响身体活动又不影响美观,可观察,不需治疗。腺体型副乳腺或完全型副乳腺,腋窝部出现随月经周期的胀痛,或局部肿块增大性质待查者,应考虑手术切除,以免继发病变及癌变。

(二)超声表现

腺体型副乳腺或完全型副乳腺表现为:在正常乳腺以外的位置,可检出与正常乳腺不相连的乳腺组织回声;副乳腺表现为皮下脂肪层内,呈长椭圆形或棱形,边界不整齐,无包膜,有乳腺组织回声(图 3-14)。

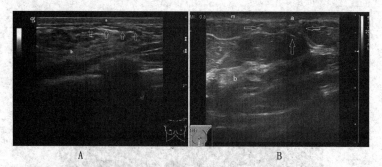

图 3-14　副乳腺乳头回声及少许腺体回声

A 及 B 中：a.副乳腺乳头；b.乳腺腺体，箭头指示部分：副乳腺腺体回声。A.正常腺体组织较厚，正常腺体组织与副乳腺腺体相邻，仅见少许边界；B.副乳腺及乳腺腺体回声间见较多脂肪组织回声

（1）副乳腺与同期（月经期、妊娠期、哺乳期）的乳腺声像图表现是有差异的，副乳腺一般体积较小、位置表浅，因此只要在皮下脂肪层内找到与正常乳腺组织相似的回声，且位于乳嵴线上，则副乳腺的超声诊断成立（图 3-15）。

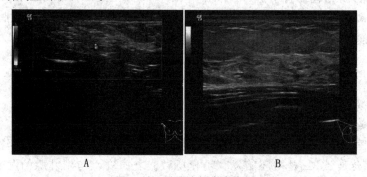

图 3-15　副乳腺超声声像图

A 为副乳腺，呈稍高不均质回声，与患者乳腺组织回声相同（B）

（2）月经期：声像图见乳腺组织回声中相间有大小不等、形态不规则、边界不清的低回声区。

（3）妊娠期：声像图见乳腺组织回声偏低，其间见低回声区，大小不等，边界不清，形态多不规则，部分可呈椭圆形或棱形，无包膜，后方回声增强。

（4）哺乳期：单个椭圆形/棱形或葡萄状无回声区，边界清晰，有包膜，后壁回声增强，周边有范围不等的乳腺组织回声（图 3-16）。

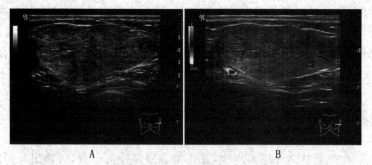

图 3-16　哺乳期副乳腺声像图

哺乳期副乳腺回声明显减低（A），CDFI 示副乳腺内可见彩色血流信号（B）

（5）绝经期:副乳腺组织与正常部位乳腺一样,皮下脂肪层明显增厚,腺体萎缩变薄,回声致密、增高(图 3-17)。

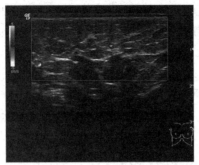

图 3-17　绝经期副乳腺声像图

绝经期副乳腺退化,仅见少许退化的乳腺组织回声

副乳腺与正常部位乳腺一样,可发生各种类型的乳腺良、恶性肿瘤,也可并发乳腺炎、乳腺脓肿等疾病(图 3-18)。

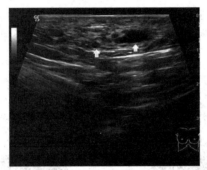

图 3-18　副乳腺内伴囊肿形成(箭头指示部分)

(三)鉴别诊断及比较影像分析

临床症状或超声检查不典型的副乳腺应与腋窝部的脂肪瘤、纤维瘤和肿大淋巴结等相鉴别。脂肪瘤呈椭圆形低回声区,边界清晰,有包膜,无乳腺组织回声。纤维瘤多数呈梭形,回声偏低、增粗,亦无乳腺组织回声。肿大的淋巴结为边界清晰、包膜完整的圆形或椭圆形低回声区,有时可见淋巴结门结构。且三者的声像图均不受内分泌的影响,无周期性变化,这些声像特征均有别于副乳腺。而判别是副乳腺还是腋窝部肿大的淋巴结具有很大的临床意义,特别是怀疑乳腺癌病例时尤为重要,可避免不恰当的手术治疗。

钼靶 X 线对腋部副乳腺具有一定特征性,对于腋下回声杂乱而难以分辨的副乳腺及辨别淋巴结都具有较好的诊断和鉴别诊断的作用。

副乳腺内为与正常位置乳腺相同的乳腺组织,可见由导管腺泡构成的乳腺小叶,也可发生腺体增生,甚至乳腺癌等病变。副乳腺发生的纤维腺瘤、囊肿、乳头状瘤、结构不良、乳腺癌等,其组织改变与正常乳腺病变组织学所见相同。

四、乳房肥大症

(一)临床概述

乳房的过度发育使乳房的体积过度增大,产生乳房肥大,俗称巨乳症。乳房肥大常在不同程度上伴有乳房下垂;严重的乳房肥大及乳房下垂,其乳房下缘可超越脐孔,甚至到达耻骨的水平,造成形体臃肿,行动不便,肩部、背部酸痛,平卧时有胸部受压及窘迫感。炎热天气时,两侧乳房之间,以及乳房下皱襞区,常常处于浸湿状态,易生痱子、湿疹、皮炎之类的皮肤损害。乳房肥大分为三类:乳腺过度增生性乳房肥大、肥胖型乳房增大、青春型乳房肥大。不同类型治疗方法略有差别。

1.乳腺过度增生性乳房肥大

表现为乳腺组织过度增生,肥大的乳房坚实,乳腺小叶增生明显,常有压痛。在月经周期,常常有自发性疼痛,并伴有乳房下垂,较多发生在已婚育的妇女。严重的病例,由于乳房的赘生及持久的胀痛,给患者带来心理上及肉体上的折磨,她们会要求医师做乳房全切除,以解除其多年的心理上及肉体上的折磨。

2.肥胖型乳房肥大

表现为整个乳房匀称的肥大,在组织结构上,是以乳房中的脂肪匀称增生为主。这类乳房肥大的患者伴有全身性肥胖,肥大的乳房虽可能伴有不同程度的乳房下垂,但是较乳腺过度增生性乳房肥大为轻。

3.青春型乳房肥大

青春型乳房肥大是一种青春发育期发现的乳房渐进性增大,并过度发育,乳腺组织增生、肥大,乳房表现为匀称性肥大,乳房下垂不明显,即超乎常人体积但形态较正常的乳房,这类患者有时有家族史。

(二)超声表现

乳腺过度增生性乳房肥大及青春型乳房肥大主要表现为腺体层的显著增厚,伴有或不伴有脂肪层的增厚(图 3-19);肥胖型乳房肥大主要表现为脂肪层的显著增厚(图 3-20)。肥大乳房内腺体回声增生或异常,通常无占位性病变。

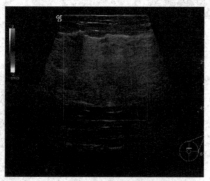

图 3-19　乳腺过度增生性乳房肥大

表现为腺体层的显著增厚

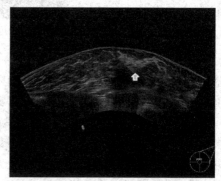

图 3-20　肥胖型乳房肥大

主要表现为脂肪层的显著增厚,超声显示脂肪层明显增厚,乳腺腺体仅为其中较少的部分

(三)鉴别诊断及比较影像分析

各种类型的乳房肥大需与乳腺多发性纤维腺瘤所引起的乳房肥大和乳房脂肪沉积所引起的乳房肥大相鉴别。

1.与乳腺多发性纤维腺瘤鉴别

乳腺多发性纤维腺瘤常可在乳房多处触及表面光滑、活动度大、质中偏硬、边缘清楚、与皮肤不黏的多发肿块。一般生长缓慢,乳房有时可略增大,但一般无明显过度增大。如妊娠期或短期内迅速增大,应考虑叶状囊肉瘤的可能,应及时手术。

2.与乳房脂肪沉积鉴别

乳房脂肪沉积由垂体功能障碍引起,常伴髋部的脂肪沉积过多等病变,通过影像学检查能区别肥大的乳腺组织与过多的脂肪沉积。

钼靶X线及乳腺MRI对于乳房脂肪沉积具有显著的影像学特征,有助于鉴别诊断;而对于乳腺内多发性纤维腺瘤或其他肿瘤引起的乳腺肿大,MRI可清晰显示肿瘤的大小及部位,有助于诊断和鉴别诊断。

五、乳房发育不全

(一)临床概述

乳房发育不全可以是先天的,也可以是获得性缺陷,可发生在单侧,也可发生在双侧。胚胎乳腺原基的部分或全部受压迫可导致乳腺发育不全或无乳腺发育。如果既有乳房发育不良,又有月经不正常,其原因主要是性腺发育不好,如先天性卵巢发育不良、先天性无卵巢等;这些女性的卵巢不能分泌激素,以致乳房组织不能充分发育而滞留在儿童阶段的乳房状态。如果乳房发育不良是由于慢性营养不良、慢性消耗性疾病引起的,就需要加强营养,治疗慢性病。如果发育不良是因过分消瘦、胸大肌发育不良等引起的,则需加强营养,增加体重,同时应注意加强体育锻炼,尤其是胸部肌肉的锻炼。当胸部肌肉发育良好时,乳房自然挺拔。乳房发育不良的表现有以下几方面。

1.乳房发育不对称

一般来说,两侧乳房应是对称性地发育,也就是说,两侧乳房的大小、形态、位置应大致相同。但也有不少女性两侧乳房发育并不十分对称,一侧稍大,一侧稍小;一侧稍高,一侧稍低。如果差异不大,一般属于生理性的。但是,某些疾病或生活方式亦可导致乳房发育不对称,如胸部外伤、烧伤、烫伤等可影响患侧的乳房发育。有的则是女孩在乳房发育期,因害羞而穿过紧的胸罩,以致乳房发育受限而不对称。此外,乳房内的肿瘤也可使患侧乳房增大而致两侧乳房不对称,此时,常可触及乳房内肿块,应引起注意,及时就医。

2.乳头内陷

少女的乳头内陷,多由发育受阻所致。有的少女发现自己渐渐隆起的乳房,觉得害羞,或因自己认为乳房过大等原因,采取束胸或戴过紧的乳罩。长期下去,乳头不仅不能向外凸出,反而凹了进去;这会给今后生活带来诸多不便。因此,乳头内陷的少女必须及早治疗。

3.乳房发育不良

乳房发育不良是一种先天性疾病;这类乳房较之常人明显缩小,胸部平坦似男性。主要为腺体组织缺少,皮肤仍光整而有弹性。

(二)超声表现

乳腺发育不全声像图表现为皮下脂肪和腺体菲薄(图3-21),胸肌较薄。乳头内陷,甚至无乳腺和乳头发育。

乳腺发育不对称如果差异不大,一般无须处理。但乳房内的肿瘤引起的患侧乳房增大而致两侧乳房不对称时,应引起注意,及时就医。

(三)鉴别诊断及比较影像分析

乳头内陷可通过整形进行改善,但需与乳腺癌引起的乳头内陷鉴别。乳腺癌引起的乳头内陷纤维组织和脂肪组织不形成乳腺小叶及腺泡,其乳头及乳晕亦小,乳腺导管一般不超过乳晕范围。

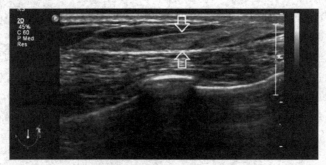

图 3-21 乳腺发育不全声像图

患者女性,32 岁,乳腺发育不良,腺体层最大厚度仅约 4 mm(箭头指示部分)

六、男性乳腺发育

(一)临床概述

男性乳腺由于缺乏雌激素和孕激素的作用,始终停留在胎儿晚期状态,只有乳腺导管及其周围纤一致,但厚度和范围明显不同。

男性乳腺发育(gynecomastia,GYN)是指由于乳腺腺体和间质的共同增生引起的乳腺肥大。Rohrich 等报道 GYN 在男性群体的发生率为 32%～65%,造成患者躯体和心理异常。Daniels 和 Ismail 等报道 GYN 是男性乳腺最常见的病变,可发生于任何年龄。

男性乳腺发育可单侧或双侧发生,在乳晕下可见纽扣样结节性增大,大者似女性青春期乳腺。超声是首选的影像学检查。但本病必须与少见的男性乳腺癌相鉴别。

生理和病理的原因可造成男性乳腺发育,生理性原因是青春期或 50 岁以后内分泌失衡所造成的;在新生儿和青春期是短暂的,且通常是良性的。但发生在青春期前、青年和中年被认为是不正常的,需采用进一步的检查排除乳腺癌、其他新生物或其他病理性原因的可能,病理性原因包括慢性肝病、内分泌性肿瘤、药物(如抗高血压药、抗抑郁药、激素)等。

(二)超声表现

男性乳腺发育声像图特点为:男性乳腺发育时,乳腺局部腺组织增厚,表现为以乳头为中心呈扇形或略偏向一侧的肿块回声,行超声检查时局部加压可有轻压痛。声像图可分三型。

(1)Ⅰ型为回声增强型,呈梭形、扁平形或长椭圆形,内部回声与女性正常乳腺组织回声相似,与后方胸肌较低回声形成清晰界面(图 3-22)。

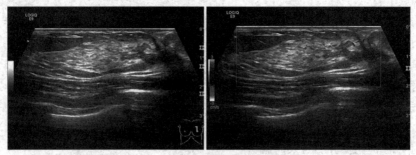

图 3-22 男性乳腺发育Ⅰ型

Ⅰ型为回声增强型,呈梭形、扁平形或长椭圆形,内部回声与女性正常乳腺组织回声相似,与后方胸肌较低回声形成清晰界面。彩色多普勒腺体内血流信号不明显

（2）Ⅱ型为低回声型,呈椭圆形或扁平形,低回声中间有细线状、带状回声或斑片状高回声,回声强弱不等、分布不均,呈网络状改变,边界不甚规则,类似于女性乳房小叶增生声像图改变,不均质低回声块无包膜。如伴有导管增生时可显示扩张的条状或管状低回声(图 3-23)。

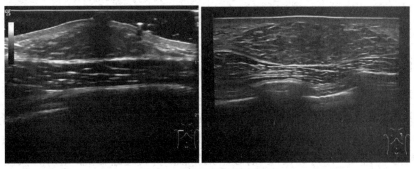

图 3-23　男性乳腺发育Ⅱ型
Ⅱ型为低回声型,呈椭圆形或扁平形,低回声中间有细线状、带状或斑片状高回声,使回声强
弱不等、分布不均,呈网络状改变,边界不甚规则,类似于女性乳房小叶增生声像图改变

（3）Ⅲ型弥散高回声型,增大的乳腺呈弥漫的致密高回声,可呈扇状,伸向乳腺深部脂肪组织内(图 3-24)。本型多在使用雌性激素治疗的患者中见到。

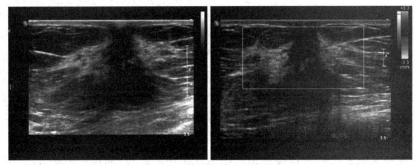

图 3-24　男性乳腺发育Ⅲ型
Ⅲ型弥散高回声型,增大的乳腺呈弥漫的致密高回声,呈扇状,伸向
乳腺深部脂肪组织内,乳头后中央区呈低回声,其内血流信号不明显

(三)鉴别诊断及比较影像分析

超声检查可较直观地显示乳腺肿块部位、大小、形态及内部回声,但临床上应与乳房脂肪瘤、乳腺癌、乳房脓肿、假性男性乳腺发育症等相鉴别。

1.与男性乳腺癌相鉴别

男性乳腺癌好发于老年人,发病率占乳腺癌的 0.1%,多为单发于偏乳头乳晕区的孤立结节,质地坚韧且边界不清,形状不规则,可与表层皮肤或胸肌筋膜粘连,或伴有乳头凹陷及同侧腋淋巴结转移,影像学表现为一小型肿块、边界清晰、多位于乳头偏心侧的三联征象,另尚可有与女性乳腺癌共有的征象。

2.与假性男性乳腺发育症相鉴别

假性男性乳腺发育症发生于肥胖老年男性,皮下脂肪丰满尤其是双侧乳房部位,触诊时显示组织柔软,境界不清,无明显肿物触及,X 线片显示为脂肪组织,无乳腺组织。

（孙　婷）

第五节　乳腺炎性病变与乳腺脓肿

一、急性乳腺炎与乳腺脓肿

(一)临床概述

急性乳腺炎是乳腺的急性化脓性病症,一般为金黄色葡萄球菌感染所致,多见于初产妇的哺乳期。细菌可自乳头破损或皲裂处侵入,亦可直接侵入乳管,进而扩散至乳腺实质。一般来讲,急性乳腺炎病程较短,预后良好,但若治疗不当,也会使病程迁延,甚至可并发全身性化脓性感染。

急性哺乳期乳腺炎的病程主要分为三个阶段。①初起阶段:患侧乳房胀满、疼痛,哺乳时尤甚,乳汁分泌不畅,乳房结块或有或无,全身症状可不明显,或伴有全身不适,食欲欠佳,胸闷烦躁等。②成脓阶段:局部乳房变硬,肿块逐渐增大,此时可伴明显的全身症状,如高热、寒战、全身无力、大便干结等。常可在4～5天形成脓肿,可出现乳房搏动性疼痛,局部皮肤红肿、透亮。成脓时肿块中央变软,按之有波动感。若为乳房深部脓肿,可出现全乳房肿胀、疼痛、高热,但局部皮肤红肿及波动不明显,需经穿刺方可明确诊断。有时脓肿可有数个,或先后不同时期形成,可穿破皮肤,或穿入乳管,使脓液从乳头溢出。③溃后阶段:当急性脓肿成熟时,可自行破溃出脓,或手术切开排脓。破溃出脓后,脓液引流通畅,可肿消痛减而愈。若治疗不善,失时失当,脓肿就有可能穿破胸大肌筋膜前疏松结缔组织,形成乳房后脓肿;或乳汁自创口处溢出而形成乳漏;严重者可发生脓毒败血症。急性乳腺炎常伴有患侧腋窝淋巴结肿大,有触痛;白细胞总数和中性粒细胞数增加。

哺乳期乳腺炎常见的主要有两种类型。①急性单纯乳腺炎:初期主要是乳房的胀痛,局部皮温高、压痛,出现边界不清的硬结,有触痛。②急性化脓性乳腺炎:局部皮肤红、肿、热、痛,出现较明显的硬结,触痛加重,同时患者可出现寒战、高热、头痛、无力、脉快等全身症状。此时腋下可出现肿大的淋巴结,有触痛,血白细胞升高,严重时可合并败血症。

少数病例出现乳汁大量淤积并脓肿形成时,短期内可出现单侧或局部乳房明显增大,局部乳房变硬,皮肤红肿、透亮。

非哺乳期乳腺炎发病高峰年龄在20～40岁,依据临床表现,可分为三种临床类型。①急性乳腺脓肿型:患者突然出现乳腺的红、热、痛及脓肿形成。体检常可扪及有波动感的痛性肿块,部分脓肿可自行穿破、溃出。虽局部表现剧烈,但全身炎症反应较轻,中度发热或不发热,白细胞增高不明显。②乳腺肿块型:逐渐出现乳腺肿块,微痛或无痛,皮肤无明显红肿,肿块边界可能比较清楚,无发热史,此型常被误诊为乳腺癌。③慢性瘘管型:常有乳腺反复炎症及疼痛史,部分患者可有乳腺脓肿手术引流史,且多为乳晕附近脓肿,瘘管多与乳头下大导管相通,经久不息反复流脓。瘘管周围皮肤轻度发红,其下可扪及界限不清的肿块,严重者可形成多发性瘘管并致乳房变形。

(二)超声表现

(1)急性乳腺炎病程的不同阶段超声表现。①初起阶段:病变区乳腺组织增厚,边界不清,内部回声一般较正常为低,分布不均匀,探头挤压局部有压痛;少部分病例呈轮廓不规则的较高回声区,内点状回声分布不均;CDFI示肿块周边及内部呈点状散在血流信号(图3-25A)。②成脓及溃后阶段:脓肿期边界较清楚,壁厚不光滑,内部为液性暗区,其间有散在或密集点状回声,可见分隔条带状回声,液化不完全时,呈部分囊性、部分实性改变;彩色多普勒血流显像示肿块周边及内部呈点状散在血流信号,液化坏死区无彩色多普勒血流显示(图3-25B);患侧腋窝淋巴结具有良性肿大特征:淋巴结呈椭圆形,包膜完整,轮廓规则,淋巴门显示清晰(图3-25C)。③乳腺炎超声弹性成像表现为病灶质地较软,组织弹性系数较低,受压可变形;定量弹性成像如病变内发生液化坏死时,因液体为非弹性体而无弹性信息显示(图3-25D)。

(2)少数病例出现乳汁大量淤积并脓肿形成时,可见单侧或局部乳房明显增大,肿大乳房内检出局限大量的液性暗区,呈混浊回声,因局限液性暗区内张力较高而表现为暗区周边部较光滑(图3-25E);正常乳腺组织因张力增高,乳腺内血流信号显示减少。

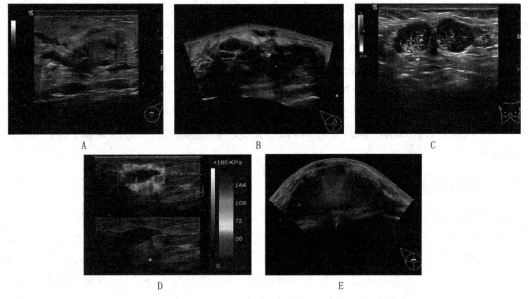

图3-25 急性乳腺炎

A.产后哺乳5个月,乳腺导管明显扩张,局部可见片状低回声区,边界不清;B.右乳片状低无混合回声区,边界不清,形态不规则,穿刺引流可见大量脓汁;C.腋下淋巴结体积增大,内血流信号增多、丰富;D.病灶质地较软,组织弹性系数较低,受压可变形;病变内伴液化坏死,因液体为非弹性体故无弹性信息显示;E.肿大乳房内检出大量的液性暗区,呈混浊回声

(3)非哺乳型乳腺炎超声表现与相应的急性乳腺炎超声表现类似。

(三)鉴别诊断及比较影像分析

在乳腺炎性病变的诊断过程中,超声是最常用的检查方法;在超声检查和诊断急性乳腺炎和乳腺脓肿的过程中,必须密切结合临床,包括结合病史、患者症状和体征、相关实验室指标;一般易于诊断,但必须注意与其他相类似临床表现疾病的鉴别诊断,如炎性乳腺癌和乳腺导管扩张症(浆细胞性乳腺炎型)的急性期。

1.与炎性乳腺癌鉴别

(1)急性乳腺炎初起多发生在乳腺某一区段,而炎性乳腺癌细胞广泛浸润皮肤网状淋巴管,所以病变累及大部分乳房,皮肤呈橘皮样外观。

（2）炎性乳腺癌乳房内可触及巨大肿块，皮肤红肿范围甚广，但局部压痛及全身中毒症状均较轻，穿刺细胞学检查，可找到癌细胞确定诊断。

（3）急性乳腺炎超声弹性成像表现为病灶质地较软，有助于对乳腺炎病灶与炎性乳腺癌的鉴别。

2.与浆细胞性乳腺炎的鉴别

浆细胞性乳腺炎是一种比较复杂的乳腺炎症，是乳腺导管扩张综合征的一个发展阶段，因其炎症周围组织里有大量浆细胞浸润而得名。

3.与哺乳期乳汁淤积相鉴别

哺乳期乳汁淤积是乳腺炎的主要诱因之一。在哺乳期，由于浓稠的乳汁堵住乳腺导管，而致乳汁在乳房某一部分停止流动时，形成体表触及的乳房内块状物，并有疼痛感，超声可检出局部淤积乳汁的异常回声。

哺乳期乳汁淤积如果部分乳房出现灼热、肿胀，并且疼痛，且伴有发热症状，很可能已经导致乳腺炎的发生。因此，哺乳期出现乳汁淤积一定要及时治疗，使乳腺管畅通，才能避免乳导管内细菌滋生，防止乳汁淤积导致乳腺炎的形成。

通常情况下，通过疏通乳腺管、尽可能多休息这些方式，哺乳期乳汁淤积所导致的乳腺炎在24 小时之内就可以好转。如果发热超过 24 小时，建议及时到专业的乳腺病医院接受治疗，不要再自行处理，以免处理不当加重病情，在治疗的同时，还应继续使奶水流动，用手法或吸奶器将奶排出。对于大量乳汁淤积合并脓肿形成时，无法通过乳腺管排出的，可进行穿刺引流排出淤积的乳汁及积脓。

二、慢性乳腺炎

（一）临床概述

慢性乳腺炎的成因有两个：一是急性乳腺炎失治误治；二是发病开始即是慢性炎症过程。慢性乳腺炎的特点是起病慢，病程长，不易痊愈，经久难消；以乳房内肿块为主要表现，肿块质地较硬，边界不清，有压痛，可以与皮肤粘连，肿块不破溃，不易成脓也不易消散；乳房局部没有典型的红、肿、热、痛现象，发热、寒战、乏力等全身症状不明显。

临床上分为残余性乳腺炎、慢性纤维性乳腺炎、浆细胞性乳腺炎及肉芽肿性乳腺炎。其临床表现如下。

（1）残余性乳腺炎：即断奶后数月或数年，乳腺仍有残留乳汁分泌而引起感染，临床经过较长，很少有脓肿形成，仅表现为局部疼痛及硬结，当机体抵抗力降低时出现，易反复，有的误认为炎性癌，病理诊断最有价值。

（2）慢性纤维性乳腺炎是急性化脓性乳腺炎后，乳腺或乳管内残留 1～3 个硬韧的炎性结节，或由于炎性脓肿阻塞乳腺管，使乳管积液潴留而出现肿块。初期稍有压痛，后渐缩小，全身抵抗力降低时，此肿物可再度肿大、疼痛。易误诊为恶性肿瘤，需结合病史或病理诊断。

（3）浆细胞性乳腺炎及肉芽肿性乳腺炎详见本节下面的相关内容。

（二）超声表现

慢性乳腺炎病灶较局限，多发生于乳腺外上象限及乳晕区，超声表现为：①局部腺体结构较紊乱，边界不清，病灶内部呈紊乱不均的实性低回声（图 3-26）。②多呈扁平不规则形，纵/横比值小于 1。③小脓肿形成时，肿块内可显示低回声中有不规则无或低回声（图 3-27）。④部分病灶内显示散在点状强回声,这通常需与乳腺癌的点状钙化鉴别。⑤慢性乳腺炎病灶质地较软,受压可变形,其内点状强回声受压可移动,周围无中强回声晕带。⑥彩色多普勒显示无或低回声内部无血流信号,低回声区可检出少许彩色血流信号(图 3-28)。

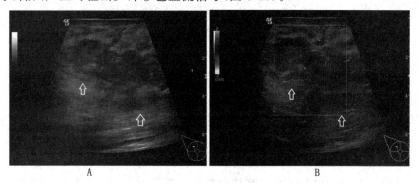

图 3-26 慢性乳腺炎

患者女性,31 岁,产后 2 年,反复发作 4 个月余,临床诊断为慢性乳腺炎。超声示右乳内片状低回声区(指示部分),边界不清,形态不规则,内部回声不均匀,CDFI 示其内及周边可见少许点状彩色血流信号

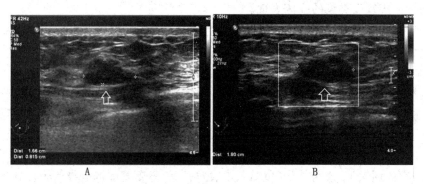

图 3-27 慢性乳腺炎

超声示左乳内片状低回声区(指示部分),边界不清,形态不规则,内呈不规则的
无回声及低回声,CDFI 示其内及其周边未见明显彩色血流信号

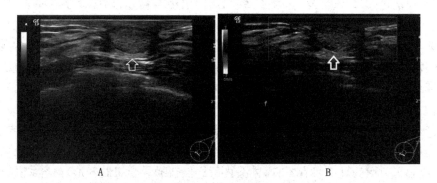

图 3-28 慢性乳腺炎

患者女性,20 岁,反复发作 7 年余,临床诊断为慢性乳腺炎。超声示左乳头内下的片状实性低
回声区(指示部分),周边可见低回声带,CDFI 示其内仅见少许点状彩色血流信号

(三)鉴别诊断及比较影像分析

慢性乳腺炎肿块型须与良性肿块(如纤维瘤、囊肿)鉴别,纤维腺瘤与囊肿均表现为边界清楚

的肿块,纤维腺瘤内呈均匀低回声,常伴侧壁声影,后方回声增强,CDFI 肿块内常见少量彩色血流信号;囊肿内呈无回声,后方回声增强,CDFI 囊肿内无明显血流信号。

片状低回声结节型须与乳腺癌相鉴别,乳腺癌肿块质地较硬,受压不变形,周围可见明显中强回声晕带,内部血流丰富,走行紊乱。超声在慢性乳腺炎与上述疾病鉴别诊断时,必须结合临床病史及相关影像学表现。

三、乳腺导管扩张症

(一)临床概述

乳腺导管扩张症是乳腺的一根或数根乳导管因某些原因引起扩张,其中以主导管扩张为主,并累及该主导管所属的支导管、小导管及其周围乳腺组织的一系列疾病。初期表现为病变乳头周围主导管引流停滞。浆细胞性乳腺炎是乳腺导管扩张症的后期表现,当病变发展到一定时期,管周出现以浆细胞浸润为主的炎症时才称其为浆细胞性乳腺炎,因此浆细胞性乳腺炎并不是一种独立的疾病。

由于病变的原因、部位、范围等不同,乳腺导管扩张症在临床上可出现乳头溢液、乳晕下肿块、乳晕旁脓肿或瘘管等类型的临床表现。

(1)乳腺导管扩张症的早期是没有症状的。乳头溢液是乳腺导管扩张症常见症状,溢液的颜色可以是黄色的或棕绿色的,最终可成为血性的。溢液性质可以是水样的,或浆液性的,或乳酪状的。溢液是自发的,常常间断出现,并可持续相当长时间。

(2)当病情发展时,扩张的乳导管壁伴随炎性反应和淋巴增殖,由于纤维化而变得增厚,使得乳导管变短而引起乳头回缩,最早的乳头改变是中心性凹陷,乳头呈水平的唇样变,逐渐可发展为不全性凹陷和完全性凹陷。也有因原有的先天性乳头凹陷引起导管排泄不畅,最后导致乳导管扩张者。如果乳晕部出现水肿,就可见到假性橘皮样变。当导管扩张进一步发展时,在导管内容物的分解产物的刺激下,或在外伤(包括手术、撞击)后,不断萎缩的乳导管上皮连续发生破裂,管内分泌物通过导管壁,引起导管周围组织的炎症,形成了乳晕下或乳晕周围的肿块。

(3)随着炎症向四周扩散,肿块也迅速扩大,这一进程很快,肿块常可于2～3天占据大部分乳房。由于肿块的迅速增大、僵硬、边缘不清、与周围组织有粘连,局部皮肤有橘皮样变,乳头回缩,腋下淋巴结肿大,此时常被误诊为乳腺癌。细胞学检查或病理切片上可见到大量的淋巴细胞及浆细胞,有时还可见到肉芽肿组织及朗汉斯巨细胞。当脓肿形成时,乳房局部可出现不太明显的皮肤发红、发热、胀痛,全身症状可见低热、疲倦、头昏或头痛等,脓肿破溃后或形成瘘管,或暂时痊愈,以后反复发作,并常在一侧发病后,另一侧也出现同样的病变。有人把此期病变称作"乳晕导管瘘"。

此期临床分为两个类型。①乳晕旁脓肿或瘘管型:即慢性复发性乳晕旁脓肿或瘘管,又叫"导管炎"。多见于未婚少女或年轻妇女,90%伴有乳头发育畸形,如乳头分裂、乳头内翻或内陷或乳头过小或扁平。因为乳头发育不良,乳头内翻必然造成导管扭曲变形,内容物排出不畅。乳头内翻使自然脱落的表皮细胞积聚,局部潮湿而糜烂,引发输乳管出口的堵塞,大导管内脂肪类物质积聚、变性,刺激导管壁引发导管周围的炎性反应。因为类脂性物质是自体产生的,诱发的炎症属于变态反应或细胞免疫反应;而不是像哺乳期急性乳腺炎那样由细菌感染引发的化脓性炎症。故炎性反应缓慢,初起症状轻微,不发热,疼痛不剧烈。②肿块型:即慢性炎症包块,可有多处破溃。多见于中年妇女,多伴有乳头内翻或分裂,但也有乳头正常者。发病可能与导管扩张有关。肿块距乳头较远,与皮肤粘连,很像乳腺癌。肿块呈慢性炎性改变,质地韧,边界不清,轻微压痛,可以突然增大,或时大时小。破溃后,形成多处复杂的瘘管或窦道,溃口总与乳头后的病灶相连。

根据乳腺导管扩张症的病理改变和病程经过,可分为3期。①急性期:临床上出现乳晕范围内皮肤红、肿、发热、触痛。腋下可触及肿大的淋巴结并有压痛。全身可有寒战、高热等表现;常无血常规增高,一般抗生素治疗无效。②亚急性期:此期急性炎症已消退,在原有炎症改变的基础上,发生反应性纤维组织增生。表现为炎性肿块,边缘不清,似乳腺脓肿,经久不愈,或愈合后又有新的小脓肿形成,使炎症持续发展。③慢性期:当病情反复发作后,可出现1个或多个边界不清的硬结,多位于乳晕范围内,扪之质地坚实,与周围组织粘连固着,与皮肤粘连则局部皮肤呈橘皮样改变,乳头回缩,重者乳腺变形,可见粉渣样分泌物或血性溢液。腋窝淋巴结可扪及。临床上有时很难与乳腺癌相鉴别。

以上临床表现不是所有患者都按其发展规律而出现,即其首发症状不一定是先出现乳头溢液或急性炎症表现,也可能是先出现乳晕下肿块,在慢性期中可能出现经久不愈的乳晕旁瘘管。

乳腺导管扩张症多发生于绝经期前后或妊娠后,多数患者有授乳困难病史,发病率占乳腺良性病变的4%~5%;其自然病程长短不一,有的只有几天或几周,有的则可长达数年、数十年。可以一侧单发,也有双侧同时发病,或一侧发病之后,经过若干时间后另一侧也发病,亦有一侧先后多处发病者。乳腺导管扩张症的治疗,国内外西医历来都主张以手术为主,但采用中西医结合治疗的方法尚有保留乳房的可能。

(二)超声表现

根据乳腺导管扩张症的声像图特征,可分为以下四种类型。

1.Ⅰ型

乳腺腺体层内单纯扩张的乳腺导管,导管壁光滑,无明显增厚,导管内可见点状弱回声,导管腔内未见实性回声充填(图3-29)。

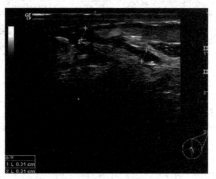

图3-29　乳腺导管扩张症Ⅰ型

乳腺导管不均匀扩张,管壁光滑,无明显增厚,导管内可见点状弱回声,导管腔内未见实性回声充填

2.Ⅱ型(浆块型)

腺体层内出现囊实性团块,实性成分位于导管内和/或导管周围(图3-30A)。彩色多普勒超声显示团块内可检出动脉血流信号,多位于中心部位,血流信号丰富或不丰富(图3-30B);血流速度一般较低,有学者报道峰值血流速度:(17.2±8.57)cm/s,RI:0.60±0.07。

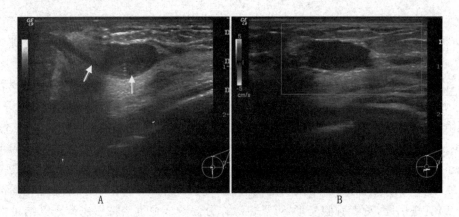

图 3-30　乳腺导管扩张症Ⅱ型

二维图像腺体层内出现囊实性团块,肿块位于导管旁(A 箭头
示肿块及导管),CDFI 示肿块内未见明显彩色血流信号(B)

3.Ⅲ型

乳晕区或者周围带腺体层内有实性团块,团块周边可见弱回声带,内部回声为均匀稍强或者不均匀实性回声,彩色多普勒超声显示病灶内及周围未见明显彩色血流信号或仅见少许点状彩色血流信号(图 3-31)。

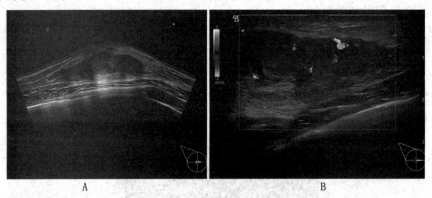

图 3-31　乳腺导管扩张症Ⅲ型

乳晕区腺体层内有实性团块,团块周边可见弱回声带,内部回声为不均匀实性低回声
(A),彩色多普勒超声显示病灶内及周围可见少许点状彩色血流信号(B)

4.Ⅳ型

腺体层部分或者完全液化的脓肿样回声,边界不清楚,液化区可见细小运动点状回声,边缘血供较丰富,液化区无血流显示(图 3-32)。

以上表现既可单独存在,亦可同时出现。

(三)鉴别诊断及比较影像分析

在乳腺导管扩张症的诊断及鉴别诊断中,不同临床表现、不同进展阶段的乳腺导管扩张症表现均需与相应的疾病鉴别。如导管扩张型需与导管内乳头状瘤所引起的导管扩张相鉴别,脓肿型需与急性化脓性乳腺炎所形成的脓肿相鉴别,实性团块型需与乳腺结核及乳腺癌相鉴别。具体鉴别如下。

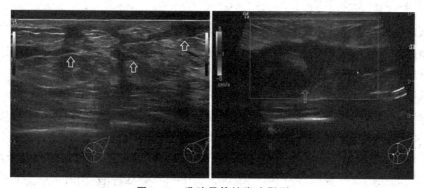

图 3-32 乳腺导管扩张症Ⅳ型

腺体层部分或者完全液化的脓肿样回声,边界不清楚,液化区可见

细小运动点状回声,边缘可见少许血流,液化区无血流显示

(1)导管扩张型与导管内乳头状瘤:二者均可表现为乳头溢液,但前者声像图为扩张乳管内点状弱回声,团块影少见;后者声像图表现为扩张乳管内边缘欠规则的实质性团块影,团块内部可见彩色血流信号。

(2)脓肿型与急性化脓性乳腺炎:二者从声像图上很难鉴别,需结合临床。前者发生于非哺乳期妇女,病程较长,病灶多位于乳晕区,其临床症状较一般乳腺炎轻,且抗感染治疗效果差;后者中90%发生于哺乳期妇女,病灶多在乳腺的外下象限或乳腺后,血白细胞总数显著增高,抗感染治疗有效。

(3)实质团块型与乳腺结核及乳腺癌。①与乳腺结核的鉴别:部分导管扩张症病灶内可见扩张导管,而乳腺结核病灶内常无扩张导管,所以单从声像图上二者鉴别困难,原发性乳腺结核很少见,临床上所见的乳腺结核多合并其他部位的活动性结核病灶,病理检查可发现病灶内干酪状坏死区。②与乳腺癌的鉴别:乳腺癌肿瘤,声像图表现为前、侧方有厚薄不均的强回声带包绕的弱回声肿块,其边缘不齐,可见蟹足状突起,形态不规则,肿块纵横比大于1,且多见沙砾样钙化,病灶后方回声衰减,团块内血流丰富,血流分布紊乱,RI常大于0.7。

(4)实质团块型与肉芽肿性乳腺炎结节/肿块型:单从二维声像图上两者鉴别困难,部分导管扩张症病灶内可见扩张导管,彩色多普勒血流显示肉芽肿性乳腺炎结节/肿块型常表现为较丰富血流且多位于周边,而实质团块型血流相对较少且多位于中心部位。

(5)乳腺导管扩张症早期与单纯性乳腺导管扩张鉴别困难,随着疾病的进展,当乳腺导管扩张症表现为浆细胞性乳腺炎时,则容易鉴别。

四、肉芽肿性乳腺炎

(一)临床概述

肉芽肿性乳腺炎(granulomatous mastitis,GLM)是一类以肉芽肿为主要病理特征的乳腺慢性炎症,包括多个临床病种,其中肉芽肿性乳腺炎较为多见,病因不明。肉芽肿性炎症以乳腺小叶为中心,故叫肉芽肿性小叶性乳腺炎,1972 年 Kessler 首先报道,病名得到多数学者的认可。以前有人叫特发性肉芽肿性乳腺炎、乳腺肉芽肿或肉芽肿性小叶炎,是指乳腺的非干酪样坏死局限于小叶的肉芽肿病变,查不到病原体,可能是自身免疫性疾病,像肉芽肿性甲状腺炎、肉芽肿性睾丸炎一样,易与结核性乳腺炎混淆,以前发病率不高,所以,临床和病理医师都对其观察研究不多。

其临床表现主要为乳腺肿块,疼痛,质地较硬,形态不规则,与正常组织界限不清,也可有同侧腋下淋巴结肿大。发病突然或肿块突然增大,几天后皮肤发红形成小脓肿,破溃后脓液不多,久不愈合,红肿破溃此起彼伏。

肉芽肿性乳腺炎病理表现为肿块无包膜,边界不清,质较硬韧,切面呈灰白间质淡棕黄色,弥漫分布着粟粒至黄豆大小不等的暗红色结节,部分结节中心可见小脓腔。镜下见病变以乳腺小叶为中心,呈多灶性分布;一般局限在乳腺小叶内,少数亦可累及乳腺小叶外。病变小叶的末梢导管或腺泡大部分消失,少数在边缘区尚有残存的乳腺小叶内导管。病变多呈结节状,大小不等,主要由淋巴细胞、上皮样细胞、多核巨细胞及少量中性粒细胞构成,偶见浆细胞。病变中常见中性粒细胞灶,无干酪样坏死及结核杆菌,无真菌,无脂质结晶及明显的泡沫细胞、扩张的导管。

肉芽肿性小叶性乳腺炎一旦确诊,手术治疗效果较好,而关键在于明确诊断。手术是治疗本病的主要手段,既要彻底切除病变,防止复发,又要最大限度地保留正常组织,台上整形,尽量保持乳房的完美。术后中药治疗至少半年,以改变机体超敏状态,肃清残余病灶,减少复发。

(二)超声表现

根据肉芽肿性乳腺炎声像图表现与病理对照分析,可将其分为结节/肿块型、片状低回声型和弥散型,上述各型是疾病发展或转归的不同时期的表现,各分型间相互转化。

其二维超声及彩色多普勒表现分别如下。

1.结节/肿块型

常为本病初起改变,表现为边界模糊、不规则形态及不均匀的低回声或低无混合回声结节/肿块,结节/肿块内伴有或不伴有无回声区(图 3-33)。结节/肿块内呈中等血流信号,部分病变区内及病变边缘部常可见较丰富彩色血流信号,血管走行不规则,部分血流纤细,常无粗大、走行迂曲的血管。

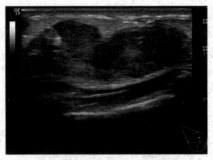

图 3-33　肉芽肿性乳腺炎肿块型

边界不清的低回声肿块,内回声不均匀

2.片状低回声型

边界不清的片状低回声(图 3-34A)。皮肤表面伴有或不伴有局部破溃,片状低回声位于腺体内,也可向皮下延伸,可伴有局部皮肤破溃;伴局灶坏死液化时,片状低回声区内可伴有细密点状回声,加压前后细密点状回声有运动感;片状低回声区呈中等丰富血流信号,部分病变区内及病变边缘部常可见较丰富彩色血流信号,血管走行不规则,部分血流纤细(图 3-34B);病变无血流显示区常为肉芽肿性结节或坏死区域。片状低回声内合并大量脓肿时,可见大量的细密运动点状回声;片状低回声边缘部及周边仍可见较丰富彩色血流信号。

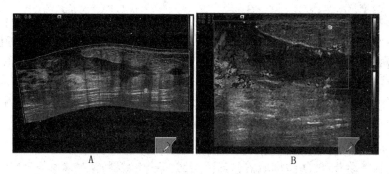

图 3-34　肉芽肿性乳腺炎片状低回声型

A.乳头旁边界不清的片状低回声,内回声不均匀,延伸至皮下,片状低回声区中央部可见细密点

状回声,有运动感。B.CDFI 示其内大部分可见明显丰富彩色血流信号,中央部无彩色血流显示

3.弥散型

局部未见明显肿块回声,仅为腺体发硬,为小叶内散在分布的肉芽肿性炎和微脓肿,常跨越多个象限存在,病变区域回声无正常腺体显示且回声明显低于正常腺体组织,部分弥漫低回声区内可见散在中等回声。并发脓肿形成时可在低回声区内细密点状回声,加压见前后细密点状回声有运动感(图 3-35)。病变区内及病变边缘部常可见较丰富彩色血流信号,血管走行不规则,部分血流纤细。

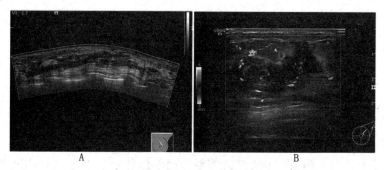

图 3-35　肉芽肿性乳腺炎弥散型

局部未见明显肿块回声,可见局部腺体内大片状低回声区,无明显边界,内部回声减低、

不均匀,弥漫低回声区内间有部分中等回声(A)。彩色多普勒显示片状低回声区内部分

区域及周边血流信号明显增多、丰富,片状低回声区部分区域无彩色血流显示(B)

频谱多普勒表现:肉芽肿性乳腺炎病变区域频谱常呈低阻血流频谱。

超声弹性成像示病变区质地较软。肉芽肿性乳腺炎超声诊断困难,必要时可穿刺活检。

(三)鉴别诊断及比较影像分析

本病结节/肿块型酷似乳腺癌,易造成误诊误治。肉芽肿性乳腺炎二维超声图像及钼靶片均表现为形态不规则、回声不均匀等恶性征象,加上多数患者伴有同侧腋下淋巴结肿大,因此极易考虑为乳腺癌,是误诊的主要原因之一。但经仔细观察,仍可发现两者之间的不同:①虽然形态均不规则,但乳腺癌肿块边缘的角状突起常常细而尖,可能与恶性肿瘤的侵蚀性生长特性有关,而本病角状边缘多较粗钝。②肉芽肿性乳腺炎肿块内散在分布的小囊状、管状无回声,而乳腺癌肿块内出现无回声区较少见。③典型的乳腺癌肿块内部多有微小的钙化斑点,而本病仅在伴有脓肿的病灶内可见细小点状回声,为黏稠脓液内的反射,亮度不如乳腺癌肿块内部的钙化斑点;

肉芽肿性乳腺炎尤其与超声下钙化点呈阴性表现的乳腺癌肿块鉴别难度较大,此时应行 CDFI 检查。④肉芽肿性乳腺炎与乳腺癌血流信号检出率均较高,但肉芽肿性乳腺炎内血管走行自然、乳腺癌肿块内血管排列不规则、迂曲且粗细不一。⑤肉芽肿性乳腺炎内动脉 RI 常小于 0.70,而乳腺癌肿块内动脉 RI 常大于 0.70。

本病伴有红肿、化脓时,可误诊为乳腺导管扩张症、乳腺结核或一般细菌性脓肿,而行错误的切开引流。

肉芽肿性乳腺炎结节/肿块型与乳腺导管扩张症实质团块型相鉴别。

肉芽肿性乳腺炎结节/肿块型同时需与局限脂肪坏死相鉴别,但后者多见于 40 岁以上女性,特别是体型肥胖者;且为外伤引起的无菌性炎症。

片状低回声型易误诊为其他类型乳腺炎,本病声像图上类似乳腺脓肿,本病声像图上类似乳腺脓肿,但脓肿囊壁往往较厚。当病变中心出现囊状、管状或簇状更低回声区、病变内透声差并见密集的点状弱回声,高度提示脓肿形成。CDFI 病变边缘部血流明显较其他类型乳腺炎丰富。

弥漫型肉芽肿性乳腺炎需与乳腺结核的混合型及窦道型相鉴别,乳腺结核常继发于其他部位的结核,病程缓慢,初期无触痛;而肉芽肿性乳腺炎伴疼痛,且发病突然,抗感染及抗结核治疗无效。

(孙　婷)

第六节　乳腺恶性肿瘤

一、乳腺癌概述

(一)临床概述

乳腺癌是常见的乳腺疾病,在 2007 年天津召开的临床肿瘤学术会议上,卫生部正式宣布乳腺癌是中国女性肿瘤发病之首。目前正以每年 3% 的速度增长,且近年来有年轻化趋势。本病高发于在 40～50 岁女性,临床工作中 30 岁以上发病率逐渐增多,20 岁以前女性发病稀少。

尽管绝大多数乳腺癌的病因尚未明确,但该病的许多危险因素已被确定,这些危险因素包括性别、年龄增大、家族中有年轻时患乳腺癌的情况、月经初潮早、绝经晚、生育第一胎的年龄过大、长期的激素替代治疗、既往接受过胸壁放疗、良性增生性乳腺疾病和诸如 BRCA1/2 等基因的突变。不过除了性别因素和年龄增大外,其余危险因素只与少数乳腺癌有关。对于有明确乳腺癌家族史的女性,应当根据《NCCN 遗传性/家族性高危评估指南》进行评估。对于乳腺癌患病风险增高的女性可考虑采用降低风险的措施。

乳腺的增生异常限于小叶和导管上皮。小叶或导管上皮的增生性病变包括多种形式,包括增生、非典型增生、原位癌和浸润癌;85%～90% 的浸润性癌起源于导管。浸润性导管癌中包括几类不常见的乳腺癌类型,如黏液癌、腺样囊性癌和小管癌等,这些癌症具有较好的自然病程。

临床上多数就诊患者为自己无意中发现或者乳房体检时发现。乳房单发性无痛性结节是本病重要的临床表现。触诊肿物质地较硬,边界不清,多为单发,活动性差。癌灶逐渐长大时,可浸润浅筋膜或 Cooper 韧带,肿块处皮肤出现凹陷,继而皮肤有橘皮样改变及乳头凹陷。早期乳腺癌也可以侵犯同侧腋窝淋巴结及锁骨下淋巴结,通过血液循环转移,侵犯肝脏、肺及骨骼。

乳腺癌早期发现、早诊断、早期治疗是提高生存率和降低死亡率的关键。早期乳腺癌癌灶小,临床常触及不到肿块,因此早期乳腺癌诊断主要依靠仪器检查发现。国内超声仪器普及率远远超过钼靶及 MRI,且超声检查更适用于致密型乳腺,因此成为临床医师首选的乳腺检查方法。

(二)乳腺癌共有超声表现

1.大小

可由数毫米到侵及全部乳房。肿块大小与患者自己或体检发现乳房肿物而就医时间有关。

2.形态

多呈不规则形,表面凹凸不平,不同切面会呈现不同形态(图 3-36A)。极少数仅表现为临床触诊肿物处无明确边界团块,需通过彩色血流检查发现异常走行血管确诊。

3.内部回声

癌灶内部呈极低回声。当合并出血坏死时呈不规则无回声(图 3-36B)。

4.边缘

癌灶生长一般呈浸润性生长,其周围无包膜。直径<10 mm,癌灶边缘可见毛刺样改变(图 3-36C)。直径>10 mm,癌灶边缘多出现"恶性晕",表现为癌灶与周围组织无明显区别,出现高回声过渡带(图 3-36C)。肿块周围"恶性晕"是乳腺癌肿块的超声特征。当癌灶浸润脂肪层时会出现上述结构连续性中断声像(图 3-36C)。

5.后方回声

多数无后方回声改变,少数出现弱声影。

6.方位(纵横比)

纵横比在小乳腺癌中有较高诊断价值,其理论依据是恶性肿瘤生长脱离正常组织平面而导致前后径增大,并有病灶越小,比值越大趋势(图 3-36D)。

7.钙化

癌灶内典型改变表现为微钙化,50%~55%的乳腺癌伴有微小钙化,微钙化直径多小于1 mm,呈簇状分布,数目较多且相对集中。也可以表现为癌灶内稀疏、散在针尖样钙化或仅见钙化而无明显肿块(图 3-36E)。

8.周围组织改变

(1)皮肤改变:侵及皮肤时可出现皮肤弥漫性、局限性增厚(正常皮肤厚度<2 mm)。

(2)压迫或浸润周围组织:癌灶可以超出腺体层,侵入脂肪层或者胸肌。

(3)结构扭曲:癌灶周围解剖平面破坏、消失。

(4)Cooper 韧带变直、增厚。

(5)癌灶周围出现乳管扩张。

9.淋巴结转移

因引流区域不同,淋巴结转移位置不同。可以出现同侧腋窝、锁骨上及胸廓内动脉旁。转移淋巴结多数增大,呈类圆形。淋巴结门偏心或者消失。彩色血流检查淋巴结内血流增多乃至丰富,动脉性为主,阻力指数可大于 0.7。

10.血流走行方式

随着超声仪器对血流探测敏感性提高,血流丰富与否对乳腺癌诊断缺乏特异性。因癌灶内血流速度常常大于 20 cm/s,其内血流呈红蓝色镶嵌"马赛克"现象具有一定特征性。此外,癌灶内血管增粗、走行扭曲、杂乱分布及直接插入癌灶等特点有别于良性肿瘤。癌灶内血流走行方式可表现为以下方式。

(1)中央型:血管走行癌灶中央。

(2)边缘型:血管走行癌灶周边。

(3)中央丰富杂乱型:血管位于癌灶中央,走行杂乱。

(4)中央边缘混合型:血管在癌灶中央及边缘均存在,表现为由边缘进入中央。

11.频谱多普勒

有学者认为 RI＞0.7 有助于乳腺癌诊断与鉴别诊断,少部分癌灶内 RI 有时可达 1 (图 3-36F);动脉收缩期最大流速 PSV＞20 cm/s 是恶性肿瘤的特征。也有学者认为 RI 和 PSV 并非鉴别乳腺良恶性肿瘤的有效指标。

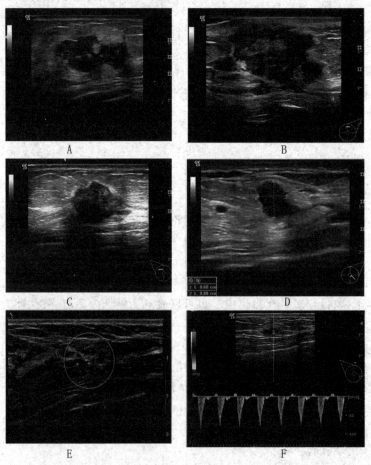

图 3-36　乳腺癌超声表现

A.乳腺内不规则形、表面凹凸不平肿块,肿块内部呈极低回声,病理:乳腺浸润性导管癌;B.肿块内出现坏死时可见不规则无回声(指示部分),病理:乳腺浸润性导管癌;C.肿块边缘部可见高回声晕,有毛刺感,后方回声衰减。箭头指示部分局部高回声晕连续性中断。病理:乳腺浸润性导管癌;D.肿块纵横比大于1,病理:乳腺浸润性导管癌;E.病变处仅见点状高回声,无明显肿块(标识处),病理:乳腺导管内癌;F.肿块内动脉阻力指数明显增高,RI＝1.0

12.生长速度

乳腺癌生长速度一般较快,而乳腺纤维瘤等良性肿瘤可存在多年无明显变化。

13.癌块的硬度

既往癌块硬度主要通过触诊进行检查。近年来乳腺超声弹性成像逐渐被应用,癌灶大都表现为高硬度。

14.肿块内微血管分布

近年来,超声造影的应用使超声观察乳腺癌肿块微血管分布成为可能。肿瘤血管生成是无序和不可控制的,部分学者研究显示乳腺癌的内部微血管多为不均匀分布,局部可见灌注缺损区,终末细小血管增多,分支紊乱,走行不规则,扭曲,并略增粗。病灶周围可见到毛刺样、放射状走行及多条扭曲、增粗的血管。有学者显示肿瘤血管存在着空间分布的不平衡,一般肿瘤周边的微血管密度大于中心,非坏死囊变区大于坏死、囊变区。

(三)乳腺癌诊断中需注意的问题

乳腺癌的诊断需要对病灶进行多角度、多切面扫查,综合以上各个方面考虑;同时,必须与其影像学表现相似的良性病变相鉴别。在诊断过程中,如果能抓住任何一点特征性改变,诊断思维定向就能确立。

在乳腺癌诊断过程中,不同的影像检查具有各自的特点,综合参考多种影像检查可弥补各自的缺点,凸显各自的优点,有利于得出正确的结论;因此,超声诊断医师也需了解各自影像特点,取长补短进行综合分析。

疾病的发生发展是一个渐进的过程;在发生进展过程中,病变的病理学特征逐渐体现,同时也可能存在不同阶段同时并存的可能;病变组成成分的不同而具有不同的病理学特征;因此在分析超声图像时应全面,检查时应注意对细节的观察。

二、乳腺非浸润性癌及早期浸润性癌

(一)乳腺导管原位癌

1.临床概述

乳腺导管原位癌(ductal carcinoma in situ,DCIS)又称导管内癌,占乳腺癌的3.66%,预后极好,10年生存率达83.7%。DCIS是指病变累及乳腺导管,癌细胞局限于导管内,基膜完整,无间质浸润。

DCIS具有各种不同的临床表现,可表现为伴有或不伴有肿块的病理性乳头溢液,或在为治疗或诊断其他方面异常而进行的乳腺活检中偶尔发现。乳房X线检查异常是DCIS最常见的表现,通常DCIS表现为簇状的微小钙化。在190例DCIS女性的连续回顾性分析中,62%病例具有钙化,22%病例具有软组织改变,15%病例无乳房X线异常发现。

在大多数患者中,DCIS累及乳腺为区域性分布,真正多中心病变并不常见。DCIS肿瘤在乳腺内的分布、是否浸润和发生腋淋巴结转移都是DCIS患者选择恰当治疗时需要考虑的重要问题。

DCIS可进一步发展为早期浸润癌,是浸润性癌的一个前驱病变,可较好地提示浸润性癌的发生,但不是必须出现的前驱病变。

2.超声表现

乳腺导管原位癌的超声声像图表现除微钙化征象外,76%的乳腺导管原位癌还表现为乳腺内低回声的肿块或导管增生性结节,一方面,该低回声病灶的形态、边界、包膜、后方回声等征象为我们进行良恶性判断提供了重要依据,另一方面,病灶的低回声背景也有助于显示其中的微小钙化。

　　根据其声像图表现可归纳为以下三型。①肿块型（伴或不伴微小钙化）：声像图上有明显均匀或不均匀低回声肿块病灶（图 3-37）。②导管型（伴或不伴微小钙化）：声像图上可见局部导管扩张，上皮增生形成的低回声结节，多呈扁平状（图 3-38）。③单纯微钙化型：声像图上仅见细小钙化点，局部腺体组织未见明显异常改变（图 3-39）。

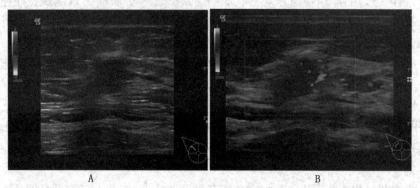

图 3-37　乳腺导管原位癌肿块型

声像图上有明显均匀或不均匀低回声肿块病灶（A）；肿块内及周边可见较丰富彩色血流信号（B）。病理：导管内癌

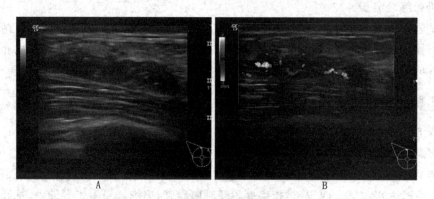

图 3-38　乳腺导管原位癌导管型

声像图可见局部导管扩张，上皮增生形成的低回声结节，呈扁平状，内伴多个点状高回声（A）；低回声结节内可见较丰富彩色血流信号（B）。病理：导管内癌

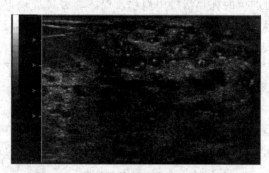

图 3-39　乳腺导管原位癌单纯微钙化型

声像图上仅见细小钙化点，局部腺体组织未见明显异常改变。病理：导管内癌

　　范围较大的病灶，彩色多普勒血流显像显示该区域有中等程度或丰富的血流信号，可有乳腺

固有血管扩张，或有穿入血流；病灶区域可检出动脉血流频谱，血流速度常常大于 20 cm/s，阻力指数常大于 0.7。如果在超声扫查时未能正确认识该种征象，则往往容易漏诊。

结构紊乱型的 DCIS 往往是低分化的 DCIS（粉刺癌），因此对可疑患者应行 X 线检查，以避免漏诊。

导管内癌病变内部的硬度分布有一定的特征，即 DCIS 病变内可见高硬度区域呈团状分布，其内间杂的质地较软的正常组织，该现象称为"沙滩鹅卵石"征。

3.鉴别诊断及比较影像分析

研究表明，70%左右的乳腺导管原位癌的检出归功于钼靶片上微钙化灶的发现；因此，钼靶检查被公认为乳腺导管原位癌的主要诊断方法，而超声检查由于对微小钙化灶的低敏感性，对乳腺导管原位癌的诊断意义颇有争议。超声检查的优势在于其对肿块或结节极高的敏感性。与超声相反，钼靶检查由于受乳腺致密或者病灶与周围组织密度相近等因素的影响，对肿块或结节不敏感，可能存在漏诊，尤其对 50 岁以下腺体相对较致密的女性。对于无微小钙化、以肿块为主的乳腺导管原位癌病例，超声检查具有重要的诊断价值，弥补了钼靶的不足。

虽然，微小钙化是乳腺导管原位癌的主要征象，但是并非所有的钼靶片上的微小钙化灶都是恶性的，文献报道其特异性低，仅 29%～45.6%，因此，高频超声检查所显示的肿块或结节的征象为其良恶性判断提供了重要的信息，有助于提高钼靶诊断特异性，从而避免了一些不必要的手术。

（二）乳腺 Paget 病

1.临床概述

乳腺 Paget 病是乳腺癌的一种少见形式，占全部乳腺癌的 1%～4.3%，表现为乳头乳晕复合体表皮出现肿瘤细胞，其最常见的症状为乳晕湿疹、出血、溃疡和乳头瘙痒，由于疾病罕见及易与其他皮肤疾病混淆，诊断经常延误。

WHO 对乳腺 Paget 病的定义为乳头鳞状上皮内出现恶性腺上皮细胞，并和乳腺深处导管内癌相关，通常累及 1 条以上的输乳管及若干节段导管，伴有或不伴有浸润性成分。80%～90%的患者伴有乳腺其他部位的肿瘤，伴发的肿瘤不一定发生在乳头乳晕复合体附近，可以是 DCIS 或浸润癌，伴有 DCIS 的 Paget 病属原位癌的范畴，伴浸润癌的 Paget 病已属于浸润性乳腺癌。

大体表现为乳头下导管和/或乳腺深部导管均有癌灶存在，并可追踪观察到乳腺实质的癌沿乳腺导管及乳头下导管向乳头表皮内蔓延的连续改变。组织学表现为乳头表皮内有散在、成巢或呈腺管样结构的 Paget 细胞。

2.超声表现

乳腺 Paget 病超声表现主要为：①乳头乳晕局部皮肤增厚，皮下层增厚、回声减低（图 3-40A），可出现线状液性暗区。②增厚皮肤层后方一般无明显的肿块回声。③增厚皮肤层后方结构紊乱，回声减低，边界不清，解剖层次不清；血流信号增多，可出现高速高阻动脉血流频谱。④增厚皮肤层内可见较丰富血流显示（图 3-40B）。⑤乳头凹陷：部分可见伴有乳头后或深部乳腺内的实性低回声或混合回声肿块，肿块内可见丰富血流信号（图 3-40C）；少部分病例乳头部可出现钙化灶。⑥大多伴有腋下淋巴结肿大。

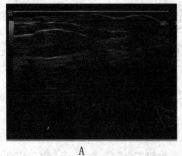 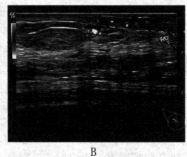 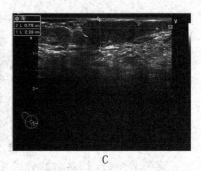

A   B   C

图 3-40　乳腺 Paget 病

A.乳头旁局部皮肤层明显增厚;B.彩色多普勒示增厚皮肤层内血流信号明显丰富;C.乳头后方可见明显实性低回声肿块

3.鉴别诊断及比较影像分析

乳腺 Paget 病需与如下疾病相鉴别。

(1)与乳头皮肤湿疹鉴别:该病多见于中青年女性,有奇痒,皮肤损害较轻,边缘不硬,渗出黄色液体,病变皮肤与正常皮肤界限不清。

(2)与鳞状细胞癌鉴别:两者临床均无明显特点,鉴别主要靠病理检查。

三、乳腺浸润性非特殊型癌

(一)乳腺浸润性导管癌(非特殊类型)

1.临床概述

浸润性导管癌(invasive ductal carcinoma,IDC)发病率随年龄增长而增加,多见于 40 岁以上女性,非特殊类型浸润性导管癌占浸润性乳腺癌的 40%～70%。直径大于 20 mm 的癌块容易被患者或临床医师查到。直径小于 10 mm(小乳腺癌)时,结合临床触诊及超声所见,诊断率明显提高。

浸润性导管癌代表着最大的一组浸润性乳腺癌,这类肿瘤常以单一的形式出现,少数混合其他组织类型。部分肿瘤主要由浸润性导管癌组成,伴有一种或多种其他组织类型为构成的次要成分。部分学者将其归为浸润性导管癌(非特殊型的浸润性癌)并简单注明其他类型的存在,其他学者则将其归为"混合癌"。

大体病理:IDC 没有明显特征,肿瘤大小不等,可以小于 5 mm,也可以大于 100 mm;外形不规则,常常有星状或者结节状边缘;质地较硬,有沙粒感;切面一般呈灰白、灰黄色。常见癌组织呈树根状侵入邻近组织内,大者可深达筋膜。如癌组织侵及乳头又伴有大量纤维组织增生时,由于癌周增生的纤维组织收缩,而导致乳头下陷。如癌组织阻塞真皮内淋巴管,可致皮肤水肿,而毛囊汗腺处皮肤相对下陷,呈橘皮样外观。晚期乳腺癌形成巨大肿块,肿瘤向癌周蔓延,形成多个卫星结节。如癌组织穿破皮肤,可形成溃疡。

组织病理:肿瘤细胞呈腺管状、巢状、条索状、大小不一的梁状或实性片状排列,部分病例伴有小管结构;核分裂象多少不一;间质增生不明显或略有,有些则显示出明显的间质纤维化。

2.超声表现

非特殊类型浸润性导管癌超声表现如下。

(1)浸润性导管癌典型表现:①腺体层内可清晰显示的肿块。②垂直性生长方式:肿块生长方向垂直乳腺平面,肿块越小越明显(图 3-41A);当肿块体积超过 20 mm 时肿块一般形态趋于类圆形,而边缘成角改变(图3-41B)。③极低内部回声:肿块内部几乎都表现为低回声,大多不均匀,有些肿瘤回声太低似无回声暗区,此时需要提高增益来鉴别(图3-41B)。④不规则形态:肿块形态一般均不规则,呈分叶状、蟹足状、毛刺状等,为肿块浸润性生长侵蚀周边正常组织所致(图3-41C)。⑤微钙化常见:低回声肿块内出现簇状针尖样钙化要高度警惕浸润性导管癌,有时微钙化是发现癌灶的唯一线索(图3-41D)。⑥浸润性边缘:肿块边缘呈浸润性,无包膜;肿块可浸润脂肪层及后方胸肌,侵入其内部,导致组织结构连续性中断(图3-41E)。⑦周围高回声晕:肿块周边常有高回声晕环绕;一般认为是癌细胞穿破导管向间质浸润引起结缔反应,炎性渗出或组织水肿及血管新生而形成边界模糊的浸润混合带(图3-41F)。⑧后方回声减低:目前多认为肿块后方回声减低是因癌组织内间质含量高于实质,导致声能的吸收衰减(图3-41G)。⑨特异性血流信号:肿块边缘、内部出现增粗、扭曲及"马赛克"血管走行(图3-41G);PW显示肿块内动脉收缩期最大流速 PSV>20 cm/s 及 RI>0.7 对肿块恶性诊断具有一定价值(图3-41H)。⑩腋窝淋巴结转移:无论肿块大小,均可出现腋窝淋巴结转移;大多数转移性淋巴结表现为体积增大,呈类圆形,内部呈低回声,淋巴结门偏心或者消失;多发肿大时,淋巴结之间可见融合;彩色血流检查淋巴结内血供丰富。

(2)浸润性导管癌不典型表现。①小乳腺癌:一般指直径6～10 mm 的乳腺癌,多为患者自己发现后就诊,临床触诊包块质地较硬,有如黄豆覆盖于皮革之后的触感。尽管病变有一定移动度但范围不大。其诊断要点:触诊质硬结节是诊断的重要线索;二维可能出现典型浸润性导管癌声像特点,肿块内部极低回声,垂直性生长,跨越两个解剖平面,内部微钙化灶,多普勒检查中央性穿心型血供,高阻力血流频谱,具备上述特征诊断乳腺浸润性导管癌比较容易;类圆形或者不规则形癌灶者,毛刺状边缘是诊断的关键。②无明确边界类型乳腺癌:此型多为临床触诊发现质硬包块,乳房腺体层仅见片状极低回声,境界不清晰。彩色血流检查可见极低回声内粗大扭曲血管穿行,血流花彩样呈"马赛克"现象。频谱多普勒检查检出高速高阻力动脉性血流频谱,RI>0.7,甚至1。此型诊断主要依靠高敏感彩色血流及频谱多普勒检查。

非特殊类型浸润性导管癌的特殊检查。①超声弹性成像:非特殊类型浸润性导管癌肿块硬度常明显高于正常组织,肿块周边因肿瘤侵犯而硬度明显增高,肿块内部因肿瘤坏死等常表现为硬度分布不均匀,定量弹性成像可清晰显示弹性系数的这种不均匀分布(图3-42)。②三维及全容积成像:肿瘤的三维成像可清晰显示肿瘤冠状面影像和空间状况,三维血流成像时可显示肿块内及其周边血管的空间分布。③超声造影:非特殊类型浸润性导管癌肿块内及周边常具有丰富血供,因肿瘤的生长,瘤内血管分布常不均匀。超声造影时,瘤内及周边常表现为明显不均匀强化(图3-43)。

3.鉴别诊断及比较影像分析

需与浸润性小叶癌进行鉴别,同时也需与乳腺腺病或纤维腺瘤等相鉴别。

(二)乳腺浸润性小叶癌

1.临床概述

乳腺浸润性小叶癌(invasive lobular carcinoma,ILC)于1941年由Foote和Stewart首次提出,是一种具有特殊生长方式的浸润性乳腺癌。ILC是乳腺癌的第二大常见类型。据文献报道ILC的发病率差别较大,占浸润性乳腺癌的1%～20%。大多数研究显示,ILC发病年龄高峰在45～67岁,75岁以上患者多于35岁以下者。与其他浸润性乳腺癌相比,浸润性小叶癌以同侧多灶性为特征,且双侧乳腺发病较常见。淋巴结阳性的ILC比淋巴结阴性者更容易发展为对侧乳腺癌。

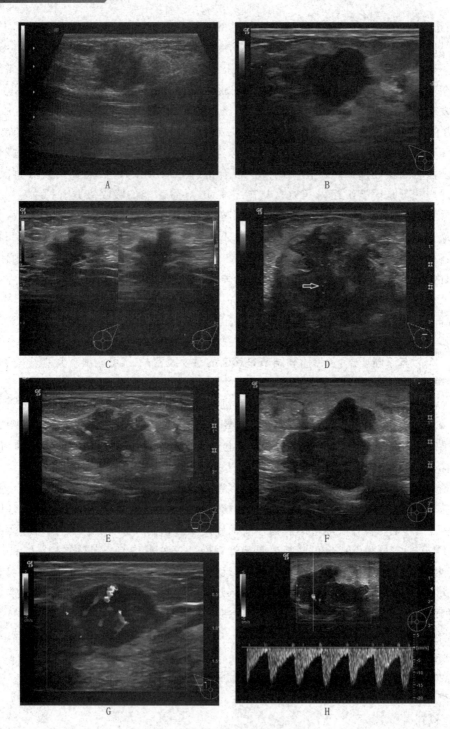

图 3-41　浸润性导管癌典型表现

A.肿块生长方向垂直乳腺平面及边缘呈蟹足样改变；B.二维表现；较大肿块形态趋于类圆形，边缘成角改变；C.肿块呈蟹足样生长，并肿块后方回声衰减；D.肿块内可见点状高回声（箭头指示部分）；E.肿块形态不规则，向周边浸润；F.肿块周边常有高回声晕环绕；G.浸润性导管癌彩色多普勒血流表现；H.浸润性导管癌频谱多普勒，RI 大于 0.7

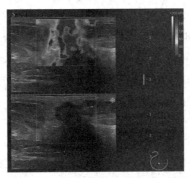

图 3-42 浸润性导管癌超声弹性成像

定量弹性成像可显示肿块内及周边弹性系数的不均匀分布

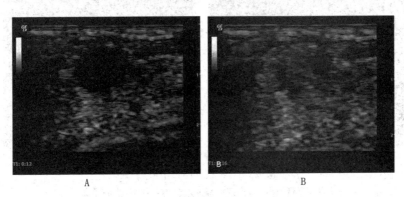

图 3-43 浸润性导管癌超声造影

浸润性导管癌开始强化前(A)低回声肿块内无造影剂信号,强化后
(B)肿块内明显不均匀强化,强化范围大于无增强时肿块范围

ILC 常表现为乳腺内可触及界限不清的肿块,一些病例仅能触到不确切的细小的或者弥漫的小结节,有的病例则感觉不到有异常改变。由于 ILC 钙化少见,常缺乏特征性影像学改变。

大体病理:典型病例可见不规则形肿块,常没有明显的界线,病变区质地硬,切面多呈灰色或白色,硬化区呈纤维性外观,通常无肉眼所能见到的囊性变、出血、坏死和钙化。部分病例没有明显肿物。

组织学上是由一致的、类似于小叶原位癌的细胞组成的浸润性癌,癌细胞常呈单行线状排列,浸润于乳腺小叶外的纤维间质中,围绕乳腺导管呈靶环状排列;亦可单个散在弥漫浸润于纤维间质中;有时可见残存的小叶原位癌成分。本型又称小细胞癌,预后极差,10 年生存率仅 34.7%。

2.超声所见

ILC 组织学的特殊性是影响超声影像改变的根本原因,由于 ILC 的癌细胞之间散布着大量正常乳腺组织,因此形成影像中绝大多数肿物边界模糊不清,后方回声衰减多见,且肿物内大多为不均质低回声。文献报道超声诊断 ILC 的敏感度为 78%~95%。①二维超声:肿块内部呈极低回声,形态不规则,边界较浸润性导管癌模糊不清,周围组织结构扭曲常见,后方衰减明显;肿块内部微钙化少见(图 3-44A)。②彩色多普勒:多数肿块内部呈少血供,少数表现为血供丰富,RI>0.70,呈高阻力频谱(图 3-44B)。③少数病例呈现多中心病灶,表现为同一乳房见多个类似结节存在。

3.鉴别诊断及比较影像分析

（1）浸润性导管癌与浸润性小叶癌鉴别：通过超声对两者进行鉴别很困难。当同一乳腺出现多个癌灶时，提示浸润性小叶癌可能性大。

（2）乳腺病或纤维腺瘤与浸润性小叶癌鉴别：对于声像不典型的病例常鉴别困难，但超声依然是判断乳腺肿块良恶性的较好的影像学检查方法。

（三）乳腺髓样癌

1.临床概述

髓样癌是一种合体细胞生长方式，缺乏腺管结构，伴有明显淋巴细胞及浆细胞浸润，界限清楚的癌；占全部浸润性乳腺癌的 5%～7%。

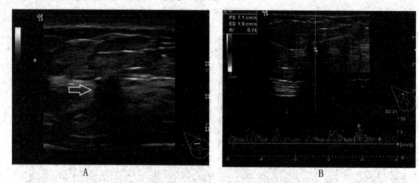

图 3-44　乳腺浸润性小叶癌

A.肿块内呈极低回声（箭头指示部分），形态不规则，边界模糊不清，
组织结构扭曲常见，后方衰减明显；B.肿块内 RI>0.70，呈高阻力频谱

发病年龄 21～95 岁，与浸润导管癌比较，其患者相对年轻，至少有 10% 的患者在 35 岁以下，有40%～60% 的患者小于 50 岁。老年患者不常见，男性则更罕见。通常在一侧乳腺触到肿物，一般为单个，界清质实，临床和影像学容易误诊为纤维腺瘤。

大体病理：肿物平均 2～3 cm，呈结节状，界限清楚。切面灰白、灰黄到红褐色，鼓胀饱满，与浸润性导管癌相比，其质地较软，肿瘤组织缺乏皱缩纠集感；尤其是较大肿瘤者，其内常见出血坏死，亦可出现囊性变。

组织学上癌实质成分占 2/3 以上，间质成分少。癌细胞较大，形状大小不一，异型性明显，核分裂较多见；常排列成密集的不规则片状或粗条索状，相互吻合，由少量纤维间质分隔，可见腺体结构和导管内癌成分；癌巢中央部常见成片状坏死，间质缺乏淋巴细胞浸润。

乳腺髓样癌在乳腺癌中被认为相对预后较好，其 10 年生存率远高于浸润性导管癌。

2.超声表现

髓样癌的主要超声表现为：①二维超声，肿物呈膨胀式生长，内部呈低或极低回声，边界清晰规则，无包膜；后方回声增强或无变化；内部一般微钙化极少见，可以出现同侧腋窝淋巴结肿大（图 3-45A）。②由于肿瘤内细胞数多，间质纤维少，故肿物大而质软，易发生坏死而发生破溃。③有时，肿块内部可见散在不均的强回声点伴无回声区，后方回声一般不减弱，如后方衰减，则恶性程度大（图 3-45A）。④彩色多普勒检查：肿物内部血供丰富，血管走行杂乱扭曲，以中央性血流为主，血流因流速低一般无"马赛克"现象；频谱多普勒检出高阻力血流频谱，RI>0.7（图 3-45B）。

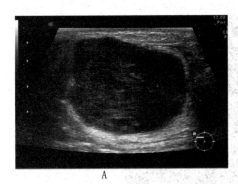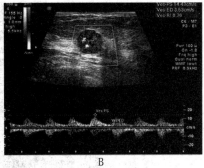

图 3-45　乳腺髓样癌

A.肿块较大时边界依然清晰,肿块内伴无回声区;B.肿块内呈高阻血流频谱

3.鉴别诊断及比较影像分析

髓样癌在诊断中需与如下疾病相鉴别。

(1)与乳腺纤维腺瘤鉴别:①乳腺髓样癌呈膨胀性生长,虽然边界清楚,但无包膜;纤维瘤常有包膜。②乳腺髓样癌回声多低于纤维瘤,可为极低回声,大者内部可出现坏死、囊性变,肿物内钙化极少见。③乳腺髓样癌血供丰富,为中央性血流,多为Ⅱ级和Ⅲ级血流;而纤维瘤血供为边缘性,相对不丰富,多为 0 级。

(2)与浸润性导管癌鉴别:①浸润性导管癌呈垂直性生长,边缘浸润性改变;髓样癌呈膨胀式生长,边缘清晰规则。②浸润性导管癌内部微钙化常见,髓样癌则极少见。③浸润性导管癌内部血供以中央性粗大血管为主,血流呈典型"马赛克"现象;髓样癌内部血流丰富,血流为纯蓝或纯红。

(3)与浸润性小叶癌相鉴别:浸润性小叶癌为第二常见的原发乳腺癌,由于其病理上的特殊生长方式,而致临床及影像早期诊断困难,如 X 线片有显示,则其最常见征象为星芒状边缘肿块和结构扭曲。

(4)与黏液腺癌相鉴别:黏液腺癌 X 线片上最类似髓样癌表现,但其常见于绝经后老年妇女;而髓样癌在年轻患者中有较高比例,年龄因素形成两者鉴别的基础。

(四)乳腺大汗腺癌

1.临床概述

大汗腺癌是一种 90% 以上的肿瘤细胞显示大汗腺细胞形态学特点和免疫表型的乳腺浸润癌,是乳腺癌浸润性特殊型癌中的一种,较少见,占乳腺癌的 0.4%～4%,患者多为中老年人。常发生在乳腺外上象限,组织学结构特征为肿瘤由具有顶浆分泌特征的大汗腺样细胞组成,瘤细胞体积较大,胞质丰富;细胞核较小,呈圆形或椭圆形。肿瘤生长缓慢,预后较好,较晚发生淋巴结转移。

2.超声表现

超声图像上与其他类型乳腺癌不易区分,但有报道肿块内部见双线样管壁结构回声时,应高度怀疑大汗腺癌,可能是腺管阻塞所致(图 3-46)。

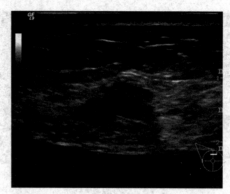

图 3-46　乳腺大汗腺癌二维超声表现

四、乳腺浸润性特殊型癌

(一)乳腺黏液癌

1.临床概述

乳腺黏液腺癌也称黏液样癌或胶样癌,是原发于乳腺的一种很少见的特殊类型的乳腺癌,占所有乳腺癌的 1%~4%。通常肿瘤生长缓慢,转移较少见,预后比其他类型乳腺癌好。患者的发病年龄分布广泛(21~94 岁),中位年龄为 70 岁,其平均年龄或中位年龄比浸润性导管癌偏大,以绝经后妇女常见。75 岁以上乳腺癌患者 7% 为黏液癌。

多数黏液癌患者的首发症状是发现可以推动的乳腺包块,触诊为软至中等硬度。由于黏稠液体被纤维分隔,触诊时可有捻发音。好发于外上象限,其次为外下象限。

大体病理:肿瘤直径从 10 mm 以下至 200 mm,平均 28 mm。典型黏液癌具有凝胶样外观,似胶冻状,伴有突出的、清楚的边界,可推动;肿瘤缺乏真正的包膜;囊性变在体积较大的病例出现。

乳腺黏液癌是由细胞学相对温和的肿瘤细胞团巢漂浮于细胞外黏液湖中形成的癌。可以分为单纯型和混合型。黏液腺癌病理表现为大量细胞外黏液中漂浮有实性团状、条索状、腺管状、筛状等结构癌组织灶,癌细胞大小相似,异型性明显,核分裂象易见;混合型还伴有浸润性导管癌等成分。黏液湖被纤维组织分隔,肿瘤周边也有纤维组织间隔,这可能是阻止癌细胞扩散的一个因素。黏液是癌细胞变性崩解产物,为酸性或中性黏液。黏液腺癌被认为是来源于导管内癌或浸润性导管癌。乳腺肿瘤中出现黏液或黏液变性者较多,因此,黏液腺癌须与其他肿瘤进行鉴别:①印戒细胞癌具有印戒细胞,呈单个纵列或弥漫浸润于纤维组织中,癌细胞胞质内出现黏液空泡,将核挤向一侧呈"印戒状"等特征,其生长方式也呈弥漫性。②纤维腺瘤、乳头状瘤、导管增生等良性疾病均可伴有局灶性或广泛性黏液样变,但细胞缺乏异型性,纤维腺瘤有真正胞膜等可资鉴别。③转移性黏液腺癌应进行 B 超、X 线、CT、纤维胃镜等检查,可排除消化道、生殖道等其他各部位肿瘤。

2.超声表现

乳腺黏液癌的超声特征与病理分型密切相关:①单纯性乳腺黏液癌表现为低回声肿块,有包膜,边界清楚,形态规则,内部回声均匀,后方回声增强,酷似纤维腺瘤。②混合型黏液腺癌表现为不均质回声的低回声肿块,肿块部分或全部边界不清,形态不规则;肿块内可伴等回声区、液性暗区或强回声钙化灶伴后方声影。③CDFI:肿块内可见少量血流信号,部分呈较丰富彩色血流信号,RI 常大于 0.7(图 3-47~图 3-49)。

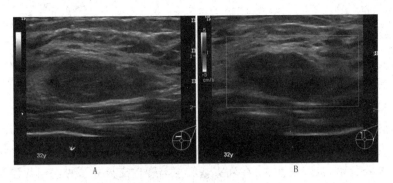

图 3-47　单纯性乳腺黏液癌

A.低回声肿块,有包膜,边界清楚,形态规则,内部回声均匀,后方回声增强;B.CDFI:肿块内未见明显血流显示

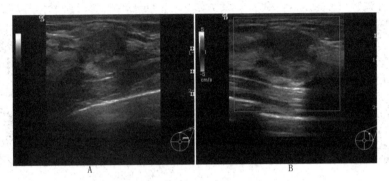

图 3-48　混合型乳腺黏液癌

不均质低回声肿块,肿块边界不清,形态不规则;肿块内未见明显血流显示

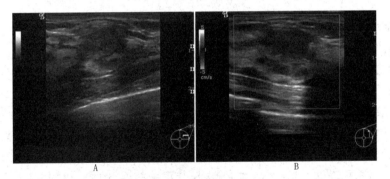

图 3-49　混合型乳腺黏液癌

肿块内呈混合回声,可见等回声区和液性暗区

3.鉴别诊断及比较影像分析

单纯型乳腺黏液癌超声表现为边缘光滑的较低回声肿块,因此常需与腺瘤等良性病变鉴别,但存在一定难度;可以从临床发病特征上考虑,腺瘤常有多发征象,且病史长,变化不显著。

混合型乳腺黏液癌超声表现常为一些典型的恶性征象,又与浸润性导管癌或浸润性小叶癌不易鉴别,但浸润性导管癌钼靶 X 线常表现为毛刺性肿块,其次为钙化;浸润性小叶癌常表现为腺体扭曲和不对称密度。

(二)导管内乳头状癌

1.临床概述

乳腺导管内乳头状癌为一种特殊型乳腺癌,占全部乳腺癌的 $2\%\sim8\%$,多发生于乳腺中央区的大导管,常有乳头出血,50 岁以上老人多见。肿块直径约 3 cm,预后较一般乳腺癌好,10 年存活率达 63.9%。

大体表现:肿瘤由管壁向腔内突出生长,形似乳头状,富于薄壁血管,极易出血。

病理检查:乳头状癌常见有纤维脉管束,乳头表面被覆异型癌细胞,细胞可单层或复层,排列极其紊乱,可见核分裂象,肌上皮消失,在乳头基底部与囊壁交界处可见癌组织浸润。

2.超声表现

超声表现为乳腺的中央导管扩张,内有实性中低回声团,形态不规则,呈"蟹足"样(图 3-50A),内有微粒样钙化点,后壁常呈衰减暗区。CDFI 示肿瘤内血流信号增多(图 3-50B)。

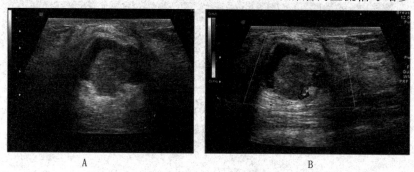

图 3-50 导管内乳头状癌

A.局部导管扩张,内见实性中低回声团块,形态不规则;B.肿块内血流信号增多

3.鉴别诊断及比较影像分析

乳腺导管内乳头状癌需与如下疾病相鉴别。

(1)与导管内乳头状瘤鉴别:①两者均可见到自发的、无痛性乳头血性溢液;均可扪及乳晕部肿块,且按压该肿块时可自乳管开口处溢出血性液体;由于两者的临床表现及形态学特征都非常相似,故两者的鉴别诊断十分困难。一般认为,乳腺导管内乳头状瘤的溢液可为血性,亦可为浆液血性或浆液性;而乳头状癌的溢液则以血性者为多见,且多为单侧单孔。②乳头状瘤的肿块多位于乳晕区,质地较软,肿块一般不大于 1 cm,同侧腋窝淋巴结无肿大;而乳头状癌的肿块多位于乳晕区以外,质地硬,表面不光滑,活动度差,易与皮肤粘连,肿块一般大于 1 cm,同侧腋窝可见肿大的淋巴结。③乳腺导管造影显示导管突然中断,断端呈光滑杯口状,近侧导管显示明显扩张,有时为圆形或卵圆形充盈缺损,导管柔软、光整者,多为导管内乳头状瘤;若断端不整齐,近侧导管轻度扩张,扭曲,排列紊乱,充盈缺损或完全性阻塞,导管失去自然柔软度而变得僵硬等,则多为导管内乳头状癌。④溢液涂片细胞学检查乳头状癌可找到癌细胞;最终确诊则以病理诊断为准,而且应做石蜡切片,避免因冷冻切片的局限性造成假阴性或假阳性结果。

(2)与乳腺导管扩张症鉴别:①乳腺导管扩张症溢液期均可以乳头溢液为主要症状,常伴有先天性乳头凹陷,溢液多为双侧多孔,性状可呈水样、乳汁样、浆液样、脓血性或血性。②导管扩张症的肿块期可见到乳晕下肿块,肿块形状可不规则,质地硬韧,并可与皮肤粘连,常发生红肿疼痛,后期可发生溃破而流脓;还可见患侧腋窝淋巴结肿大、压痛。③若较大导管呈明显扩张,导管粗细不均匀,失去正常规则的树枝状外形者,而无明显充盈缺损者,则多为导管扩张。④必要时可行肿块针吸细胞学检查或活组织病理检查。

五、乳腺其他罕见癌

(一)乳腺化生性癌

1.临床概述

乳腺癌常伴有各种类型的化生,如鳞状上皮化生、梭形细胞化生、软骨化生或骨化生,故称其为化生性癌。

2.超声表现

声像图表现与黏液癌相似,单纯应用超声很难对乳腺癌的病理类型作出诊断(图 3-51)。

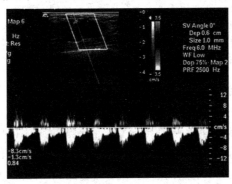

图 3-51　乳腺化生性癌多普勒频谱表现

3.相关影像学表现

钼靶 X 线表现无特殊性。多数边界较清楚,无钙化,有些患者中表现为良性征象,一些患者同时表现为部分边界清楚,部分呈毛刺状。

(二)乳腺神经内分泌癌

1.临床概述

乳腺神经内分泌癌较罕见,占乳腺癌的 2%～5%,其肿瘤细胞中往往含有亲银和/或嗜银颗粒,神经内分泌指标呈阳性表达。1977 年,Cubilla 和 Woodruff 首先报道了发生于乳腺的神经内分泌癌。世界卫生组织(WHO)乳腺及女性生殖器官肿瘤组织分类将乳腺神经内分泌癌正式命名,并将其分为实体型神经内分泌癌、小细胞/燕麦细胞癌及大细胞神经内分泌癌三个亚类。

本病多见于老年人,主要发生于 60～70 岁。但临床上多缺乏神经内分泌综合征的表现。

大体形态表现为浸润性或膨胀性生长的肿块,切面呈实性、灰粉或灰白,质硬,大部分边界清晰,部分与周围组织分界欠清。按细胞类型、分级、分化程度和产生黏液的情况可将其分为不同的亚型:实性神经内分泌癌、不典型类癌、小细胞/燕麦细胞癌和大细胞神经内分泌癌。神经内分泌癌的癌组织由密集的细胞构成,形成孤立的、界限清楚的小叶状肿块,或呈实性巢状、片状、小梁状;亦可由密集富含染色质、细胞质稀少的细胞或由密集的细胞质丰富的大细胞团块组成。

2.超声表现

乳腺神经内分泌癌的声像图表现多为不均质低回声实性肿块,形态不规则,边界清晰或部分边界不清(图 3-52A)。肿瘤内伴部分黏液癌成分时,瘤内可部分表现为低、无回声;伴浸润性导管癌时,超声表现与浸润性导管癌相似(图 3-52B)。

彩色多普勒血流显像显示大部分乳腺神经内分泌癌血流丰富(图 3-52C),考虑与肿瘤细胞密集、实性癌巢中新生血管丰富有密切关系。少部分肿块内血流稀少。

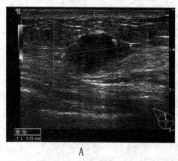 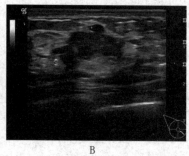 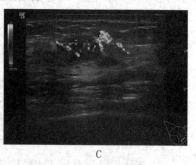

A   B   C

图 3-52 乳腺神经内分泌癌

A.不均质低回声实性肿块,形态不规则,部分边界不清。病理:乳腺实性神经内分泌癌;B.肿块边界不清,形态不规则,内部回声不均匀,局部呈低无回声。病理:乳腺实性神经内分泌癌,伴部分黏液癌成分及广泛性导管内癌成分(神经内分泌性导管内癌);C.彩色多普勒示肿块内及边缘部可见明显丰富彩色血流信号

3.鉴别诊断及比较影像分析

(1)与常见的乳腺浸润性导管癌鉴别:乳腺神经内分泌癌的超声表现与其病理组织学特征有密切关系。乳腺神经内分泌癌的四个病理学亚型均由密集的细胞构成,可呈实性巢状、片状、小梁状,形成孤立的、界限清楚的肿块,使其在超声检查中可表现为边界清晰的实性肿块。乳腺浸润性导管癌实质向周围组织浸润明显,并伴有不同程度的间质反应,成纤维反应多,超声表现为毛刺及强回声晕。肿瘤间质的胶原纤维成分增多,排列紊乱形成后方回声衰减;而乳腺神经内分泌癌细胞成分丰富,间质成分少,以膨胀性生长为主,故多为实性肿块,边界清晰,无毛刺,后方回声无明显衰减,可据此加以鉴别。但乳腺神经内分泌癌呈浸润性生长时,则难以与乳腺浸润性导管癌相鉴别。

(2)与乳腺其他良性肿瘤相鉴别:乳腺神经内分泌癌呈膨胀性生长时,因其边界清楚而难以与其他乳腺良性肿瘤相鉴别,但肿块内血流丰富而提示恶性肿瘤可能。而肿块表现为部分边界不清,形态不规则并肿块内血流丰富,常提示乳腺恶性肿瘤。

(孙　婷)

第七节　胃非肿瘤性疾病

一、贲门失弛缓症

(一)病理和临床表现

贲门失弛缓症是食管神经肌肉功能障碍所致的一种疾病,又名贲门痉挛。主要表现是食物不能顺利通过贲门入胃,导致食物潴留,食管壁可出现继发性肥厚、炎症、憩室、溃疡或癌变。

本病多见于青壮年,男女发病无差异。主要症状是吞咽困难,剑突下或胸骨后疼痛。

(二)声像图表现

(1)空腹见腹段食管扩张,内容物潴留。近贲门口的长轴超声断面上形成鸟嘴状或尖锥状,短轴断面表现为扩大的食管管腔。

(2)嘱患者引水后液体滞留于食管下段,食管壁蠕动增强,贲门口关闭状,液体不能通过。

(3)贲门管壁轻度、均匀性、局限性增厚(6~8 mm)。

二、先天性肥厚性幽门狭窄

(一)病理和临床表现

先天性肥厚性幽门狭窄属于新生儿的先天性疾病。患儿的幽门肌过度肥厚,致使幽门管狭窄,胃内容物潴留。男婴的发病率明显高于女婴,临床症状主要是呕吐,常在出生后2~3周开始,就诊时间多在1~2个月。体检患儿消瘦,右上腹可扪及橄榄形肿块。严重者可引起脱水和碱中毒。

(二)声像图表现

(1)幽门胃壁肌层全周性、均匀性、局限性增厚。短轴超声断面呈均匀性"靶环"征。长轴断面呈梭形或橄榄形,长为2.0~2.5 cm,壁厚度为4~8 mm(图3-53)。

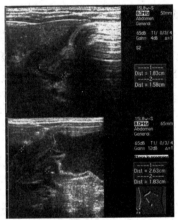

图 3-53　先天性肥厚性幽门狭窄(8 MHz 频率自然组织谐波条件)

5周男婴,消瘦,吐乳。空腹幽门区"橄榄核"状低回声包块(上图＋＋标示范围)。母乳充盈胃腔后,过幽门主轴长轴切面显示胃幽门均匀性增厚(下图:＋＋标示范围),幽门管腔狭窄

(2)幽门管狭细,胃内容物通过困难,胃腔内容物潴留,有时可见胃壁逆蠕动。

三、胃黏膜巨大肥厚症

(一)临床病理和表现

胃黏膜巨大肥厚症是一种较少见的胃黏膜过度增生性疾病,发病部位在胃底、体,很少累及胃窦部。病理表现为胃黏膜外观隆起、增大,黏膜皱襞间凹沟深,X线和胃镜称为脑回样黏膜皱襞。发病无年龄差异,男性较女性多见。主要症状是上腹部疼痛、食欲减退、呕吐、体重减轻和腹泻。患者常有低蛋白血症,严重时出现水肿和腹水。

(二)声像图表现

空腹超声检查见胃底、体部"假肾"征。胃充盈后见胃底、体黏膜层明显增厚,黏膜皱襞肥大,

走行迂曲。黏膜实质为低回声,内有多发(数毫米)小囊肿样结构,为黏膜腺体过度分泌所致的潴留性囊肿,一般胃壁蠕动功能无异常变化。严重时可见腹水。

四、胃肉芽肿病

胃肉芽肿病是一种胃壁炎性肉芽肿性浸润,又称为炎性假瘤。由多种不同病因引起。感染性肉芽肿包括胃壁结核病、梅毒、血吸虫病等;病因不明的肉芽肿主要有嗜酸性肉芽肿和 Crohn 病。疾病的确诊需要胃内镜活检和对疾病病史的了解,血清特异性检查对梅毒的确诊有重要帮助。

声像图表现:①胃壁低回声增厚。②息肉样改变。③有时可以发生溃疡。④增厚胃壁或息肉均为低回声。

由于肉芽肿的超声表现无特异性,容易被误诊为胃肿瘤,因而属于非特异性检查。

五、溃疡病

(一)病理和临床表现

溃疡病的全称为消化性溃疡,是消化道最常见的疾病之一。继发于激素等药物或精神因素者称应激性溃疡。由于放射照射引起的叫作放射性溃疡,放射性溃疡和放射性胃肠炎常同时发生。溃疡的发病部位以胃小弯的角切迹、幽门管和十二指肠球部最多见。基本病理是黏膜层局限性凹陷,直径多在 2.0 cm 以内,凹陷深度超过黏膜肌层。溃疡周围的黏膜经常伴有水肿、充血或增生等炎症变化。通常单发,多发性溃疡仅占 5%～10%。溃疡病的严重并发症有出血、幽门梗阻和溃疡穿孔。常见症状有腹痛和腹部不适。胃溃疡的疼痛部位在剑突下,疼痛的节律性不明显,多为餐后痛;十二指肠球溃疡的疼痛在上腹部腹正中线偏右部位,疼痛的特点为节律性、周期性,疼痛的时间在空腹和夜间。

(二)声像图表现

(1)空腹超声检查可以发现胃或十二指肠球部壁局限性增厚,厚度常小于 1.5 cm。范围局限,增厚胃壁呈较低回声。

(2)胃充盈状态下,典型的胃溃疡周围的黏膜层及黏膜下层局限性增厚,中央有较平滑的溃疡凹陷(图 3-54A、B)。

(3)急性较大溃疡以胃壁局限性胃黏膜层缺损凹陷为主,溃疡基底胃壁变薄,甚至向浆膜外凸;胃壁增厚程度轻微(图 3-54C、D)。

(4)小而较浅的溃疡仅以局限性壁增厚为唯一表现。

(5)幽门管溃疡以水肿充血的局限性壁增厚为主要特点,经常伴有胃排空延迟;急性期时常出现幽门痉挛和胃潴留,幽门管腔狭窄,液体难以充盈。

(6)十二指肠球溃疡的超声表现为局限性管壁增厚,球部变形,液体充盈欠佳、通过球部迅速(激惹现象);溃疡面有局限性凹陷,当溃疡内有气体贮存时表现为壁间小点状强回声,小的溃疡面超声不容易发现。

(7)三维超声对溃疡面的显示近似于胃内镜图像。

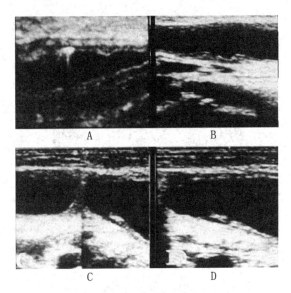

图 3-54　胃溃疡

A.胃窦前壁小溃疡内气体积存,呈现强回声伴有"彗星尾"征象;B.胃窦后壁慢性溃疡,呈现小"火山口"征象,溃疡底部增厚处的黏膜结构清晰可见;C.过胃角长轴切面,恶性淋巴瘤患者,接受化疗过程中因激素过量,突发腹痛、呕血,急诊超声检查:胃腔充盈下见胃角近后壁凹陷,溃疡基底明显变薄;超声提示胃角应激性穿通性急性溃疡;D.过胃角短轴切面图像

六、胃炎

(一)病理和临床表现

胃炎是由多种病因引起的急性和慢性胃黏膜弥漫性炎症。

感染性物质或毒素,化学性、物理性(温度或机械)损伤,心、肝、肾、肺等严重疾病均可以成为急性胃炎的病因。急性胃炎的主要病理有胃黏膜充血、水肿,严重者出现浅表糜烂,酸碱烧伤所致的急性胃炎,严重时出现胃黏膜部分断裂、脱落和出血,病情较凶险。

慢性胃炎在我国属于常见病,占胃病患者的50%以上。成年人胃内镜检查统计中几乎90%以上有程度不同的胃黏膜慢性炎症表现。慢性胃炎分慢性浅表性胃炎和慢性萎缩性胃炎两种。经常在同一个胃内,两者同时存在。慢性胃炎的病理比较复杂,主要有胃黏膜水肿,炎性细胞浸润。慢性萎缩性胃炎的基本病理改变是腺体萎缩、黏膜层变薄;进而出现肠上皮化生。门静脉高压所致胃黏膜炎性改变主要是黏膜充血。

疣状胃炎属于慢性胃炎,又称为豆疹样胃炎或慢性胃炎活动期;胃黏膜轻度糜烂和多发小疣状隆起是此种胃炎的特点。

胃炎的主要症状是上腹部不适或疼痛,轻者常无任何症状。

(二)声像图表现

1.急性胃炎

空腹胃壁轻度低回声型增厚,厚度多在 1.5 cm 以下;胃充盈后胃黏膜层肥厚,黏膜皱襞粗大,尤其在胃窦区出现粗大黏膜皱襞有确诊意义(图 3-55)。

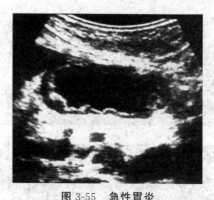

图 3-55　急性胃炎

胃窦短轴切面图像,胃黏膜层增厚,黏膜皱襞增多肥大

因酸碱烧伤,胃黏膜急性损伤时可见粗大的黏膜表面呈不平整状,或可见黏膜断续及部分呈游离状。

二维彩色多普勒超声在急性胃炎的肥厚黏膜中可以测到血流信号。

2.慢性胃炎

超声诊断慢性胃炎存在着较大争议。因为慢性胃炎的超声表现也经常见于许多正常人;而超声的诊断和胃镜活检结果经常出现不一致。因此单纯用超声诊断慢性胃炎宜慎重。

当胃黏膜上出现多发的较强回声疣状赘生物时,可以考虑豆疹样胃炎或慢性胃炎活动期。

二维彩色多普勒超声或有回声型超声造影剂检查时,发现幽门区的液体反流征象,对于诊断胆汁反流性慢性胃炎有一定帮助。

七、胃黏膜脱垂

(一)病理和临床表现

胃黏膜脱垂是由于胃窦黏膜下结缔组织疏松,致使黏膜皱襞活动度过大,在胃壁蠕动收缩时被推送入幽门或十二指肠球。随局部蠕动的完结,胃窦黏膜皱襞又退回原位。多发生于 30～60 岁的男性,其临床表现缺乏特征性,常有上腹部不适或疼痛,左侧卧位可使疼痛加剧。此外,该病多与溃疡及胃炎并存,多数患者的症状可被溃疡和胃炎的症状掩盖。

(二)声像图表现

(1)胃窦部黏膜肥厚隆起,局部层次尚可辨认。

(2)在胃充盈下实时超声观察,见指状黏膜随胃蠕动向幽门移动,既而进入十二指肠球,然后随蠕动波消失,胃窦黏膜回复到胃窦部。

八、胃扭转

(一)病理和临床表现

胃正常位置的固定机制发生障碍,或胃受邻近脏器病变影响发生移位,胃沿某一轴线产生反转或重叠,称为胃扭转。上腹部疼痛为主要症状。

(二)声像图表现

空腹超声检查无阳性发现。胃充盈下检查时见胃腔失去正常形态,扭转部位的胃腔缩小,胃壁出现明显皱褶;或在同一切面下见前后重叠的两个胃腔。

九、胃下垂

(一)病理和临床表现

在站立位胃正常充盈时,胃的最下缘达盆腔,胃小弯角切迹在髂嵴连线以下,十二指肠球部向左偏移,称胃下垂。病因主要是由于胃膈韧带与胃肝韧带松弛无力,以及腹部肌肉松弛所致。

临床主要症状有慢性腹痛与不适感、腹胀、恶心、嗳气与便秘等。轻度胃下垂多无症状。

(二)超声诊断标准

(1)站立位胃正常充盈时,胃小弯角切迹在髂嵴连线以下。

(2)胃呈低张力型。

(3)胃排空明显延迟,餐后 6 小时仍然有近 1/4～1/3 的胃内容物充盈。

十、胃潴留和急性胃扩张

(一)病理和临床表现

胃腔内容物积存,胃排空功能明显延迟,称为胃潴留,若伴有急性而明显的胃腔扩大,胃壁蠕动消失,则称为急性胃扩张。胃潴留多继发于幽门或高位肠梗阻患者。急性胃扩张最常见于腹部手术后,还可以继发于外伤,有时发生在糖尿病患者。胃潴留的主要症状有胃区胀满、呕吐等,严重者胃区膨隆;急性胃扩张最常见症状是胃区疼痛,一般较轻微。

(二)声像图表现

空腹检查,胃潴留表现为胃腔内有大量细碎均匀的食糜,胃腔扩张,胃幽门开放困难等。急性胃扩张则表现为胃腔高度扩张,胃壁松弛,蠕动消失。

十一、幽门梗阻

(一)病理和临床表现

幽门梗阻通常继发于炎症反应的水肿、充血或反射性幽门痉挛;另外见于瘢痕组织或肿瘤阻塞幽门通道所致。前者以内科治疗能缓解;后者需以手术治疗。

呕吐是幽门梗阻的主要症状,一般发生在进食后 30～60 分钟,每次呕吐量较多,内含陈旧食物。

(二)声像图表现

(1)空腹胃腔内有大量液性内容物潴留。

(2)幽门管狭窄,液体通过困难。

(3)胃壁蠕动可亢进或消失,并常发生胃窦部管壁逆蠕动。

(4)病因诊断:胃窦部肿瘤可见局部壁隆起或增厚性实性低回声肿物,幽门管狭窄变形,内膜面不平整。其他良性病变幽门管壁增厚轻微或无阳性变化。

十二、胃肠穿孔

(一)病理和临床表现

胃肠穿孔最常发生在胃或十二指肠球溃疡和急性阑尾炎,也可以发生在肿瘤和手术后的患者。

临床表现为突然发作的持续性腹部剧痛,进而延及全腹。腹部触诊腹肌紧张,全腹压痛和反跳痛。慢性穿孔病变可能仅有局限症状,常较轻。

(二)声像图表现

腹腔内游离性气体是超声诊断穿孔的最主要征象。超声检查的重要部位在上腹部以及肝脾与横膈之间。平仰卧位时,腹腔游离气体多在上腹的腹壁下。在斜侧位时,肝脾和膈下的气体便是膈下游离气体。胃后壁穿孔的气体首先出现在小网膜囊,同时伴有小网膜囊积液。其他部位的穿孔也常伴有腹水;较局限的积液,局部管壁增厚等异常和局部压痛对穿孔部位的判断有帮助。

十三、胃异物和胃结石

(一)病理和临床表现

胃异物以误吞食入最常见,文献中也有蛔虫和胆囊十二指肠穿孔后结石进入胃腔的报道。对病史和对异物形态的了解在超声检查时是必要的。

柿子、黑枣、头发和红果均可在胃酸的作用下积聚形成结石。胃结石患者有明确的食入致病食物或异物的近期病史。患者常因上腹部不适、饱胀、疼痛、食欲减退等胃部症状前来就诊。

(二)声像图表现

空腹超声检查仅可发现较大的结石,较小异物或结石须在胃充盈下检查;当胃腔得以良好充盈时,超声可以显示直径仅数毫米的异物,尤其对透 X 线的软性物质超声检查效果明显优于 X 线检查。异物的回声和其本身的密度有关,大多表现为等至强回声,结石则以表面类弧状强回声伴有声影为特征性表现(图 3-56)。

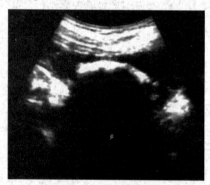

图 3-56　胃结石

4 周前食涩柿子史,因胃区不适接受超声检查,胃充盈下检查,见胃腔内弧状强回声伴有声影(AS)

十四、胃底静脉曲张

(一)病理和临床表现

门静脉高压时,胃冠状静脉侧支扩张,进而延及胃底以及食管管壁的静脉,静脉发生扩张和迂曲,病变局部黏膜膨隆。静脉曲张容易破裂引起出血。临床表现以门静脉高压为主,如脾大、脾功能亢进、腹水等。胃底静脉曲张破裂者出现呕血与黑便,严重者发生出血性休克。

(二)声像图表现

(1)空腹见贲门胃底壁增厚,壁间有蜂房状小而不规则的囊样结构。

(2)使胃充盈下检查见病变区黏膜下的葡萄状或迂曲的管状液性无回声。

（3）常伴肝硬化、门静脉增宽及脾大等超声征象。

（4）二维彩色多普勒能显示曲张静脉内的血流信号；频谱多普勒中多为低速度连续性静脉血流。

（陈　凯）

第八节　肠道非肿瘤性疾病

一、肠系膜上动脉综合征

（一）病理和临床表现

肠系膜上动脉综合征是指肠系膜上动脉和腹主动脉的夹角过小，十二指肠水平部受压，十二指肠水平部以上肠管扩张、淤滞而产生的一种临床综合征，约占十二指肠淤滞症的50％。本病多见于瘦长体型的青年女性。

主要临床症状为慢性间歇性、进食后腹部胀满、疼痛甚至呕吐。患者仰卧位时症状明显，俯卧位或膝胸位时症状减轻乃至消失。

（二）声像图表现

（1）进食后，十二指肠水平部近端的肠腔淤胀，肠系膜上动脉和腹主动脉夹角过小，局部十二指肠肠管受压狭窄，内容物难以通过。

（2）低张力胃型或胃下垂，胃内容物潴留，胃排空时间延长。

（3）患者采用膝胸位后，肠系膜上动脉和腹主动脉夹角加大，十二指肠腔内淤积缓解。

二、克罗恩病

（一）病理和临床表现

克罗恩病（Crohn's disease）是消化道非特异性慢性炎性疾病。可以发生在全消化道的任何部位，但以回肠末端最常见。病变或局限单发，也可见于几处肠管，故又称为末端节段性回肠炎。病理表现是肠壁充血、水肿，黏膜下肉芽肿样增生所导致肠壁增厚、变硬，黏膜面常有多发溃疡，浆膜面纤维素性渗出使邻近肠段、器官或腹壁粘连，因病变局部肠管狭窄可以继发肠梗阻。如果继发感染可形成脓肿或瘘管。病变区肠系膜有淋巴结肿大。本病多反复发作，病史长。

患者的常见症状为腹痛、腹泻、稀便或黏液便，病变侵及结肠可为脓血便伴黏液，少数患者可发生脂肪泻、低热或中等度发热。

（二）声像图表现

（1）回肠远端、回盲区肠管或结肠某段肠壁全周性轻度增厚，呈均匀性低回声或结节状。管壁厚度在 1.0～1.5 cm。

（2）管壁增厚处管腔狭窄，内膜面不平滑，内容物通过缓慢。

（3）近端肠管扩张。

（4）肠周围脓肿时提示有瘘管形成。

（5）病变周围淋巴结肿大，呈低回声，实质回声均匀。

(6)彩色二维超声多普勒检查时可能在病变处查见散在的血流信号。

三、急性阑尾炎

(一)病理和临床表现

急性阑尾炎在急腹症中居首位。病理上分为单纯性阑尾炎、化脓性阑尾炎和坏疽性阑尾炎。单纯性阑尾炎的主要改变是充血、水肿和白细胞浸润,阑尾肿胀轻微。化脓性阑尾炎也叫蜂窝织炎性阑尾炎,阑尾肿胀明显,壁间形成多发性小脓肿,腔内积脓,阑尾周围可有脓性渗出液。坏疽性阑尾炎的管壁缺血、坏死、容易继发穿孔,周围有较多渗出液。患者的症状和体征是转移性右下腹疼痛,阑尾区压痛和反跳痛。血液常规检查白细胞计数升高,中性粒细胞增多。

(二)声像图表现

阑尾位置变异大,超声检查中受肠气干扰,很难见到正常的阑尾。在腹水状态下,患者站立位检查可能见和盲肠相连的蚓突状结构就是阑尾。

(1)阑尾体积肿胀时在声像图表现为一低回声的管状结构,阑尾的短轴断面呈卵圆形或不规则形状。

(2)阑尾管腔因积液而扩张,腔内致密强回声是肠石的特征,一般肠石后方可以出现声影。

(3)阑尾黏膜因炎症回声增强,呈现为管壁和腔内积液之间的一条线状强回声。

(4)阑尾肿大如团块状,壁间回声不均匀,是阑尾炎的程度加重或脓肿形成的表现。

(5)肿大的阑尾周围有局限性积液则提示阑尾周围脓肿。

(6)回肠末端经常伴有轻度肠管内容物淤积,管壁蠕动较缓慢。

四、肠套叠

(一)病理和临床表现

伴有肠系膜结构的肠管被套入相连接的另一段肠腔内称为肠套叠。常见于小儿外科急诊,成人则多继发于肿瘤。被套入的肠管因血液循环障碍使肠壁充血、水肿而增厚,继而发生坏死。

肠套叠几乎都伴有近端肠管的梗阻。

肠套叠的主要临床表现为突然发生的间歇性腹痛、呕吐、血便、腹部包块。

(二)声像图表现

(1)肠套叠包块套叠的肠管长轴切面上可见肠管重叠的"套桶"征象,多层肠管呈平行排列,反折处肠管的折曲现象上下对称;短轴切面为大、中、小三个环状结构形成的偏心性"同心环"或"靶环"状。外圆呈均匀的低回声,为远端肠壁回声,中间和内部两个环状管壁稍增厚,是被套入的近端肠管。中环和内环的界面由浆膜组成,常在局部见到较强回声的肠系膜。彩色超声多普勒检查在此部位了解血流的改变,以判断肠壁的血液循环变化。

(2)肠梗阻表现套叠以上的肠管内容物在套叠处因通过受阻出现淤积。

(3)中年以上的肠套叠需注意病因的检查,主要是肠壁内生型肿瘤,其中又以脂肪瘤最常见,肿瘤实质多为强回声。

五、肠梗阻

(一)病理和临床表现

肠腔内容物不能正常向下运行通过,称为肠梗阻,是临床常见而严重的一种急腹症。根据病因和病理表现分为机械性肠梗阻和麻痹性肠梗阻;还根据梗阻的程度分成完全性肠梗阻和不完全性肠梗阻。病理生理改变是梗阻部位以上的肠管内容淤积、积液和积气,严重并发症有肠穿孔和肠壁坏死。机械性肠梗阻的淤张肠管管壁蠕动活跃,梗阻远端常可以发现病因如肿瘤、结石、肠套叠等;麻痹性肠梗阻时肠壁蠕动波减缓甚至消失。

肠梗阻的主要症状是阵发性腹部绞痛、腹胀、呕吐;机械性肠梗阻的肠鸣音亢进。完全性肠梗阻时无排便和排气。梗阻晚期发生水、电解质紊乱和休克。

(二)声像图表现

(1)肠管内容物淤积,腔内积液、积气,梗阻早期气体不多;肠管淤胀的范围、程度是判断梗阻的部位和性质的重要依据。

(2)肠壁黏膜皱襞水肿、增厚。

(3)机械性肠梗阻肠壁蠕动增强,幅度增大,频率加快,甚至有时出现逆蠕动,肠腔内容物随蠕动也有反向流动。

(4)麻痹性肠梗阻时肠管淤胀,肠蠕动弱或消失。

(5)绞窄性小肠梗阻时肠蠕动也表现为减缓甚至消失;腹腔内出现游离液体回声。短期内超声复查见腹腔游离液体明显增加。

(6)梗阻原因诊断机械性肠梗阻远端出现异常回声对于原因的确定有重要帮助,常见原因有肿瘤、异物、肠套叠、肠疝等;麻痹性肠梗阻可以出现在机械性肠梗阻晚期,更多见于手术后或继发于其他急腹症(如急性胆囊炎、急性胰腺炎、急性阑尾炎等)。手术后的麻痹性肠梗阻表现为全肠管的淤胀,而继发于其他急腹症时淤胀的肠管局限而轻微。

(张路路)

第九节　胃肠肿瘤

一、胃肠癌

(一)胃癌

1.临床病理和表现

胃癌在我国消化道恶性肿瘤中占第一位。最常见于胃幽门窦,其他依次为胃小弯、贲门区、胃底及胃体。病理组织分类以腺癌和黏液腺癌最多见。肿瘤最初发生于黏膜层,以肿块或管壁增厚的形式向腔内生长,同时向四周扩展,并向胃壁深方浸润。局限于黏膜层的较小胃癌称为原位癌;肿瘤深度浸润未超过黏膜下层者属于早期胃癌;超过黏膜下层称为进展期胃癌,又叫作中晚期胃癌。癌肿的大体形态学分成肿块型、溃疡型、管壁增厚三种基本类型。目前国际公认的进展期胃肠癌病理形态学的分型是 Borrmann 提出的四种类型:Borrmann Ⅰ 型为向腔内生长的局限而不规则的肿块,称为肿块型;肿瘤表面坏死形成凹陷是溃疡型胃癌的特征,Borrmann Ⅱ 型溃疡周围癌组织局限,和正常胃壁界限分明,为局限(或单纯)溃疡型;Borrmann Ⅲ 型的溃疡周围癌组织向周围浸润生长,界限不清,病变范围扩大,为浸润溃疡型;Borrmann Ⅳ 型为弥漫浸润型胃癌,是癌组织在胃壁广泛浸润的结果,大部分或全部胃壁增厚,部分病例的肿瘤组织主要在黏膜下生长,黏膜结构残存。

早期胃癌常无明显症状,逐渐出现胃区不适或疼痛、恶心、呕吐,消化道出血常见于溃疡型胃癌,晚期胃癌引起腹水、恶病质。腹部实质脏器(如肝脏、胰腺等)、淋巴结、腹膜、盆腔、左锁骨上淋巴结是癌瘤容易侵及的部位。

2.声像图表现

(1)管壁不规则增厚或肿块形成。

(2)内部回声呈低回声,欠均匀;低分化和黏液腺癌内部回声较少,较均匀。

(3)病变区内膜面不平整,或有管腔狭窄。

(4)常见功能异常:蠕动减缓、幅度减低或蠕动消失、胃潴留等。

(5)彩色超声多普勒所见:在部分较大肿瘤实质内常发现有不规则的血流信号。

3.超声分型

(1)结节蕈伞型(BorrmannⅠ):肿瘤向腔内生长,呈结节状或不规则蕈伞状,无明显溃疡凹陷(图3-57)。

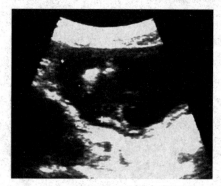

图3-57　胃窦结节蕈伞型癌

胃窦小弯侧胃壁结节状隆起,实质为低回声,欠均匀,周围正常胃壁
层次结构清楚,胃后方小圆球状淋巴结,手术病理证实为胃腺癌转移

(2)局限增厚型(BorrmannⅠ):肿瘤部分胃壁增厚,范围局限,与正常胃壁界限清楚。

(3)局限溃疡型(BorrmannⅡ):溃疡明显,边缘隆起与正常胃壁界限分明。整个病变呈火山口状。

(4)浸润溃疡型(BorrmannⅢ):"火山口"征象明显,溃疡周围有较大范围的壁不规则增厚区(图3-58)。

(5)局限浸润型(BorrmannⅣ):胃壁局部区域受侵,全周增厚伴腔狭窄,但内膜面无明显凹陷(图3-59)。

(6)弥漫浸润型(BorrmannⅣ):病变范围广泛,侵及胃大部或全胃,壁厚明显、管腔狭窄。部分病例可见胃黏膜层残存,呈断续状,胃第三条强回声线紊乱、增厚、回声减低、不均匀或中断(图3-60)。

4.胃癌深度侵及范围

(1)早期胃癌:肿瘤范围小、局限、胃壁第3层(黏膜下层及浅肌层线)存在。但黏膜下层受侵时此层次则呈断续状。在此类型中,息肉型(早期癌Ⅰ型)和壁厚者超声显示较好(图3-61),对早期癌Ⅱc和Ⅲ型(凹陷型)显示率差。胃早期癌的确诊要依靠胃镜活检。

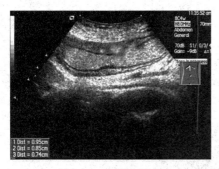

图 3-58　胃癌声像图

浸润溃疡型胃癌,有回声型胃充盈剂衬托下,胃壁前壁增厚(＋＋2,和＋＋3 标示范围),中央部位见溃疡凹陷,后壁部分也有轻度增厚

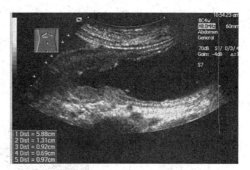

图 3-59　局限浸润型胃癌(自然组织谐波条件下,使用 8.0 MHz 凸阵腹部探头)

在无回声液体衬托下,胃窦癌变部位低回声增厚(＋＋),正常胃壁层次消失,胃腔狭窄

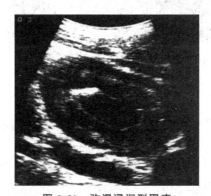

图 3-60　弥漫浸润型胃癌

胃窦短轴切面,胃腔像,胃壁全周增厚,胃壁正常层次破坏,第三层回声减低、中断

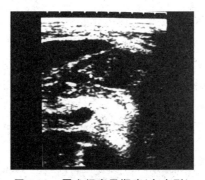

图 3-61　胃幽门窦早期癌(息肉型)

胃幽门窦前壁局限性小隆起,呈乳头状,肿块深方第三条黏膜下强回声线完整,局部肌层蠕动正常。手术病理证实为原位癌

(2)肌层受侵:胃壁第 3、4 层回声线消失,但第 5 层线尚完整。胃壁趋于僵硬。

(3)浆膜受侵:胃壁第 5 层强回声线不清。

(4)侵出浆膜:胃壁第 5 层强回声线中断,肿瘤外侵生长。

5.贲门癌

贲门癌是发生在贲门部(包括和贲门邻近的食管末端、胃底和近端胃小弯)的胃癌;贲门癌的声像图特征与胃癌相同,超声分型也和胃癌一致。其中,弥漫浸润型管壁全周呈规则或不规则性增厚,病变范围较广,常上延及腹段食管,下可侵及胃底体较大范围,梗阻征象较明显(图 3-62)。贲门短轴切面呈现"靶环"征,液体通过困难,局部管腔狭窄明显。位于食管起始段和腹段的食管癌可分别经颈部和腹部超声探及到病变,常见征象为"假肾"征。检查中主要注意病变大小厚度和周围浸润,胸段食管癌需内镜超声检查。

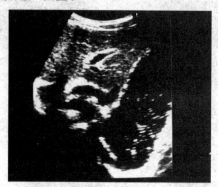

图 3-62　胃底贲门局限浸润型癌

食管-胃连接部长轴切面,腹段食管前后壁至胃底内侧壁低回声增厚为肿瘤

6.残胃癌

胃癌术后的超声检查重点是对腹腔(包括肝脏、腹膜后、盆腔)等处转移病灶的发现和观察。残胃位置深在,受干扰因素较多。尤其毕Ⅱ式手术,残胃与空肠吻合时胃内容物易迅速进入小肠,在胃充盈状态下超声对残胃癌的显示效果并不理想,超声未见明显病变时应建议内镜超声或胃镜检查确诊。

(二)小肠癌

1.临床病理和表现

小肠癌在临床少见,其中 1/3～1/2 发生在十二指肠的第二段到十二指肠空肠曲,也可以发生在回肠远端。肿瘤的形态学变化是不规则肿块形成或管壁增厚。早期症状少,随肿瘤增大而引起病变以上部位管腔梗阻,患者有呕吐、腹痛等,便血或呕血和肿瘤溃疡有关。肿瘤周围和腹膜后淋巴结容易因转移而肿大;肿瘤还可以向肝脏和胰腺转移。

2.声像图表现

(1)管壁不规则向心性增厚或肿块形成,管腔狭窄。最常见的超声征象是"假肾"征和"靶环"征。

(2)肿瘤实质呈低回声,欠均匀;低分化和黏液腺癌内部回声较少,较均匀。

(3)病变区内膜面不平整,外界也常因肿瘤浸润而显得边界不清。

(4)常见功能异常:近端肠管内容物积聚,通过困难,胃潴留。

(5)彩色超声多普勒所见:常被用于观察肿瘤周围的浸润程度,肿瘤向外界浸润常使周围的血管受压而使血流信号减少或消失。

3.超声分型

(1)肿块型:低回声型不规则肿块凸向腔内,实质回声欠均匀(图 3-63)。

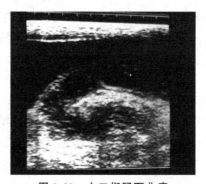

图 3-63　十二指肠下曲癌

高位肠梗阻患者,急诊超声检查发现胃潴留(st),幽门开放,十二指
肠内容物向胃腔返流,在十二指肠下曲发现不规则状低回声肿瘤

(2)管壁增厚型:以局部管壁增厚为特点,大多数在超声检查时已经波及全周,管腔狭窄,近端肠管因内容淤积而扩张,通过受阻。

(三)大肠癌

1.临床病理和表现

大肠癌是胃肠道常见的恶性肿瘤,占胃肠道肿瘤的第二位。大肠癌包括结肠癌和直肠癌。以回盲部、直肠、乙状结肠、结肠肝曲和脾曲为高发处。

大肠癌的病理形态可分为:①肿块型,呈菜花样肿物凸向肠腔内。②管壁增厚型,以不规则的管壁增厚形式向心性生长,同时向周围扩展,常因管腔通过障碍而发生肠梗阻。③溃疡型,多在管壁增厚型肿块基础上发生,肿瘤中央出现凹陷溃疡,此型出现梗阻症状者不多,但常伴有便血。大肠癌可以直接向局部扩散,腹腔种植;也常引起淋巴结,或肝脏等部位的转移。便血是大肠癌主要症状,其他常见症状有腹痛、便秘、腹胀、肿瘤晚期常出现腹水。

2.声像图表现

(1)增厚型:肠壁向心性不规则增厚伴管腔狭窄,肿瘤实质为稍欠均匀的低或较低回声;常见超声病理征象为"假肾"征和"靶环"征。病变处管腔通过不畅、近端肠管瘀胀或肠梗阻。在肿瘤和近端正常肠管交界处呈现管腔向心性收缩的挛缩状(图 3-64)。

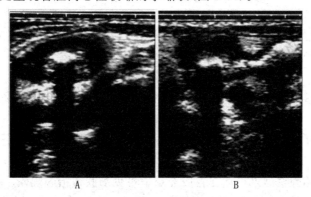

图 3-64　结肠肝曲癌

A.短轴切面;B.长轴切面。结肠肝曲管壁不规则增厚,实质回声不均,局部管腔狭窄,狭窄管腔内强回声伴有声影的结构为粪块(S)。近端升结肠(AS)管腔内容物淤积。LN:淋巴结肿大(转移)

（2）肿块型：表现为局限性、形态不规则或呈菜花状的、向腔内隆起的较低回声型肿块，表面不平整，实质回声不均。肿块外界常因癌组织浸润而显得界限不清；病变周围肠壁多正常。

（3）溃疡型：以管壁增厚为主，中心区有局限的溃疡凹陷，溃疡基底处的管壁和周围部分相比明显变薄。

（4）其他表现：肿瘤部位肠管僵硬，肠蠕动消失。

（5）肿瘤转移征象：可见肿瘤淋巴回流区淋巴结肿大，肝脏等器官内转移灶。

（6）彩色超声多普勒所见：在肿块型和部分管壁增厚型肿瘤实质内有较丰富的、不规则的血流信号。

二、胃肠恶性淋巴瘤

（一）临床病理和表现

胃肠恶性淋巴瘤是源于胃肠黏膜下淋巴组织的恶性肿瘤。肿瘤常呈单发或多发肿块状，也可以管壁增厚方式生长。病变处常有黏膜覆盖，黏膜面有时发生溃疡。肿瘤发生的常见部位是胃体窦、空肠近段和升结肠。极少数也可发生在横结肠或回肠末端。

本病常以上腹饱胀、疼痛、恶心、呕吐、黑便、食欲减退或腹部肿块等就诊时被影像学或内镜检出。

（二）声像图表现

（1）肿瘤位于黏膜下，大部分瘤体表面可见拱桥样黏膜皱襞。

（2）胃肠壁弥漫性增厚或局限型肿物，有时表现为黏膜下多结节。

（3）实质呈均匀的低回声或近似无回声，透声性好，后方回声略增强。

（4）适当调节仪器增益条件可见肿物内部多结节或网格结构。

（5）胃肠腔狭窄的程度不严重。

（6）部分病例可出现溃疡凹陷，溃疡凹陷周围的胃黏膜层完整。

（7）有时可见肝脾大或腹部淋巴结肿大。

（8）彩色超声多普勒所见肿瘤内部见散在不规则走行的低速血流信号。

（三）超声分型

1.巨块型

病变广泛，壁厚明显，并伴有肿块形成。内部回声欠均匀，并见瘤内有大小不等的结节融合征象。各结节间有中等回声边界，使整个肿块区呈网织状。

2.浸润型

全周广泛而明显壁增厚，增厚壁呈结节隆起状。瘤内有多个低回声小结节。

3.多结节型

多结节型是胃恶性淋巴瘤的一种，胃黏膜隆起、肥大；胃黏膜下有多发小低回声结节。

4.肿块型

局限性肿块。胃部肿块型淋巴瘤在胃腔充盈下可见黏膜被抬起现象。肠道肿块型淋巴瘤则因肿块局限，内部回声低而均匀，易误诊为囊肿。

5.溃疡型

分为大溃疡型和小溃疡型两种。大溃疡型病变以较大而明显的溃疡为特征，溃疡环堤处有黏膜层覆盖，肿瘤体内常见数个低回声结节，是最具有超声诊断特点的一种类型（图 3-65）。小溃疡型病变呈中等度壁均匀增厚(厚度为 1.0～1.5 cm)。溃疡多发且表浅(称为"匐行溃疡"),超声不易辨认,易误诊为胃癌。

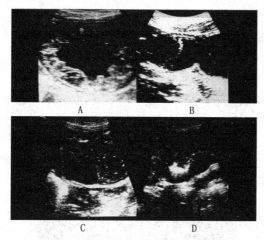

图 3-65　胃黏膜下恶性淋巴瘤声像图

A. 胃黏膜下肿瘤(胃恶性淋巴瘤-多发结节型),胃全周性增厚,黏膜层呈波浪状隆起;B.胃黏膜下肿瘤(胃恶性淋巴瘤-肿块型);C.肿瘤处的黏膜层呈"拱桥"样;D.胃黏膜下肿瘤(胃恶性淋巴瘤-溃疡型)

三、胃肠间质瘤

(一)临床病理和表现

胃肠间质瘤属于消化管黏膜下肿瘤。既往的平滑肌瘤和平滑肌肉瘤、神经组织来源性肿瘤属于此类。肿瘤可发生在消化道的任何部位。较小的肿瘤多是圆球状,随即可以向分叶状或更不规则形态发展。肿瘤的生长方式:或将黏膜顶起向管腔内生长;或突出浆膜,长在管壁外;也可以向管腔内、外同时扩展。肿瘤的病理组织学变化为溃疡形成;较小的肉瘤就会出现实质的弥漫性出血坏死、继而出现液化,当坏死液化腔和溃疡相通时有假腔形成。患者临床常见症状为腹部不适或疼痛,常因消化道出血,腹部肿块而就诊。

(二)声像图表现

(1)胃肠区圆球状或分叶状肿块(图 3-66)。

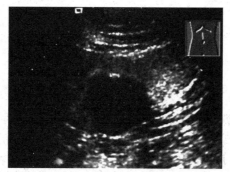

图 3-66　胃黏膜下良性肿瘤(间质瘤)

有回声胃充盈剂衬托下,胃后壁黏膜下类圆球状实性肿瘤,实质为不均匀的低回声,肿瘤表面有溃疡形成

(2)内部呈均匀或较均匀的低回声。

(3)肿瘤最大直径多在5.0 cm以下(偶见于直径9.0 cm者)。

(4)肿块边界清晰。

(5)可有小溃疡,溃疡规整,基底较平滑。

(三)间质瘤的恶变

(1)肿瘤的形态多为分叶状或不规则状。

(2)直径大于5.0 cm,文献报道肿瘤平均直径多在10.0 cm。

(3)瘤体内部回声增强、不均匀。

(4)常有深、大而不规则的溃疡凹陷。

(5)实质内液化,液化区较大而不规则。

(6)若液化与溃疡贯通,肿瘤内生成假腔(图3-67)。

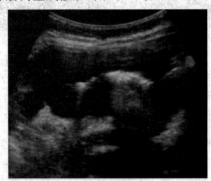

图3-67 小肠间质瘤(恶性)

肿瘤(T)呈分叶状,中心假腔形成,有窦道和小肠腔相通

(7)易引起周围淋巴结和肝脏转移。

(四)超声分型

1.腔内型

肿物向腔内生长,局部管腔变窄;胃充盈下检查常见被肿瘤抬起的黏膜。此型在小肠和大肠少见。

2.壁间型

肿瘤同时向腔内、外生长,管腔内黏膜稍见隆起。

3.腔外型

肿瘤主要向浆膜外生长,管腔受压变形不明显。

四、胃肠脂肪类肿瘤

(一)临床病理和表现

胃肠脂肪类肿瘤包括脂肪瘤和血管平滑肌脂肪瘤,属于黏膜下肿瘤,良性居多,临床较少见。肿瘤体积一般较小(直径为2.0~4.0 cm),肿瘤多为管腔内生型。可生长在胃到结肠的各段,临床多以肠梗阻、肠套叠等并发症来就诊时被超声检查确定。

(二)声像图表现

位于黏膜下的圆球或扁圆球体肿块,实质为较强回声。超声检查时容易被误认为胃肠内容物。肠道脂肪类肿瘤的声像图上不容易发现隆起的黏膜皱襞。

五、胃息肉

(一)临床病理和表现

胃息肉属于胃黏膜层上皮性良性肿瘤,分为真性和假性两种。假性息肉系黏膜炎性增生形成;真性息肉,又名息肉样腺瘤,最常见。由增生的黏膜腺上皮构成,多为单个。表面呈结节状,多数有蒂,大小一般不超过 2 cm。息肉样腺瘤属于癌前期病变。发病部位以胃窦多见。

发病早期通常无明显症状。部分有上腹不适、腹痛、恶心、呕吐及消化道出血等症状。发生在幽门部较大的息肉可引起幽门梗阻。

(二)声像图表现

空腹超声检查时,很难发现较小的胃息肉;在胃充盈条件下,声像图上表现为自胃黏膜层向腔内隆起病变,呈圆球状、乳头状或分叶状,大小约 1.0 cm(偶可见大于 2.0 cm 者),息肉质地软,瘤体多为不均匀的中等或较强回声。基底部有较细的蒂与胃壁连接,局部胃壁层次结构和蠕动正常(图 3-68)。

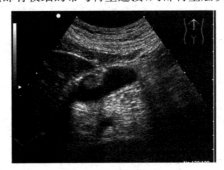

图 3-68　胃窦息肉

胃窦短轴切面:胃前壁乳头状隆起,实质为等回声

六、胃壁囊肿

(一)临床病理和表现

胃壁囊肿属于胃黏膜下囊性肿瘤,临床很少见,大多数囊肿继发于胃壁的迷走胰腺,是胰液潴留性的假性囊肿。形成的囊肿向胃腔内膨出。患者主要症状是胃区不适,腹胀等。

(二)声像图表现

表现为向胃腔内膨出的黏膜下囊性无回声,囊壁薄而平滑,囊液清晰(图 3-69)。

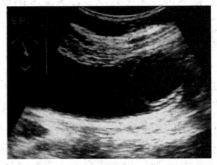

图 3-69　胃壁假性胰腺囊肿

胃腔无回声液体充盈,胃体大弯侧球状黏膜隆起,内部为液性无回声,术前超声诊断胃壁囊肿,手术病理确诊为胃壁假性胰腺囊肿

七、阑尾黏液囊肿

(一)临床病理和表现

阑尾黏液囊肿是发生在阑尾的囊性肿瘤,临床也比较少见。大多数囊肿因阑尾黏膜粘连,管腔闭塞后黏液潴留所致。少数为原发于阑尾的囊性黏液腺癌。此种肿瘤极易破裂,流出的黏液向全腹扩散,在腹膜上形成大小不等的多处转移,同时有大量腹水。患者经常以腹水、腹胀而来就诊。

(二)声像图表现

表现为盲肠下方的长椭球状囊性无回声区,囊壁薄而均匀。囊液稠厚或感染时使回声增强不均匀。囊腺癌形态欠规则,囊壁厚而不平整,回声不均匀,囊液稠厚呈不均质的低回声。转移的肿块表现为腹膜上形态各异的低回声结构。实质间可见散在小的囊性区。腹水稠厚,变换体位时可见飘落的细小回声。

(张路路)

第十节　肝囊性病变

一、肝囊肿

(一)病理与临床表现

非寄生虫性肝囊肿发病率为 $1.4\%\sim5.3\%$,女性发病多于男性,分为先天性和后天性两类。一般所指的肝囊肿为先天性肝囊肿,又称真性囊肿。其发病原因多数学者认为在胚胎发育期,肝内局部胆管或淋巴管因炎症上皮增生阻塞导致管腔分泌物潴留,逐步形成囊肿;或因肝内迷走胆管与淋巴管在胚胎期的发育障碍所致。

肝囊肿的病理类型分为血肿和退行性囊肿、皮样囊肿、淋巴囊肿、内皮细胞囊肿、潴留性囊肿和囊性肿瘤。囊肿呈卵圆形、壁光滑,囊腔为单房或多房性。体积大小相差悬殊,小者囊液仅数毫升,大者含液量可达 1 000 mL。囊液清亮,呈中性或碱性,有的可含有胆汁。囊肿周围的肝实质常见压迫性萎缩。其并发症包括感染、坏死、钙化和出血。

临床表现:囊肿较小者可长期甚至终生无症状。随着囊肿的逐渐增大,可出现邻近脏器的压迫症状,上腹部不适、饱胀,甚至隐痛、恶心与呕吐。亦可出现上腹部包块,肝大、腹痛和黄疸。囊肿破裂、出血、感染时出现相应的症状体征。

(二)超声影像学表现

(1)典型肝囊肿声像图特点为肝实质内圆形或卵圆形无回声区;包膜光整,壁薄光滑,呈高回声,与周围肝组织边界清晰;侧壁回声失落,后壁及后方回声增高(图3-70)。

(2)多房性者表现为囊腔内纤细的条状分隔;体积较大囊肿合并感染出血时,囊腔内出现弥漫性点状弱回声,亦可分层分布,变动体位时回声旋动,囊壁可增厚,边缘不规则。

(3)囊肿较小者肝脏形态大小及内部结构无明显改变。较大者可引起肝轮廓增大,局部形态改变;肝组织受压萎缩;周边血管及胆管可呈压迫征象,囊肿巨大时可造成相邻器官的推挤征象。

(4)CDFI:囊肿内部无血流信号显示,囊肿较大周边血管受压时可出现彩色血流,速度增快。

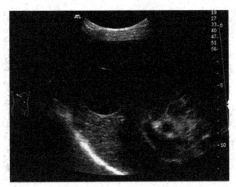

图 3-70　肝囊肿

（三）鉴别诊断

1.正常血管横断面

正常血管横断面虽呈圆形无回声区,但后方增高效应不明显,变换扫查角度则表现为管状结构,CDFI 显示彩色血流,即可与囊肿区别。

2.肝癌液化

具有分泌功能的腺癌肝转移及原发性肝癌液化,可为单个液区,亦可为不规则状无回声区,其中常有组织碎片和细胞沉渣产生的斑点状回声,外周为厚而不规则的实质性结构,可与肝囊肿鉴别。

3.肝棘球蚴病

肝棘球蚴病单纯囊型与肝囊肿单凭声像图区别有一定困难,除前者立体感较强,壁较单纯性囊肿为厚外,还应结合患者有疫区居住史,棘球蚴病皮试或间接荧光抗体试验(IFAT)鉴别。

4.腹部囊性肿块

巨大孤立性肝囊肿应注意与肠系膜囊肿,先天性胆总管囊肿、胆囊积水、胰腺囊肿、肾囊肿、右侧肾积水及卵巢囊肿等相鉴别。

二、多囊肝

（一）病理与临床表现

多囊肝是一种先天性肝脏囊性病变,具家族性和遗传性。由于胚胎时期发育过剩的群集小胆管的扩张所致。常并发肾、脾、胰等内脏器官多囊性改变。囊肿在肝内弥漫分布、大小不一,直径仅数毫米至十几厘米,绝大多数累及全肝,有的可仅累及某一肝叶。囊壁菲薄,囊液清亮或微黄,囊肿之间的肝组织可以正常。

临床表现:多数患者无症状,可在 35～50 岁出现体征,部分患者可伴肝区痛及黄疸,肝脏肿大及扪及右上腹包块。

（二）超声影像学表现

(1)肝脏体积普遍增大,形态不规则,肝包膜凸凹不平似波浪状。

(2)肝实质内布满大小不等的圆形或类圆形无回声区,其大小相差悬殊,较大者囊壁薄而光滑,后方回声增高,囊肿之间互不连通。实质内微小囊肿壁则呈"等号"状高回声。严重者肝内正常管道结构及肝实质显示不清(图 3-71)。

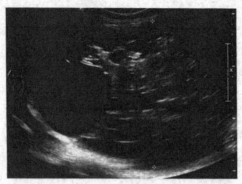

图 3-71　多囊肝

(3)轻型多囊肝,显示肝内有较多数目的囊肿回声,直径大小以 2~5 cm 多见,肝脏轻至中度肿大,形态无明显改变,肝内管道结构可以辨认,囊肿间可有正常肝组织显示。

(4)肾脏或脾脏可有相应的多囊性声像图表现。

(三)鉴别诊断

1.多发性肝囊肿

多发性肝囊肿与较轻的多囊肝不易区别,可试从以下几点鉴别:①多发性肝囊肿为单个散在分布,数目较少;②肝大不如多囊肝明显,囊肿之间为正常肝组织;③不合并其他脏器的多囊性病变。

2.先天性肝内胆管囊状扩张症

先天性肝内胆管囊状扩张症为节段性肝内胆管囊状扩张,显示肝区内大小不等的圆形或梭形无回声区,与多囊肝的鉴别点:①扩张的肝内胆管呈囊状或柱状,追踪扫查可见无回声区相互沟通;②无回声区与肝外胆管交通,且常伴胆总管的梭形扩张;③多有右上腹痛、发热及黄疸病史;④必要时超声导向穿刺及造影检查可以确诊。

3.先天性肝纤维化

先天性肝纤维化多见于婴幼儿,有家族遗传倾向,可合并肝内胆管扩张和多发性囊肿。声像图显示肝脏除囊性无回声区外,其余部分肝实质呈肝硬化表现;脾脏肿大及门脉高压表现。

三、肝脓肿

(一)病理与临床表现

肝脓肿可分为细菌性肝脓肿和阿米巴肝脓肿两大类。

1.细菌性肝脓肿

最常见的病原菌是大肠埃希菌和金黄色葡萄球菌,其次为链球菌,有些则为多种细菌的混合感染。主要感染途径为:①胆管系统梗阻和炎症;②门静脉系统感染;③败血症后细菌经肝动脉进入肝脏;④肝脏周围临近部位和脏器的化脓性感染,细菌经淋巴系统入肝;⑤肝外伤后感染;⑥隐源性感染,约 30%的患者找不到原发灶,可能为肝内隐匿性病变,当机体抵抗力减弱时发病,有报道此类患者中约 25%伴有糖尿病。

化脓性细菌侵入肝脏后,引起炎性反应,可形成散在的多发性小脓肿;如炎症进一步蔓延扩散,肝组织破坏,可融合成较大的脓肿。血源性感染者常为多发性,病变以右肝为主或累及全肝;感染来自胆管系统的脓肿多与胆管相通,为多发性,很少出现较大的脓肿或脓肿穿破现象;肝外伤后血肿感染和隐源性脓肿多为单发性。如肝脓肿未得到有效控制,可向膈下、腹腔、胸腔穿破。

2.阿米巴性肝脓肿

由溶组织阿米巴原虫引起,是阿米巴疾病中最常见的肠外并发症之一。阿米巴原虫多经门静脉进入肝脏,于门静脉分支内发生栓塞,引起局部组织缺血、坏死,同时产生溶组织酶,造成局部肝细胞的溶解破坏,形成多个小脓肿,进而相互融合形成较大的脓肿。病变大多数为单发性,90%以上发生于肝右叶,并以肝顶部为多。脓肿可向横膈、胸膜腔、气管内浸润,破溃而造成膈下、胸腔及肺脓肿。

临床表现:多见于青壮年男性,患者出现发热、寒战,呈弛张热型,肝区疼痛及胃肠道反应症状。体质虚弱、贫血,部分患者出现黄疸、肝脏肿大、右侧胸壁饱满、肋间隙增宽、触痛等。

(二)超声影像学表现

肝脓肿的病理演变过程,反映在声像图上可有以下表现。

(1)肝脓肿早期:病灶区呈炎性反应,充血水肿、组织变性坏死尚未液化。肝实质内显示一个或多个类圆形或不规则状低回声或回声增高团块;与周围组织境界清楚,亦可模糊不清;肝内血管分布可以无明显变化;CDFI可显示内部有点状或条状搏动性彩色血流,脉冲多普勒呈动脉血流,阻力指数≤0.55(图3-72)。

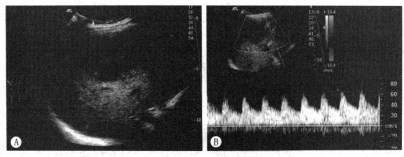

图3-72　细菌性肝脓肿

A.肝右叶低回声不均质团块;B.CDFI显示条状血流,PD测及动脉血流频谱,RI=0.55

(2)脓肿形成期:坏死组织液化脓肿形成,显示肝实质内囊性肿块。壁厚而不均,内壁粗糙如虫蚀状;脓液稀薄时呈无回声,伴有稀疏细小点状强回声;较大脓腔未完全融合时,有不规则间隔;脓液黏稠含有坏死组织碎片无回声区内出现密集细小点状强回声,其中散在不规则斑片状或索带状回声,并随体位改变旋动,伴有产气杆菌感染时,脓腔前壁后方有气体高回声;脓肿后方回声增高。

(3)慢性肝脓肿壁显著增厚,内壁肉芽组织增生,无回声区缩小,脓腔内坏死组织积聚,表现为类似实质性的杂乱高回声。脓肿壁钙化时,呈弧形强回声,后伴声影。

(4)伴随征象肝脏局部肿大或形态改变,脓肿靠近膈面时,可致膈肌局限性抬高,活动受限;或出现右侧胸腔积液;脓肿周围管状结构受压移位;感染源自胆管者可发现胆管阻塞和感染的相应表现。

(三)鉴别诊断

1.不同类型肝脓肿的鉴别

细菌性肝脓肿与阿米巴肝脓肿的治疗原则不同,两者应予鉴别,阿米巴肝脓肿起病常较缓慢,大多有痢疾或腹泻史。脓肿常为单个,体积较大,多位于右肝膈顶部。脓液呈巧克力色,可找到阿米巴滋养体,可与细菌性肝脓肿鉴别。

2.肝癌

肝脓肿早期未液化时呈实质性回声,与肝细胞癌的表现类似。但后者外周可有完整的低回声晕环绕,CDFI检出动脉血流。肝脓肿形成后应与转移性肝肿瘤相区别,腺癌肝脏转移灶多呈"牛眼"征,液化区后方回声不增高或出现衰减。同时应结合临床资料,并在短期内随访观察做出鉴别,必要时应做超声导向穿刺细胞学及组织学检查。

肝内透声较强的转移性肿瘤,如淋巴瘤、平滑肌肉瘤等可与脓肿混淆。鉴别主要依靠病史、实验室检查和诊断性穿刺。

3.其他肝脏占位病变

肝脓肿液化完全、脓液稀薄者需与肝囊肿鉴别。肝囊肿壁薄光滑,侧壁回声失落;肝包虫囊肿内有条状分隔及子囊,边缘可见钙化的强回声及声影;肝脓肿壁较厚,内壁不整,声束散射回声无方向依赖,囊壁显示清晰。同时病史亦完全不同。

4.胰腺假性囊肿

较大的胰腺假性囊肿可使肝左叶向上移位,易误为肝脓肿。应多切面扫查,判断囊肿与周围脏器的关系,并让患者配合深呼吸根据肝脏与囊肿运动不一致的特点做出鉴别。

(张路路)

第十一节　肝弥漫性病变

肝弥漫性病变为一笼统的概念,是指多种病因所致的肝脏实质弥漫性损害。常见病因有病毒性肝炎、药物性肝炎、化学物质中毒、血吸虫病、肝脏淤血、淤胆、代谢性疾病、遗传性疾病、自身免疫性肝炎等。上述病因均可引起肝细胞变性、坏死,肝脏充血、水肿、炎症细胞浸润,单核吞噬细胞系统及纤维结缔组织增生等病理变化,导致肝功能损害和组织形态学变化。肝弥漫性病变的声像图表现,可在一定程度上反映其病理形态学变化,但是对于诊断而言,大多数肝弥漫性病变声像图表现缺乏特异性,鉴别诊断较为困难,需结合临床资料及相关检查结果进行综合分析。

一、病毒性肝炎

(一)病理与临床概要

病毒性肝炎是由不同类型肝炎病毒引起,以肝细胞的变性、坏死为主要病变的传染性疾病。按病原学分类,目前已确定的病毒性肝炎有甲型、乙型、丙型、丁型、戊型肝炎5种,通过实验诊断排除上述类型肝炎者称非甲至戊型肝炎。各型病毒性肝炎临床表现相似,主要表现为乏力、食欲减退、恶心、厌油、肝区不适、肝脾大、肝功能异常等,部分患者可有黄疸和发热。甲型和戊型多表现为急性感染,患者大多在6个月内恢复;乙型、丙型和丁型肝炎大多呈慢性感染,少数病例可发展为肝硬化或肝细胞癌,极少数呈重症经过。因临床表现相似,需依靠病原学诊断才能确定病因。

病毒性肝炎的临床分型:①急性肝炎;②慢性肝炎;③重型肝炎;④淤胆型肝炎;⑤肝炎后肝硬化。

病毒性肝炎的基本病理改变包括肝细胞变性、坏死,炎症细胞浸润,肝细胞再生,纤维组织增生等。其中,急性肝炎主要表现为弥漫性肝细胞变性、坏死,汇管区可见炎症细胞浸润,纤维组织增生不明显;慢性肝炎除炎症坏死外,还有不同程度的纤维化;重型肝炎可出现大块或亚大块坏死;肝硬化则出现典型的假小叶改变。

(二)超声表现

1.急性病毒性肝炎

(1)二维超声。①肝脏:肝脏不同程度增大,肝缘角变钝。肝实质回声均匀,呈密集细点状回声(图 3-73A)。肝门静脉管壁、胆管壁回声增强。②脾:脾大小正常或轻度增大。③胆囊:胆囊壁增厚、毛糙,或水肿呈"双边"征,胆汁透声性差,胆囊腔内可见细弱回声。部分病例胆囊腔缩小,或胆囊暗区消失呈类实性改变(图 3-73A)。④其他:肝门部或胆囊颈周围可见轻度肿大淋巴结(图 3-73B)。

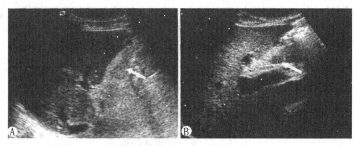

图 3-73　急性病毒性肝炎

二维超声显示肝实质回声均匀,呈密集细点状回声,胆囊缩小,胆囊壁增厚,
胆囊腔暗区消失呈类实性改变(A,↑);肝门部淋巴结轻度肿大(B,↓)

(2)彩色多普勒超声:有研究报道,肝动脉收缩期、舒张期血流速度可较正常高。

2.慢性病毒性肝炎

(1)二维超声。①肝脏:随肝脏炎症及纤维化程度不同,可有不同表现。轻者声像图表现类似正常肝脏;重者声像图表现与肝硬化接近。肝脏大小多无明显变化。肝脏炎症及纤维化较明显时,肝实质回声增粗、增强,呈短条状或小结节状,分布不均匀,肝表面不光滑(图 3-74A)。肝静脉及肝门静脉肝内分支变细及管壁不平整。②脾脏:脾可正常或增大(图 3-74B),增大程度常不及肝硬化,脾静脉直径可随脾增大而增宽。③胆囊:胆囊壁可增厚、毛糙,回声增强。容易合并胆囊结石、息肉样病变等。

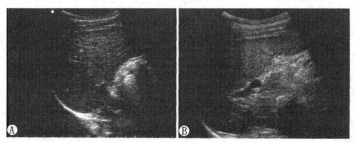

图 3-74　慢性病毒性肝炎

二维超声显示肝表面不光滑,肝实质回声增粗呈短条状,分布不均匀,
肝内血管显示欠佳(A);脾增大,下缘角变钝,脾实质回声均匀(B)。
肝穿刺活检病理:慢性乙型肝炎 G3/S3(炎症 3 级/纤维化 3 期)

（2）彩色多普勒超声：随着肝脏损害程度加重，特别是肝纤维化程度加重，肝门静脉主干直径逐渐增宽，血流速度随之减慢；肝静脉变细，频谱波形趋于平坦；脾动、静脉血流量明显增加。

3.重型病毒性肝炎

（1）二维超声。①肝脏：急性重型病毒性肝炎，肝细胞坏死明显时，肝脏体积可缩小，形态失常，表面欠光滑或不光滑（图3-75A），实质回声紊乱，分布不均匀，肝静脉逐渐变细甚至消失；亚急性重型病毒性肝炎，如肝细胞增生多于坏死，则肝脏缩小不明显；慢性重型病毒性肝炎的声像表现类似慢性肝炎，如在肝硬化基础上发生重症肝炎，则声像图具有肝硬化的特点。②胆囊：胆囊可增大，胆囊壁水肿增厚，胆汁透声性差，可见类实性回声（图3-75A）。③脾脏：可增大或不大。④腹水（图3-75A）。

（2）彩色多普勒超声：重型病毒性肝炎患者较易出现肝门静脉高压表现，如附脐静脉重开（图3-75B），肝门静脉血流速度明显减低或反向等。

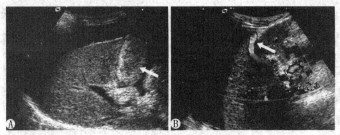

图 3-75　重型病毒性肝炎

二维超声显示肝脏形态失常，右肝缩小，肝表面欠光滑，肝实质回声增粗，分布均匀，胆囊壁增厚，不光滑，胆囊腔内充满类实性回声（A↑），后方无声影，肝前间隙见液性暗区（A）；CDFI显示附脐静脉重开，可见出肝血流显示（B↑）

4.其他

淤胆型肝炎声像图表现无特异性。肝炎后肝硬化超声表现见肝硬化。

（三）诊断与鉴别诊断

病毒性肝炎主要需与下列疾病鉴别。

1.淤血肝

继发于右心功能不全，声像图显示肝大，肝静脉及下腔静脉扩张，搏动消失，血流速度变慢或有收缩期反流，肝门静脉一般不扩张。急、慢性肝炎肝脏可增大，肝静脉及下腔静脉无扩张表现，且慢性肝炎及肝炎后肝硬化者多数肝静脉变细。

2.脂肪肝

肝大，肝缘角变钝，肝实质回声弥漫性增强，但光点细密，并伴有不同程度的回声衰减，肝内管道结构显示模糊，肝门静脉不扩张。

3.血吸虫性肝病

患者有流行区疫水接触史，声像图显示肝实质回声增强、增粗，分布不均匀，以汇管区回声增强较明显，呈较具特征性的网格状或地图样改变。

4.药物中毒性肝炎

由于毒物影响肝细胞代谢和肝血流量，导致肝细胞变性、坏死。声像图显示肝脏增大，肝实质回声增粗、增强，分布欠均匀，与慢性病毒性肝炎类似，鉴别诊断需结合临床病史及相关实验室检查结果综合分析。

5.酒精性肝炎

声像图表现可与病毒性肝炎类似,诊断需结合临床病史特别是饮酒史。

二、肝硬化

(一)病理与临床概要

肝硬化是一种常见的由不同原因引起的肝脏慢性、进行性、弥漫性病变。肝细胞变性、坏死,炎症细胞浸润,继而出现肝细胞结节状再生及纤维组织增生,致肝小叶结构和血液循环途径被破坏、改建,形成假小叶,使整个肝脏变形、变硬而形成肝硬化。

根据病因及临床表现的不同有多种临床分型。我国最常见为门脉性肝硬化,其次为坏死后性肝硬化以及胆汁性、淤血性肝硬化等。肝硬化按病理形态又可分为小结节型、大结节型、大小结节混合型。门脉性肝硬化主要病因有慢性肝炎、酒精中毒、营养缺乏和毒物中毒等,主要属小结节型肝硬化,结节最大直径一般不超过 1 cm。坏死后性肝硬化多由亚急性重型肝炎、坏死严重的慢性活动性肝炎、严重的药物中毒发展而来,属于大结节及大小结节混合型肝硬化,结节大小悬殊,直径为 0.5～1 cm,最大结节直径可达6 cm。坏死后性肝硬化病程短,发展快,肝功能障碍明显,癌变率高。

肝硬化的主要临床表现:代偿期多数患者无明显不适或有食欲减退、乏力、右上腹隐痛、腹泻等非特异性症状,肝脏不同程度增大,硬度增加,脾轻度增大或正常。失代偿期上述症状更明显,并出现腹水、脾增大、食管-胃底静脉曲张等较为特征性表现,晚期有进行性黄疸、食管静脉曲张破裂出血、肝性脑病等。

(二)超声表现

1.肝脏大小、形态

肝硬化早期肝脏可正常或轻度增大。晚期肝形态失常,肝脏各叶比例失调,肝脏缩小,以右叶为著(图 3-76);左肝和尾状叶相对增大,严重者肝门右移。右叶下缘角或左叶外侧缘角变钝。肝脏活动时的顺应性及柔软性降低。

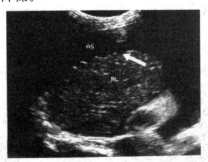

图 3-76　肝硬化

二维超声显示右肝(RL)缩小,形态失常,肝表面呈锯齿状(↑),肝实质回声增粗,分布不均匀,肝内血管显示不清,肝静脉变细。肝前间隙见液性暗区(AS)

2.肝表面

肝表面不光滑,凹凸不平,呈细波浪、锯齿状、大波浪状或凸峰状。用 5 MHz 或7.5 MHz 高频探头检查,显示肝表面更清晰,甚至可见细小的结节。有腹水衬托时,肝表面改变亦更清晰。

3.肝实质回声

肝实质回声弥漫性增粗、增强，分布不均匀，部分患者可见低回声或等回声结节（图 3-77）。

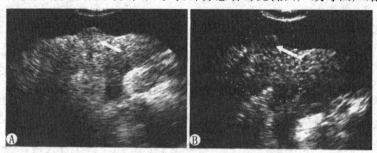

图 3-77　肝硬化结节

二维超声显示肝缩小，肝表面凹凸不平，右肝前叶肝包膜下一稍低回声结节，向肝外突出，结
节边界不清，内部回声均匀（A↑）；CDFI 显示等回声结节内部无明显血流显示（B↑）

4.肝静脉

早期肝硬化肝内管道结构无明显变化。后期由于肝内纤维结缔组织增生、肝细胞结节状再生和肝小叶重建挤压管壁较薄的肝静脉，致肝静脉形态失常，管径变细或粗细不均，走行迂曲，管壁不光滑，末梢显示不清。CDFI 显示心房收缩间歇期肝静脉回心血流消失，多普勒频谱可呈二相波或单相波，频谱低平，可能与肝静脉周围肝实质纤维化和脂肪变性使静脉的顺应性减低有关。

5.肝门静脉改变及门静脉高压征象

（1）肝门静脉系统内径增宽主干内径＞1.3 cm，随呼吸内径变化幅度小或无变化，CDFI 显示肝门静脉呈双向血流或反向血流，肝门静脉主干血流反向是肝门静脉高压的特征性表现之一。肝门静脉血流速度减慢，血流频谱平坦，其频谱形态及血流速度随心动周期、呼吸、运动和体位的变化减弱或消失。

（2）侧支循环形成：也是肝门静脉高压的特征性表现之一。

附脐静脉开放：肝圆韧带内或其旁出现无回声的管状结构，自肝门静脉左支矢状部向前、向下延至脐，部分附脐静脉走行可迂曲（图 3-78A），CDFI 显示为出肝血流（图 3-78B），多普勒频谱表现为肝门静脉样连续带状血流。

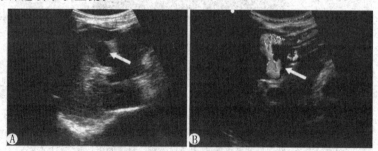

图 3-78　附脐静脉重开

二维超声显示附脐静脉迂曲扩张，自肝门静脉左支矢状
部行至肝外腹壁下（A↑）；CDFI 显示为出肝血流（B↑）

胃冠状静脉（胃左静脉）扩张、迂曲，内径＞0.5 cm。肝左叶和腹主动脉之间纵向或横向扫查显示为迂曲的管状暗区或不规则囊状结构，CDFI 显示其内有不同方向的血流信号充填

（图 3-79），为肝门静脉样血流频谱。胃冠状静脉是肝门静脉主干的第 1 个分支，肝门静脉压力的变化最先引起胃冠状静脉压力变化，故胃冠状静脉扩张与肝门静脉高压严重程度密切相关。

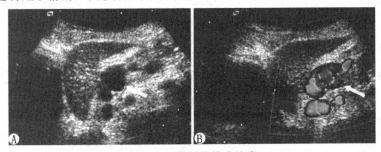

图 3-79　胃冠状静脉扩张

二维超声显示胃冠状静脉呈囊状扩张，边界清晰（A↑）；CDFI
显示暗区内红蓝相间不同方向的彩色血流信号（B↑）

脾肾侧支循环形成：脾脏与肾脏之间出现曲管状或蜂窝状液性暗区，可出现在脾静脉与肾静脉之间、脾静脉与肾包膜之间或脾包膜与肾包膜之间，呈肝门静脉样血流频谱。

脾胃侧支循环形成：脾静脉与胃短静脉之间的交通支，表现为脾上极内侧迂曲管状暗区或蜂窝状暗区（图 3-80），内可探及门静脉样血流频谱。

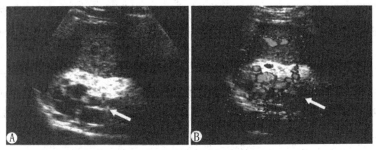

图 3-80　胃底静脉扩张

二维超声显示脾上极内侧相当于胃底部蜂窝状暗
区（A↑）；CDFI 显示暗区内充满血流信号（B↑）

（3）脾脏增大，长度＞11 cm，厚度＞4 cm（男性）、＞3.5 cm（女性），脾实质回声正常或增高。如有副脾者亦随之增大。脾静脉迂曲、扩张，内径＞0.8 cm（图 3-81）。

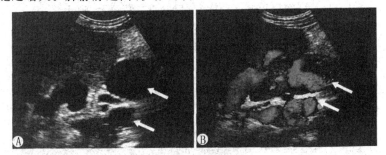

图 3-81　脾静脉瘤样扩张

二维超声显示脾门区血管迂曲扩张，部分呈囊状改变
（A↑）；CDFI 显示扩张管腔内充满彩色血流信号（B↑）

（4）肠系膜上静脉扩张，内径＞0.7 cm，部分可呈囊状扩张。

（5）腹水：多表现为透声性好的无回声区。少量腹水多见于肝周或盆腔；大量腹水则可在肝周、肝肾隐窝、两侧腹部、盆腔见大片液性暗区，肠管漂浮其中。如合并感染，液性暗区内可见细弱回声漂浮或纤细光带回声。

（6）肝门静脉血栓及肝门静脉海绵样变。

6.胆囊

胆囊壁增厚、毛糙，回声增强。肝门静脉高压时，胆囊静脉或淋巴回流受阻，胆囊壁可明显增厚呈"双边"征。

（三）不同类型肝硬化特点及超声表现

1.门脉性肝硬化及坏死后性肝硬化

以上述超声表现为主。

2.胆汁性肝硬化

胆汁性肝硬化的发生与肝内胆汁淤积和肝外胆管长期梗阻有关。前者多由肝内细小胆管疾病引起胆汁淤积所致，其中与自身免疫有关者，称原发性胆汁性肝硬化，较少见。后者多继发于炎症、结石、肿瘤等病变引起肝外胆管阻塞，称为继发性胆汁性肝硬化，较多见。主要病理表现为肝大，呈深绿色，边缘钝，硬度增加，表面光滑或略有不平。主要临床表现为慢性梗阻性黄疸和肝脾大，皮肤瘙痒，血清总胆固醇及 ALP、GGT 显著增高。晚期可出现肝门静脉高压和肝衰竭。

二维超声：肝脏大小正常或轻度增大，原发性胆汁性肝硬化则进行性增大。肝表面可平滑或不平整，呈细颗粒状或水纹状。肝实质回声增多、增粗，分布不均匀。肝内胆管壁增厚、回声增强，或轻度扩张。如为肝外胆管阻塞可观察到胆管系统扩张及原发病变声像。

3.淤血性肝硬化

慢性充血性心力衰竭尤其是右心衰竭使肝脏淤血增大。长期淤血、缺氧，使肝小叶中央区肝细胞萎缩变性甚至消失，继之纤维化并逐渐扩大，与汇管区结缔组织相连，引起肝小叶结构改建，形成肝硬化。淤血性肝硬化肝脏可缩小，肝表面光滑或呈细小颗粒状，断面呈红黄相间斑点，状如槟榔，红色为肝小叶中央淤血所致，黄色为肝小叶周边部的脂肪浸润。临床以右心衰竭及肝硬化的表现为主。

二维超声：早期肝脏增大，晚期缩小，肝表面光滑或稍不平整，肝实质回声增粗、增强，分布尚均匀。下腔静脉、肝静脉扩张，下腔静脉内径达 3 cm，肝静脉内径可达 1 cm 以上，下腔静脉管径随呼吸及心动周期变化减弱或消失（图 3-82A）。彩色多普勒超声显示收缩期流速减低，或成反向血流，舒张期血流速度增加（图 3-82B）。肝门静脉扩张，脾增大，腹水。

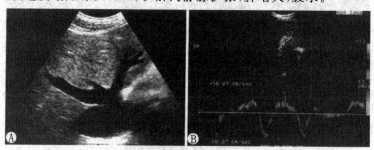

图 3-82　淤血肝

二维超声显示肝静脉、下腔静脉管径增宽（A）；频谱多普勒显示肝静脉（B）
及下腔静脉频谱呈三尖瓣反流波形，V 波、D 波波幅较高，S 波降低

（四）诊断与鉴别诊断

典型肝硬化,特别是失代偿期肝硬化,其声像图表现具有一定的特点,诊断并不困难,但不能从声像图上区分门脉性、坏死后性、原发性胆汁性肝硬化等肝硬化类型。早期肝硬化超声表现可与慢性肝炎类似,超声诊断较困难,需肝穿刺活检病理确定。继发性胆汁性肝硬化、淤血性肝硬化则需结合病史及原发病变表现以及肝脏声像改变、脾脏大小、有无肝门静脉高压等表现,综合判断分析。肝硬化需与下列疾病鉴别。

1.弥漫型肝癌

多在肝硬化基础上发生,肿瘤弥漫分布,与肝硬化鉴别有一定难度,鉴别诊断要点见表3-1。

表3-1 弥漫型肝癌与肝硬化鉴别

项目	弥漫型肝癌	肝硬化
肝脏大小、形态	肝脏增大,形态失常,肝表面凹凸不平	肝脏缩小(以右叶明显),形态失常
肝内管道系统	显示不清	可显示,特别是较大分支显示清楚,但形态及走行失常,末梢显示不清
肝门静脉栓子	肝门静脉管径增宽、管壁模糊或局部中断,管腔内充满实性回声,其内可探及动脉血流信号,超声造影栓子在动脉期有增强(癌栓)	无或有,后者表现肝门静脉较大分支内实性回声,其内部无血流信号,超声造影无增强(血栓)。肝门静脉管壁连续,与肝门静脉内栓子分界较清
CDFI	肝内血流信号增多、紊乱,可探及高速高阻或高速低阻动脉血流信号	肝内无增多、紊乱的异常血流信号
临床表现	常有消瘦、乏力、黄疸等恶病质表现。AFP可持续升高	无或较左侧所述表现轻

2.肝硬化结节与小肝癌的鉴别

部分肝硬化再生结节呈圆形、椭圆形,球体感强,需要与小肝癌鉴别。肝硬化再生结节声像表现与周围肝实质相似,周边无"声晕";而小肝癌内部回声相对均匀,部分周边可见"声晕"。CDFI:前者内部血流信号不丰富或以静脉血流信号为主,若探及动脉血流信号则为中等阻力;后者内部以动脉血流信号为主,若探及高速高阻或高速低阻动脉血流信号更具诊断价值。超声造影时,肝硬化结节与肝实质呈等增强或稍低增强;而典型小肝癌动脉期表现为高增强,门脉期及延迟期表现为低增强。动态观察肝硬化结节生长缓慢,小肝癌生长速度相对较快。

3.慢性肝炎及其他弥漫性肝实质病变

早期肝硬化与慢性肝炎及其他弥漫性肝实质病变声像图表现可相似,鉴别诊断主要通过肝穿刺活检。

三、酒精性肝病

（一）病理与临床概要

酒精性肝病是由于长期大量饮酒导致的中毒性肝损害,主要包括酒精性脂肪肝、酒精性肝炎、酒精性肝硬化。ALD是西方国家肝硬化的主要病因(占 $80\%\sim90\%$)。在我国 ALD 有增多趋势,成为肝硬化的第二大病因,仅次于病毒性肝炎。

酒精性脂肪肝、酒精性肝炎及酒精性肝硬化是酒精性肝病发展不同阶段的主要病理变化,病理特点如下。

1.酒精性脂肪肝

肝小叶内＞30％的肝细胞发生脂肪变,以大泡性脂肪变性为主,可伴或不伴有小坏死灶及肝窦周纤维化。戒酒 2～4 周后轻度脂肪变可消失。

2.酒精性肝炎

肝细胞气球样变、透明样变,炎症坏死灶内有中性粒细胞浸润。可伴有不同程度的脂肪变性及纤维化。

3.酒精性肝硬化

典型者为小结节性肝硬化,结节直径为 1～3 mm;晚期再生结节增大,结节直径为 3～5 mm,甚至更大。结节内有时可见肝细胞脂肪变或铁颗粒沉积,可伴有或不伴有活动性炎症。

(二)超声表现

1.酒精性脂肪肝

声像图表现类似脂肪肝,肝脏增大,肝实质回声较粗、较高、较密集,深部回声逐渐衰减,膈肌回声显示欠清,肝内管道结构模糊。由于声波衰减,CDFI 显示肝门静脉、肝静脉血流充盈不饱满。脾无明显增大。

2.酒精性肝炎

肝脏增大,肝实质回声增粗、增强,分布均匀或欠均匀,回声衰减不明显,肝内管道结构及膈肌显示清楚。肝门静脉、肝静脉血流充盈饱满。

3.酒精性肝硬化

声像图表现与门脉性肝硬化相似。早期肝脏增大,晚期缩小。肝表面不光滑,肝实质回声增粗,分布不均匀,肝门静脉增宽,脾大。晚期可出现腹水、肝门静脉高压表现。

(三)诊断与鉴别诊断

酒精性肝病超声表现无特异性,诊断需结合病史,特别是酗酒史。而准确诊断不同类型酒精性肝病,则需通过肝穿刺活检病理诊断。需要与下列疾病鉴别。

1.脂肪肝

声像图表现与酒精性脂肪肝相似,病因诊断需结合病史。

2.病毒性肝炎

不同病程阶段病毒性肝炎声像图表现不一,部分表现与酒精性肝炎相似,病因诊断需结合病史及相关实验室检查。

3.淤血肝

声像图显示肝大,肝静脉及下腔静脉扩张,搏动消失,收缩期血流速度变慢或有收缩期反流,肝门静脉不扩张;而酒精性肝炎则无肝静脉及下腔静脉扩张和相应血流改变。

四、脂肪肝

(一)病理与临床概要

随着生活水平的不断提高,脂肪肝的发病率也正在逐渐上升。脂肪肝是一种获得性、可逆性代谢疾病,当肝内脂肪含量超过肝重量的 5％时可称为脂肪肝。早期或轻度脂肪肝经治疗后可以逆转为正常。引起脂肪肝的主要原因有肥胖、过度的乙醇摄入、高脂血症、糖尿病、长期营养不良、内源性或外源性的皮质类固醇增多症、怀孕、长期服用药物(肼类、磺胺类药物、部分化疗药物等)、化学品中毒(四氯化碳、磷、砷等)等。此外,重症肝炎、糖原沉积病、囊性纤维病、胃肠外营养等也可引起脂肪肝。肝内脂肪含量增高时,肝细胞会出现脂肪变性,以大泡性肝细胞脂肪变性为主,偶可见点、灶状坏死,并可伴轻度纤维组织增生。脂肪肝进一步发展会转变为肝纤维化,甚至肝硬化,导致肝功能明显下降。脂肪肝一般以弥漫浸润多见,也可表现为局部浸润,导致局限性脂肪肝。脂肪肝一般无特征性临床症状,可有疲乏、食欲缺乏、嗳气、右上腹胀痛等症状,可伴有肝脏增大体征,血脂增高或正常,肝功能可轻度异常。

(二)超声表现

脂肪肝的声像图表现与肝脏脂肪沉积的量及形式有关,可分为弥漫浸润型脂肪肝及非均匀性脂肪肝两大类。

1.弥漫浸润型脂肪肝

弥漫浸润型脂肪肝是脂肪肝常见的类型,其声像图特点如下。

(1)肝实质前段回声增强,光点密集、明亮,呈云雾状,故有"亮肝"之称;肝实质后段回声随着深度增加而逐渐减弱,即回声衰减,且与前段增强回声无明显分界。膈肌因回声衰减可显示不清。

(2)肝脏内部管道结构显示欠清,较难显示肝门静脉及肝静脉的较小分支。管道壁回声亦相对减弱。因回声衰减,CDFI 显示肝内肝门静脉及肝静脉血流充盈不饱满或欠佳(图 3-83A),适当降低频率有助于更清楚地显示肝门静脉血流(图 3-83B)。

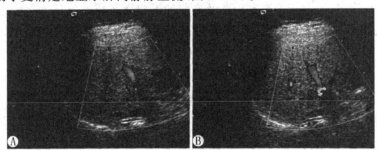

图 3-83 脂肪肝

因脂肪肝后方回声衰减,CDFI 显示肝内门静脉及肝静脉血流充盈不饱满,适
当降低频率有助于更清楚显示肝门静脉血流(A 为 3 MHz,B 为 1.75 MHz)

(3)肝肾对比征阳性(图 3-84B)。正常情况下肝脏回声略高于肾实质。脂肪肝时,肝脏回声与肾实质回声对比,增强更加明显。轻度脂肪肝肝脏内部回声改变不明显时,可通过此征象进行判断。

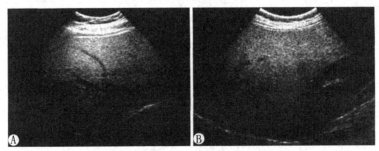

图 3-84 脂肪肝

二维超声显示肝实质前段回声增强,光点密集、明亮,呈"亮肝"改变,后段回
声衰减(A);肝脏回声与肾实质回声对比明显增强,即肝肾对比征阳性(B)

(4)脂肪肝明显时,可伴有肝脏弥漫性增大,肝形态饱满,边缘变钝。文献报道可根据肝实质回声、肝内管道及膈肌显示情况,将弥漫性脂肪肝分为轻度、中度和重度 3 型(表 3-2)。但超声判断中度及重度脂肪肝往往容易出现误差,而分辨中度及重度脂肪肝的临床意义不大,故可参考上述标准,只对轻度及中、重度脂肪肝进行区分。

表 3-2　脂肪肝程度的超声分型

分型	肝脏前段回声	肝脏后段回声	肝内管道及膈肌显示情况
轻度	稍增强	稍衰减	正常显示
中度	增强	衰减	显示欠佳,提高增益可显示
重度	明显增强	明显衰减	显示不清

2.非均匀性脂肪肝

非均匀性脂肪肝是由于肝脏内局限性脂肪浸润,或脂肪肝内出现局灶性脂肪沉积缺失区,该区域为正常肝组织。非均匀性脂肪肝可表现为局灶性高或低回声区,容易误认为肝脏肿瘤。

(1)二维超声可表现为以下类型。①弥漫非均匀浸润型(图 3-85):或称肝脏局灶性脂肪缺失,即肝脏绝大部分区域脂肪变,残存小片正常肝组织。声像图表现为背景肝呈脂肪肝声像,肝内出现局灶性低回声区,好发于肝脏左内叶及右前叶近胆囊区域或肝门静脉左、右支前方,也可见于尾状叶以及肝右叶包膜下区域。可单发或多发,其范围不大,形态多样,多呈类圆形或不规则长条形,一般边界清晰,无包膜回声,内部回声尚均匀。②叶段浸润型(图 3-86):脂肪浸润沿叶段分布。声像表现为部分叶段呈脂肪肝表现,回声密集、增强;而另一部分叶段呈相对低回声,两者间分界明显,有"阴阳肝"之称,分界线与相应间裂吻合,线条平直,边界清楚。③局限浸润型及多灶浸润型:肝内局限性脂肪浸润。前者单发或 2～3 个,后者弥漫分布,呈局灶性致密的高回声,形态圆形或不规则,部分后方回声衰减。背景肝实质相对正常,表现为相对较低的回声区。部分局限脂肪浸润声像随时间变化较快,可在短期内消失。

(2)彩色多普勒超声:病变区域内部及周边可见正常走行肝门静脉或肝静脉分支,无明显异常血流信号。

当肝脏出现以下脂肪肝典型表现:肝实质回声弥漫增强,肝肾回声对比增强,伴深部回声衰减;肝内血管壁回声减弱,显示欠清,则脂肪肝诊断较容易,其诊断敏感性可达 85%,特异性达 95%。

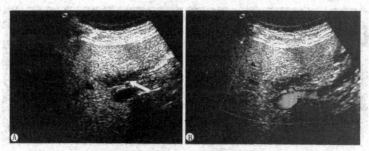

图 3-85　非均匀性脂肪肝

二维超声显示左肝内叶实质内肝门静脉左支前方局限性片状低回声区,边界尚清,内部回声尚均匀(A↑);CDFI 显示低回声区内部无血流信号(B),为弥漫非均匀浸润型脂肪肝

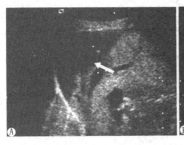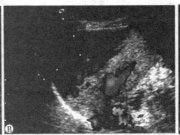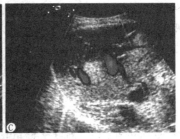

图 3-86　非均匀性脂肪肝

二维超声显示肝内部分叶段呈脂肪肝表现,回声密集、增强,而另一部分叶段呈相对低回声,两者间分界
明显(A↑),呈"阴阳肝"改变;CDFI 显示肝内血管走形正常,血流充盈饱满(B,C),为叶段浸润型脂肪肝

(三)诊断与鉴别诊断

(1)弥漫性脂肪肝应与表现为强回声的肝弥漫性病变鉴别,如慢性肝炎、肝硬化。肝硬化也可出现肝后段回声衰减,但回声多呈不均匀增粗,或呈结节状低回声,且出现肝门静脉高压表现,如肝门静脉扩张、侧支循环、脾脏增大、腹水等。

(2)体型肥胖者因腹壁皮下脂肪较厚,可出现回声衰减,需与脂肪肝鉴别,但其衰减对肝、肾均有影响,故肝肾对比不明显;而脂肪肝则肝肾对比征阳性。

(3)非均匀性脂肪肝与肝脏肿瘤的鉴别:①表现为局灶性低回声区时(弥漫非均匀浸润型)需与肝癌鉴别;②表现为局灶性高回声区时(局限浸润型)需与高回声型血管瘤及肝癌鉴别;③表现为弥漫分布高回声区时(多灶浸润型)需与肝转移瘤鉴别。

非均匀性脂肪肝无占位效应,无包膜,病变靠近肝包膜时无向肝表面局部膨出的表现;穿行于病变区域的肝门静脉或肝静脉走行正常,无移位或变形,内部及周边未见明显异常血流信号;另外,在两个相互垂直的切面测量病变范围时,径线差别较大,表明不均匀脂肪变呈不规则片状浸润。而血管瘤边缘清晰,多呈圆形或椭圆形,内部回声呈筛网状改变,周边可见线状高回声,较大者内部可见少许低阻动脉血流信号。肝癌及转移瘤均有明显占位效应,边界较清楚,部分可见声晕,周边及内部可见较丰富高阻动脉血流信号,周边血管移位、变形、中断,肝转移瘤可出现"靶环"征等特征性改变。鉴别时应注意肝脏整体回声改变,非均匀性脂肪肝往往有脂肪肝背景,另外需要结合临床检验 AFP 结果来分析,必要时行超声造影检查,有利于明确诊断。

五、血吸虫病

(一)病理与临床概要

血吸虫病是由血吸虫寄生于人体引起的寄生虫病。日本血吸虫病在我国主要流行于长江流域及其以南地区。主要病理改变是由于虫卵沉积在肝脏及结肠壁组织,引起肉芽肿和纤维化等病变。在肝脏,虫卵随肝门静脉血流达肝门静脉小分支,在汇管区形成急性虫卵结节,汇管区可见以嗜酸性粒细胞为主的细胞浸润。晚期肝门静脉分支管腔内血栓形成及肝门静脉周围大量纤维组织增生致管壁增厚,增生的纤维组织沿肝门静脉分支呈树枝状分布,形成特征性的血吸虫病性干线型肝纤维化。由于肝内肝门静脉分支阻塞及周围纤维化最终导致窦前性肝门静脉高压。此外,肝门静脉阻塞还可致肝营养不良和萎缩,肝脏体积缩小,但左叶常增大。

临床表现因虫卵沉积部位、人体免疫应答水平、病期及感染度不同而有差异。一般可分为急性、慢性、晚期 3 种类型。急性期主要表现为发热、肝大与压痛、腹痛、腹泻、便血等,血嗜酸性粒细胞显著增多。慢性期无症状者常于粪便普查或因其他疾病就医时发现;有症状者以肝脾大或慢性腹泻为主要表现。晚期主要为肝门静脉高压的表现,如腹水、巨脾、食管静脉曲张等。

(二)超声表现

1.急性血吸虫病

(1)肝脏超声表现无明显特异性,主要表现为肝脏轻度增大,肝缘角圆钝。肝实质回声稍增高、增密,分布欠均匀。病情较重者可在汇管区旁见边界模糊的小片状低回声区。肝内管道结构清晰,走向正常,肝门静脉管壁可增厚,欠光滑。

(2)脾脏增大。

2.慢性期血吸虫病及血吸虫性肝硬化

(1)肝形态正常或失常。可见肝右叶萎缩,左叶增大,肝缘角圆钝。

(2)肝表面呈锯齿状或凸凹不平。

(3)肝实质回声根据肝门静脉主干及其分支周围纤维组织增生程度不同而异,二维超声表现为:①鳞片状回声,肝内弥漫分布纤细稍高回声带,将肝实质分割形成小鳞片状,境界不清楚,范围为 3～5 cm;②斑点状强回声,在肝实质内弥漫分布大小不一的斑点状强回声,可伴声影,多为虫卵钙化所致;③网格状回声(图 3-87),肝实质内见纤细或增粗的高回声带,形成大小不一的网格状回声,网格内部肝实质呈低至中等回声,范围 2～5 cm,网格境界较模糊,也可境界清楚,形成近似圆形的低回声,易误诊为肝肿瘤。网格回声的高低及宽窄,反映了肝纤维化程度。

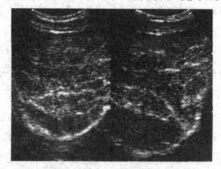

图 3-87　肝血吸虫病
二维超声显示肝脏大小、形态基本正常,肝表面欠光滑,肝实质回声增粗、
分布不均匀,肝内弥漫分布条索状高回声呈网格状,肝内血管显示不清

(4)肝门静脉管壁增厚、毛糙,回声增强。肝静脉末梢变细、回声模糊或不易显示。

(5)脾脏增大,脾静脉增宽,内径超过 0.8 cm,脾实质回声均匀。

(6)腹水,病变晚期,腹腔内可探及大片液性暗区。

(7)彩色多普勒超声,肝门静脉高压时,肝门静脉、脾静脉及肠系膜上静脉不同程度扩张,血流速度减慢,侧支循环形成。

(三)诊断与鉴别诊断

1.肝炎后肝硬化

肝炎后肝硬化多由病毒性肝炎等引起,肝脏弥漫性纤维组织增生,肝细胞再生结节形成,直径多在1 cm以内,肝内回声增粗、增强,分布不均匀,可见散在分布的小结节状低回声团,边界模糊,但无血吸虫病肝纤维化时出现的"网格状回声"或"鳞片状回声",脾大程度不及血吸虫性肝硬化;而血吸虫病由血吸虫卵的损伤引起,主要累及肝内肝门静脉分支,其周围纤维组织增生,肝实质损害轻、肝内出现粗大龟壳样纹理,呈"网格状",脾大明显。

2.肝细胞癌

血吸虫性肝硬化,肝内出现较粗大的网格状高回声,分割包绕肝实质,形成低或中等回声团,可类似肝癌声像,但其病变为弥漫分布,改变扫查切面时无球体感,是假性占位病变;而结节型肝癌病灶数目可单个或多个,肿块周围常有"声晕",球体感明显,可有肝门静脉癌栓、肝门部淋巴结肿大,结合肝炎病史及甲胎蛋白检查不难鉴别。

六、肝吸虫病

(一)病理与临床概要

肝吸虫病又称华支睾吸虫病,是华支睾吸虫寄生在人体胆管系统内引起的一种疾病。此病多发生在亚洲,在我国主要流行于华南地区。因进食未煮熟的鱼虾而感染,盐腌鱼干不能杀死虫卵也可引起本病。

1.病理变化

由于虫体和虫卵的机械刺激和代谢排泄物毒性作用,造成胆管上皮细胞脱落,并发生腺瘤样增生,管壁增厚,管腔逐渐狭窄。虫体和虫卵阻塞引起胆汁淤积,胆管发生囊状或柱状扩张。肝细胞脂肪变性、萎缩、坏死。肝脏病变以左肝为著。胆管阻塞常继发细菌感染,导致胆管炎、胆囊炎、胆管源性肝脓肿。死虫碎片、虫卵、脱落胆管上皮细胞还可成为胆石的核心。长期机械刺激及毒性产物作用,可造成胆管上皮腺瘤样增生,有可能演变成胆管细胞癌。

2.临床表现

本病症状及病程变化差异较大。轻度感染者可无症状;中度感染者可出现食欲缺乏、消化不良、疲乏无力、肝大、肝区不适;重度感染者有腹泻、营养不良、贫血、水肿、消瘦等症,晚期可出现肝硬化、腹水、胆管细胞癌。粪便及十二指肠引流液中可发现虫卵,免疫学试验有助于本病诊断。

(二)超声表现

(1)肝脏轻度增大,以左肝为著,可能左肝管较平直,虫卵更易入侵所致。肝包膜尚光滑,重症者肝包膜可增厚并凸凹不平。

(2)肝实质回声增粗、增强,分布不均匀,可见模糊的小片状中等回声沿胆管分布(图 3-88)。

(3)肝内胆管不同程度扩张,其腔内有强弱不一的点状回声,胆管壁增厚、回声增强,肝内小胆管扩张呈间断的等号状强回声。较多的虫体局限聚集于某一处呈较大光团回声。

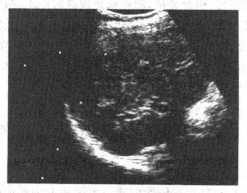

图 3-88 肝吸虫病

二维超声显示肝实质回声粗乱,肝内见多个小片状稍高回声,
沿胆管走行分布,胆管壁增厚、回声增强,肝内血管显示欠清

(4)肝外胆管扩张、胆囊增大,扩张胆管腔及胆囊腔内可见点状及斑状弱回声,后方无声影,随体位改变可出现漂浮,胆囊壁增厚、不光滑。

(5)晚期可导致肝硬化,有脾大、腹水等表现。

(三)诊断与鉴别诊断

1.肝血吸虫病

两者声像图均表现为肝内回声增粗、增多及网格状回声改变,但血吸虫肝病一般不会有肝内小胆管间断的等号状扩张以及胆囊及扩张的胆总管内成虫的细管状高回声。结合流行病学、临床表现及实验室检查,一般不难鉴别。

2.病毒性肝炎

病毒性肝炎与肝吸虫病临床表现相似,但前者消化道症状如食欲缺乏、厌油、恶心、腹胀等均较后者明显。急性肝炎可表现为肝脏增大、肝实质回声减低,肝内管道结构回声增强,胆囊壁水肿、增厚,胆囊腔缩小,但无肝吸虫病肝内胆管的等号状扩张及胆囊腔内成虫的细管状高回声。

3.肝硬化

肝吸虫病晚期可引起肝硬化,其表现与胆汁淤积性肝硬化相同,主要依靠病史及实验室检查加以鉴别。

七、肝豆状核变性

(一)病理与临床概要

肝豆状核变性又称 Wilson 病,是一种常染色体隐性遗传性疾病,铜代谢障碍引起过多的铜沉积在脑、肝脏、角膜、肾等部位,引起肝硬化、脑变性病变等。主要表现为进行性加剧的肢体震颤、肌强直、构音障碍、精神症状、肝硬化及角膜色素环等。多数在儿童、青少年或青年起病。本病起病隐匿,病程进展缓慢。以肝脏为首发表现者,可有急性或慢性肝炎、肝脾大、肝硬化、脾亢、腹水等表现,易误诊为其他肝病。铜过多沉积在肝脏,早期引起肝脏脂肪浸润,铜颗粒沉着呈不规则分布的岛状及溶酶体改变,继而发生肝实质坏死、软化及纤维组织增生,导致结节性肝硬化。

实验室检查的特征性改变为尿铜量增多和血清铜蓝蛋白降低,肝组织含铜量异常增高,血清铜氧化酶活性降低。

(二)超声表现

(1)早期肝脏大小、形态正常,包膜光滑,随疾病进展肝脏缩小,包膜增厚、不光滑。

(2)早期肝实质回声增粗、增强,分布不均匀,可呈强弱不等短线状或密布弧线状、树枝状回声。

(3)晚期为结节性肝硬化表现,肝实质回声不均,呈结节状改变,肝内血管显示不清,肝静脉变细、走行失常(图 3-89),门静脉频谱形态异常,肝门静脉、脾静脉扩张,血流速度减慢,肝门静脉高压声像(如附脐静脉重开)、腹水等。

(三)诊断与鉴别诊断

本病主要与急慢性肝炎、肝炎后肝硬化鉴别,主要依靠病史及实验室检查。

八、肝糖原累积病

肝糖原累积病是一组罕见的隐性遗传性疾病。本病特点为糖中间代谢紊乱,由于肝脏、肌肉、脑等组织中某些糖原分解和合成酶的缺乏致糖原沉积在肝脏、肌肉、心肌、肾等组织内,引起肝脾大、血糖偏低、血脂过高等症状,多发生于幼儿和儿童期。病理:光镜下见肝细胞弥漫性疏松变性,汇管区炎症细胞浸润,少量枯否细胞增生肥大;电镜下肝细胞胞质内见大量糖原堆积及大小不等的脂滴,线粒体有浓聚现象,内质网等细胞器数量减少且有边聚现象。临床上可触及增大的肝脏表面平滑,质地较硬而无压痛。

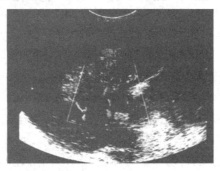

图 3-89　肝豆状核变性

二维超声显示右肝萎缩,肝表面凹凸不平,肝实质回声增粗,分布不均匀,可见散
在分布等回声小结节,部分向肝外突出,边界不清,肝内血管显示不清,肝前间隙
见大片液性暗区;CDFI 显示结节边缘可见短条状血流,内部无明显血流信号

超声表现:肝脏明显增大,表面光滑,肝实质回声增密、增强,后方无明显衰减。由于声像图表现无特异性,诊断时需结合临床,确诊依靠肝穿刺活检。

九、肝淀粉样变性

淀粉样变性是一种由淀粉样物质在组织细胞中沉积引起的代谢性疾病,主要累及心、肝、肾及胃肠道等器官。该病常见于中老年人,症状、体征缺乏特异性,临床上较少见而易被误诊。确诊后也常因无特异治疗方法,患者最终死于继发感染或心、肾衰竭。

肝脏受累者表现为淀粉样蛋白物质在肝窦周围间隙、间质或肝小叶中央及汇管区大量沉积,肝细胞受压萎缩。肝质地坚韧而有弹性。切面呈半透明蜡样光泽。临床表现:肝脏明显增大,表面光滑,压痛不明显。肝功能除碱性磷酸酶明显升高外,其余受损较轻。

超声表现:肝脏明显增大,表面光滑,肝脏回声密实,分布均匀(图 3-90)或不均匀,脾脏亦可增大。本病声像图无特异性改变,唯一确诊方法为肝穿刺活检。

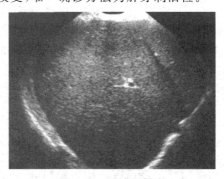

图 3-90　肝淀粉样变

二维超声显示肝明显增大,肝实质回声密集,分布均匀,后段回声无明显衰减

（陈　凯）

第十二节 肝血管瘤

一、病理与临床表现

肝血管瘤是肝脏最常见的良性肿瘤,占肝良性肿瘤的 41.6%～70%。肝血管瘤分海绵状血管瘤和毛细血管性血管瘤;前者多见,后者少见甚至罕见,可发生于肝脏任何部位,常位于肝脏被膜下或边缘区域。大小可在几毫米至几十厘米。肝血管瘤在组织学上是门静脉血管分支的畸形,表面可呈黄色或紫色,质地柔软,切面呈海绵状,组织相对较少,内含大量暗红色静脉血。肝血管瘤有时可出现退行性变,内部可出现新鲜或陈旧的血栓或瘢痕组织及钙化灶,并可完全钙化。镜下见肝血管瘤由衬以扁平内皮细胞的大小不等的血管腔构成,由数量不等的纤维组织分隔开来,血管腔中可有新鲜或机化血栓,少数血栓中可有成纤维细胞长入,这可能是导致形成"硬化性血管瘤"瘢痕的原因。临床表现:发病年龄一般为 30～70 岁,平均 45 岁,女性略多于男性,可单发或多发,儿童肝血管瘤与成人不同,常合并皮肤或其他内脏血管瘤,肝血管瘤自发性破裂的机会多于成人,约 50% 合并皮肤血管瘤。肝血管瘤较小时,一般无临床症状,中期出现症状常提示肿瘤增大,可有肝区不适感;当肝血管瘤较大时,可引起上腹胀痛,扪及腹部包块等。

二、超声影像学表现

(一)常规超声

1.形态

形态以圆形者为多。在实时状态下缺乏球体感,有时呈"塌陷"状,肿瘤较大时,呈椭圆形或不规则形,并可向肝表面突起,巨大者可突向腹腔甚至盆腔。

2.直径

超声可发现小至数毫米的肝血管瘤,大者可达 35 cm。

3.边界

多清晰,典型者可在肿瘤周边见一 2～4 mm 的高回声带,呈"花瓣"状围绕,光带与周围肝组织和肿瘤之间均无间断现象,有称它为"浮雕状改变",这一征象在肝血管瘤中具有较高特异性,其重要性不亚于肝癌中"晕圈"征的改变,但出现率仅 50%～60%。此外,有时可见肝血管瘤边缘有小管道进入,呈现"边缘裂开"征等改变。

4.内部回声

根据近年来的报道,肝血管瘤的回声类型主要有以下四种。

(1)高回声型:最多见,占肝血管瘤的 50%～60%,多出现于较小的肝血管瘤中(<5 cm),内部回声均匀,致密,呈筛孔状(图 3-91),如肝血管瘤位于膈肌处,可产生镜面反射,即在膈肌对侧的对称部位出现与肝血管瘤一致但回声略低的图像。

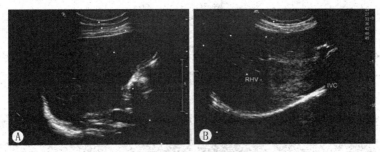

图 3-91　高回声型肝血管瘤
A.周边有高回声带,呈"浮雕"状;B.边界清晰,内呈"筛孔"状

(2)低回声型:较少见,占 10％～20％,近年有增多趋势,多见于中等大小(3～7 cm)的肝血管瘤中,其内部以低回声为主,主要由于肝血管瘤中血管腔较大,管壁较薄所致。个别在实时超声下可见较大管腔内有缓慢的血液流动,瘤体内以细网络状表现为主,其中的纤维隔回声亦较高回声型肝血管瘤为低。

(3)混合回声型:约占 20％,为前二者之混合。主要见于较大的肝血管瘤中,平均 7 cm,内呈现"粗网络"状或"蜂窝"状结构,分布不均,强弱不等,有时与肝癌较难鉴别。

(4)无回声型:极少见,占 1％～2％,瘤体内无网状结构等表现,但透声较肝囊肿略差,边界亦较囊肿欠清。除上述四种表现外,由于肝血管瘤在演变中可发生栓塞、血栓、纤维化等改变,故在瘤体内可出现不均质团块、高回声结节及无回声区等,可使诊断发生困难。

5.后方回声

肝血管瘤的后方回声多稍增高,呈扩散型,但比肝囊肿后方回声增高要低得多。

6.加压形变

在一些位于肋下或剑突下的较大肝血管瘤中,轻按压后可见瘤体外形发生改变,出现压瘪或凹陷等现象,放松后即恢复原状。

7.肝组织

肝血管瘤患者中,周围肝组织多正常,无或少有肝硬化和纤维化征象。

8.动态改变

正常情况下,肝血管瘤变化较慢,短期内不会很快增大。据报道部分肝血管瘤,可随时间而逐渐缩小甚至消失。另有报道,用超声连续观察半小时,血管瘤内部回声可短暂变化,或做蹲起运动可见肝血管瘤回声、大小等发生改变,有别于其他肿瘤。

(二)彩色多普勒

尽管肝血管瘤内中血流丰富,但由于瘤体内血流速度较低,彩色多普勒常不易测及其血流信号,血流检出率仅占 10％～30％。彩色多普勒血流成像多呈Ⅱb 型或Ⅰc 型图像(图 3-92),偶可有Ⅲa 型或Ⅲb 型表现,脉冲多普勒可测及动脉血流,阻力指数多<0.55,搏动指数>0.85。彩色多普勒能量图可显示"绒球"状、"环绕"状改变,据报道彩色多普勒能量图中,肝血管瘤血流检出率高达87.9％,而对照组彩色多普勒显示率仅 51.7％,但彩色多普勒能量图的特异表现还需进行深入研究。

三、鉴别诊断

(一)肝癌

高回声型血管瘤的诊断较容易,但有时与高回声型均质型肝癌较难鉴别。此型肝癌相对少

149

见,内部回声比肝血管瘤更高更密,周边有浅淡暗环,可资鉴别。而低回声型肝血管瘤误为肝癌的比例较高,有报道误诊率可达 30%。肝癌内部多为不均质回声,呈结节镶嵌状,如有"晕圈"容易鉴别。另外,彩色多普勒亦有助诊断。肝血管瘤可与肝癌同时并存,除了掌握肝血管瘤与肝癌的特征外,在肝内出现不同回声类型的占位时,要考虑到两种疾病并存的可能。同时,肝硬化声像图背景对间接支持肝癌的诊断有一定帮助。

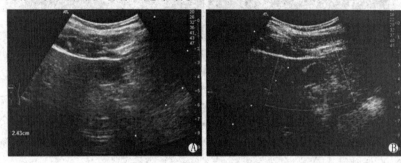

图 3-92 肝血管瘤

A.左肝下缘低回声结节,肝表面平滑;B.CDFI 显示周边血流信号,呈Ⅱb型

(二)肝囊肿

无回声型肝血管瘤,多误为肝囊肿,但肝囊肿壁回声更纤细、更高,内部回声更为清晰;无回声型肝血管瘤的囊壁回声较低且较厚而模糊,内部回声信号亦多于肝囊肿。

(三)肝肉瘤

肝肉瘤较少见,原发性者更少见,如平滑肌肉瘤、脂肪肉瘤、纤维肉瘤、淋巴肉瘤等。形态呈椭圆形,边界尚清,内部回声致密、增高,亦可高低不等或出现液化。彩色多普勒不易测及血流信号,有时与肝血管瘤甚难鉴别,超声引导下穿刺活检对诊断有帮助。

以往认为小型高回声型肝血管瘤多为毛细血管型血管瘤,而较大的蜂窝状的肝血管瘤为海绵状血管瘤。目前认为根据回声的改变来区别毛细血管型或海绵状型是没有根据的。有一组113 个超声表现各异的肝血管瘤,手术病理证实均为肝海绵状血管瘤。因此,肝毛细血管型血管瘤少见甚至罕见。同时,原先认为肝血管瘤不能进行穿刺活检的概念已逐渐更新,对影像技术检查疑为肝血管瘤且位于肝深部的病灶仍可进行超声引导下的穿刺活检,甚少出现出血等并发症的报道。

(张路路)

第十三节 原发性肝癌

一、病理与临床表现

原发性肝癌以非洲东南部和东南亚为高发地区;我国多见于东南沿海,是国内三大癌症之一。好发年龄为 40~50 岁,男性明显多于女性。病因未完全明了,但流行病学和实验室研究均表明,主要与乙型肝炎病毒感染、黄曲霉毒素和饮水污染有关。我国癌变病理协作组在 Eggel 和

Nakashima 等分类基础上,结合我国的情况和经验,制定了原发性肝细胞性肝癌(HCC)的病理分型和诊断标准。①弥漫型:指癌组织或癌小结节弥漫分布于肝左右叶,多见于重型肝硬化后期。②块状型:癌块直径在 5 cm 以上,超过 10 cm 者为巨块型。此型有三个亚型:单块状型、融合块状型、多块状型。③结节型:癌结节最大直径不超过 5 cm,有三个亚型:单结节型、融合结节型、多结节型。④小癌型:单个癌结节最大直径小于 3 cm,或多个癌结节不超过 2 个,相邻两个癌结节直径之和在 3 cm 以下。

日本的 Okuda 根据肝癌的生长方式、肝病背景及生物学标准,提出一种新的大体病理分类法,主要分为两个基本类型:膨胀型和播散型。膨胀型中,肿瘤边界清楚,有纤维包膜形成,肿瘤压迫周围肝实质,该型可分为类硬化、假腺瘤及纤维硬化等三种亚型。播散型系肿瘤边界不清楚者,可分为类硬化和浸润两亚型。

日本的 Kojiro 和 Nakashima 根据肝癌生长方式的差异并注意到肿瘤包膜、肝硬化及门静脉癌栓的情况,做了如下分类。①浸润型:肿瘤边界模糊不清,多不伴肝硬化,大小不一的病灶相互融合形成大的病灶。②膨胀型:肿瘤边界清楚,有纤维包膜,常伴肝硬化,又可分为单结节和多结节两个亚型。前者瘤界分明,伴肝硬化者有明显纤维包膜,无硬化者包膜多不明显。主瘤旁可有"卫星"结节,可侵犯门静脉系统。后者有 2 个以上的膨胀结节,病灶直径在 2 cm 以上。③混合型:由膨胀型原发癌灶结合包膜外与肝内转移灶的浸润型形成。肝内转移灶主要通过门静脉播散。本型亦可分为单结节和多结节两个亚型。④弥漫型:以多个小结节出现,直径 0.5～1 cm,布满全肝,互不融合,常伴肝硬化,这种肿瘤主要通过门静脉在肝内播散。⑤特殊型:包括带蒂外生型肝癌和以肝门静脉癌栓为突出表现而无明确主瘤的肝癌。

组织类型:主要分为肝细胞癌、胆管细胞癌和混合型肝癌三种,后两种较少见。典型癌细胞呈多边型,边界清楚,胞质丰富,核大,核膜厚,核仁亦很大。染色嗜碱或嗜酸。癌细胞排列呈巢状或索状,癌巢之间有丰富的血窦,癌细胞常侵入静脉在腔内形成乳头状或实质性团块。

按 Edmondson-Steiner 分类法,肝癌分化程度可分为四级:Ⅰ级分化高、少见;Ⅱ～Ⅲ级为中等分化,最多见;Ⅳ级为低分化,少见。

另外,近年来还认识到一种肝细胞癌的特殊组织类型——纤维板层性肝癌,本型多见于青年,平均年龄仅 24 岁,多发于肝左叶,有包膜,其组织表现为嗜酸性颗粒状胞质,有穿行于癌细胞巢间的大量平行排列的板层状纤维基质。本型很少伴肝硬化或慢性乙型肝炎,预后较好。

临床表现:原发性肝癌患者起病隐匿,缺乏特异性早期表现,至亚临床前期及亚临床期的中位时间可长达 18 个月。当患者出现不适等症状时,多属中、晚期。临床主要表现为肝区疼痛、食欲缺乏、腹胀、乏力、消瘦等。其他可有发热、腹泻、黄疸、腹水、出血倾向以及转移至其他脏器而引起的相应症状。

二、超声影像学表现

(一)常规超声

1.形态

肝癌多呈圆形或类圆形,肿瘤较大时,可呈不规则形,并可向肝表面突起,使肝下缘等较锐的角变钝,或呈"驼峰"征改变。根据肝癌病理形态表现可分如下。

(1)结节型:肝癌相对较小,一般直径＜5 cm,多为单发,亦可多发。肿瘤内部回声多不均匀或呈结节状融合,边界较清晰,可见晕圈或一纤薄的高回声带围绕(图 3-93);亦可由于出血、坏死而呈混合回声型。

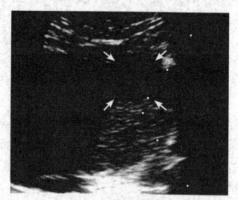

图 3-93　肝癌(结节型)
肝左叶癌,圆形,向表面突起,呈"驼峰"征

(2)巨块型:肝癌较大,直径常在 10 cm 左右,内部回声多不均质,以高低回声混合者居多,低回声者很少。肿瘤呈"结节中结节"状和内部有条状分隔,边界多不规则(图 3-94)。如周边有包膜,则有晕圈而使边界清晰。另外,有些巨块型肝癌分布整个肝、段肝叶或数叶,尽管无明确边界,但肿瘤内部回声相对比较均匀,呈略低或略高回声,而周围肝硬化回声则呈不均匀状,可以资鉴别。有时在主瘤周围有散在低回声播散灶,个别巨大肿瘤可因破裂引起出血呈现无回声区。

(3)弥漫型:肝内弥漫散在的细小肝癌结节,大小可数毫米至数厘米,内部回声高低不等,分布零乱,可呈斑块灶,无明确边界,如弥漫分布于整个肝脏,则很难与肝硬化鉴别,但此类患者常有门静脉癌栓形成,为诊断弥漫型肝癌提供了佐证。个别弥漫型肝癌的内部回声不均质程度较为紊乱,与肝硬化仍有所区别。

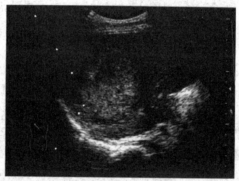

图 3-94　肝癌(巨块型)
内部高回声,呈结节中结节状

2.边界

肝癌有明显的假包膜形成时,边界往往较清晰而规则,周围见一直径 2～5 mm 的低回声圈,即晕圈,晕圈与正常组织之间可有一纤薄的光带(约 0.5 mm);如肿瘤无明显包膜或呈浸润生长时,边界多不规则,模糊,甚至不清;而在弥漫型肝癌时,则无明确边界。

3.大小

超声能发现直径从数毫米至数十厘米不等的肝癌,其检出率主要受以下几方面影响。①肿瘤大小;②肿瘤内部回声;③肝硬化程度;④肿瘤的位置;⑤肿瘤包膜;⑥操作人员经验。

4.内部回声

根据肝癌内部回声高低分类如下。

(1)高回声型:占 30％～50％,肿瘤内部回声比周围肝组织高且不均匀,呈结节状或分叶状,有时可见结节之间有纤维分隔,少数分布尚均匀。有报道认为高回声区预示肝癌细胞脂肪变性、坏死等倾向。

(2)低回声型:占总数 15％～35％,多见于较小型肝癌中,内部回声较周围肝组织低,由密集的细小点状回声组成,分布多不均匀。较大肿瘤可呈结节状,并互相融合呈镶嵌状,并可显示低回声的"瘤中隔"。有时,在总体低回声区的中央可由少许点状高回声所点缀。低回声区常预示着肝癌细胞存活,血供丰富,很少有脂肪变性和纤维化等改变。

(3)等回声型:较少见,占 2.2％,回声与周围肝组织类似,血管分布较均匀,由于这类肿瘤多伴有较典型的晕圈,故易识别,不然,则易漏诊。

(4)混合回声型:占 10％左右,此类肿瘤常较大,是多结节融合所致,多为高低回声混合,可交织混合,亦可左右排列混合,使超声某一切面呈高回声区,而另一切面呈低回声区。肿瘤内部还可出现无回声及强回声区,提示内部有不同程度出血、液化、坏死、纤维化及钙化等改变。

5.后方回声

在后方有正常肝组织存在时,肝癌后方回声常稍增高,其增高程度因肿瘤类型不同而有所不同,总体来说增高程度多比肝囊肿弱,其增高比例约占肝癌的 70％;如伴有纤维化、钙化等改变时,后方回声可轻度衰减;另外在有包膜的肝癌中,可有侧后声影等现象。

6.肝内间接征象

(1)管道压迫征象:肝癌较大时,可压迫肝静脉、门静脉、下腔静脉等,使其移位、变细甚至"中断",而环绕在肿瘤周围(图 3-95A)。另外,压迫肝门部或侵犯胆管内可引起肝内胆管扩张(图 3-95B)。

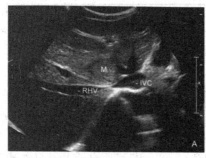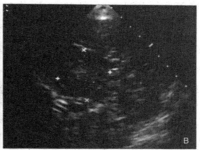

图 3-95　肝癌(结节型)

A.右肝前叶上段(S8)癌,肝静脉-下腔静脉受压;B.肝左内叶癌侵犯肝门引起
肝内胆管扩张(M:肿块;RHV:右肝静脉;IVC:下腔静脉)

(2)脏器挤压征象:肿瘤压迫胆囊使其移位、变小,甚至"消失";位于右叶脏面的巨大肝癌压迫右肾,使其下移至盆腔;肝脏膈顶部的肿瘤压迫膈肌,使膈肌抬高;左叶肿瘤可推移脾脏向上方移位,以致"消失"。

7.肝内转移征象

(1)卫星灶:在主瘤旁或较远的肝组织内,呈多个低回声不均质团块,直径<2 cm,呈圆形,可有或无晕圈,球体感强,后方回声稍增高。

(2)门静脉癌栓:有报道,在肝癌中40%～70%出现门静脉受累,而B超可显示三级分支以内的癌栓,检出率较高,可达70%。常出现在主瘤附近的门静脉,表现为门静脉内径明显增宽,最宽可达3 cm,管壁可清晰或不清,腔内充满由中低回声密集点状强回声组成的不均质团块。如门脉主干被癌栓完全充填,则可见肝门周围有众多细小管道组成的网状团样结构,此为门静脉侧支形成所致的门脉海绵状变。另外,部分肝癌在门静脉内出现局部瘤样回声,亦为癌栓的一种征象,可为数毫米至数厘米。门脉癌栓对诊断弥漫型肝癌有一定帮助。

(3)肝静脉及下腔静脉癌栓:检出率较门静脉少,常在肝静脉主干内发现,内径不一定增宽,由低回声团块组成,常可延伸至下腔静脉,而下腔静脉癌栓多呈球状,可单个或多个,偶尔随血流有浮动感。

(4)胆管癌栓:少数患者因肿瘤侵犯胆管使肝内或肝外胆管受累,内充满实质样回声,并引起肝内胆管的扩张。

8.肝外转移征象

(1)肝门及胰腺周围淋巴结肿大:在晚期,肝癌可向肝外转移,最多处在肝门及胰腺周围出现大小不等的低回声团块,呈圆形或类圆形、部分可融合成团块,呈不规则形,严重者压迫肝门引起肝内胆管扩张。

(2)腹腔:在腹腔内有时可探测到低回声团块,肿瘤直径在3～5 cm,有包膜,边界清,内分布不均。多位于腹壁下,可活动。个别可转移至盆腔压迫髂血管引起下肢深静脉血栓形成。在一些肝癌术后患者中,肝内可无肿瘤,但腹腔内已有转移。因此,对肝内无病灶而AFP持续阳性者,应进一步检查腹腔。

9.其他征象

由于我国肝癌和肝硬化联系密切,80%以上的肝癌有肝硬化征象,故声像图上肝实质回声增粗、增高、分布不均,呈线状甚至结节状,亦可有高或低回声结节,并可出现门脉高压、脾大、腹水等声像图改变。

(二)彩色多普勒

由于原发性肝癌在没有动脉栓塞前多具有较丰富的血供,因而为彩色多普勒检测提供了可靠基础。

(1)检出肝癌内的血流信号,呈现线条状、分支状、网篮状、环状、簇状等彩色血流。据报道,血流信号的检出率可达95%,其中98%为动脉血流信号,明显高于肝脏其他良性病变。同时,在实时状态下,肝癌内的彩色血流可呈现搏动状血流与心率一致。有时还可见彩色血流从肝癌内部延伸至门静脉的引流血管。

(2)脉冲多普勒常检出高阻力动脉血流,阻力指数(RI)和搏动指数(PI)分别大于0.6和0.9,并且平均流速可呈高速型,最大可达1 m/s以上(图3-96),这些表现均提示该肝内占位病变以恶性可能为大。在原发性肝癌中,有时可测及高速低阻的动脉样血流,表示肝癌内动静脉瘘存在,也有助于肝癌的诊断。

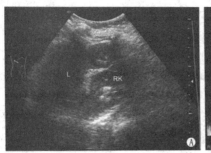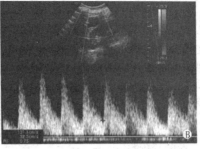

图 3-96　肝癌

A.显示肝右叶结节型癌及右肾(RK)压迹；B.PD 检测到动脉血流频谱，$V_{max}=131$ cm/s，RI≥0.75

(3)彩色多普勒使肝动脉较易显示，并在肝癌中明显增宽，可达 5 mm，而正常仅 2～3 mm，血流速度增快(图 3-97)。

(4)在经介入治疗(包括 TAE、乙醇注射)后，肝癌内彩色血流可明显减少甚至消失，提示疗效佳；经 TAE 治疗的病员中，动脉型彩色血流可减少甚至消失，但门静脉型的彩色血流信号可代偿增多，应引起注意。另外，如原来血流消失的病灶再出现彩色血流信号，则提示肿瘤复发。

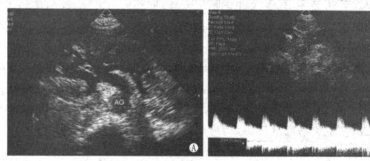

图 3-97　弥漫型肝癌肝动脉显著扩张

A.肝总动脉内径增宽(9 mm)；AO:腹主动脉；B.肝动脉流速增高，CW 测及最大流速 294.5 cm/s

(5)当门静脉癌栓形成时，彩色多普勒可显示门静脉属完全性或不完全性阻塞，此时，彩色多普勒显示未阻塞处(即癌栓与管壁之间隙)有条状血流通过，癌栓内亦可见线状深色或多彩血流，用脉冲多普勒能测及动脉及静脉血流，这些均提示门脉内栓子为肿瘤性。但有报道，门静脉瘤栓中其动脉血流的检出率较低，仅 18.7%。同时，在门脉完全性阻塞时，门脉旁的肝动脉血流容易显示(图 3-98)。

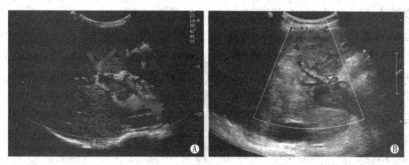

图 3-98　门静脉癌栓

A.门静脉不完全阻塞，CDFI 显示癌栓与管壁间有条状血流通过；B.门静脉完全阻塞，门静脉充满实质性低回声，肝动脉分支增宽，显示为条状红色血流

三、鉴别诊断

(一)肝血管瘤

如肝血管瘤为网状高回声团块,边界呈"花瓣"样改变时诊断较容易,但有些肝血管瘤可出现低回声不均质、混合回声不均质及晕圈样改变。有报道其出现率分别为 15%、20%、5%,对这类患者应更全面观察,在实时状态下,观察肿瘤有无立体像等加以鉴别,同时对较大肝血管瘤可结合 CT 增强延迟扫描,同位素血池扫描等较特异征象加以确诊,必要时可在实时超声引导下肝穿活检以明确诊断。

(二)肝脓肿

由细菌性或阿米巴原虫感染引起的肝内局灶性炎性改变,呈单发或多发。较典型时,壁厚,内膜粗糙呈"虫咬"状,为无回声或不均匀回声团块,诊断较容易。然而,随着近年来抗生素的广泛应用,肝脓肿的超声和临床表现常不典型,声像图显示肝内比正常组织回声稍低的区域,分布不均匀,边界模糊,包膜较薄,用常规 B 超诊断较困难。彩色多普勒显示内部有条状彩色血流,脉冲多普勒测及动脉血流频谱,阻力指数和搏动指数分别在 0.5、0.8 左右,提示良性病变,再结合这类患者多有短暂发热病史,有助于定性诊断。另外,如感染与肝癌并存,则超声诊断困难,必须行超声引导下穿刺活检。

(三)肝内局灶脂肪浸润

肝内局灶脂肪浸润可在肝内出现高回声或低回声灶,而低回声型与肝癌更容易混淆,但这些病灶多位于肝门旁,如肝右前叶、左内叶门脉旁,内部回声较低但多均匀,在实时状态下,边界可不规则或欠清,亦可向肝实质内呈"蟹足"样延伸。彩色多普勒显示病灶内无异常动脉血流信号。也有报道认为这类低回声型更易与肝癌混淆,应加以鉴别。

(四)转移性肝癌

多为低回声不均质团块,可有晕圈等改变,后方回声稍高,有侧后声影。这类病灶常为多发,并且非癌肝实质回声多无肝硬化表现,可以资鉴别。如患者有其他原发肿瘤史则更有助于诊断。

(五)胆囊癌

胆囊癌发病近年来有逐渐增多趋势,早期发现仍比较困难。其中一部分患者因肝内转移而就诊时,常在肝右叶出现局灶性低回声不均质团块,有晕圈,可向表面突起,易被误诊为原发性肝癌。操作人员在发现肝右叶肿瘤且无肝硬化时,应仔细观察胆囊的情况,这类患者的胆囊因受压而变小,部分胆囊壁可不规则增厚而与右叶肿瘤相连,甚至在胆囊癌实变时,可与右叶肿瘤融合成一团块,胆囊隐约成一轮廓像,多伴有结石,有助于鉴别诊断。

(六)肝母细胞瘤

常出现于婴幼儿,多为无意触摸腹部时发现。肿瘤常较大,可达 17 cm。声像图上显示肝内巨大团块,多强弱不均,并有液化和包膜,多位于肝右叶,常推移右肾,超声无特异性表现,应结合临床做出诊断。

(七)术后瘢痕

肝肿瘤切除后,手术区多有渗出、出血、纤维化及机化等一系列改变,声像图可呈不均质团块、高回声为主的团块、混合回声团块,边界多不规则、模糊,但后方均有不同程度的衰减和缺乏立体感,可以资鉴别。如手术区堵塞吸收性明胶海绵,则呈较均匀的高回声区,伴后方衰减。彩色多普勒多未能显示手术区内的彩色血流信号。

(张路路)

第十四节 肝内外胆道梗阻

正常情况下,左、右肝管及更细小分支通常不显示,肝总管宽度小于 5 mm,胆总管宽度小于 8 mm,胆囊切除后或大于 70 岁的老年人,胆总管代偿性增宽可达 12 mm。

一、病理与临床

引起肝内外胆道梗阻的原因很多,最常见的是结石,其次是肿瘤、炎症、蛔虫。胆道阻塞导致胆汁淤滞,胆压增高,胆管增宽。

二、声像图表现

肝门处胆管及肝内胆管均与门脉及其分支平行,因此肝内胆管扩张呈树枝状、丛状,与平行走行的门静脉形成"平行管"征。重度扩张时,呈"树杈状"或"海星状"向肝门部汇集。肝外胆管扩张,与门静脉构成"平行管"征或"双筒猎枪"征(图 3-99)。正常胆总管内径 4～6 mm,老年人可达 8 mm。肝外胆管内径超过 12 mm 时,提示明显扩张。

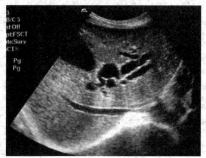

图 3-99 胆总管梗阻导致肝内胆管扩张

超声显示肝内胆管增宽,与门脉分支形成"双管"征

三、鉴别诊断

超声显像能清楚显示肝内外胆系结构,肝内外胆管有无扩张,因此对鉴别黄疸的性质、阻塞部位及病因具有重要的临床价值。根据胆管扩张的水平可以判断阻塞部位,一般情况下,胆总管与胆囊的张力状态是一致的,如肝内胆管扩张,胆囊肿大,胆总管扩大,多提示胆总管下端梗阻;如肝内胆管扩张,胆囊不大甚至缩小,胆总管不扩张提示肝总管梗阻;如肝内胆管扩张,胆总管扩张,胆囊不大,提示胆囊或胆管病变;如胆管、胰管双扩张,提示壶腹水平梗阻或胰头部病变。胆系的梗阻主要由结石或肿瘤引起,超声可显示阻塞的病因,如结石、肿块、炎性狭窄等。胆管结石表现为胆管内的强回声伴声影,通常与管壁分界清晰。胆管肿瘤以恶性多见,多为中等或低回声,与管壁分界不清,管壁增厚、中断,肿物的形态不规整,边界不清晰。由恶性肿瘤引起的胆管梗阻,梗阻程度常比结石引起的梗阻严重,胆总管内径常达 1.5 cm。肝外胆管也可因肿大淋巴结等引起外压性狭窄,但胆管扩张程度不如胆管肿瘤所致梗阻严重,且胆管壁结构完整,胆管远端均匀性缩窄。

肝内外胆道梗阻常见病因包括肝内外胆管结石、胆道肿瘤、胆道蛔虫症及各种原因所致的胆道外压性改变等。分述如下。

（一）肝内外胆管结石

1.病理与临床

肝外胆管结石多见于壮年和老年，急性发作时出现腹痛、黄疸、发热等，常有反复发作的病史。肝外胆管结石以胆总管结石多见，其来源一是在肝外胆管内形成，来源二是由肝内胆管结石或胆囊下降至胆总管。肝外胆管结石的特点是引起胆管梗阻和继发的急性胆道感染。结石在胆管内可以移动，除非发生嵌顿，一般不引起完全性阻塞。

多有长期反复发作的胆系感染等病史。典型发作症状是胆道间歇性梗阻和伴发胆道感染症状，如间歇性发作的上腹痛、发冷、发热、黄疸、恶心、呕吐。急性发作时则出现腹痛、高热、寒战及黄疸。

肝内胆管结石多发生于中青年，一般无症状，少数可有上腹部不适等消化不良症状。

2.声像图表现

肝内、外胆管内出现强回声，伴或不伴后方声影。嵌顿于胆总管下段或肝总管内结石，致使其上段胆总管及肝内胆管呈树枝状扩张，并可致胆囊增大。结石多发时可见多个强回声，沿胆管走行部位排列（图 3-100），上段胆管扩张或不扩张（图 3-101）。胆管结石常合并胆囊结石。

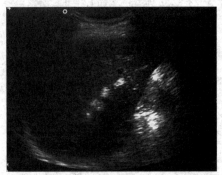

图 3-100　肝内胆管多发结石声像图

超声显示肝内见多数短条状强回声，沿胆管走行分布

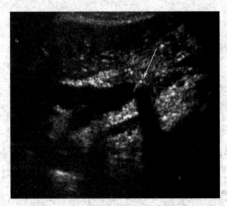

图 3-101　胆总管结石声像图

超声显示胆总管上段扩张，扩张远端管腔内见弧形强回声，后方伴声影

3.鉴别诊断

(1)肝外胆管结石多位置较深,容易受到肠气的干扰,其诊断较胆囊结石困难,较小的结石以及位于胆总管下段的结石容易漏诊。胆总管下段结石需与胆总管下段或壶腹部肿瘤、肠气、瘢痕组织等鉴别:肿瘤多呈中等回声或低回声,浸润胆管壁,体积较大。而结石与胆管壁有清晰分界,其后方常伴声影。肠气、瘢痕组织形成的强回声常于某一切面时与结石声像图类似,多切面检查常能鉴别。

(2)肝内胆管结石主要需与肝内钙化灶和积气鉴别,肝内管壁的钙化灶为强回声,常呈等号样,炎症后的钙化灶常呈簇状,回声多强于肝内胆管结石,不沿胆管走行分布,肝内胆管不扩张。胆管内积气患者多有胆道、胃空肠吻合术等病史,气体强回声同时出现于多处胆管内,形态不固定,无声影,伴"彗星尾"征,改变体位时可向胆管内位置较高处移动,不伴有末梢胆管的扩张。

(二)胆道肿瘤

1.病理与临床

胆管癌较胆囊癌少见,其发病率占胆囊癌的 $1/4\sim1/2$,近年来发病率有增高的趋势。胆管癌好发于肝门部左、右肝管汇合处、胆囊管与肝总管汇合处以及壶腹部。约80%是腺癌,偶见未分化癌和鳞癌。胆管因癌细胞的弥漫性浸润而变硬、增厚,肿瘤环绕胆管浸润使胆管狭窄或堵塞,亦可呈乳头状或结节状肿块突入管腔,使胆管部分或完全阻塞。

胆管癌的临床表现以阻塞性黄疸最为突出,其起病隐袭,早期即出现黄疸。黄疸进行性加重。常伴有上腹疼痛或胆绞痛样发作。如伴继发感染,有高热、上腹剧痛、胃肠道症状。其他症状有体重减轻、身体瘦弱、乏力、肝大、腹水、恶病质等。另外,胆总管壶腹部癌可有消化道出血以及顽固性脂肪泻,并可发生继发性贫血。

2.声像图表现

胆管内见中等回声或低回声,自管壁突入扩张的管腔内,肿块边缘不整,与管壁黏膜层分界不清,管壁回声中断;或胆管壁局限性不均匀增厚,致管腔明显狭窄(图 3-102),CDFI:其内无或见少许血流信号,其远段胆管扩张。晚期胆管癌可见肝脏弥漫性肿大,回声粗糙不均匀,以及肝门淋巴结肿大或肝内有转移灶。

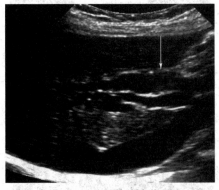

图 3-102 胆管癌声像图

超声显示肝内胆管扩张,管壁局限性不规则增厚,管腔局部明显狭窄

3.鉴别诊断

(1)超声能够显示胆管形态及走行的改变,并能准确判断胆管内肿块的形态特征,通常能正确诊断,但是应注意肝脏及肝门区有无淋巴结转移。某些硬化性胆管炎的病例与胆管癌难以鉴

别,诊断困难时应进一步做 PTC 及 ERCP 等检查进行综合判断。

(2)胆总管下段癌需与壶腹癌、胰头癌相鉴别:胆总管下段癌位于胆总管内,形态相对规则,胆总管回声中等;胰头癌位于胰头内,回声低,形态欠规则,所致胰管扩张更明显。但胆总管下段癌与壶腹癌通常难以鉴别。

(3)高位胆管癌需与肝癌相鉴别:位于胆道旁的肝癌可以压迫或浸润胆管壁,甚至在胆管内形成瘤栓,致上段胆道扩张,导致鉴别困难,此时应多切面仔细观察肿瘤的大小、位置及其与胆道的关系,并结合临床进行鉴别。

(三)胆道蛔虫症

1.病理与临床

胆道蛔虫是肠蛔虫症常见并发症,一般在发热或肠道功能紊乱或肠道环境发生变化时,蛔虫活动增加,易通过十二指肠乳头的开口钻入胆道内,可引起胆道机械阻塞和细菌感染。

胆道蛔虫病的主要临床表现为突然发生的剑突右下方阵发性"钻顶样"剧烈绞痛,向右肩放射,疼痛亦可突然缓解。恶心呕吐,吐出物为胃内容物、胆汁,亦可吐出蛔虫。可发生寒战、发热等胆道感染症状,如有胆道阻塞,可出现黄疸。查体时剑突下或稍偏右有深压痛,无腹肌紧张及反跳痛。腹痛剧烈而体征轻微,两者不相称是本病的特点。如合并胆道感染及梗阻严重时右上腹可出现肌紧张,压痛与反跳痛,局限性腹膜炎的体征。

2.声像图表现

当蛔虫位于胆总管内,超声可见胆总管扩张,内有一数毫米宽的双线状强回声,其间为低回声,为蛔虫的体壁,双线间的低回声区为蛔虫的假体腔,蛔虫与扩张的胆总管长轴切面形成"管中管"征,横切面呈"靶环"征,前端圆钝,边缘清晰,活的蛔虫可以显示蠕动(图 3-103)。如有多条蛔虫时,胆管内显示多条线状强回声。胆囊内蛔虫在胆囊腔内显示虫体的双线条状回声,甚至呈团状;蛔虫死亡后,其残体可碎裂成数段,如位于胆总管中回声与虫体存活时相似,但双线样回声可不连续;如位于胆囊内,常见多段双线样回声重叠在一起,堆积于胆囊内,改变体位时可移动,但无声影,需与胆囊内结石鉴别。

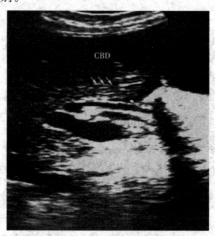

图 3-103　胆道蛔虫声像图
超声显示肝外胆管腔内见管状强回声

3.鉴别诊断

蛔虫死后,虫体萎缩,破碎时看不到平行回声带,需与胆道结石鉴别,后者胆道扩张较重,范围广泛,并常引起黄疸,可以鉴别。另外应注意观察易造成假阳性的因素,需加以鉴别:如肝动脉有时穿行于胆管和门静脉之间,酷似扩张胆管内的双线状改变,但肝动脉管壁搏动,易于识别。

(张路路)

第十五节 胰 腺 肿 瘤

一、浆液性囊性肿瘤

(一)流行病学及病因

浆液性囊性肿瘤(serous cystic neoplasm,SCN)通常发生于 50～60 岁女性,最常见的是浆液性囊腺瘤(serous cystadenoma,SCA),多孤立发生,约占胰腺囊性病变的 20%;在 Von Hippel-Lindau(VHL)患者中,病变呈多灶性。多数浆液性囊性肿瘤为微囊型浆液性腺瘤,其他少见病变有大囊型、实体型、VHL 相关型等。大囊型浆液性囊性肿瘤通常位于胰头部,男性多见。研究表明,少于 5% 的 SCA 有局部浸润性,侵袭周围组织或血管,或直接延伸到胰周淋巴结;极少数病例可发生转移,表现为浆液性囊腺癌。

(二)临床表现

SCA 多见于胰腺体尾部,其大小差异较大,多为偶然发现,通常零星发生,增长缓慢。患者以腹部包块、腹胀或非特异疼痛为主要症状。症状随肿瘤增大逐渐加重,餐后为著,服药无缓解。

即使肿瘤很大,SCA 通常也是非浸润性的,挤压而不是侵犯邻近结构,因此,胆道梗阻是 SCA 的罕见并发症。

(三)超声表现

典型微囊型 SCA 可表现为分叶状囊性肿物,呈多房或蜂窝状无回声,囊壁及分隔薄,囊腔小(<2 cm),囊内分隔向心性分布,部分病例肿块中央可探及实性回声的中央瘢痕区和钙化。彩色多普勒可探及显示囊壁、分隔及中央瘢痕内的血管分布。

胰体部囊性占位,边界清晰,呈分叶状,内可见纤细分隔。

极度微囊化的 SCA 少见,超声难以分辨其小的囊腔,二维超声类似于实性肿块的高回声或低回声病灶,边界清,透声好,瘤体后方回声增强;彩色多普勒可探及较丰富的血流信号。

大囊型浆液性囊性肿瘤胰头部多见,囊腔直径一般大于 2 cm,数量有限,也可呈单室型。

浆液性囊腺癌,临床少见,多表现为类实性血供丰富的占位,与微囊型 SCA 相似,但可转移到胃和肝或出现周围组织的浸润。

(四)超声造影表现

SCA 超声造影增强水平与胰腺实质接近,造影剂到达肿瘤后囊性结构显示更加清晰,囊壁及囊内分隔动脉期呈蜂窝状高增强,囊壁薄,几乎无乳头状隆起,静脉期呈低增强。极度微囊化的 SCA 造影表现类似于血供丰富的实体病变。

(五)报告内容及注意事项

SCA 的超声报告包括病灶的位置,大小,是否有分隔,囊腔大小,囊壁及分隔是否增厚,内壁是否光滑,是否有乳头样突起,主胰管是否扩张,是否有周边浸润现象;彩色多普勒还可显示病灶内是否有血流信号,周边血管是否有受侵征象等内容。超声造影则应重点描述病灶的边界,囊壁是否光滑,壁上有无结节状增强,囊壁、分隔及乳头状突起的增强及减退方式。

超声检查是评估及随访胰腺囊性病灶的首选方法。典型微囊型 SCA 的特点是有一个中央纤维瘢痕,这在 CT 和 MRI 中可以清楚地观察到。MRCP 能清晰地显示病变与胰管的关系。超声造影技术有时能比其他影像学检查更好地显示病变内的增强模式,观察到特征性的中央纤维瘢痕。多种影像学方法相结合更有助于判断病灶性质。

(六)鉴别诊断

1.SCA 需与其他胰腺囊性病变相鉴别

(1)黏液性囊性肿瘤:需与大囊型 SCA 相鉴别。前者患者女性为主,病变通常位于胰腺体尾部,内部结构复杂,透声差,有附壁乳头样结构。外围的蛋壳样钙化是特征性征象。

(2)胰腺假性囊肿:患者多有过胰腺炎、外伤史或手术史,囊液透声性好;囊内容物可因存在坏死组织碎片而变得回声杂乱,超声造影无增强。

(3)胰腺导管内乳头状黏液肿瘤:患者以老年男性为主,病变声像图表现为多房囊性、囊性为主囊实性或者实性病变内见小囊腔,胰管明显扩张,病变与扩张胰管相连。

2.极度微囊型 SCA 需与以下疾病相鉴别

(1)神经内分泌肿瘤:二维超声中均表现为实体病变,超声造影、增强 CT 均表现为富血供病变,较难鉴别。MRI 和 MDCT 对其有较好的鉴别作用。此外对于功能性神经内分泌肿瘤,如胰岛细胞瘤、胃泌素瘤等,患者有高胰岛素、胃泌素相关的临床症状和血液检查表现,也可起到鉴别的作用。

(2)浆液性微囊型囊腺癌:多表现为血供丰富的类实性占位,但可转移到胃和肝或出现周围组织的浸润。

二、黏液性囊性肿瘤

(一)流行病学及病因

黏液性囊性肿瘤(mucinous cystic neoplasm,MCN)约 95% 见于女性,患者年龄 40~50 岁,约占所有胰腺囊性病变的 10%。WHO 胰腺肿瘤分类对 MCN 的定义为囊性上皮性肿瘤,与胰腺导管系统不相通,可产生黏液,周围有卵巢样间质。MCN 覆盖从良性的黏液性囊腺瘤到黏液性囊性肿瘤伴相关浸润癌的系列病变,1/3 的 MCN 伴有浸润性癌。其恶性病变多为囊腺瘤恶变而来,恶变风险随体积增大而加大。肿瘤进展缓慢,恶变时间一般较长,与浸润性癌相关MCN 患者通常比非侵袭性 MCN 患者大 5 岁。

(二)临床表现

MCN 的临床表现主要取决于肿瘤的大小,通常为无症状的"偶发瘤",多为胰腺体尾部大体圆形的囊性病变。MCN 很少有症状,当显著增大时可因压迫出现腹部疼痛或腹部不适等症状。

胰头部肿瘤相对少见,症状出现较早,可压迫消化道引起梗阻,压迫胆总管下段,出现肝大、胆囊肿大、梗阻性黄疸等。

胰腺黏液性囊腺癌可侵犯邻近器官组织,如胃、十二指肠、结肠等,引起相关症状。但肿瘤生长、浸润缓慢,远处脏器转移较晚。肿瘤预后与浸润性成分的位置密切相关。

(三)超声表现

MCN 可表现为类圆形或分叶状肿物,以囊性为主,整体回声较低,单腔或少腔(一般不大于

6个囊腔),囊腔可因黏液或出血而透声性较差,呈现为不均质的低回声,囊壁厚薄不均,厚壁部分大于2 mm,内壁欠平整,壁及分隔上可有钙化或乳头状突起。非均质的内部回声影响病变分隔及壁上突起结节的显示。彩色多普勒超声显示囊腺瘤囊壁、分隔及乳头状结构内可见少量动脉血流信号。

病变与胰管不相通,通常不会引起胰管扩张,部分患者可有胰管的轻度扩张。由于肿瘤多生长在体尾部,常不压迫胆管,肿瘤较大时才有胆道梗阻的表现。

一项关于163例手术切除胰腺黏液性肿瘤的研究表明,恶性病变者多直径大于4 cm或有乳头状突起。边界模糊,囊壁或分隔厚薄不均,囊内实性成分增多均为恶性病变的预测因素。此外,恶性病变可向邻近器官浸润性增长,引起周围淋巴结肿大。彩色多普勒超声显示实性成分血供较丰富,当肿瘤侵犯周围血管时,可出现相应的超声表现。

(四)超声造影表现

将黏液性肿瘤与非黏液性肿瘤相鉴别是诊断的重点,多数黏液性囊腺瘤/癌内部实质与周围胰腺组织同时均匀增强,内部均见囊性无增强区,动脉期增强程度等于或稍高于胰腺实质。囊腺瘤边界清晰,囊壁较厚,囊内分隔较薄,静脉期增强程度稍低于胰腺实质。囊腺癌边界模糊,囊壁较厚,囊内分隔亦较厚,壁上可见乳头状增强灶,增强消退较快,静脉期增强程度低于胰腺实质。

(五)报告内容及注意事项

MCN的超声报告包括病灶的位置,大小,内部有无分隔,囊壁及分隔是否增厚,内壁有无实性乳头样突起及其大小和形态,主胰管是否扩张,病灶与主胰管的关系,是否有周边浸润和周围淋巴结肿大等现象;彩色多普勒还可显示病灶囊壁、分隔及突起的血供情况,周边血管是否有受侵征象等。超声造影则应重点描述病灶的边界,囊壁是否光滑,壁上有无结节状增强,囊壁、分隔及乳头状突起的增强及减退方式。

超声检查是评估及随访胰腺囊性病灶的首选方法,但囊腔内部回声可因出血或囊液流失变得复杂,影响囊内分隔及乳头样突起的显示。增强CT及MRI能全面显示病灶,CT检查能显示MCN特征性的外围蛋壳样钙化。内镜超声可以近距离观察胰腺占位复杂的内部结构,如分隔及囊内乳头样突起。MRCP能清晰地显示病变与胰管的关系。超声造影技术可消除囊内黏液、凝血块、组织碎片的影响,对囊内分隔及乳头样突起的检出率明显优于灰阶超声,有时能比其他影像学检查更好地显示病变内的增强模式。多种影像学方法相结合更有助于准确判断病灶的性质。

此外,可行超声引导下囊肿穿刺、抽吸,囊液分析可以区分肿瘤是否产生黏蛋白、有无脱落的异型恶性肿瘤细胞、囊液淀粉酶和肿瘤标志物高低等。MCN囊液黏度大、CEA水平升高,可与多种疾病进行鉴别。

(六)鉴别诊断

MCN有潜在恶性风险,即使病变生长缓慢且无临床症状也有手术指征,因此需与其他胰腺非黏液性囊性病变相鉴别。

1.胰腺浆液性肿瘤

MCN需与大囊型胰腺浆液性肿瘤相鉴别。大囊型胰腺浆液性肿瘤患者以男性多见,无CEA的升高;病变多位于胰头部,囊液透声性一般较好,囊壁薄且光滑,无明显乳头状突起。

2.胰腺假性囊肿

患者多有过胰腺炎、外伤或手术史,囊壁无乳头状突起,囊液透声性好;囊内容物可因坏死组织碎片而回声杂乱,行超声造影检查内容物无增强。

3.胰腺包虫囊肿

包虫囊肿以肝脏多见,也可出现在胰腺内,表现为囊壁回声增高、光滑,囊内可见囊砂或子囊,无乳头状突起。

4.胰腺导管内乳头状黏液性肿瘤

患者多为老年男性,病变声像图表现为多房囊性、囊性为主囊实性或者实性内见小囊腔,胰管明显扩张,病变与扩张胰管相连。

5.胰腺癌或胰腺神经内分泌肿瘤囊性变

病变表现复杂多样,可行超声引导囊液抽吸,检查囊液内是否有恶性脱落细胞、是否有黏蛋白、囊液 CA19-9、CEA 等指标的高低。

三、胰腺导管内乳头状黏液性肿瘤

(一)流行病学及病因

胰腺导管内乳头状黏液性肿瘤(intraductal papillary mucinous tumor or neoplasm of the pancreas,IPMT or IPMN)由世界卫生组织(World Health Organization,WHO)在 1996 年正式定义,这是一类自良性腺瘤到交界性肿瘤、原位癌、浸润性腺癌逐渐演变的疾病,其特点为胰腺导管上皮肿瘤伴或不伴乳头状突起并产生大量黏液造成主胰管和/或分支胰管的囊性扩张。其病灶主要位于胰管内,产生大量黏液并滞留于胰管内,十二指肠乳头开口扩大伴胶冻样物附着。IPMN 转移浸润倾向较低,手术切除率高,预后较好。

近年来,本病发生率逐年提高,据 Furuta K 的统计,IPMN 占临床诊断的胰腺肿瘤的 7.5%,占手术切除胰腺肿瘤的 16.3%。

IPMN 病变可累及胰管的一部分或整个胰管,位于胰头者占 60%,体尾者占 40%。在临床中分为分支胰管型(50%~60%)、主胰管型(40%~50%)及混合型。分支型者 5 年癌变率约为 15%,而主胰管型者 5 年癌变率约为 60%。

(二)临床表现

IPMN 患者多为老年男性,可有程度不等的上腹不适等临床症状,部分病例还伴有或曾出现胰腺炎的症状,可能是稠厚的黏液部分或完全阻塞胰管造成的。这种慢性持续阻塞还会造成胰腺实质功能的破坏,从而出现糖尿病、脂肪泻等较严重的临床表现,多见于恶性 IPMN。IPMN 患者还可能出现黄疸,这是因为恶性者可能出现胆管浸润及胆管梗阻,而良性者也可能由于大量黏液阻塞乳头部或形成胆管窦道而阻塞胆管。部分患者无明确临床症状,通常为肿瘤分泌黏液的功能尚不活跃和/或生长部位远离胰头。

(三)超声表现

IPMN 病灶均与扩张的胰管相连或位于其内,绝大多数胰管扩张明显,但不是所有病灶超声均能显示其与导管相连。病变可表现为:①呈多房囊性或囊性为主的囊实性病灶突向胰腺实质;②扩张胰管内见中等回声或低回声;③病灶呈中等回声或低回声,内见少许不规则小无回声。

超声显示病灶呈分叶状囊实性结构,病灶侵及的主导管(黄色箭头)及分支导管(蓝色箭头)均明显扩张,彩超显示囊壁及附壁结节上均探及略丰富血流信号,为混合型。

彩色多普勒超声于恶性病灶内常可探及较丰富的血流信号,良性病灶内绝大多数难以探及血流信号。

经腹超声可显示胰腺内扩张的导管及其内或与其相连的囊性或囊实性病灶,为诊断及分型提供可靠的信息。主胰管宽度≥7 mm、病灶≥30 mm、有附壁结节均为恶性的预测因素。

根据影像学资料的IPMN分型在临床应用中尤为重要,通常认为主胰管型及混合型多为恶性,分支型恶性发生率较低(6%～51%),但当后者显示出一些可疑征象,如病灶直径>3 cm、附壁结节、主胰管直径>6 mm、细胞学检查阳性以及出现临床症状时应考虑恶性病变的可能。

(四)超声造影表现

附壁结节的判断目前仍是IPMN超声诊断中的难点,主要是一些小结节与黏液结节难以区分,超声造影可显示IPMN内的分隔和乳头状突起的强化,对壁结节超声造影的量化分析有助于其鉴别诊断。然而其可靠的诊断还需依据肿瘤与胰管相通,超声造影对一些病例也可更好地显示病灶与主胰管的关系。

(五)报告内容及注意事项

IPMN的超声报告包括病灶的位置,大小,内部有无实性乳头状突起,主胰管是否扩张,病灶与主胰管的关系,是否有周边浸润现象,彩色多普勒显示病灶内是否有血流信号,周边血管是否有受侵征象。

超声造影则应重点描述病灶的边界,囊壁是否规则,壁上有无结节状增强,病灶与主胰管的关系。

经腹超声和CT对于全面显示病灶有一定优势,但对于分支型的小囊性病灶和附壁结节的敏感性不及磁共振胰胆管显像(MRCP)和内镜超声;ERCP虽然也是本病重要的诊断方法之一,但在部分病例中受黏液的干扰难以显示导管扩张及病灶全貌。因此,多种影像学方法相结合更有助于准确判断病灶的性质。

此外,IPMN患者发生胰腺外肿瘤的比例较高(23.6%～32%),但与IPMN的良恶性无明显相关。因此,对IPMN患者应注意对其他脏器的全面检查。

(六)鉴别诊断

IPMN的诊断需与胰腺黏液性囊腺性肿瘤相鉴别,二者均产生大量黏液,但后者常见于围绝经期妇女,多位于胰腺体尾部,具有较厚包膜,内部有分隔,通常为大囊(>2 cm)或多囊状结构,壁及分隔上可见钙化或乳头状突起,很少与胰管相通连,囊腔可因黏液或出血而透声性较差,胰管无扩张或可见受压移位。

IPMN还需与慢性胰腺炎鉴别,因前者常伴有胰腺炎的症状,也会出现胰腺实质萎缩及导管扩张,易误诊为慢性胰腺炎。但慢性胰腺炎很少见到囊性占位以及囊性占位与胰管相通的现象,同时,慢性胰腺炎可见胰腺实质的钙化和/或胰管内结石。

四、胰腺实性假乳头状瘤

(一)流行病学及病因

胰腺实性假乳头状瘤(solid-pseudopapillary tumor or neoplasm of the pancreas,SPTP or SPN)自1959年由Frantz首次报道后,曾以胰腺乳头状囊性肿瘤、胰腺乳头状上皮肿瘤、胰腺实性乳头状上皮性肿瘤、囊实性腺泡细胞瘤等命名。为充分地描述该肿瘤的主要特征,世界卫生组织(World Health Organization,WHO)于1996年正式将该病命名为胰腺实性假乳头状瘤。SPTP占胰腺原发肿瘤的0.13%～2.7%,占胰腺囊性肿瘤的5.5%～12%。SPTP具有明显的年龄和性别倾向,好发于年轻女性(20～30岁)。目前,WHO将该病中的大部分病例归于交界性或有一定恶性潜能的肿瘤,其组织学来源尚未明确。该病转移浸润倾向较低,手术切除率高,预后较好。

(二)临床表现

SPTP 的临床表现多无特异性,主要症状为中上腹不适、隐痛,部分伴恶心、呕吐。部分患者于体检时偶然发现。与其他胰腺恶性肿瘤不同,黄疸、体重减轻、胰腺炎十分少见,仅见于不到12%的 SPTP 患者。实验室检查包括消化道常用肿瘤标志物,如 CEA、CA19-9、CA242、CA724等多在正常范围内。

(三)超声表现

胰腺实性假乳头状瘤可发生于胰腺的任何部位,但胰腺体尾较多见。肿瘤大多体积较大,形态较规则,边界较清晰,常伴出血坏死,由于出血坏死成分所占比例不一,肿块声像图可表现为囊性、囊实性或实性。SPTP 大多呈外生性生长,9%～15%的病例会出现转移或局部侵犯。病变可表现为:①体积小者多以实性为主,呈低回声,边界清;②体积大者囊性坏死改变更明显,多为囊实性,部分可呈高度囊性变,仅在囊壁上残余薄层肿瘤组织。

胰腺实性假乳头状瘤可有钙化,多为粗大钙化,可发生在肿瘤的周围呈蛋壳状也可在肿瘤内部呈斑块状。肿块引起胰管及胆管扩张比例小且程度相对低。肿块多挤压周围的组织结构,而无明显侵犯。部分病灶彩色多普勒血流成像可探及肿块边缘或内部血流信号。有学者认为彩色多普勒表现与肿瘤大小、囊性变的程度、良恶性无明显联系。

(四)超声造影表现

动脉期多见造影剂不均匀充填。肿瘤的包膜呈环状增强,病灶内部呈片状等增强或低增强,部分可见分隔样强化。静脉期造影剂大多快速减退,病灶呈低增强。病灶内出血坏死的囊性区域则始终显示为无增强区。

(五)报告内容及注意事项

SPTP 的超声报告包括病灶的位置,大小,边界是否清晰,内部是否有无回声区,是否有钙化,彩色多普勒显示病灶内是否有血流信号,周边组织或血管是否有受侵征象。

超声造影则应重点描述病灶周边是否有环状强化,病灶内是否有始终无增强的区域。

胰腺为腹膜后器官,经腹部超声检查时容易受到上腹部胃肠道气体的干扰,而且 SPTP 大多呈外生性生长,部分肿瘤的定位诊断较困难。通过胃十二指肠水窗法、改变体位,或通过脾脏做透声窗观察胰腺尾部,尽可能清晰显示胰腺结构及其与周边组织的毗邻关系,以便于更准确判断肿瘤的来源。SPTP 发病率较低,目前人们对其认识仍不足,各种术前影像学检查误诊率均较高。一般对于年轻女性,具备以上超声表现者,应考虑到本病的可能。

(六)鉴别诊断

1.SPTP 需与囊腺瘤、囊腺癌相鉴别

两者均以囊实性表现多见,相对而言,实性假乳头状瘤实性成分较多。囊腺瘤、囊腺癌多见于中老年女性,部分壁及分隔上可见乳头状突起。

2.SPTP 还需与无功能性胰岛细胞瘤鉴别

后者多见于中老年人,实性多见,内部回声较为均匀,钙化较少见,实质成分血流较丰富,出血囊性变者与 SPTP 鉴别较困难。

3.部分以实性表现为主的 SPTP 需与胰腺癌鉴别

胰腺肿瘤物形态多不规则,与周围组织分界不清,较易引起胰管、胆管的扩张。鉴别要点是胰腺癌具有浸润性的生长特点。

4.SPTP 还需与胰腺假性囊肿鉴别

后者多有胰腺炎或外伤、手术史,声像图一般为典型囊肿表现,囊壁较厚,囊内可由于出血、感染等出现回声,类似 SPTP 的声像图表现,但囊内实际为沉积物,而并非实性成分,超声造影可提供较可靠的鉴别信息。

五、胰腺导管腺癌

(一)流行病学及病因

胰腺导管腺癌(pancreatic ductal adenocarcinoma,PDAC,简称胰腺癌)是恶性度最高、起病隐匿的肿瘤之一。在恶性肿瘤病死率中居第 4 位,5 年生存率仅 8%。

胰腺癌的早期症状不明显,且无法确诊,大部分发现时已进入晚期,仅有 20% 的患者适合手术,可行手术切除患者的中位生存时间为 12.6 个月,未行手术切除患者的中位生存时间为 3.5 个月,因此对胰腺癌的早期诊断显得尤为重要。

(二)临床表现

早期症状不明显,且无特异性,仅表现为上腹轻度不适或隐痛。进展期胰腺癌最常见的三大症状为腹痛、黄疸和体重减轻。

1.腹痛

腹痛是胰腺癌的常见或首发症状,早期腹痛较轻或部位不明确,易被忽略,至中晚期腹痛逐渐加重且部位相对固定,常伴有持续性腰背部剧痛。

2.黄疸

黄疸是胰头癌的突出症状,约 90% 的胰头癌患者病程中出现黄疸。约半数患者以黄疸为首发症状,随黄疸进行性加深,伴皮肤瘙痒、茶色尿、陶土便。

3.体重减轻

体重减轻虽非胰腺癌的特异性表现,但其发生频率甚至略高于腹痛和黄疸,故应予以重视,特别是对不明原因的消瘦。

4.消化道症状

胰腺癌患者最常见的消化道症状是食欲减退和消化不良,患者常有恶心,呕吐和腹胀,晚期可有脂肪泻。

5.其他表现

部分胰腺癌患者有持续或间歇性低热,有时出现血栓性静脉炎。

(三)超声检查适应证

(1)上腹不适或常规体检者,需了解胰腺情况。超声是发现胰腺肿瘤、胰腺炎的首选检查方法。

(2)胰腺局灶性病变的定性诊断,鉴别肿块的性质。

(3)临床症状疑似胰腺肿瘤或实验室相关肿瘤标志物升高的病例。

(4)黄疸查因和不明原因的胰管扩张、胆管扩张。

(5)闭合性腹部外伤,疑存在胰腺损伤者。

(6)胰腺移植,全面评估供体血管通畅性和灌注情况,以及随访中出现的异常病变。

(7)胰腺癌局部动脉灌注化疗、局部放疗、消融治疗、注药治疗后等评价疗效。

(四)超声检查观察内容

超声要注意胰腺癌的直接征象(如胰腺外形、轮廓及内部回声变化,胰腺内肿块)和间接征象(如胰、胆管扩张,血管受压移位、变窄,周围脏器移位受侵犯,淋巴结转移、肝转移)。

1.胰腺大小及外形变化

胰腺大小及外形变化是影像学最易发现的征象。胰腺局限性肿大,局部膨隆,形态僵硬。

2.胰腺内肿块

小于 2 cm 肿块超声多表现为较均匀低回声,无包膜。随肿块增大,内部回声不均匀,可合并液化、钙化。肿块轮廓不清,形态不规则,浸润生长,后方回声衰竭。CDFI:典型胰腺癌为少血供肿瘤,少数胰腺癌病灶内部或边缘可见短条状血流。

3.胰、胆管扩张

胰腺癌在发病全过程中,60%~90%的病例出现梗阻性黄疸,胰头癌则更多,胰管全程扩张。癌灶位于胰腺体尾部时,胰管可无扩张。

4.胰周血管受压或受侵

胰周血管受侵是胰腺癌不可切除的主要原因之一。胰腺周围大血管较多,肿瘤较大或外生性生长时,相邻大血管可被推移、挤压变形,或被肿瘤包绕,甚至在管腔内见实性回声。

5.周围脏器受侵

易受侵的脏器为脾、胃、十二指肠等。脏器与胰腺之间的脂肪间隙消失,脏器表面正常高回声浆膜界面连续性中断。

6.淋巴结转移

胰周见到大于 1 cm 的低回声淋巴结时,应考虑区域淋巴结转移的可能。

7.肝转移

肝脏是胰腺癌最常见的转移部位,由于肝转移瘤的诊断直接影响到治疗方案的制订和对预后的估计。因此,胰腺癌超声检查时,应同时重点检查肝脏。

(五)超声造影表现

目前超声造影多使用第二代超声造影剂声诺维,即六氟化硫微泡。欧洲医学和生物学超声协会发布的超声造影指南已经明确超声造影在淋巴结、胃肠道、胰腺、脾脏及肝胆系统疾病的诊断与鉴别诊断中的价值。

与周边正常的胰腺实质相比,多数胰腺癌呈不均匀低增强,少数呈等增强。D'Onofrio 等从6 个中心选择了 1 439 例胰腺占位性病变患者,其中实性病变 1 273 例,将患者超声造影结果与病理诊断比较。超声造影判断胰腺癌标准为静脉注射造影剂后病灶增强程度低于周围正常组织,结果显示超声造影诊断胰腺癌准确率为 87.8%。胰腺癌病灶内的造影剂退出明显早于胰腺实质,渡越时间短于胰腺实质。这与肿瘤内部结构异常、血管迂曲及动静脉瘘形成有关。病灶内部出现液化坏死时,可出现局部造影剂充盈缺损。

(六)报告内容及注意事项

超声报告应涵盖上述胰腺癌直接及间接超声征象所涉及的方面,包括胰腺形态、大小、整体回声;胰腺肿块部位、大小、内部及后方回声、边界、形态及血流情况;胰、胆管有无扩张,判断梗阻部位;胰周大血管及脏器有无受侵;胰周、腹膜后有无肿大淋巴结;肝脏有无可疑转移灶。

经腹超声具有简便易行、经济及无创等优点,常用于筛查胰腺占位性病变。然而,经腹超声存在很多局限:①绝大多数胰腺实性占位表现为低回声或者混合回声,故对于病变良、恶性鉴别诊断价值有限;②胰腺位于后腹膜腔,解剖位置深,易受胃肠道气体、肥胖等因素影响,常规超声容易漏诊小胰腺癌(特别是直径< 1 cm 者),以及胰腺钩突、胰尾肿块。必要时可采取加压、改变体位或饮水,使胃充盈,以此作为声窗,改善胰腺的显示;③老年人胰腺萎缩,脂肪变性,胰腺体积小而回声高,因此,当老年人胰腺饱满,回声较低时,应予以注意;④部分胰腺癌仅表现为外形僵直或外形增大、局部膨隆,肿块与胰腺实质回声接近时,应高度重视,此时可行超声造影,并结合 CT 动态增强薄层扫描;⑤个别全胰腺癌可仅表现为胰腺弥散性增大、回声不均、边界不整,各部比例正常,容易漏诊;⑥胰腺癌血供较少,故彩色多普勒超声往往难以显示血流信号,但是,可以作为与其他胰腺实性占位相鉴别的手段,如胰腺神经内分泌肿瘤,因为后者多数为多血供肿瘤。

(七)鉴别诊断

1.肿块型胰腺炎

该病与胰腺癌均以胰头多见。肿块型胰腺炎典型超声表现为病灶内部为低回声,可有钙化,后方回声衰减不明显,病灶边界不清,胰管可穿过肿块,呈串珠状扩张,有时可见结石。肿块型胰腺炎超声造影动脉期表现为缓慢、弥漫增强,与周围胰腺实质增强模式及程度相似,呈"实质样"增强,静脉期造影剂退出速率与周围胰腺相似。

2.胰腺囊腺癌

当囊腺癌以实性为主时需与胰腺癌鉴别。以实性为主的囊腺癌回声较高,透声好,后方衰减不明显或增强,不伴导管扩张,病灶内血流较丰富。超声造影可见蜂窝状增强、囊壁及分隔强化或内部结节样强化。

3.胰腺神经内分泌肿瘤

胰腺神经内分泌肿瘤较少见,分为功能性与无功能性,其中以胰岛细胞瘤最常见。功能性神经内分泌肿瘤有典型的内分泌症状,但是因为肿瘤较小,经腹超声难以显示。无功能性神经内分泌肿瘤由于患者无症状,发现时肿瘤较大。神经内分泌肿瘤较小时,边界清,形态规则,内部呈较均匀低回声,病灶较大时内部回声不均,可见液化区。彩色多普勒超声显示肿瘤内部血流信号较为丰富。超声造影多表现为动脉期的高增强,静脉期的快速退出而呈轻度低增强。大的无功能性神经内分泌肿瘤因坏死和囊性变可表现为不均质高增强。

4.壶腹周围癌

由于肿瘤部位特殊,病灶较小即出现胆道梗阻,临床出现黄疸,超声表现为胆管扩张。肿瘤位于管腔内,可呈等回声或高回声。胰管无明显扩张。

5.腹膜后肿瘤

病灶位置较深,位于脾静脉后方,与胰腺分界较清晰,不伴胰、胆管扩张。

六、胰腺腺泡细胞癌

(一)流行病学及病因

胰腺腺泡细胞癌(pancreatic acinar cell carcinoma,PACC)是一种临床罕见的恶性肿瘤,来源于腺泡。虽然胰腺中 80% 以上的组织由腺泡细胞构成,仅 4% 的组织由导管上皮构成,但 PACC 的发病率远低于导管腺癌,仅占胰腺癌的 1%~2%,于 1908 年由 Brner 首次报道,发病机制尚不明确。有研究表明,可能与 microRNA 表达的改变和胰腺腺泡的瘤性转化及恶性转变相关。大约 1/3 的腺泡细胞癌中可有散在的神经内分泌细胞标志物的阳性表达,当表达超过 30%

时,则称为混合型腺泡-内分泌癌(mixed acinar endocrine carcinoma,MAED),由于其病理学和生物学行为与腺泡细胞癌相似,因此被认为是后者的一个亚型。

本病预后较差,易早期转移至局部淋巴结和肝。中位生存期约为 18 个月,1 年生存率为 57%,3 年生存率为 26%,5 年生存率为 5.9%,介于胰腺导管腺癌和胰腺神经内分泌肿瘤之间,优于导管腺癌的 4%,因此早期确诊并积极手术治疗可以改善预后。

(二)临床表现

与导管腺癌的发病高峰年龄在 60~70 岁相比,PACC 平均发病年龄相对年轻,在 50 岁左右,男性多见,男女之比为 2∶1,罕见于儿童及青少年。

临床表现多为非特异性的消化道症状。因肿瘤以膨胀性生长为主,无明显"嗜神经生长"和"围管性浸润"的特点,早期症状不明显。当肿瘤较大压迫周围器官可引起相关并发症,通常有腹痛、恶心、腹泻、体重减轻等,发生胆管梗阻及黄疸的概率较低。4%~16% 的患者可因脂肪酶的过度分泌而并发胰源性脂膜炎,表现为皮下脂肪坏死、多关节病等。

目前尚未发现 PACC 的特异性肿瘤标志物,AFP、CA19-9、CA125、CA72-4、CA50、CA242、CA15-3 和 CEA 升高的病例呈分散分布,即使肿瘤较大或已发生肝转移,CA19-9 升高亦不明显。

(三)超声表现

PACC 可发生于胰腺各部位,在胰腺导管内罕见,累及全胰腺更为少见。但好发部位研究结果各异,部分学者认为胰头部多见(占 42%~53%),胰体尾部次之(占 27%~47%);部分研究未发现确切好发部位。

多为单发,因症状不明显,通常发现时瘤体较大,7~10 cm,直径大于 10 cm 者不少见,明显大于导管腺癌的 3 cm。肿瘤以实性成分为主,较大时易出现囊性变,可伴出血坏死和钙化。肿瘤呈膨胀性生长,对周围器官常表现为压迫性改变,而非浸润性。因此肿瘤边界清晰,增强 CT 扫描时边缘可见完整或部分性包膜,与邻近组织分界清晰,MRI 上瘤胰分界面多数存在,这是由邻近组织受压及反应性纤维组织增生所致。肿瘤较少沿胰管浸润,对胰管的影响主要是外压性,故胰胆管扩张少见。彩色血流显示,多数病灶内可探及血流信号,丰富程度不等。

虽然 PACC 肿瘤有包膜,但侵袭性仍很高,50% 患者诊断时已经有区域淋巴结甚至肝转移,也可侵犯静脉发生瘤栓。

(四)超声造影表现

超声造影对于该病的认识及研究尚处于早期阶段,相关文献相对较少。2016 年 Tanyaporn 对 5 例该病患者进行超声内镜检查,发现大部分(4/5)病灶表现为逐渐增强,有别于导管腺癌的低增强模式。该病的 CT 增强模式可分富血供和乏血供 2 种类型,后者居多。因肿瘤间质为血窦样结构,肿瘤内部常伴坏死、结构异质,故呈渐进性强化,强化不均匀。富血供者坏死范围小,更易于表现为均质;乏血供者坏死更多见,更倾向于不均质。虽然强化程度低于正常胰腺,但有学者认为 PACC 的强化比导管腺癌强,这可能与肿瘤间质富含血窦以及纤维瘢痕增生较少有关。部分研究还发现延迟期肿瘤与胰腺组织强化相近,认为是由于胰腺组织在门静脉期以后强化衰减加速,而肿瘤本身持续强化的结果。

(五)报告内容及注意事项

PACC 的超声报告包括病灶的位置,大小,边界,是否有周边浸润现象,彩色多普勒显示病灶内是否有血流信号,周边血管是否有受侵征象。

PACC 侵袭性很高,50%患者诊断时已经有区域淋巴结甚至肝转移。因此在工作中还需注意对肝脏及邻近脏器、血管的仔细扫查,为临床提供更全面的信息。增强 CT 和 MRI 对淋巴结的观察有一定优势,因此,多种影像学方法相结合更有助于准确判断病灶的性质。

(六)鉴别诊断

腺泡细胞癌超声表现类似于胰腺导管腺癌、无功能神经内分泌肿瘤、实性假乳头状瘤、黏液性囊腺瘤等病,均可表现为较大肿物,伴坏死和钙化,不均匀增强。需加以鉴别。

1.导管腺癌

临床上腹痛明显,胰头多见,易侵犯胰管、胆管引起黄疸。肿瘤体积多小于 PACC,呈浸润性生长,无包膜,边界不清,内部血供少,强化程度明显低于正常胰腺组织。

2.无功能神经内分泌肿瘤

多见于青中年,属于富血供肿瘤,内部血流丰富。即使伴较大范围囊变、坏死区者,其实性成分动脉期仍呈明显强化。容易出现血行转移,淋巴结转移少见。动脉期明显强化的特点有别于本病。

3.实性假乳头状瘤

好发于年轻女性,表现为有包膜、边界清楚的肿块,一般不出现胰胆管扩张,恶性度低,较少出现转移。体积较大伴有囊变时难与本病鉴别,发病年龄及性别有一定鉴别意义。

4.黏液性囊腺瘤

常见于中年妇女,随肿瘤体积增大恶性度增高,直径大于 8 cm 可考虑为恶性。通常为大囊(>2 cm)或多囊状结构,具有较厚包膜,边界清,可有分隔,囊壁光滑可见钙化,易与本病鉴别。

七、胰腺神经内分泌肿瘤

(一)流行病学及病因

胰腺神经内分泌肿瘤(pancreatic neuroendocrine tumours,pNETs)是源于胰腺多能神经内分泌干细胞的胰腺肿瘤,这些细胞多分布于胰岛,曾名为胰岛细胞瘤和胰腺内分泌肿瘤。胰腺神经内分泌肿瘤包括高分化神经内分泌瘤(neuroendocrine tumours,NETs)和低分化神经内分泌癌(neuroendocrine carcinomas,NECs)。发病率为(0.25~0.5)/10 万,逐年升高。占胰腺原发肿瘤的 1%~5%,可发生在任何年龄,发病高峰年龄为 30~60 岁,无性别差异。

pNETs 分为功能性和无功能性两大类。多数为功能性 pNETs,包括胰岛素瘤、胃泌素瘤、胰高血糖素瘤、血管活性肠肽瘤,及更罕见的生长抑素瘤、胰多肽瘤、生长激素释放激素瘤、促肾上腺皮质激素瘤等,其中胰岛素瘤最常见,其次为胃泌素瘤。各类型流行病学特点不尽相同。无功能性胰腺神经内分泌肿瘤占胰腺神经内分泌肿瘤的 15%~20%,多见于青年女性。其中直径小于 0.5 cm 的无功能性神经内分泌肿瘤称为胰腺神经内分泌微腺瘤。目前认为除了胰腺神经内分泌微腺瘤是良性的以外,所有胰腺神经内分泌瘤都具有恶性潜能。

pNETs 多为散发病例,病因不明,部分为相关性家族性综合征,如多发性内分泌腺瘤病Ⅰ型、VHL(Von Hippel-Lindau,VHL)综合征和多发性神经纤维瘤病呈聚集性。

(二)临床表现

功能性 pNETs 因不同细胞来源,产生主要激素不同而表现为不同的临床综合征,无功能性pNETs,血清激素水平无变化,早期无明显症状。肿瘤增大后临床上主要表现为梗阻性黄疸、胰腺炎、上腹痛、十二指肠梗阻、体重减轻和疲劳等。

（三）超声表现

可发生于胰腺任何部位，某些功能类型有一定分布倾向。大小不一，功能性 pNETs 一般较小，胰岛素瘤多为 1～2 cm，胃泌素瘤也多小于 2 cm。而无功能性 pNETs 可以长大至 10 cm。

1.二维超声表现

（1）胰腺神经内分泌瘤：体积小的肿瘤，内部多呈均匀的低回声，甚至为极低回声，少数为高回声；呈圆形或椭圆形，形态规则，边界清晰；肿瘤尾侧胰管无明显扩张。肿瘤较大时，形态可不规则，内部可合并出血、囊性变，表现为形态不规则，内部回声不均，出现无回声区，偶可见到钙化形成的斑块状强回声，并可出现挤压周围脏器和血管的相关征象。肿瘤可转移到周围淋巴结和肝脏，肝脏转移病灶<1 cm 为边界清晰的低回声及极低回声，病灶增大后多表现为强回声。

（2）胰腺神经内分泌癌：除了神经内分泌瘤的各种表现外，形态更加不规则，与周边分界明显不清晰，也可出现转移征象。

2.彩色多普勒超声表现

典型病灶内可探及丰富血流信号，但在小病灶和深部病灶血流探测受限。胰腺神经内分泌癌血流走向杂乱。

（四）超声造影表现

因为肿瘤的富血供，典型的超声造影表现为早期的边界清晰快速高增强或等增强。病灶较小多数为均匀增强，但病灶出现囊性变、坏死时，可表现为不均匀增强。但也有少部分肿瘤因为间质含量高，表现为低增强。

（五）报告内容及注意事项

超声报告包括病灶的位置，大小，数目，边界，内部回声是否均匀，主胰管是否扩张，彩色多普勒显示病灶内是否有血流信号，周边血管、胆管是否有受压征象，周围淋巴结是否受侵，肝脏是否有转移。

经腹超声对于病灶定位及诊断有一定帮助，但对于小病灶和深部病灶探测敏感性不及 CT、内镜超声以及生长抑素受体显像。因此，多种影像学方法相结合更有助于准确判断病灶的术前定位。胰腺术中超声的检出率可高达 96%。

此外超声能很好地显示胆管、胰管和周围血管的受累情况，对于肝脏转移病灶的检出敏感性和特异性高（88%～95%），因此经腹超声检查可以比较全面评估 pNETs，利于其定性诊断。结合临床表现有助于初步判断 pNETs 的类型。

（六）鉴别诊断

1.胰腺癌

胰腺癌边缘不规则，内部多呈低回声或混合回声，胰头癌多伴有胆道或胰管扩张、周围脏器或组织受压、浸润以及转移征象，超声造影多表现为低增强，与典型的 pNETs 不难鉴别。但 pNETs 出现恶性征象（或胰腺神经内分泌癌）时，二者鉴别较困难，需要结合临床信息，综合判断。

2.胰腺囊腺瘤（囊腺癌）

pNETs 以实性成分为主时，较易与囊腺类肿瘤鉴别。当囊性变区域较多较大，内部呈分隔样改变时，与呈多房大囊样表现的黏液性囊腺类肿瘤较难鉴别，但神经内分泌肿瘤囊性变后分隔往往较囊腺类肿瘤分隔厚且不规则。

3.胰腺周围脏器的肿块

无功能性 pNETs 由于体积较大,常表现为左上腹肿块,因此需要与胃、左肾、左肾上腺和腹膜后肿瘤相鉴别。胃肿瘤位于脾静脉前方,饮水后可鉴别。左肾、肾上腺和腹膜后肿瘤位于脾静脉后方。

八、胰母细胞瘤

(一)流行病学及病因

胰母细胞瘤(pancreatoblastoma,PBL)是一种罕见的恶性胰腺上皮源性肿瘤,占所有胰腺肿瘤的0.16%~0.5%,在儿童的胰腺肿瘤中占 30%~50%。由 Frable 等在 1971 年首次描述其组织学特征。肿瘤大部实性,常有包膜,质软,可有出血、坏死、钙化、囊性变,镜下可见鳞状小体和含有酶原颗粒的细胞结构。

PBL 好发于亚洲人,大多发生于婴幼儿,发病中位年龄 4 岁,男性多于女性,偶可见于成人。PBL 可以单独发生或与遗传综合征如 Beckwith-Wiedemann 综合征或家族性腺瘤性息肉病综合征联合发生。

PBL 的分子发病机制仍不清楚,但曾有病例报道显示,在 Beckwith-Wiedemann 综合征患者以及家族性腺瘤性息肉病患者中,PBL 可联合出现,表明其可能具有独特的分子遗传学改变,有报道称先天性囊性胰母细胞瘤与 Beckwith-Wiedmann 综合征相关是由于 APC/β 联蛋白信号通路的改变。染色体 11p 上的等位基因丢失是 PBL 中最常见的遗传改变,在 PBL 的患者中约占 86%。

(二)临床表现

胰母细胞瘤可以发生在胰腺的任何部分,约 50% 的肿瘤位于胰头部。由于生长缓慢且早期无明显症状,发现时常常因体积较大而难以判断其来源。

胰腺母细胞瘤的临床表现通常是非特异性的。常见的症状和体征包括腹痛、腹部包块、体重减轻、呕吐、腹泻和贫血。当胰头部肿瘤体积较大时可压迫十二指肠及胃幽门部,导致机械性梗阻、黄疸、呕吐及胃肠道出血的发生。当肿瘤转移到腹膜时可以引起腹水。在个别病例报道中,PBL 也可引起库欣综合征和抗利尿激素分泌失调综合征。

文献报道 40%~70% 的 PBL 患者会出现血清甲胎蛋白(AFP)水平升高,因而甲胎蛋白是诊断胰腺母细胞瘤的常见肿瘤标志物。部分患者中也偶可见乳酸脱氢酶、α-1 抗胰蛋白酶和CA19-9 升高,其他肿瘤标志物没有显示出明显的相关性。

与成人相比,PBL 在婴儿和儿童患者中具有较弱的侵袭性。PBL 可局部包绕相邻血管并浸润周围器官、网膜及腹膜,肝脏是其最常见的远处转移部位,其次是区域性淋巴结和腹膜,较少见到肺、骨、后纵隔和颈淋巴结转移。

PBL 的发生发展的过程较慢,可适用各种常见形式的肿瘤治疗,但手术治疗目前仍被认为是最有效的治疗方式。

(三)超声表现

PBL 可发生在胰腺任何部位,好发于胰头或胰尾。体积通常较大,边界清晰,以低回声为主,回声不均,内可见出血或坏死等形成的囊性部分,体积较大者常回声混杂,部分瘤体内可见钙化。发生于胰头者应常规仔细探查胆总管。

与血管关系:可包绕邻近腹膜后大血管(如腹腔干及其分支、肠系膜上动脉等)。也可在脾静脉内形成瘤栓,并向肠系膜上静脉、门脉内延伸,伴侧支形成。有时脾静脉被瘤栓充盈,并明显增粗似肿瘤样,探查时容易误认为是瘤体的一部分,因此要注意分辨。

少数巨大肿瘤可以将胰腺全部破坏,致使胰腺区域均为瘤组织占据,见不到周边残存的胰腺组织,脾静脉紧贴肿瘤后缘,可以此判断肿瘤来源于胰腺,此时也要想到胰母细胞瘤的可能。

(四)报告内容及注意事项

PBL 的超声报告包括肿瘤大小,起源器官,肿瘤边界清晰度,肿瘤内部回声,是否存在钙化、腹水、胆管和/或胰管是否扩张,是否有局部浸润,是否包绕周围重要血管,是否存在转移灶,是否形成静脉瘤栓。

超过 15% 的胰腺母细胞瘤患者在诊断时存在转移,其他的患者在疾病进展过程中发生转移。肝脏是最常见的转移部位,也可发生局部淋巴结、腹膜、骨骼和肺转移瘤等。血管浸润不常见。腹水可能是肿瘤扩散的指标。因此,在超声扫查时应注意这些部位的着重扫查。

(五)鉴别诊断

当肿瘤体积较大时,且起源不易确定,此时区分胰腺母细胞瘤与其他儿科腹部肿块可能是困难的。在这种情况下,儿童患者中的鉴别诊断应包括体积较大的腹膜内或腹膜后肿块,如神经母细胞瘤。

神经母细胞瘤常常表现为体积较大、内部回声不均、伴钙化的腹部肿块。由于该肿瘤具有尿儿茶酚胺及其代谢产物增高的特征,可根据临床信息与胰腺母细胞瘤相区分。神经母细胞瘤多位于肾上腺区,需与位于胰尾部的胰母细胞瘤鉴别,前者多边界清晰,呈分叶状,内部回声不均匀,在低回声区间有强回声光斑伴声影,肾脏有受压推移现象,较早发生转移。

当肿瘤明显来源胰腺时,鉴别诊断主要为胰腺的囊性及囊实性肿物,特别是当 PBL 发生于年龄稍长儿童,且瘤体较小、无瘤栓形成时,需与胰腺实性假乳头状瘤鉴别。

胰腺实性假乳头状瘤(SPTP)好发于年轻女性,胰腺体尾较多见。肿瘤大多体积较大,边界较清晰,常伴出血坏死,声像图多表现为囊实性或实性,可有蛋壳状或斑块状钙化。SPTP 对周围组织常无明显侵犯,病灶较大时对周边组织、血管形成推挤移位,仅少数病例出现转移。

偶发于成人的病例鉴别诊断中包括胰腺导管腺癌、腺泡细胞癌、实性乳头状上皮肿瘤、腺瘤和内分泌肿瘤等。胰腺导管腺癌多发生在老年男性的胰头区,与胰腺母细胞瘤不同,其坏死、出血和钙化罕见。腺泡细胞癌类似于胰腺母细胞瘤,可以表现为体积较大、质软、分叶状、边界清晰的肿瘤,内部可发生坏死并易转移到肝脏和淋巴结,但其缺乏钙化和肺转移的倾向可能有助于与胰腺母细胞瘤相区分。

九、胰腺淋巴瘤

(一)流行病学及病因

胰腺淋巴瘤是一种较罕见的胰腺肿瘤,占胰腺恶性肿瘤的 0.16%～4.9%,病理类型多为 B 细胞非霍奇金淋巴瘤。胰腺淋巴瘤可以分为原发性和继发性两类。原发性胰腺淋巴瘤临床上极为少见,不到结外淋巴瘤的 2%,仅占胰腺肿瘤的 0.5%,2016 年世界卫生组织框架指南将原发性胰腺淋巴瘤定义为"起源于胰腺组织的结外淋巴瘤,可浸润毗邻淋巴结及远处转移,首发临床征象位于胰腺"。继发性胰腺淋巴瘤为全身淋巴瘤胰腺受累的表现,相对多见,尸检中其在非霍奇金淋巴瘤患者中发生率可达 30%。

(二)临床表现

PPL 多见于中老年男性,临床表现缺乏特异性,腹痛(83%)是最常见的临床症状,随后是腹部包块(54%)、体重减轻(50%)、黄疸(37%)、急性胰腺炎(12%)、小肠梗阻(12%)、腹泻(12%)等。继发性胰腺淋巴瘤在发现前其原发部位淋巴瘤诊断多已明确。

(三)超声表现

原发性胰腺淋巴瘤胰头多见,多表现为体积较大的低回声,彩色多普勒内部多无血流信号,常伴有肾静脉下方腹膜后淋巴结肿大。内镜超声是诊断 PPL 的重要工具,当内镜超声发现胰腺有体积较大的低回声、无明显胰管受累及胰管扩张、胰周淋巴结肿大等特点常提示 PPL 可能。

(四)报告内容及注意事项

超声报告主要内容包括病灶的回声、位置、大小、胰管是否扩张,彩色多普勒显示病灶内是否有血流信号,周边血管是否有受累征象等。

PPL 由于缺乏特异性临床表现且较为罕见,易误诊为胰腺癌,两者治疗方法及预后存在较大差异。内镜超声(EUS)及内镜超声引导下细针穿刺活检(endoscopic ultrasound-guided fine-needle aspiration,EUS-FNA)是诊断 PPL 较为可靠的方法。此外,CT、MR 及 PET-CT 也是诊断 PPL 常用的影像学方法,多种影像方法的结合更有助于准确判断病灶的性质,提高 PPL 诊断率。继发性胰腺淋巴瘤结合病史及胰腺占位多不难诊断。

(五)鉴别诊断

PPL 和胰腺癌的一些临床表现及影像学特征有相似之处,但两者治疗方法及预后存在较大差异,因此鉴别诊断十分重要。PPL 肿瘤体积较大,通常无明显胰管受侵及胰管扩张表现,常伴有肾静脉下方腹膜后淋巴结肿大,而胰腺肿瘤瘤体积较小,有明显胰管受侵及胰管扩张表现,且易侵入血管导致肝内转移。两者的鉴别诊断还应结合临床表现、检验结果及其他影像学检查,明确诊断需要病理学的帮助。继发性胰腺淋巴瘤为全身淋巴瘤胰腺受累的表现,胰腺出现病变通常较晚,诊断不难。

十、胰腺转移肿瘤

(一)流行病学及病因

胰腺转移肿瘤非常罕见,其发病率为 1.6%～5.9%,而超声内镜引导细针穿刺发现率为 0.7%～10.7%。

最常见的转移胰腺原发性肿瘤包括肾细胞癌(RCC)、肺癌、乳腺癌、恶性黑色素瘤、胃肠道癌、前列腺癌。此外,几乎所有的造血肿瘤都可以累及胰腺,其中非霍奇金淋巴瘤是最常见。

转移可以通过不同的方式:通过直接侵袭、淋巴或血行。直接侵犯胰腺实质一般来自邻近结构如十二指肠乳头,肝外胆管,胃、十二指肠、结肠的肿瘤。继发胰腺的淋巴瘤和白血病通常源自受累的胰周淋巴结,但最常见的肾细胞癌的转移途径尚不清楚。

由于独特的肠系膜淋巴引流,结肠癌最常见的转移部位是胰头下部。但绝大多数(75%)涉及多节段。

(二)临床表现

绝大多数的患者在诊断时无症状。只有当肿瘤相当大时，才会产生具体的症状，如消化道出血、消化道梗阻、腹痛或黄疸，与原发性胰腺腺癌相似。其他一般症状包括疲劳、体重减轻、腹痛。罕见的症状包括胰腺功能不全、腹部包块和胰腺炎。血清肿瘤标志物一般在正常范围内。在一项回顾性研究的 220 名患者中，27.6％无症状，25.2％表现黄疸，11.4％表现腹痛。

(三)超声表现

通常无特征性的超声表现，可表现为单发、多发，或弥散性胰腺受累。较大肿瘤的病灶内可液化坏死和钙化。不伴有主胰管和胆总管扩张。

彩色多普勒可显示病灶内血流丰富，部分病灶内仅见少许血流。

(四)超声造影表现

肾细胞癌是最常见的胰腺转移肿瘤，超声造影可显示其胰腺转移病灶强化，有助于与低血供的胰腺导管腺癌相鉴别。然而肾细胞癌胰腺转移瘤的超声造影特征，并不能与胰腺内分泌肿瘤相区别。同时低血供的转移肿瘤，如肺癌，部分乳腺癌表现病灶未强化。

(五)报告内容及注意事项

胰腺转移肿瘤的超声报告包括病灶的位置，大小，病灶内部是否有坏死液化，钙化。主胰管和胆总管是否扩张，是否有周边浸润现象，彩色多普勒显示病灶内是否血流丰富，周边血管是否有受侵征象。

经腹超声虽然可清晰显示病灶，但 CT 和 MRI 可更加准确地诊断单个病灶，特别是多发病灶。例如，来源于高血供原发灶的转移肿瘤，如肾细胞癌转移癌，通常在动脉期迅速增强。在 MRI 中，转移病灶通常是低信号，T_1 加权脂肪抑制图像表现为稍低信号，T_2 加权图像上表现为稍高信号。具有与原发肿瘤相同的增强模式。较大转移可能存在 T_2 表现为高信号中心坏死和周边强化。临床诊断主要结合临床病史，最终需要活检明确诊断。

(六)鉴别诊断

大多数胰腺转移瘤无特异影像表现，但肾细胞癌、黑色素瘤和一些乳腺癌，因其高血供，常与内分泌肿瘤混淆，但能与低血供的胰腺导管腺癌相区别。

肺癌和乳腺癌的胰腺转移瘤通常表现为低血供，但当表现为多发，并无明显的胆管或胰管扩张时，应考虑肿瘤转移。此外这些病灶往往边界清楚，可与胰腺导管腺癌区别。

如没有其他明确的影像学特征，很难区分转移和原发病变，因此，原发恶性肿瘤的病史，强烈地提示转移的可能性。同时 FNA 有助于正确诊断。

（于　霆）

第十六节　弥漫性脾大

一、病因与临床表现

引起弥漫性脾大的病因很多，具体如下。

(一)急慢性感染

如急慢性病毒性肝炎、传染性单核细胞增多症、伤寒、副伤寒、败血症、血行播散型结核、血吸虫病、疟疾等。

(二)充血性脾大

如肝硬化门静脉高压症,慢性充血性心力衰竭,门静脉或脾静脉炎症、狭窄或血栓形成。

(三)血液病

如急慢性白血病、淋巴瘤、溶血性贫血、真性红细胞增多症、原发性血小板减少性紫癜、骨髓纤维化、先天性溶血性黄疸等。

(四)其他病因引起的脾大

如某些结缔组织病、单核-吞噬细胞增多症、戈谢病、AIDS 等。

脾大的临床表现各异。脾脏中度以上肿大的患者一般体检都能扪及脾脏;明显肿大的患者脾脏下缘可达脐下水平。

二、声像图表现

(一)脾大的确定

一般认为,具备下列条件之一者考虑有脾大:成年男性和女性脾脏厚径分别超过 4 cm 和 3.8 cm,同时脾脏下缘超过肋缘线;长径大于 11 cm;脾面积代表值超过 25 cm²;脾体积代表值男女分别超过240 cm³和 215 cm³。因年龄、性别、身高及营养状况不同,脾脏的正常值个人差异颇大。

根据学者一组调查,肝功能正常者的健康人群和运动员群体超声检查中,有 20%～25%脾厚超过4 cm,同时肋缘下可探到脾缘,符合超声或临床的"轻度脾大",然而经两年以上随访健康状况良好,并无其他疾病表现。可见,这类人群"轻度脾大"的真实意义值得探讨。

(二)脾大程度的判断

超声对脾大程度的判断仍然与临床传统的判断标准保持一致。

1.脾脏轻度肿大

超声可见脾脏形态一般正常,各径线长度或面积、体积超过正常高限;在仰卧位平静吸气时,肋缘下可探及脾脏;深吸气,脾下缘在肋缘下 2～3 cm。

2.脾脏中度肿大

声像图显示脾脏失去正常形态,各径线测值明显增加,增大比例可不一致,吸气时,脾下缘超过肋缘下 3 cm,直至平脐。脾上、下极圆钝,脾门切迹变浅。

3.脾脏重度肿大

脾脏体积进一步增大,邻近器官受压移位。脾脏下缘超过脐水平以至抵达骨盆腔。脾门切迹消失。

(三)脾大的内部回声

脾大的内部回声与肿大的时间、程度有一定关系,而与病因关系不密切。慢性重度肿大可因脾内发生小出血灶或纤维化而回声增强。个别代谢性疾病或寄生虫病可使脾脏内部回声不均匀,出现局灶性低回声或高回声结节,但是对疾病的诊断无特异性(图 3-104、图 3-105)。

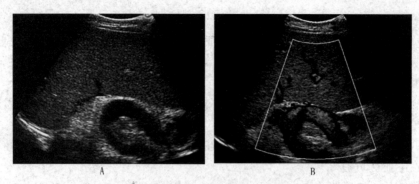

图 3-104　肝硬化引起淤血性脾大声像图和 CDFI 表现

A.二维图像；B.彩色多普勒图像（SP：脾，SV：脾静脉曲张）

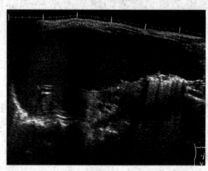

图 3-105　慢性粒细胞白血病引起的巨脾

左侧肋间经过肋骨弓向前下腹壁扫查，SH 为肋骨声影

三、诊断与鉴别诊断

对于中重度脾大，超声很容易诊断。但对个别轻度脾大，有时难以肯定。临床上超声测值超出正常高限诊断"轻度脾大"而无明显病因可寻者，较多见于职业性运动员和部分健康人群，很可能属于正常变异。因此，考虑"轻度脾大"是否有临床病理意义必须慎重。病因诊断主要依靠病史和实验室检查来确定。脾大需与以下疾病鉴别。

（一）腹膜后肿瘤

左侧腹膜后巨大肿瘤可以将脾脏向后上方推移，致使脾脏被肺组织遮盖而超声不易显示；同时，容易把肿瘤本身误认为肿大的脾脏。极个别腹膜后肿物可引起脾脏向左下腹和髂窝部移位。腹膜后肿瘤无脾脏特有的外形切迹和脾门血管结构，只要注意全面扫查，容易加以鉴别。

（二）肝左叶显著增大

肿大的肝左叶或肝左叶巨大肿瘤占据左上腹时，也可能与脾大混淆。连续扫查，可以发现其为肝脏整体的延续，与肝脏无分界。其内部管状回声多，为肝内管状结构的分布。彩色多普勒显示其血供来自肝脏，与脾脏血供特点完全不同。

四、比较影像学

超声是检查脾大最为简便的方法，测量脾脏各径线极为方便。除了能很敏感地判断脾脏有无增大及其内部结构异常外，利用彩色多普勒可以对脾大和脾内病变的血流动力学作出评估，为临床提供丰富的病理和病理生理学信息,有助于诊断。CT可判断脾脏有无肿大,但比较粗略,病因诊断也十分困难且价格昂贵。核素扫描,表现为核素浓集面积增大,而在形态上无特征。MRI检查,对于脾脏肿大,尤其是充血性脾大的识别,包括发现脾门静脉扩张,有相当的帮助。而对其他原因引起的脾脏肿大,则缺乏特异性。检查费用高,不易普及也限制了MRI的应用。相比之下,超声对脾大的形态学和血流动力学的观察优于其他影像学方法。

(于　霆)

第十七节　脾脏囊性病变

根据病理又可分为原发性真性囊肿与继发性假性囊肿两类。真性囊肿特点是囊的内壁有上皮细胞层覆盖,如单纯性脾囊肿、包虫囊肿、淋巴管囊肿、表皮样囊肿等;假性囊肿内壁无上皮细胞覆盖,为机化的纤维包膜,可有钙化,多继发于外伤性血肿和胰腺炎。临床上以假性囊肿相对多见,约是真性囊肿的4倍。

一、声像图表现

(一)单纯性脾囊肿

本病罕见,可能为脾表面间皮细胞嵌入脾内形成。多为单发性。圆形或类圆形,壁薄而光滑,内部透声好,后壁回声增强,具有典型囊肿特征(图3-106A)。CDFI:肿物内无血流信号。

(二)脾内假性囊肿

多数为圆形或椭圆形,囊壁回声欠光整,局部可能有钙化强回声;内部多有细点状或少量索状或碎片状回声(图3-106B)。CDFI:肿物内无血流信号。

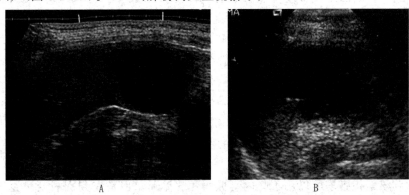

图3-106　脾囊性肿物声像图
A.单纯脾囊肿声像图;B.外伤后假性脾囊肿

(三)淋巴管囊肿

本病实为脾内的淋巴管扩张引起。声像图呈具有多个分隔的囊肿,分隔纤细而光滑,囊壁规则或不完整,后壁回声增强。CDFI:肿物内无血流信号(图3-107)。

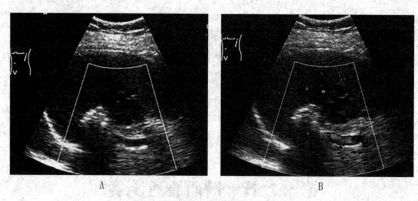

图 3-107　囊性淋巴管瘤声像图

A.灰阶超声图像(箭头所指处为病变所在部位);B.彩色多普勒图像

(五)包虫囊肿

我国西北部流行区较多见。脾脏包虫囊肿与肝包虫囊肿具有相似的声像图特征,如囊壁呈双层结构,有单房型和多房型之分;合并感染者常呈囊实混合型;陈旧性包虫囊肿可以类似实质性肿物回声并伴有囊壁钙化所致回声增强及声影。CDFI:囊性肿物内无血流信号。

二、诊断与鉴别诊断

借助于超声检查能够准确地判定脾内囊性病变,根据囊性病变的声像图特征并结合病史,可对多数囊肿的性质作出提示性诊断。脾脏假性囊肿可能有外伤史或胰腺炎病史,脾包虫患者有流行病学史和羊犬接触史,声像图具有一定的特征性,如囊壁双层回声结构等;Casoni 皮肤过敏试验及血清学检查等有助于诊断。

此外,尚需与少见的脾动脉瘤鉴别,CDFI 和频谱多普勒有助于明确诊断。其他低回声病变尚有脾脓肿、血肿、脾淋巴瘤以及左肾上极囊肿和胰尾部巨大囊肿等,通过认真扫查,根据声像图、CDFI 并结合病史,不难加以鉴别。

超声引导穿刺抽吸需要特别慎重。超声引导穿刺抽吸、迅速减压和乙醇硬化治疗脾包虫囊肿,是一项重要的革新技术,它已成功地用于脾脏棘球蚴病的诊断与治疗。操作熟练和严防囊液渗漏引起并发症是很必要的。

三、比较影像学

尽管超声学诊断脾脏囊性病变具有较高的特异性,但鉴别感染性和出血性囊肿尚有一定的困难。

CT、MRI 和核素检查均可以用于脾内囊性病变的诊断。但是在判别病变是否为囊性方面,不及超声准确。而在显示囊壁如皮样囊肿壁的细微结构方面,超声又不及 CT 和 MR。核素检查难以发现较小的病变,也不能确定病变的囊、实性,对囊性病变的诊断价值有限。超声检查疑有实性成分或恶性病变者,需要进一步进行 CT 或 MR 检查。

(于　霆)

第十八节　脾　破　裂

　　脾破裂可分为外伤性脾破裂和自发性脾破裂。后者比较少见,可发生于正常脾脏、白血病、血友病和其他凝血障碍或接受抗凝治疗者。必须指出,外伤性脾破裂在腹部实质性脏器的闭合性损伤中,占有首要地位。

　　根据损伤的范围和程度,可将脾破裂分为三种类型:①中央型脾破裂;②包膜下脾破裂;③真性脾破裂。

　　中央型破裂发生脾实质深方,其包膜完整,形成脾实质内血肿。包膜下血肿系脾实质周缘部破裂并在包膜下形成血肿,其包膜完整。中央型脾挫伤和包膜下脾破裂均很常见,但是临床诊断常有困难。真性脾破裂累及脾包膜,或发生腹腔内游离性出血;或出血局限于脾周围,形成脾周围血肿。此为临床比较容易识别的类型。

一、声像图表现

(一)中央型破裂

　　脾脏不同程度增大,脾包膜完整。脾实质内回声不均匀,出现单个或多个不规则回声增强和减低区代表出血。新鲜血肿回声增强,随着血凝块液化形成无回声区(图 3-108)。

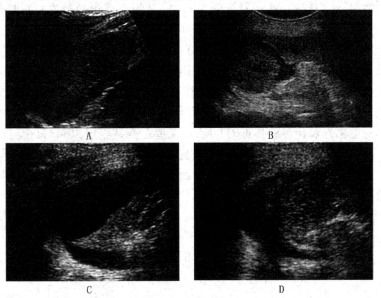

图 3-108　典型脾破裂的几种声像图类型

A.轻度脾破裂、实质内小血肿(HE)和包膜下血肿;B.典型包膜下血肿;C.实质内新鲜较大血肿兼有包膜下、实质内小血肿;D.真性脾破裂,脾周围血肿(HE)及包膜中断

(二)包膜下破裂

　　以梭形或新月形包膜下血肿为特征,血肿内部呈低回声和无回声。脾实质被挤压。陈旧性

包膜下出血可见血肿内出现不规则索条状或分房样强回声,代表纤维渗出和血凝块机化,血肿的内壁不光滑。

(三)真性脾破裂

常见脾包膜中断,局部脾脏轮廓不清,伴有脾实质不均匀性回声增强或减弱。利用高灵敏度的彩色多普勒可能发现出血的部位。但是小的破裂口,或脾破裂位于扫查盲区,脾脏声像图可无异常发现(直接征象阴性)。然而,真性脾破裂往往伴有程度不同的脾周围积液和游离性腹水征象,部分病例仅有脾周围积液征象。这是真性脾破裂的间接征象,具有重要临床意义。

注意事项:①常规超声诊断脾外伤的敏感性和特异性有相当大的局限性,其敏感性或检出率仅41%~66.7%;脾破裂的分级诊断的准确率也很低,如轻度脾破裂(Ⅰ、Ⅱ级分别仅为38.5%~77.8%)。对于常规脾脏超声未见异常的腹部外伤患者,发现腹腔游离积液和脾周围积液征象者,应保持警惕,密切随诊,必要时做重复超声观察。②脾外伤声像图特点:外伤后24~48小时内常有显著的动态变化。例如,新鲜的脾周围血肿因有回声显示不清,液化之后则比较明显;轻度脾实质挫伤后,可发展成脾实质内血肿形成;脾内多个小血肿可以扩大融合成大的血肿,并可向脾实质周围发展成脾实质内包膜下血肿等。

二、诊断和鉴别诊断

新鲜的脾实质内血肿有时因凝血块有回声,酷似脾肿瘤;脾实质内血肿液化完全时,和其他脾脏含液性病变相似。因此需要注意鉴别。根据外伤病史和明显的声像图表现,超声可以诊断脾破裂并试图进行分类,但需指出,现今学者们认为超声诊断腹部实质性脏器外伤,包括脾外伤在内,其敏感性和特异性均较差,远不及增强CT。脾脏超声造影新技术,可以弥补常规超声的不足,微泡造影大大提高了脾外伤诊断的敏感性和特异性,对于脾外伤的分级(分型)诊断特别有利,显著降低了常规超声的假阴性率,而且几乎可以和增强CT相媲美。

中央型脾破裂、包膜下出血以及局限于脾周围血肿的轻度真性脾破裂,易被临床漏诊。它们是迟发性脾破裂并引起腹腔内大出血的主要原因,故值得高度警惕。

近年来微泡超声造影广泛用于腹部实质脏器包括脾脏外伤的检查和分级诊断,取得了重要进展。超声造影的敏感性和特异性接近CT检查,某些优点甚至可以和CT媲美,急诊超声造影检查操作简便、经济实用、有助于快速诊断,尽显其优越性。已有报道认为,对于某些严重脾外伤并伴有活动性出血患者,超声造影引导下经皮注射凝血药物——介入性超声微创处理,有望替代部分外科脾切除手术。

(于 霆)

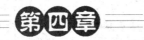

第四章
泌尿科疾病的超声诊断

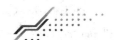

第一节　输尿管疾病

一、输尿管超声解剖

输尿管是一对细长肌性的管状器官,上端起于肾盂,下端止于膀胱三角区。长度为20~34 cm。其管径粗细不均,平均为0.5~0.7 cm。输尿管全长分为腹段(上段)、盆段(中段)和膀胱壁段(下段)。

腹段起自肾盂输尿管连接部,沿腰大肌前面下行,止于跨越髂总动脉处。盆段自总动脉前方,向下后内侧移行,并经盆底的结缔组织直达膀胱后壁。膀胱壁段斜穿膀胱壁,在膀胱后方向下内侧移行,止于膀胱三角区的输尿管嵴外侧端——输尿管口处。

每侧输尿管有三个狭窄处,其内径为2 mm左右,即第一狭窄位于肾盂和输尿管移行处;第二狭窄位于越过髂总动脉或髂外动脉处;第三狭窄为膀胱壁内侧。狭窄部是结石阻塞的常见位置(图4-1)。

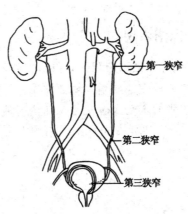

图4-1　输尿管的三个狭窄处

二、输尿管超声检查技术

探头频率多用 3.5～5 MHz,在保证扫查足够深度的情况下,尽可能使用高频率探头,以提高分辨力。应在膀胱充盈后检查,并尽量避免肠气干扰。检查方法有以下 3 种途径。

(一)经腹壁检查

仰卧位或侧卧位。显示肾门后,追踪显示输尿管至盆部。亦可分别在下腔静脉或腹主动脉外侧 1～2 cm 处寻找扩张的腹段输尿管,向下追踪盆部输尿管。第二狭窄部在两侧髂总动脉末端及髂外动脉前方寻找。以充盈膀胱作为透声窗,能显示膀胱壁段和两侧输尿管口。检查过程中着重观察结石易存留处,即输尿管的三个生理狭窄部。输尿管肿瘤或转移性肿瘤压迫可发生在输尿管的任何部位,因此,重点应在扩张的输尿管中断处仔细寻找。

(二)经背部检查

俯卧位。显示扩张积水的肾盂,然后显示肾盂输尿管连接部,若该部输尿管也扩张积水,则向下做滑行扫查,追踪扫查至腹段输尿管。检查过程中,重点观察输尿管第一狭窄部有无病变。

(三)经直肠或经阴道检查

中度充盈膀胱,向前外侧倾斜扫查显示膀胱三角区,寻找输尿管开口,然后调整扫查平面,以显示输尿管盆段的下端。

膀胱高度充盈后检查,有助于提高输尿管梗阻性病变的显示率。

对输尿管膀胱壁段病变的检查,可因膀胱无回声区后方回声过强,可能掩盖病变的回声。适当抑制远场增益,探头适当加压扫查特别重要。但对体型较瘦的患者过分加压可以使扩张的输尿管压瘪,以致不能显示。

三、正常输尿管声像图

正常输尿管内径狭小,超声不易显示。对瘦体型或肾外型肾盂者,有时可显示肾盂输尿管连接部。嘱受检者膀胱充盈后检查,以膀胱作为透声窗,可显示输尿管膀胱壁段。声像图所见该两处输尿管均呈回声较强的纤细管状结构,其内径一般不超过 5 mm,管壁清晰、光滑,内为细条带形无回声区。

四、输尿管基本病变的声像图表现

几乎所有的输尿管疾病都可引起尿液引流阻碍。导致肾盂和近端输尿管扩张。扩张的输尿管呈无回声管状结构,壁薄而光滑。这一征象很容易被发现。因此,它既是输尿管病变的主要间接征象,又是寻找病变的向导。扩张的末端为病变所在部位。结石表现为管腔内的强回声团,管壁回声正常;肿瘤表现为局限性软组织团块或管壁不规则增厚;炎性狭窄表现为管壁均匀性增厚。

五、常见疾病

(一)输尿管结石

1.病理与临床

90% 以上输尿管结石为肾结石降入输尿管,原发于输尿管的结石很少见,除非存在输尿管梗阻病变。临床上通常表现为腰部出现阵发性绞痛或钝痛,常伴有不同程度的血尿。由于输尿管结石大都来自肾,故痛点会随结石的移动而向下移动。

2.声像图表现

肾盂、输尿管扩张,扩张的输尿管中断处,其内可探及圆形、椭圆形或弧形强回声,后方有声影,与输尿管管壁分界清楚。当结石较小或质地较疏松时,后方可无声影(图4-2)。

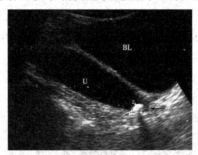

图4-2 输尿管结石声像图

箭头所示为扩张的输尿管内的结石,呈团状强回声,后方有声影(U:输尿管;BL:膀胱)

3.鉴别诊断

典型的输尿管结石超声较易诊断,不典型的输尿管结石应注意与输尿管肿瘤相鉴别。输尿管肿瘤患者常有无痛性血尿发生,肿瘤回声较结石低,有些患者以输尿管管壁不规则增厚为特点,肿瘤与输尿管管壁分界不清,肿瘤较大时,对周围组织有浸润。

(二)输尿管囊肿

1.病理与临床

输尿管囊肿又称输尿管膨出,是指具有膀胱黏膜的下输尿管囊性扩张,致输尿管底部膨胀引起,囊肿外覆膀胱黏膜,内衬输尿管上皮,中间为肌纤维和结缔组织。输尿管囊肿轻者常无明显症状,重者出现下尿路梗阻症状,如排尿不畅等。输尿管梗阻可引起肾功能损坏,甚至导致尿毒症的发生。合并感染时有脓尿、血尿、尿频、尿急、尿痛等症状。

2.声像图表现

在膀胱三角区可探及圆形或椭圆形无回声区,壁薄而光滑,其大小随输尿管蠕动有节律性变化,可合并同则输尿管和肾盂不同程度的扩张。囊肿内合并结石时出现相应的声像图表现(图4-3)。

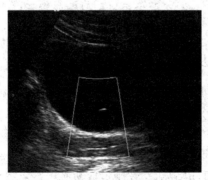

图4-3 输尿管囊肿声像图

3.鉴别诊断

一般情况,超声依据其典型的声像图表现对本病能做出正确判断。需注意与输尿管脱垂和

185

输尿管憩室相鉴别。

(三)输尿管肿瘤

1.病理与临床

原发性输尿管肿瘤在临床上较少见,约占尿路上皮性肿瘤的 1%,以移行细胞癌为多,好发于41~82 岁的男性患者,约有 3/4 发生于输尿管下段。输尿管癌具有多中心性,即容易合并肾盂癌和膀胱癌,输尿管本身也可呈多发肿瘤状态。早期多无症状,患者常因无痛性血尿来就诊。

2.声像图表现

当病变较小、未引起尿路梗阻时,超声很难发现病变所在。当肿瘤引起输尿管梗阻时,梗阻处输尿管管壁不均匀性增厚、变形,有僵硬感。肿瘤常为低回声或稍强回声,梗阻处以上肾盂输尿管扩张(图 4-4)。CDFI 有时可显示肿瘤内有血流信号。

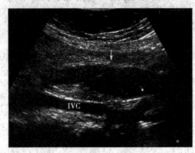

图 4-4 输尿管癌声像图

箭头所示为输尿管上段的实性占位,呈低回声(IVC:下腔静脉)

(陈 凯)

第二节 膀 胱 疾 病

膀胱为储存尿液的囊性器官,适于超声检查,其形态、大小及毗邻关系随尿液充盈量的多少而变化。膀胱充盈时呈类圆形或三角形,上端为顶部,呈尖角状指向前上方,膀胱顶下方膨大部分为膀胱体,体的下部为膀胱底,较宽,此处可见两侧输尿管开口,其与尿道内口连接的三角形区域构成膀胱三角区,它是膀胱肿瘤的好发部位。

一、膀胱正常解剖位置及毗邻

膀胱为贮尿器官,其大小、形状、位置及壁的厚薄随充盈程度和其相邻器官的关系而有所不同。膀胱空虚时成锥体形,膀胱充盈时呈椭圆形或近圆形。膀胱底的下方为膀胱颈部,尿道内口位于该处,它是膀胱声像图正中矢状断面的重要标志。

成人膀胱位于盆腔内耻骨联合后方。充盈的膀胱贴近腹壁,膀胱上面由腹膜覆盖,自其顶部后上方反折,在男性形成膀胱直肠陷窝,女性则形成膀胱子宫陷窝。膀胱后方两侧有输尿管。男性膀胱后下方有两侧精囊、输尿管及其壶腹部、前列腺;女性膀胱后下方与子宫颈和阴道相邻。

膀胱壁由肌层、黏膜下层和黏膜层构成,外表面为薄层疏松结缔组织。肌层有三层平滑肌组成,在尿道内口处构成膀胱括约肌。膀胱底部有一三角区,该三角区尖向下、续接尿道内口,底部两端有输尿管的开口,此处无黏膜下层,表面平滑,称之为膀胱三角,为肿瘤和结核的好发部位。

二、超声检查技术

(一)仪器

膀胱检查所用探头主要有两类。

1.腹部检查探头

目前常用的是线阵、凸阵及扇扫探头,三种探头频率可以是 3.5 MHz 或 5.0 MHz。其中线阵探头扫查面广,但要求膀胱充盈量多;扇扫探头灵活,远场宽,对膀胱颈部及侧壁检查效果好,但近场视野狭窄;而凸阵探头弥补了两者的缺点,是经腹壁扫查膀胱的最佳选择。这些探头也可用于经会阴部扫查膀胱,但以凸阵探头较好。

2.腔内检查探头

有经直肠的单平面及双平面扫查探头,还有尿道插入扫查膀胱的探头。经直肠单平面扫查探头有纵断面或横断面,其中纵断面扫查探头对膀胱颈部、三角区、后尿道及与前列腺、精囊、直肠毗邻关系显示较清楚,横断面扫查探头对膀胱侧壁显示的更好。双平面探头是纵断面和横断面扫查的组合。经尿道探头频率一般为 5～7.5 MHz,甚至有 20 MHz 微导管超声探头,显示膀胱壁有无病变,图像更清晰,层次分明,有利于对膀胱肿瘤进行分期,但经尿道检查有一定痛苦。

(二)检查前的准备

1.经下腹壁超声扫查

患者必须充盈膀胱,必要时插导尿管注入 300～500 mL 生理盐水充盈膀胱。经会阴部扫查时适度充盈膀胱,检查时取仰卧位,必要时取左侧卧位。

2.经直肠超声扫查

排空大便,适度充盈膀胱,检查时取膀胱截石位或左侧卧位。

3.经尿道超声扫查

与膀胱镜检查操作类似,有尿道感染者慎用,检查体位同膀胱镜检查体位。

(三)扫查方法

1.经腹壁扫查法

患者仰卧位,充盈膀胱可作纵断面、横断面或斜断面多切面扫查,必要时可左、右侧卧位扫查,注意观察膀胱壁及腔内的异常表现。

2.经会阴部扫查

多在男性使用,取截石位,探头置于阴囊根部与肛门口之间做纵、横断面扫查。由于探头距离膀胱颈部位置近,稍加压探头,对显示膀胱颈部、前列腺、精囊及后尿道膀胱层次更清楚。

3.腔内探头扫查法

经直肠探头扫查时取左侧卧位、经尿道探头扫查时取截石位,均可显示清楚膀胱壁及膀胱腔内的异常回声,有利于膀胱肿瘤的分期。

(四)膀胱超声检查中的测量方法

1.膀胱容量及残余尿量的测定

膀胱容量指膀胱充盈状态时膀胱内容积,膀胱残余尿量为排尿后仍留在膀胱内的尿液量,正常人膀胱容量为 350～500 mL,残余尿量少于 10 mL。计算膀胱容量和残余尿量的超声测定选取经腹壁测量,公式如下:

（1）V＝5PH：V 为膀胱容量，P 为膀胱横断面的最大面积，H 为膀胱颈至膀胱顶的距离，有学者用此法测定 31 例正常人，平均误差为 18.7％。

（2）V＝10×（d1×d2）：V 为膀胱容量，d1、d2 分别代表膀胱横断面的最大左右径及前后径。有学者经对 100 例正常人测定误差为 0～44％。

（3）V＝1/2abc：V 为膀胱容量或残余量，a、b、c 分别为膀胱的纵、横、前后三个径，有学者用此公式对 26 例患者测定值与导尿量误差仅 5～10 mL。

2.膀胱内径的测量

取膀胱最大横断面测量膀胱腔最大前后径和左右径。取膀胱最大纵断面测量膀胱腔最大上下径，测量时取膀胱内缘至内缘测值。膀胱壁厚度是从浆膜层外缘至黏膜层内缘厚度。经会阴部或直肠扫查可测定后尿道内径。

（五）三维超声在膀胱检查中的应用

三维超声是近几年超声发展的主要方向之一，在心脏的应用上具有很大的成功。在腹部三维超声领域中由于膀胱内充满液体，透声性极佳尤其适用三维超声成像，为临床医师提供了膀胱及内部肿瘤立体结构与相邻结构的立体关系，弥补了二维超声的不足。能充分显示感兴趣病变区域，它可根据临床医师的要求对图像进行多方位的切割，可由前向后、由左至右、由上至下多方位观察膀胱壁及肿瘤的整体结构，肿瘤与膀胱壁的空间位置关系、肿瘤基底面和肿瘤表面的情况，可为外科医师安排手术提供参考信息。可用于病变的体积测量，特别对形态不规则病灶，明显优于二维超声。但三维超声也存在一些不足之处，主要是二维超声成像是三维超声成像的基础，如果二维超声成像质量不好就影响三维重建的质量，病灶与周围组织反差较小时其三维重建质量较差。而且三维成像的速度较慢，对细微结构分辨力不够理想。

三、正常膀胱的超声表现

（一）正常膀胱声像图

充盈正常的膀胱，内部呈均匀的无回声区，膀胱壁为完整光滑的回声带，各处膀胱壁厚度一致，膀胱壁的任一局限性增厚都可能是异常的。膀胱横切面在耻骨联合以上显示圆形或椭圆形，在小骨盆腔内略呈四方形；纵切面略呈钝三角。实时超声观察膀胱时，三角区可观察到输尿管口喷尿现象。排尿后，正常膀胱腔内无回声应基本消失。

（二）膀胱的正常值

膀胱体积由于充盈尿量的不同而异，膀胱形态横切面观察应基本对称，膀胱壁充盈时正常厚度一般小于 4 mm。

四、异常膀胱病因分析

（一）大膀胱

大膀胱指膀胱容量超过正常者原因如下：①前列腺肥大。②男性尿道狭窄。③男性尿道结石。④女性尿道损伤、狭窄。⑤新生儿尿道瓣或尿道隔。⑥某些患者的膀胱膨出。

（二）小膀胱

（1）慢性膀胱炎反复发作可引起膀胱缩小。

（2）膀胱结核性病变可引起单侧或整个膀胱壁厚、膀胱腔缩小。

（3）少见的呈浸润生长的新生物、有肿瘤时膀胱壁常不对称。

（4）恶性病变的手术或放疗引起。

（5）晚期血吸虫病由于钙化、壁纤维化可致膀胱缩小。

（三）局限性膀胱壁增厚

（1）不充分充盈所致的膀胱折叠。

（2）肿瘤、无蒂或息肉状的肿瘤。

（3）结核或血吸虫病结节（肉芽肿）。

（4）小儿对血吸虫病感染的急性反应。

（5）外伤引起的血肿。

（四）弥漫性膀胱壁增厚

（1）男性患者：前列腺梗阻。

（2）严重的慢性感染：如膀胱炎、结核。

（3）小儿膀胱壁极厚常因尿道瓣或尿道隔引起阻塞造成。

（4）神经源性膀胱。

（5）少见的膀胱浸润生长的肿瘤。

（6）血吸虫病：由于膀胱壁的钙化、纤维化引起壁增厚且回声增强。

五、常见疾病

（一）膀胱结石

1.病理与临床

膀胱结石可分为原发性与继发性。原发性膀胱结石多由于营养不良或低蛋白饮食所致，多见于儿童。继发性膀胱结石多由上尿路小结石下降并停滞于膀胱内形成，其主要病因有尿路梗阻、感染、膀胱异物、代谢性疾病等，多见于男性。我国膀胱结石多为草酸钙、磷酸盐和尿酸盐的混合结石。主要临床表现为排尿时尿流中断、尿痛、尿急、尿频和血尿等。

2.声像图表现

在膀胱内探及团状强回声伴后方声影，多位于后壁，且团状强回声随体位改变而移动。超声对膀胱结石较易诊断，但小于 3 mm 的小结石易被遗漏，应引起注意（图 4-5）。

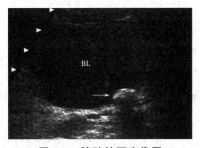

图 4-5　膀胱结石声像图

箭头所示为膀胱结石，呈团状强回声，后方有声影（BL：膀胱）

3.鉴别诊断

应与膀胱肿瘤相鉴别。当膀胱肿瘤合并钙化时，易将肿瘤误诊为结石，此时 CDFI 若能探及肿瘤内的血管，则有助于做出明确诊断。对于随体位改变而位置不发生变化的"结石"，应高度警惕肿瘤合并结石的可能。

此外还应与输尿管口结石及输尿管囊肿内结石相鉴别,只要注意观察,此两者不难做出正确诊断。

(二)膀胱肿瘤

1.病理与临床

膀胱肿瘤是泌尿系统最常见的肿瘤,分为上皮性和非上皮性两类。上皮性肿瘤占95%~98%,其中最常见的是移行上皮乳头状癌,少数为鳞癌和腺癌。其病因可能与尿液中某些代谢产物的刺激、慢性炎症等有关。好发于40~60岁男性。临床表现为间歇性或持续性无痛性全程肉眼血尿。当有血块或肿瘤堵塞尿道口时,可出现排尿不畅或发生尿潴留。多数晚期患者会出现尿频、尿急、尿痛等尿路刺激症状。当肿瘤引起尿路梗阻时,可有肾积水。

2.声像图表现

膀胱内可探及乳头状或菜花样低回声,有蒂或较宽基底与膀胱壁相连,体位改变时可见其在尿液中漂动,但不能脱离基底部而在膀胱内滚动。膀胱壁局限性增厚,依浸润程度不同,膀胱壁连续性中断于不同深度。基底较宽者有时以浸润膀胱壁为主,突入腔内部分较少,浸润肌层较早,膀胱壁回声杂乱,失去正常结构。肿瘤多发生于三角区,其次为两侧壁(图4-6)。CDFI常可在肿瘤基底部探及肿瘤血管。

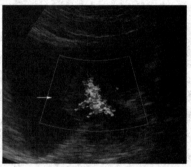

图 4-6　膀胱癌彩色多普勒声像图

箭头所示为膀胱壁上的实性占位,呈菜花样突起,基底部较宽。CDFI:肿块内可探及较丰富的动、静脉血流信号

3.鉴别诊断

(1)当膀胱肿瘤发生钙化时应与膀胱结石相鉴别。

(2)膀胱底部癌常侵犯前列腺,反之前列腺癌亦常侵犯膀胱,肿瘤较小时依其发生部位不难鉴别,但当肿瘤较大时,鉴别较难,经直肠探查常有助于区分。

(3)此外肥大的前列腺常向膀胱内突入,易误诊为膀胱肿瘤,应注意鉴别。

(三)膀胱憩室

1.病理与临床

膀胱憩室是指膀胱壁自分离的逼尿肌之间向外呈袋状膨出而形成的囊状物,其与膀胱内腔之间有孔道相通,称为憩室口,多发生于膀胱三角区周围。膀胱憩室分为先天性和后天性,一般认为无论先天性憩室还是后天性憩室,其发生均与先天性膀胱肌层发育局限性薄弱、下尿路长期梗阻使膀胱内压力长期增高等因素有关。膀胱憩室主要症状为二次排尿和尿液混浊,合并感染时有排尿刺激症状,合并肿瘤或结石时,可有血尿。

2.声像图表现

膀胱周围探及圆形或椭圆形的无回声区,并通过缺口与膀胱相连通。该无回声区壁薄,边界清晰,排尿后可变小,多见于后壁及两侧壁。依据彩色血流信号可观察到其与膀胱之间的液体相互流通。当合并感染,无回声内可有点状强回声,憩室底部可有沉积物。此外憩室内可合并结石或肿瘤(图4-7)。

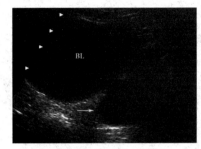

图 4-7　膀胱憩室声像图

箭头所示为膀胱憩室,呈无回声,与膀胱相通(BL:膀胱)

3.鉴别诊断

本病应与膀胱周围其他囊性病变如盆腔囊肿及输尿管囊肿相鉴别。膀胱憩室与膀胱相连通,且大小随膀胱充盈度不同而改变,依据其典型特点不难与其他病变相鉴别。

(四)膀胱凝血块

1.病理与临床

膀胱凝血块是指各种病因导致的膀胱内壁出血形成的实性团块。常见的病因有急慢性炎症、结石、肿瘤及外伤等。临床主要表现为血尿伴膀胱刺激症状。

2.声像图表现

膀胱内探及形态各异、大小不等的低或中强回声团块,与膀胱壁分界明显。团块边界不规整,内部回声不均,且随体位改变而移动,CDFI 显示其内无血流信号。

3.鉴别诊断

膀胱内凝血块依据其典型声像图表现不难诊断,应注意与膀胱肿瘤相鉴别。

(陈　凯)

第三节　前列腺疾病

一、前列腺增生症

前列腺的结构随着年龄不断发生变化。约从 45 岁开始,位于腺泡内的上皮组织开始消失,整个前列腺开始退化,但位于尿道周围的腺体开始增生,增生的腺体压迫外腺。至 80 岁时这种组织学增生可高达 90%。增生的前列腺由腺体、平滑肌和间质组成,但常以某种成分为主形成不同的病理类型,可以呈分叶状或结节状,也有部分前列腺以纤维组织增生为主,质地变硬,但腺体并不大。

初期临床症状表现为夜尿增多、尿频、尿急,继之出现尿程短、尿线细、排尿等待、排尿时间延长和尿潴留。尿流率测定最大尿流率小于 15 mL/s,可合并感染、结石、膀胱憩室等并发症。肛指检查前列腺体积增大、质地变硬、可触及增生结节。其重量较正常的 20 g 左右可有成倍增加,但临床症状与前列腺体积并不平行。前列腺特异性抗原(prostate specific antigen,PSA)可有轻度升高。

(一)声像图表现

(1)前列腺体积增大、形态饱满。通常以横径超过 4 cm,纵径超过 3 cm,前后径超过 2 cm 为标准。形态由板栗形逐步变圆,边界规则、包膜可增厚但光滑无中断现象,可为对称性增大或以某侧移行区增生为著。内、外腺比例异常,内腺增大,外腺受压变薄,内外腺比例大于 1.5∶1。可用前列腺重量来确定是否存在前列腺增生。由于前列腺的比重在 1.00～1.05,因此,前列腺重量基本等于其体积(cm³)。前列腺的重量计算公式:重量=体积=0.523 3×横径×纵径×前后径。

(2)部分患者前列腺肥大明显向膀胱内凸出,和膀胱三角区肿瘤鉴别点在于此处膀胱壁连续(图 4-8)。

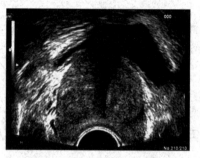

图 4-8　前列腺增生超声图像

增生的移行区前列腺组织突入膀胱内

(3)前列腺内部回声均匀、稍强,内腺回声不均,可呈结节样改变,增生结节多呈等回声或强回声。

(4)实质内,特别是内、外腺之间常出现点状或斑状强回声,可呈弧形排列,是前列腺结石的表现。

(5)增生腺体内腺管扩张,呈"蜂窝样"改变,腺体内还常见多发性小囊肿,这是腺体退行性变,腺管内液体潴留所致。

(6)尿道受增生结节压迫时,经直肠超声可显示其走行扭曲。

(7)CDFI 与正常组织比较,增生结节的供血增加,内腺可以见到较丰富的血流,脉冲多普勒显示这些血流是阻力较低的动脉血流频谱,即高舒张期血流频谱。

(8)继发性改变:①膀胱壁增厚,内壁凹凸不平,可见多个小隆起,和膀胱占位的鉴别在于改变方向扫查时呈条状。②膀胱憩室,表现为膀胱壁局限性外凸的无回声区,可以是单个或多个、圆形或类圆形,并与膀胱腔相通,当排空小便时憩室腔随膀胱体积缩小也变小,憩室腔内可以出现结石或占位性病变,鉴别点在于结石可随体位改变而移动,占位性病变不会随体位改变而移动。③膀胱结石,长期尿道梗阻、尿潴留可出现膀胱结石。④膀胱内残余尿量增多或尿潴留、双侧肾盂积水等征象。

(二)诊断及鉴别诊断

根据上述超声征象诊断前列腺增生症的准确性很高,此病需要与前列腺癌、前列腺炎及膀胱肿瘤鉴别。

1.前列腺癌

前列腺增生多发生在内腺,呈圆形弥漫性、对称性增大,包膜完整。前列腺癌多发生在外腺,表现为低回声结节。当肿瘤较大时,前列腺形态异常,两侧不对称,包膜变形。少数前列腺增生结节与前列腺癌结节比较类似,需要穿刺才能明确诊断。

2.前列腺炎

根据前列腺炎的内部回声及边缘的表现,可较准确地鉴别前列腺增生症与前列腺炎。前列腺炎者前列腺体积轻度增大,实质回声降低、不均匀,而前列腺增生的内部回声以增强为主。

3.膀胱肿瘤

当前列腺内腺增生突入膀胱时,回声酷似膀胱肿瘤,易误诊为膀胱肿瘤。但前列腺增生的病史较长,以排尿困难为主,后者病程较短,以血尿为主。膀胱肿瘤表面不光滑,基底向前列腺浸润生长,彩色多普勒显示血流从膀胱基底部进入瘤体。

二、前列腺炎

前列腺炎可以发生在各个年龄段,多见于中青年男子。因前列腺导管系统开口于后尿道,而且各开口的方向不同,易被感染,故炎症多开始于腺管。病因有:①由尿道炎引起的上行性感染;②尿道内留置导尿管引起的医源性感染;③邻近器官的炎症,如直肠、结肠、下尿路的感染通过淋巴管引起前列腺炎。此外,性行为频繁、盆腔充血等均可诱发前列腺炎。

(一)病理

临床上按其病程可分为急性和慢性。急性前列腺炎腺体充血水肿,腺管和周围间质内炎细胞浸润,严重者可形成脓肿。炎症迁延不愈则发展为慢性前列腺炎,最后导致纤维组织增生,前列腺体积缩小,部分患者纤维化累及后尿道,使膀胱颈硬化。

(二)临床表现

多数患者无明显症状,临床表现多较轻微,较重者可出现全身感染征象、发热、尿路刺激症状、会阴区胀痛、前列腺触痛明显。前列腺液化验及细菌培养有助于诊断前列腺炎。

(三)声像图表现

一般情况下,无论是急性前列腺炎或是慢性前列腺炎,声像图特征都不明显,只有部分患者出现下列声像图改变(图4-9)。

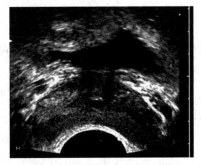

图 4-9　前列腺炎超声图像

(1)前列腺内部回声不均,急性炎症主要以低回声为主,当有脓肿时甚至出现无回声区,形态不规则,边界不清楚。慢性炎症实质内可见增强的小钙化灶,回声以偏强回声为主。病变反复发作者,内部回声甚至呈结节状。

(2)前列腺周围间隙在炎性渗出明显时可出现间隙状少量积液,累及精囊时,精囊稍增宽,边缘模糊。

(3)部分患者出现尿道周围低回声晕环。

(4)CDFI 急性前列腺炎或慢性前列腺炎急性发作时,部分患者的前列腺内会出现血流信号增加,PW 会显示高速(收缩期血流速度增高)低阻的血流频谱。局灶性前列腺炎,特别是急性炎症,可显示局部血流信号异常增多,这种血流类型与前列腺癌相似。慢性前列腺炎的血流信号可以增多或变化不明显。

三、前列腺癌

在欧美国家前列腺癌占男性恶性肿瘤发病率的首位。随着医疗保健水平逐步提高和前列腺检查手段的增多,我国前列腺癌的发病率正呈明显升高趋势。PSA 检查和经直肠前列腺超声检查的推广,使早期诊断前列腺癌成为可能,对于提高患者的生存率具有重要的临床意义。

(一)病理

前列腺癌 95% 为腺癌,其余为移行细胞癌、鳞癌和肉瘤。80% 发生于外腺,20% 发生于内腺。病理组织学 30% 为结节型,50% 为结节浸润型,20% 呈浸润型,肿瘤细胞不形成明显的结节,而是混杂在增生的前列腺组织内,影像学上常难以辨别,需要超声引导下穿刺活检才能确诊。多数癌肿质地坚硬,形成单个或多个小结节。前列腺癌好发转移的器官为骨,还可侵犯射精管、精囊、膀胱颈、输尿管及后尿道。

(二)临床表现

临床上将前列腺癌分为 3 种类型。

1.潜伏型

无明显临床表现,仅在行组织病理检查时发现,无远处转移。

2.隐匿型

肿瘤较小,无明显临床症状,但可能有远处转移。

3.临床型

临床症状和体征均较明显,可出现明显的局部浸润和盆腔淋巴转移,精囊常受侵犯,骨转移亦多见。

(三)声像图表现

由于经腹壁、经会阴前列腺检查的探头频率低,超声难以发现较早期的前列腺癌。因此,本节所涉及内容主要是经直肠超声检查前列腺癌的征象。

(1)部位大多数前列腺癌发生于外腺,发生在移行区的内腺癌仅占 20%。当外腺发现异常回声病灶应高度怀疑前列腺癌(图 4-10)。

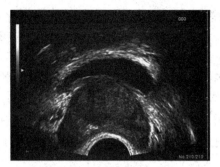

图 4-10 前列腺癌超声图像

右侧外腺见一低回声结节,穿刺
活检后组织学证实为前列腺癌

(2)浸润型前列腺癌腺体回声弥漫性减低、不均匀(图 4-11)。结节型前列腺癌 60% 为低回声,20% 为等回声,另有 20% 呈高回声。癌结节回声的高低可能与下列因素有关。①肿瘤的大小:通常较小病灶多呈低回声。②癌的分化程度与分期:分化程度越低且早期病变则其回声越低。③有无结晶或钙盐沉积。④是否有坏死、出血、液化和纤维化:通常组织成分越复杂回声越强。

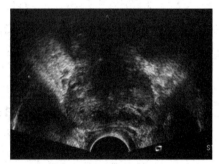

图 4-11 浸润型前列腺癌超声图像

前列腺结构紊乱,内外腺分界不清,
穿刺活检后组织学证实为前列腺癌

(3)前列腺包膜不规则,连续性中断,可呈锯齿样改变。

(4)前列腺癌组织可凸向膀胱,容易与膀胱癌相混淆。

(5)由于前列腺癌浸润范围的不均匀性,前列腺可出现非对称性增大。

(6)CDFI 癌结节内血流可以分为弥漫型、局限型和周围型。癌结节的血流信号多较丰富。病灶内血流信号不是前列腺癌所特有,其他良性病变也可出现。

(7)精囊、膀胱颈部、直肠等邻近组织受累,盆腔淋巴结肿大。

(8)肿块造成尿路梗阻后可以出现肾盂积水、膀胱小梁或憩室形成、尿潴留等。

(四)其他检查

1.实验室检查

PSA 是前列腺上皮细胞产生的糖蛋白,是目前检测前列腺癌最敏感的实验室检查指标,总 PSA 正常值小于 4 ng/mL。引起 PSA 增高常见的病理原因:①前列腺癌;②良性前列腺增生;③炎症;④梗死等。另外,某些因素会引起前列腺 PSA 非病理升高,如直肠指诊、前列腺按摩等。

若患者PSA＞20 ng/mL 被认为是前列腺癌的高危人群。前列腺癌患者血清酸性磷酸酶通常升高。

2.直肠指诊

若病灶较表浅可通过直肠指诊触及,触诊时应注意病灶的大小、质地、位置(左、右)等。

3.其他影像学

经直肠超声对前列腺癌的早期发现和诊断起到了积极作用,能发现 $60\%\sim80\%$ 的前列腺癌。但超声对盆腔淋巴结的显示能力不足,前列腺癌的术前临床分期多须依靠 CT、MRI。

4.经直肠超声前列腺穿刺活检

早期确诊前列腺癌要通过经直肠超声引导下穿刺活检。活检前患者需行清洁灌肠和口服预防性抗生素。器材为自动活检枪和 18G 的穿刺针。通常采用六区系统穿刺活检。对短期内血清 PSA 水平明显升高的患者穿刺活检为阴性者并不能除外前列腺癌,可动态观察,必要时行重复穿刺活检。有学者主张增加活检针数、行多达 13 点的穿刺活检,增加针数虽能提高诊断的阳性率,但并发症的发生率较高。报道的穿刺后并发症包括血尿、血便、血精和精囊炎。该技术具有以下优点:能够快速完成取材,取材部位高度可靠,可为病理诊断提供足够量的组织标本,可在门诊进行,无须住院,安全,术后并发症少。

(五)鉴别诊断

1.前列腺增生

前列腺增生多发生在移行区,前列腺癌多发生在外腺,但是外腺也可出现良性增生结节。发生于移行区的癌结节通常伴有增生结节,常规超声难以区分移行区癌和移行区增生。因此,鉴别诊断需要前列腺穿刺活检。

2.膀胱肿瘤

膀胱底部癌可侵入前列腺使之增大变形,前列腺癌也可侵犯膀胱,向膀胱突入生长。当前列腺癌较小时可以发现癌肿多数自腺体外后侧向前延伸,而膀胱癌则自膀胱向腺体内侵犯。但当肿瘤较大时通过常规超声鉴别二者很困难,需要借助于膀胱镜检查及前列腺穿刺活检后的组织学检查帮助明确诊断。

四、前列腺脓肿

前列腺脓肿患者常有全身症状,直肠指诊发现前列腺肿块有剧烈压痛,可有波动感。超声检查前列腺内有低回声区,边界不清晰,形态欠规则。

五、前列腺囊肿

前列腺囊肿临床较为常见,可分为先天性和后天性两种。前者包括苗勒管囊肿和前列腺小囊肿,是副中肾管未完全蜕化的残迹;后者包括射精管囊肿和前列腺潴留囊肿(图 4-12、图 4-13)。射精管囊肿多因结石阻塞,精液潴留所致,前列腺潴留囊肿好发于前列腺增生时,是一种退行性改变。小的囊肿不出现症状,无临床意义。大的前列腺囊肿可压迫尿道及射精管,出现梗阻症状。

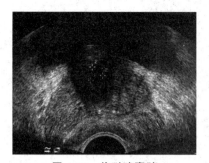

图 4-12　前列腺囊肿

大小约 0.8 cm×0.7 cm

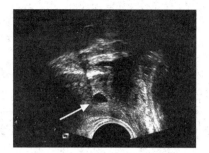

图 4-13　前列腺苗勒管囊肿

箭头所示处为内外腺之间苗勒管囊肿

　　苗勒管囊肿和前列腺小囊肿位于腺体中央、尿道后方,呈梭形无回声区,内部透声好,尖端指向尿道,探头加压后囊肿的形态无改变。射精管囊肿位置多偏向一侧,该侧的射精管内常可见小结石,探头加压后囊液可部分退入精囊内。前列腺潴留囊肿一般较小,经腹壁超声受分辨力所限,常难以显示。较大的前列腺潴留囊肿可压迫尿道或向膀胱内凸出。

六、前列腺结石

　　前列腺结石通常为前列腺炎、前列腺增生的继发改变。前列腺结石的声像图可分为以下4 种类型。

　　(1)散在小结石型:结石大小 1～2 mm,无明显声影,经腹超声检查难以探及。

　　(2)弧形结石型:结石出现在内外腺交界处。

　　(3)成堆小结石型。

　　(4)单个大结石型。

　　前列腺结石一般无症状,发生在射精管内的结石能够阻塞射精管,使其囊状扩张。结石的类型可对疾病起提示作用,弧形结石者可提示前列腺增生(图 4-14),散在小结石常为慢性前列腺炎改变。

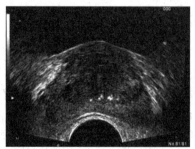

图 4-14　前列腺结石

强回声为内外腺之间结石

七、前列腺结核

　　前列腺结核常与泌尿生殖系结核或其他脏器结核同时存在。早期症状不明显,晚期由于前列腺组织破坏而出现血精、血尿、射精疼痛、精量减少、排尿困难等,超声可显示病变呈单发、多发或呈弥漫性改变,形态不规则,以低回声为主,不均匀,甚至出现液性回声,边界多不清楚,这些征象缺乏特异性,可误诊为前列腺炎或前列腺脓肿。因此,需要多种检查和综合分析方可明确诊断。

（万旭宏）

197

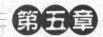

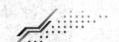

妇科疾病的超声诊断

第一节 卵巢疾病

卵巢疾病主要包括卵巢瘤样病变和卵巢肿瘤。

卵巢瘤样病变又称卵巢非赘生性囊肿,包括卵巢生理性囊肿、黄素化囊肿、多囊卵巢综合征和卵巢子宫内膜异位症。

卵巢肿瘤种类繁多,根据其来源可分为上皮性肿瘤、性索间质肿瘤、生殖细胞肿瘤和转移性肿瘤。其中主要良性肿瘤包括卵巢浆液性/黏液性囊腺瘤、卵巢成熟性畸胎瘤、卵巢泡膜细胞瘤-纤维瘤。主要恶性肿瘤包括卵巢浆液性/黏液性囊腺癌、卵巢子宫内膜样癌、卵巢透明细胞癌、卵巢颗粒细胞瘤、卵巢未成熟畸胎瘤、卵巢无性细胞瘤、内胚窦瘤和卵巢转移癌。

各类卵巢肿瘤均可并发肿瘤蒂扭转,出现妇科急腹症。

一、卵巢生理性囊肿(滤泡囊肿、黄体囊肿)

(一)病理与临床

本病常见于生育年龄段妇女,通常无症状,少数病例可出现一侧下腹部隐痛。多数生理性囊肿可在1~3个月自行消失,无须特殊治疗。滤泡囊肿是最常见的卵巢单纯性囊肿,为卵泡发育至成熟卵泡大小时不破裂,且其内液体继续积聚所致,囊内液体清亮透明,直径一般小于5 cm,偶可为7~8 cm,甚至10 cm。一般无症状,多在4~6周内逐渐消失。正常排卵后形成的黄体直径一般为1.5 cm左右。当黄体腔内积聚较多液体或卵泡壁破裂引起出血量较多而潴留于黄体腔内,形成直径达2.5 cm的囊肿时,称为黄体囊肿,也有称黄体血肿、出血性黄体囊肿等。黄体囊肿的直径可达到4 cm,一般不超过5 cm,偶可达10 cm。较大的黄体囊肿破裂时可出现腹痛、腹膜刺激征等急腹症症状,是妇科较常见的急腹症之一。

(二)声像图表现

1.滤泡囊肿

于一侧卵巢内见无回声区,壁薄而光滑,后方回声增强,一侧或周边可见少许卵巢回声(图5-1)。

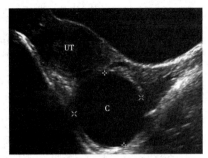

图 5-1　卵巢滤泡囊肿

纵切面显示子宫(UT)左后方无回声(C),壁薄而光滑、透声好

2.黄体囊肿

其超声表现在不同病例中变化较大,与囊内出血量的多少、残余卵泡液的多少及机化血块的大小和形成时间长短等相关。早期急性出血可表现为强回声,可能被误认为实性肿物;此后囊内血液机化形成不规则中低或中高回声;后期血块溶解时可以见到低回声网状结构。囊肿壁塌陷时则形成类圆形实性中等或中高回声。CDFI 表现为囊肿周边有环绕血流,频谱呈低阻型。而囊内包括机化的血块等则均不显示血流信号(图 5-2)。

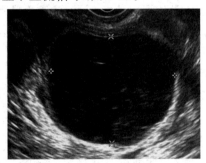

图 5-2　卵巢黄体囊肿

卵巢内见混合回声,类圆形,内见网状中等回声

(三)鉴别诊断

黄体囊肿的超声表现多样,应与卵巢肿瘤相鉴别。囊壁上有血块附着时,可能被误认为是卵巢囊性肿瘤壁上的乳头;囊内较多急性出血或囊肿壁塌陷时可能被误认为是卵巢实性肿瘤或卵巢子宫内膜异位囊肿。鉴别要点包括:①滤泡囊肿和黄体囊肿为单侧、单发囊肿,多于 1～3 个月自行消失;而巧克力囊肿可多发、双侧,不会自行消失。随诊复查,可帮助两者的鉴别。②黄体囊肿周边有环绕血流信号,走行规则,频谱呈低阻型,内部未见血流信号,而卵巢实性肿瘤的实性成分内可见血流信号,必要时进行微泡超声造影剂的超声造影检查,有助于明确诊断。

黄体囊肿破裂需与宫外孕破裂相鉴别,前者常发生在月经周期的后半段,表现为一侧卵巢增大、结构模糊,卵巢内见不规则囊性包块。后者多有停经史,超声表现为一侧附件区包块,多位于卵巢与子宫之间,形态不规则,双侧卵巢均可见。

二、黄素化囊肿

(一)病理与临床

见于促排卵治疗时出现的卵巢过度刺激综合征(外源性 HCG 过高)患者和滋养细胞疾病

（内源性 HCG 过高）患者。临床症状表现为恶心、呕吐等，严重者可伴有胸腔积液、腹水，出现胸闷、腹胀症状。卵巢过度刺激综合征患者停促排卵药物后囊肿缩小、症状逐渐消失；滋养细胞肿瘤患者化疗后 HCG 水平下降、囊肿也随之缩小。

（二）声像图表现

卵巢过度刺激综合征患者双侧卵巢呈对称性或不对称性增大，内见多个卵泡回声，体积较正常卵泡大；另子宫直肠陷凹可见少量至中等量的积液。滋养细胞肿瘤的黄素化囊肿可出现在单侧，囊肿数目通常并不多。

（三）鉴别诊断

此类疾病的诊断主要依靠病史和声像图特点，多数情况下容易诊断。当因黄素化囊肿而增大的卵巢发生扭转时，患者可出现一侧下腹部剧痛等急腹症症状，此时需与其他妇科急诊相鉴别，如卵巢黄体囊肿破裂、宫外孕破裂、卵巢畸胎瘤扭转等。根据其声像图特点并结合病史，可资鉴别。

三、多囊卵巢综合征（polycystic ovarian syndrome，PCOS)

（一）病理与临床

本病由于女性内分泌功能紊乱导致生殖功能障碍、糖代谢异常，体内雄激素增多，卵泡不能发育成熟，无排卵。临床表现为月经稀发或闭经、不孕，多毛、肥胖、胰岛素抵抗等。本病常见于青春期女性，关于其发病机制至今尚不十分清楚。大体病理上，60%～70%的多囊卵巢综合征患者表现为双侧卵巢对称性增大，少数病例卵巢无增大或仅单侧增大；切面显示卵巢白膜明显增厚，白膜下排列多个卵泡，数个至数十个不等，直径 0.2～0.6 cm。

（二）声像图表现

典型病例中，子宫略小于正常水平；双侧卵巢增大，长径大于 4 cm，卵泡数目增多，最大切面卵泡数≥10 个，沿卵巢周边分布（图 5-3）；卵泡直径较小，平均在 5 mm，无优势卵泡；卵巢髓质部分增多、回声增强。不典型病例中，卵巢体积可在正常范围内，或仅一侧卵巢体积增大，卵泡数目、大小和分布特点同上，超声发现卵巢的卵泡数目增多时，应提示卵巢的卵泡数目增多或卵巢多囊样改变，请临床注意除外多囊卵巢综合征。

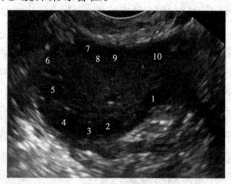

图 5-3　多囊卵巢综合征
卵巢内可见多个小卵泡，沿卵巢周边分布（数字标示 1～10 为卵泡）

（三）鉴别诊断

根据其临床表现、实验室激素水平检测结果，结合超声声像图特点，不难对本病作出判断。

但仍应注意与其他因素引起的卵巢多囊性改变相鉴别,如慢性盆腔炎时卵巢的多囊性改变等。

四、卵巢子宫内膜异位症

(一)病理与临床

卵巢子宫内膜异位症是指具有生长功能的子宫内膜组织异位到卵巢上,与子宫腔内膜一样发生周期性的增生、分泌和出血所致的囊肿,临床上本病又称为"巧克力囊肿",简称巧囊。巧克力囊肿是子宫内膜异位症最常见的类型之一。卵巢子宫内膜异位症的发生学说包括子宫内膜种植、体腔上皮化生、转移等,其中以种植学说得到最为广泛认同,认为子宫内膜及间质组织细胞随月经血通过输卵管逆流进入盆腔,种植到卵巢和盆腔腹膜上,经过反复增生、出血形成囊肿,囊内液通常呈暗褐色、黏稠。由于子宫内膜异位症导致盆腔粘连,卵巢可固定于盆壁或子宫后方。临床表现主要有继发性、渐进性加重的痛经和不孕,部分患者痛经于月经来潮前即出现,来潮后2～3天即缓解;部分患者还有月经失调的表现。约有25%的患者可无任何症状。卵巢内异症囊肿破裂或合并急性感染时也可引起急腹症。

(二)声像图表现

子宫内膜异位症的声像图表现多样,典型的子宫内膜异位囊肿特点包括以下几点。

(1)囊肿内充满均匀的点状低回声。

(2)有时囊内可见不规则中等回声或网状回声,为出血机化表现(图5-4)。

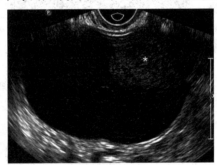

图 5-4　卵巢子宫内膜异位症

病变内见均匀点状低回声,一侧可见不规则中等回声(＊)

(3)囊肿壁较厚。有时一侧卵巢内出现多个囊肿,聚集而形成一个较大的多房性囊肿,之间有厚的分隔。

(4)1/3～1/2 的病例呈双侧性发生,囊肿出现于双侧卵巢。

(5)含有巧克力囊肿的卵巢与周围组织粘连,可固定于子宫的后方。

(6)CDFI:囊肿壁上可探及少许血流信号。

(三)鉴别诊断

卵巢子宫内膜异位症虽有较特异的超声声像图特点,多数病例诊断并不困难。但少数不典型病例的卵巢内异症囊肿内血液完全机化,可出现实性不规则的中等或中高回声,或出现厚薄不均的网状分隔,应注意与卵巢肿瘤、卵巢黄体囊肿等相鉴别。CDFI 肿物内部是否探及血流信号是鉴别诊断的关键,巧克力囊肿内不论是否存在实性回声均不出现血流信号;鉴别困难时,可行静脉超声造影检查明确肿物内血供情况,对鉴别诊断帮助很大。经腹超声检查时,应注意调高仪器 2D 增益,使用仪器的谐波功能或观察囊内有无密集的点状低回声,以与卵巢的滤泡囊肿相鉴别。

五、卵巢冠囊肿

(一)病理与临床

卵巢冠囊肿并不直接来自卵巢,而是来源于卵巢系膜里的中肾管。以生育年龄妇女多见,通常囊肿直径在 3~5 cm,但也可像卵巢囊腺瘤一样大。少数情况下,囊肿合并囊内出血;极少数情况下,囊内有分隔。囊肿体积较小时患者通常无明显不适症状,当囊肿长大到一定程度时,患者可出现腹部隆起、腹胀或一侧下腹隐痛的症状;当其合并囊肿蒂扭转时,则出现急性腹痛等症状。

(二)声像图特点

卵巢冠囊肿表现为一侧附件区的囊性肿物,壁薄、透声好,最主要的特点是同侧卵巢形态完整,位于其旁(图 5-5)。

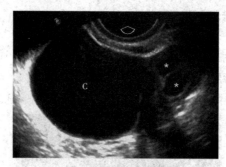

图 5-5　卵巢冠囊肿
卵巢的一侧可见薄壁无回声(C),类圆形,内部无分隔,
透声好,其旁可见卵巢回声(＊:卵巢内的卵泡)

(三)鉴别诊断

本病应与卵巢生理性囊肿和卵巢内异症囊肿等相鉴别,能够观察到卵巢的完整结构位于其旁是鉴别的关键。

六、卵巢囊腺瘤

(一)病理与临床

卵巢囊腺瘤是最常见的卵巢良性肿瘤之一,分为浆液性囊腺瘤和黏液性囊腺瘤。浆液性肿瘤大体病理上为囊性肿物,大多单侧发生,直径 1~20 cm,单房或多房;囊内壁及外壁均光滑,多数囊内含清亮的浆液,少数也可能含较黏稠液;囊内壁有乳头者为乳头状囊腺瘤。黏液性囊腺瘤大体病理上为囊性肿物,多呈圆形、体积巨大。表面光滑,切面常为多房性,囊壁薄而光滑,有时因房过密而呈实性。囊腔内充满胶冻样黏稠液,但少数囊内为浆液性液;较少出现乳头。卵巢囊腺瘤早期体积小,多无症状。中等大的肿瘤常引起腹胀不适。巨大的肿瘤占据盆、腹腔出现压迫症状,腹部隆起,可触及肿块。合并感染时出现腹水、发热、腹痛等症状。黏液性囊腺瘤可发生破裂,种植于腹膜上形成腹膜黏液瘤病,肿瘤体积巨大,压迫但不侵犯实质脏器。

(二)声像图表现

浆液性和黏液性囊腺瘤超声特点有所不同。

(1)浆液性囊腺瘤:中等大小,外形呈规则的类圆形,表面光滑,内部呈单房或多房囊性,分隔薄而规则,囊内透声好。浆液性乳头囊腺瘤囊内见单个或多个内生性和/或外生性乳头,乳头形态较为规则(图 5-6);CDFI 乳头内可见血流信号。少数病例发生于卵巢冠,仍可见部分正常卵巢组织的回声。

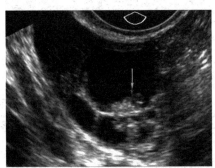

图 5-6 卵巢浆液性乳头状囊腺瘤

卵巢内见无回声,内含网状分隔,隔上可见多个乳头样中高回声(箭头所指为乳头)

(2)黏液性囊腺瘤:常为单侧发生,常呈多房性囊肿,体积通常较大,直径可为 15～30 cm;分隔较多而厚(图 5-7),内部可见散在的点状回声,为黏液性肿瘤的特征性表现;本病较少出现乳头。

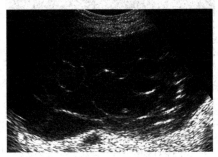

图 5-7 卵巢黏液性乳头状囊腺瘤

附件区见多房性无回声,大小约 20 cm×18 cm×9 cm,内含较密集的网状分隔,内部可见散在的点状回声

(3)腹膜黏液瘤病表现为腹腔内见多个病灶,回声表现与单发病变相似,分隔更多、囊腔更小。

(4)交界性囊腺瘤的表现与上述相似,但乳头可能更多、更大,CDFI 可能显示乳头上较丰富血流信号。

(三)鉴别诊断

注意与卵巢生理性囊肿、卵巢子宫内膜异位症、输卵管积水及炎性包块等疾病相鉴别。

七、卵巢囊腺癌

(一)病理与临床

卵巢囊腺癌是卵巢原发的上皮性恶性肿瘤,包括浆液性囊腺癌和黏液性囊腺癌,其中浆液性囊腺癌是最常见的卵巢恶性肿瘤。浆液性囊腺癌肿瘤直径 10～15 cm,切面为囊实性,以形成囊腔和乳头为特征,有多数糟脆的乳头和实性结节,囊内容为浆液性或浑浊血性液;黏液性囊腺癌切面呈多房性,囊腔多而密集,囊内壁可见乳头及实性区,囊液为黏稠黏液或血性液,但有约 1/4 囊内为浆液性液。组织学可分为高、中、低分化三级。卵巢囊腺癌患者早期多无明显症状。出现症状时往往已届晚期,迅速出现腹胀、腹痛、腹部肿块及腹水。预后较差。目前筛查卵巢肿瘤的主要方法是盆腔超声和肿瘤标志物 CA125 的检测,两者联合应用,可提高诊断准确性。

(二)声像图特点

(1)肿物通常体积巨大,外形不规则。

(2)可双侧发生,双侧等大或一侧大而另一侧小。

(3)肿物表现为混合回声,常为一个巨大的肿物内部可见低回声及无回声与分隔。当肿物以低回声为主时,低回声内部明显不均匀、不规则(图 5-8)。以囊性成分为主时,肿瘤内可见多个厚薄不均、不规则的分隔,并可见乳头样中等或中高回声,数目多、体积大、形态不规则,乳头内有圆形无回声区域。囊内有时可见充满细密光点。黏液性囊腺癌超声表现与浆液性囊腺癌相似,不同的是黏液性囊腺癌的无回声区内常见充满密集或稀疏点状回声,为黏液的回声。

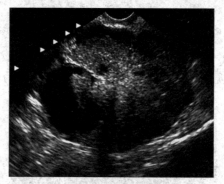

图 5-8　卵巢浆液性乳头状囊腺癌

附件区可见巨大混合回声,形态不规则,内部以不规则
中等回声为主,间以不规则无回声区

(4)CDFI:分隔、乳头及肿瘤内低回声区可见较丰富条状血流信号,频谱呈低阻型($RI < 0.5$)。

(5)常合并腹水。

(三)鉴别诊断

超声检查通常难以在术前确定卵巢恶性病变的病理类型,主要的鉴别诊断包括良性病变与恶性病变的鉴别、卵巢肿瘤与炎性包块的鉴别。鉴别要点如下。

(1)二维形态:①有实性成分的单房或多房囊肿,乳头数目较多、不规则时要考虑到恶性病变。②以实性为主的囊实性病变,或回声不均匀的实性肿瘤则大多为恶性。恶性肿瘤较大时形态不规则、边界欠清、内部回声明显不均,可见厚薄不均的分隔,多合并腹水。③良性肿瘤多表现为囊性或以囊性为主的混合性包块,如单房囊肿、无实性成分或乳头,或多房囊肿,有分隔,但无实性成分或乳头,且分隔薄而均匀时,一般为良性;有乳头但数目少且规则,也多为良性。④盆腔炎性包块的二维及 CDFI 特征与卵巢恶性肿瘤有不少相似之处,是超声鉴别诊断的难点。通过仔细观察输卵管炎症的腊肠样回声,以及是否有正常的卵巢回声结构是鉴别诊断的关键,若在附件区域或病灶内见到正常卵巢结构,则首先考虑为炎性病变。当然,盆腔炎症明显累及卵巢(如输卵管-卵巢脓肿)时,单凭超声表现是很难确定的,必须密切结合临床病史、症状及体征进行综合判断。

(2)CDFI对卵巢肿瘤良恶性鉴别的帮助也是肯定的。恶性肿瘤由于其大量新生血管及动静脉瘘形成、血管管壁缺乏平滑肌,CDFI可见丰富血流信号,动脉血流多呈低阻型,多数学者认为RI<0.4可作为诊断恶性卵巢肿瘤的RI阈值。

因卵巢肿瘤组织学的种类繁多,除典型的畸胎瘤、浆液性囊性瘤和黏液性囊腺瘤外,超声检查通常无法判断其组织学类型。根据卵巢肿物二维声像图上的形态学特点,可以对一部分肿瘤的性质作出良恶性鉴别。但是非赘生性囊肿合并出血、不典型的卵巢子宫内膜异位症囊肿及盆腔炎时声像图变异很大,给良恶性肿瘤的鉴别诊断带来困难。

八、卵巢子宫内膜样癌

(一)病理与临床

卵巢子宫内膜样癌为卵巢上皮来源恶性肿瘤,大体病理上,肿物为囊实性或大部分为实性,直径为10~20 cm,囊内可有乳头状突起。部分肿瘤为双侧性。镜下组织结构与子宫内膜癌极相似。临床表现包括盆腔包块、腹胀、腹痛、不规则阴道出血、腹水等。本病可能为子宫内膜异位囊肿恶变,也可与子宫内膜癌并发,因此当发现囊实性类似囊腺癌的肿块时,若有内膜异位症病史,或同时发现子宫内膜癌,应注意卵巢子宫内膜样癌的可能性。

(二)声像图特点

本病声像图特点类似卵巢乳头状囊腺癌,呈以中等回声为主的混合回声,或无回声内见多个乳头状中等回声或形态不规则的中等回声(图5-9)。

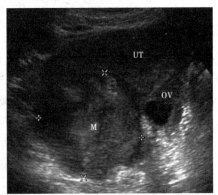

图 5-9 卵巢子宫内膜样癌
附件区可见混合回声包块,部分边界不清、形态欠规则,内见不规则中高回声(M:肿物;UT:子宫;OV:另一侧的卵巢)

(三)鉴别诊断

见卵巢囊腺癌。

九、卵巢颗粒细胞瘤

(一)病理与临床

卵巢颗粒细胞瘤为低度恶性卵巢肿瘤,是性索间质肿瘤的主要类型之一;75%以上的肿瘤分泌雌激素。自然病程较长,有易复发的特点。大体病理上,肿瘤大小不等,圆形、卵圆形或分叶状,表面光滑;切面实性或囊实性,可有灶性出血或坏死;少数颗粒细胞瘤以囊性为主,内充满淡黄色液体,大体病理上似囊腺瘤。颗粒细胞瘤可分为成人型及幼年型,成人型约占95%,而幼年型约占 5%。幼年型患者可出现性早熟症状。成人患者好发年龄为 40～50 岁妇女及绝经后妇女,主要临床症状包括月经紊乱、月经过多、经期延长或闭经,绝经后阴道不规则出血;高水平雌激素的长期刺激使子宫内膜增生,或出现息肉甚至癌变,还会出现子宫肌瘤等。其他临床症状包括盆腔包块、腹胀、腹痛等。

(二)声像图特点

(1)颗粒细胞瘤可以为实性、囊实性或囊性,因而声像图表现呈多样性。小者以实性不均质低回声为主,后方无明显声衰减。大者可因出血、坏死、囊性变而呈囊实性或囊性,可有多个分隔而呈多房囊实型,有时表现为实性包块中见蜂窝状无回声区;囊性为主包块可表现为多房性甚或大的单房性囊肿。

(2)CDFI:由于颗粒细胞瘤产生雌激素,使瘤体内部血管扩张明显,多数肿瘤实性部分和分隔上可检出较丰富血流信号。

(3)子宫:肿瘤产生的雌激素可导致子宫内膜增生、息肉甚至内膜癌表现。

(三)鉴别诊断

实性卵巢颗粒细胞瘤需与浆膜下子宫肌瘤鉴别;多房囊实性者需与其他卵巢肿瘤如浆液性囊腺癌、黏液性囊腺瘤/癌等相鉴别;囊肿型颗粒细胞瘤内含清亮液体回声且壁薄,需与囊腺瘤甚或卵巢单纯性囊肿鉴别。鉴别困难时,需密切结合临床资料综合判断。

十、卵泡膜细胞瘤和卵巢纤维瘤

(一)病理与临床

卵泡膜细胞瘤和卵巢纤维瘤均为性索间质肿瘤,为良性肿瘤。前者可与颗粒细胞瘤合并存在,分泌雌激素,出现子宫内膜增生症、月经不规律或绝经后出血等相关症状。后者不分泌激素,但有时并发腹水或胸腔积液,此时称为 Meigs 综合征。卵泡膜细胞瘤与卵巢纤维瘤常混合存在,故有泡膜纤维瘤之称。病理检查前者由短梭形细胞构成,细胞质富含脂质,类似卵巢卵泡膜内层细胞;后者瘤细胞呈梭形、编织状排列,内含大量胶原纤维。卵泡膜细胞瘤好发于绝经前后,约 65% 发生在绝经后;卵巢纤维瘤也多发于中老年妇女。卵泡膜细胞瘤的临床症状包括月经紊乱、绝经后阴道出血等雌激素分泌引起的症状及腹部包块等。卵巢纤维瘤的主要临床症状包括腹痛、腹部包块,以及由于肿瘤压迫引起的泌尿系统症状等。卵巢纤维瘤多为中等大小、光滑活动、质实而沉,很容易扭转而发生急性腹痛。也有相当的病例并没有临床症状,于体检及其他手术时发现,或因急性扭转始来就诊。

(二)声像图表现

两者均为单侧实性肿物,肿物类圆形、边界清晰,内部回声均匀或不均匀。泡膜细胞瘤表现为中高或中低水平回声区,透声性尚好,后方回声可轻度增强(图 5-10)。CDFI:内可见散在血流信号。少数病例呈囊实性表现。卵巢纤维瘤特点为圆形或椭圆形低回声区(回声水平多较子宫肌瘤更低),边界轮廓清晰,常伴后方衰减,此时后方边界不清(图 5-11)。有时难与带蒂的子宫浆膜下肌瘤或阔韧带肌瘤鉴别。

(三)鉴别诊断

应与浆膜下子宫肌瘤、卵巢囊肿等相鉴别。多数情况下,可以发现浆膜下肌瘤与子宫相连的蒂,鉴别较易;不能观察到蒂时,若见双侧完整、正常的卵巢结构,则有助判断为浆膜下子宫肌瘤,若同侧的卵巢未显示或不完整,则卵巢纤维瘤可能性大。少数质地致密的纤维瘤,声像图上回声极低,尤其经腹扫查时可表现为类似无回声样的包块,可能误诊为卵巢囊肿,经阴道超声仔细观察囊肿后方回声增强的特征及病灶内有否血流信号可帮助明确诊断。

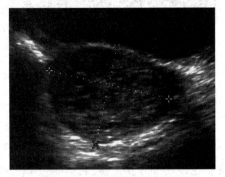

图 5-10　卵泡膜细胞瘤图像

病变呈混合回声,类圆形、边界清晰,内见中等回声及少许无回声

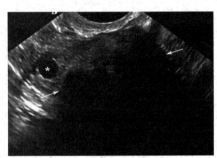

图 5-11　卵巢纤维瘤图像

病变呈低回声(箭头),后方回声衰减,其旁可见卵巢回声(＊:卵泡)

十一、成熟性畸胎瘤(皮样囊肿)

(一)病理与临床

成熟性畸胎瘤即良性畸胎瘤,肿瘤以外胚层来源的皮肤附件成分构成的囊性畸胎瘤为多,故又称为皮样囊肿,是最常见的卵巢良性肿瘤之一。大体病理上,肿瘤最小的仅 1 cm,最大可达 30 cm 或充满腹腔,双侧性占 8％～24％;肿瘤为圆形或卵圆形,包膜完整光滑;切面单房或多房。囊内含黄色皮脂样物和毛发等。囊壁内常有一个或数个乳头或头结节。头结节常为脂肪、骨、软骨,有时可见到一个或数个完好的牙齿。成熟畸胎瘤可发生在任何年龄,但 80％～90％为生育年龄妇女。通常无临床症状,多在盆腔检查或影像检查时发现。肿瘤大者可及腹部包块。并发症有扭转、破裂和继发感染。由于肿瘤成分多样、密度不一,易发生蒂扭转,扭转和破裂均可导致急腹症发生。

(二)声像图表现

由于本病组织成分多样,其声像图表现也多种多样,诊断主要依靠以下特征性表现(图 5-12)。

(1)为类圆形混合回声,边界较清晰,外形规则。

(2)内部可见散在点状、短线样强回声(落雪征),为毛发的回声。

(3)内有多发强回声光团后伴声影,其组织学类型为毛发和油脂,有时几乎充满整个囊腔,易被误认为肠道气体造成漏诊。

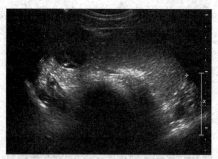

图 5-12 卵巢成熟畸胎瘤图像

腹盆腔巨大混合回声,内部可见点状回声、线状回声、无回声以及强回声光团后伴声影

(4)脂-液分层征,高回声油脂密度小而浮在上层、含有毛发和上皮碎屑的液性成分密度大而沉于底层。两者之间出现分界线,此界线于患者发生体位变化时(平卧、站立和俯卧等)随之变化。

(5)囊壁上可见强回声,后方声影明显,此为壁立结节征,其成分为骨骼或牙齿。

(6)杂乱结构征:肿瘤内因同时含有多种不同成分而同时出现落雪征、强光团和脂液分层征象。

(三)鉴别诊断

成熟性畸胎瘤的声像图表现较典型,鉴别较易。但仍需与巧克力囊肿、黄体囊肿、肠管等相鉴别。畸胎瘤内密集点状回声的回声水平常高于巧克力囊肿,且常见有后方声影的团状强回声;黄体囊肿囊内回声水平较畸胎瘤低。特别需要注意的是与肠管及肠道胀气相鉴别,应仔细观察肠管蠕动,必要时嘱患者排便后复查。此外,还应注意有无畸胎瘤恶变及畸胎瘤复发。

十二、未成熟性畸胎瘤和成熟畸胎瘤恶变

(一)病理与临床

少见的卵巢恶性肿瘤,好发于儿童和青年女性。成熟畸胎瘤恶变发生率为 $1\% \sim 2\%$,主要发生于年龄较大妇女。可出现血 AFP 升高。大体病理上,大多数肿瘤为单侧性巨大肿物。瘤体包含三个胚层来源的组织。未成熟畸胎瘤中除三胚层来的成熟组织外还有未成熟组织,最常见的成分是神经上皮。肿瘤多数呈囊实性,实性部分质软,肿瘤可自行破裂或在手术中撕裂。可见毛发、骨、软骨、黑色脉络膜及脑组织等,但牙齿少见。未成熟畸胎瘤多见于年轻患者,年龄为 $17 \sim 19$ 岁。常见症状为腹部包块、腹痛等;因腹腔种植率高,60% 有腹水。血清 AFP 可升高。

(二)声像图表现

肿瘤结构杂乱,以囊实性表现为主,声像图与其他卵巢癌无特征性差异(图 5-13)。有时可见伴声影的团状强回声。

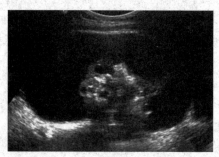

图 5-13 未成熟畸胎瘤

盆腹腔巨大混合回声,边界尚清、外形欠规则,内可见不规则中高回声、分隔及无回声

(三)鉴别诊断

本病超声表现与其他原发卵巢癌相似,鉴别依靠病理。

十三、卵巢转移癌

(一)病理与临床

卵巢转移癌的原发部位主要是胃和结肠,其次还有乳腺、肺、泌尿道、淋巴瘤、生殖器官(子宫、阴道、宫颈、对侧卵巢等)。通常发生在生育年龄妇女。60%～80%为双侧发生。库肯勃瘤(Krukenburg's Tumor)特指内部含有"印戒"细胞的卵巢转移性腺癌,原发于胃肠道,肿瘤呈双侧性、中等大小,多保持卵巢原状或呈肾形。一般与周围组织无粘连,切面实性、胶质样、多伴腹水。镜下见典型的印戒细胞,能产生黏液;周围是结缔组织或黏液瘤性间质。本病预后差。

(二)声像图表现

双侧卵巢增大,但多保持原有形状,有时外缘不规则呈结节状,有清晰轮廓。为以实性成分为主的实性包块,或间以囊性成分的囊实性包块(图 5-14),内部呈中高、中等或低回声,后方回声可衰减;CDFI 显示瘤内血流丰富。常伴腹水。

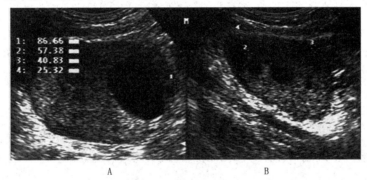

图 5-14 卵巢库肯勃瘤

右侧(A)及左侧(B)附件区混合回声,边界尚清,均呈类圆形、以中等回声为主

(三)鉴别诊断

卵巢原发肿瘤和继发肿瘤的鉴别相当重要,因为两者的临床治疗方式和预后有很大差别。本病的主要特点是双侧、以实性为主、具有一定的活动度的附件区肿物。如患者有消化道、乳腺等部位的恶性肿瘤病史或有不适症状,应考虑到转移性卵巢癌的可能。

十四、卵巢肿瘤蒂扭转

(一)病理与临床

卵巢肿瘤蒂扭转是常见的妇科急腹症,单侧常见。卵巢畸胎瘤、卵巢冠囊肿和卵巢过度刺激综合征等是造成扭转的常见病因,卵巢体积增大导致其蒂部相对变细而使卵巢易发生扭转;正常卵巢发生扭转少见。蒂由输卵管、卵巢固有韧带和骨盆漏斗韧带组成。急性扭转发生后,静脉、淋巴回流受阻,瘤内有出血,瘤体急剧增大,可导致卵巢发生坏死。慢性扭转症状不明显,间歇性或不完全扭转时,卵巢明显水肿。急性扭转的典型症状是突然发生一侧下腹剧痛,常伴恶心呕吐甚至休克。妇科检查可触及张力较大的肿块,压痛以瘤蒂处最为剧烈。卵巢蒂扭转一经确诊应立即手术。

(二)声像图表现

卵巢蒂扭转的声像图表现取决于扭转发生的时间、扭转的程度(完全性扭转、不完全性扭转)、伴发的肿瘤或卵巢内出血的情况,所以在扭转的早期声像图无特征性表现,往往给早期诊断带来困难。典型的病例声像图特征包括以下几点。

(1)扭转的卵巢多位于子宫的上方、靠近中线的部位。

(2)扭转的卵巢体积弥散性增大,并包含一个或多个出血性坏死导致的低回声或中等回声区(图5-15)。

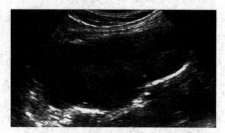

图 5-15　卵巢刺激综合征合并卵巢蒂扭转

患者曾行 IVF-EP,后行减胎术。患侧卵巢增大(卡尺之间),边界尚清,形
态不规则,内部多个低-无回声,边界模糊;卵巢实质回声普遍减低

(3)在蒂部有时可以见到低回声的缠绕的血管结构,由多普勒检查可以沿卵巢韧带和漏斗韧带显示卵巢血供,如果检测到高阻动脉或动静脉血流缺失,可以帮助超声作出特异性诊断。

(4)非特异性表现:附件区无回声、混合回声,壁厚,内部有出血,盆腔积液。

(三)鉴别诊断

本病多出现于妇科急诊患者,临床症状对于诊断非常有帮助。超声医师往往由于卵巢的肿瘤性疾病容易为超声所观察到,而忽略本病的存在导致漏诊。因此,应提高对本病的认识。

(聂　娜)

第二节　输卵管疾病

一、子宫输卵管声学造影

正常输卵管不易显示,输卵管声学造影可用来诊断不孕症,显示输卵管通畅与否,输卵管积水及输卵管肿瘤等。

方法:在月经干净3~8天,适当充盈膀胱,在超声仪器监控下,按常规输卵管通水方法,将通水管放入宫腔内,再用3%过氧化氢8~10 mL通过通水管缓缓注入宫腔内,同时用超声仪器观察过氧化氢气泡沿输卵管腔移动情况,注意是否从输卵管伞端溢出,此时患者即感觉腹部不适。

二、输卵管积水及炎性肿块

(一)病理

输卵管积水是由于炎症(性病、结核、细菌感染等)致使伞端闭锁,管腔内渗出物聚集而成,管腔膨胀,形成"腊肠状"。急性感染也可形成输卵管积脓。

(二)超声表现

输卵管积水显示在附件区"腊肠样"液性暗区,清亮,囊壁薄,光滑。卵巢常可显示。如果液性暗区内有细小光点,又有发热,血常规高,脓性白带则考虑输卵管积脓(图 5-16)。

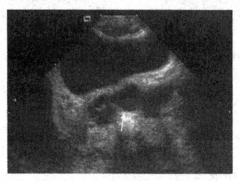

图 5-16　输卵管积水声像图

附件炎性肿块:由输卵管卵巢炎症引起渗出,纤维化增生包绕肠管、大网膜及子宫形成。超声显示不规则液性暗区,可延伸到子宫两旁及子宫直肠陷凹处,边界可清晰,亦可不规则,周围有肠管气体包绕。液性暗区内有纤维素样光带(图 5-17)。

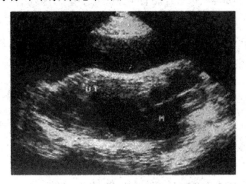

图 5-17　附件炎性肿块声像图

(三)临床价值

输卵管积水、积脓及炎性肿块,均可因部位不同而图像有区别,可结合临床作出诊断。单纯附件炎在临床及图像上无特异性,故不能作诊断。

三、原发性输卵管癌

(一)病理

原发性输卵管癌多见于绝经前后,与不孕症及慢性输卵管炎症有关。典型症状为无任何不适的阴道大量排液,早期为清亮液体,晚期为血性。因少见,极易误诊。输卵管癌多为腺癌,常为单侧,好发于壶腹部,病变起自输卵管黏膜层,输卵管增粗呈腊肠形或梨形,实性,大小不等,常与周围组织、网膜、肠管粘连,形成肿块。早期不易诊断。

(二)超声表现

一侧附件区呈实性腊肠形或梨形肿块,与子宫紧连,向盆侧壁延伸及对侧转移,子宫常增大,边界毛糙,分界不清。伴腹腔液性暗区。如有网膜及腹膜转移,可出现小结节或下腹部实性肿块。

(三)临床价值

原发性输卵管癌较卵巢肿瘤更不易早期发现,不仅是检查手段无法早期发现,其临床症状易被忽略,一旦发现均已是晚期,预后极差,故定期体检,做阴道、宫颈涂片极为重要。

(聂　娜)

第三节　子宫疾病

一、子宫先天性发育异常

子宫先天性发育异常是生殖器官发育异常中最常见的,临床意义亦比较大。

(一)病理与临床

女性生殖器官在胚胎发育过程中,若受到某些内在或外来因素的影响,两侧副中肾管在演化过程的不同阶段停止发育,形成各种子宫发育异常。副中肾管发育不全所致异常包括先天性无子宫、始基子宫、子宫发育不良或幼稚子宫、单角子宫、残角子宫等;副中肾管融合障碍所致异常包括双子宫、双角子宫;副中肾管融合后中隔吸收受阻所致异常为纵隔子宫。女性生殖系发育异常多于青春期后发现,患者常因原发性闭经、周期性腹痛、自然流产等就医。

(二)声像图表现

1.先天性无子宫

于充盈的膀胱后作纵向、横向扫查,均不能显示子宫的声像图。常合并先天性无阴道,不能探及阴道回声;双侧卵巢可显示正常。

2.始基子宫

于充盈的膀胱后方探及条索状呈低回声的肌性结构,长径<2 cm,难辨宫体宫颈结构,无宫腔线和内膜回声。常不能探及阴道回声,双侧卵巢可显示正常。

3.子宫发育不良

又称幼稚子宫。表现为青春期后妇女子宫的各径线均小于正常,宫体前后径<2 cm,宫颈相对较长,宫体与宫颈的长径之比≤1。可显示宫腔线和内膜回声,内膜较薄。

4.单角子宫

单角子宫的二维超声表现常不明显,有时可见子宫向一侧稍弯曲,宫底横切面显示子宫横径偏小,仅见一侧宫角;三维超声上对诊断帮助较大,于三维成像的子宫冠状切面上仅可见一个宫角,并向一侧略弯曲(图 5-18)。

5.残角子宫

(1)无内膜型残角子宫的声像图表现:盆腔内见一发育正常子宫,其一侧可见一低回声包块,回声与子宫肌层相似,但与宫颈不相连,需与浆膜下肌瘤相鉴别。

(2)有内膜相通型残角子宫,表现为子宫一侧见与子宫相连的低回声包块,中央可见内膜回声(图 5-19)。

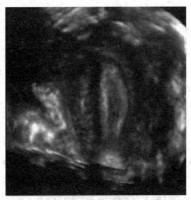

图 5-18　单角子宫

三维超声成像显示左侧宫角缺如,仅见右侧宫角

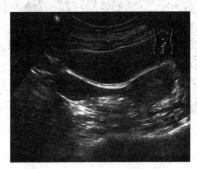

图 5-19　残角子宫

图像显示附件区见一实性低回声包块与子宫相连,其中心可见内膜回声

（3）有内膜不相通型残角子宫,月经初潮后即形成残角子宫腔积血,表现为子宫一侧见中心为无回声的囊实性包块。

6.双子宫

在动态纵向及斜向扫查时可见两个完全分开的独立子宫回声,均有完整的内膜、肌层和浆膜层。横切面观察尤为清楚,见两个子宫体完全分开,之间有深的凹陷,内部均可见内膜回声。两个子宫大小相近或其中之一稍大。常可探及两个宫颈管及阴道的回声(图 5-20)。

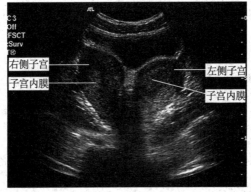

右侧子宫　　左侧子宫
子宫内膜　　子宫内膜

图 5-20　双子宫

图像显示两个独立完整的子宫

7.双角子宫

子宫外形异常,见两个分开的宫角,即子宫上段完全分开,子宫下段仍部分融合;子宫横切面观察,可见子宫底部增宽,中间凹陷呈 Y 形;子宫腔内膜回声也呈 Y 形。三维超声获得的子宫冠状切面显示宫底部凹陷,见两个分开的宫角,整个子宫外形呈 Y 形,内膜形态也呈 Y 形。

8.纵隔子宫

子宫底部横径稍增宽,连续横切面扫查显示宫腔中部见从宫腔下段至宫底处逐渐增厚的低回声带,将子宫内膜分隔开来。三维超声获得的子宫冠状切面显示宫底形态正常,内膜呈 V 形(完全性纵隔子宫)或 Y 形(不完全性纵隔子宫)。三维超声不仅可以清晰显示宫腔中的纵隔长度,鉴别完全性与不完全性纵隔子宫,而且还可以显示纵隔的形态、厚度等(图 5-21)。

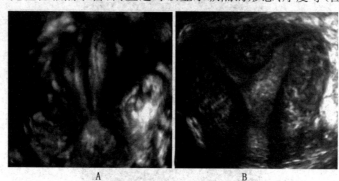

A   B

图 5-21　纵隔子宫

A.完全性纵隔子宫;B.不完全性纵隔子宫

(三)鉴别诊断

残角子宫应与浆膜下肌瘤、卵巢实性肿瘤、宫外孕包块等相鉴别。双角子宫应注意与部分性纵隔子宫相鉴别,前者子宫外形及宫腔内膜回声均呈 Y 形;后者宫腔内膜回声呈 Y 形,但子宫外形正常。

二、子宫腺肌症

(一)病理与临床

子宫腺肌症是指子宫内膜腺体及间质侵入子宫肌层,是子宫内膜异位症最常见的形式之一。多发生在 30～50 岁妇女。其发病机制尚未完全阐明。异位的子宫内膜弥散于子宫肌壁(以后壁多见),在性激素作用下发生周期性少量出血,在局部形成微小囊腔,肌纤维弥散性反应性增生。大体病理上,于肌层组织内见增粗的肌纤维和微囊腔。局灶性的子宫腺肌症病灶称为子宫腺肌瘤。

子宫腺肌症的主要临床表现为痛经进行性加重,经期延长及月经量多。妇科检查时扪及增大而质硬的子宫。

(二)声像图表现

见图 5-22。

(1)子宫增大,形态饱满,前后壁肌层多不对称性增厚,后壁肌层增厚较前壁多见;或仅表现为后壁或前壁的明显增厚。

(2)受累肌层回声增强、明显不均,见紊乱的点状或条索状强回声,间以蜂窝状小低回声区,有时也可见散在的小无回声区,仅数毫米。

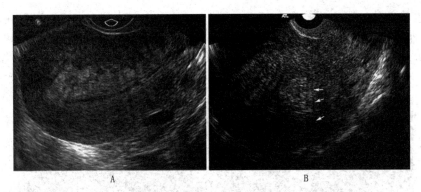

图 5-22 子宫腺肌症

A.子宫前壁肌层弥漫增厚,回声不均,可见条索状及片状中强

回声,间以蜂窝状小低回声区;B.箭头示栅栏状细线样声影

(3)肌层内及子宫后方常伴有栅栏状细线样的声影。

(4)腺肌瘤时,可见肌层内局灶性中低回声区,单发多见,边界不清,周边无包膜回声及声晕,内部见点条状血流信号。

(5)可伴发卵巢巧克力囊肿。

(三)鉴别诊断

局灶性的子宫腺肌瘤需与子宫肌瘤相鉴别。子宫肌瘤周边有假包膜,边界清楚,周边可见环绕或半环绕的血流信号。

三、子宫肌瘤

(一)病理与临床

子宫肌瘤是女性生殖器最常见的良性肿瘤,由子宫平滑肌组织增生而成。多见于中年妇女。大多数患者无明显症状,仅是在妇科检查时偶然发现。根据生长部位的不同分为肌壁间肌瘤、浆膜下肌瘤及黏膜下肌瘤。子宫肌瘤的临床症状与肌瘤的生长部位、生长速度、大小等有关。主要症状包括:①月经改变,如月经周期缩短、经量增多、经期延长。②压迫症状,如尿频、排尿障碍、便秘等。③疼痛,肌瘤本身不引起疼痛,一般最常见的症状是下腹坠胀、腰背酸痛等。④阴道分泌物增多。⑤贫血等。

(二)声像图表现

子宫肌瘤的声像图表现各异,取决于肌瘤的大小、部位和生长时间长短。

1.子宫的形态和大小

肌瘤为多发或位于子宫表面时,子宫体积增大、形态失常;有蒂的浆膜下肌瘤有时可清楚地观察到肌瘤与子宫相连的蒂(图 5-23A);单发的小肌瘤位于肌层内,子宫形态和大小无明显异常。

2.宫腔线位置

宫腔线可因肌瘤的压迫变形、移位,黏膜下肌瘤时内膜基底处可见内膜线中断,宫腔内见低回声或中等回声区(图 5-23B)。

3.肌瘤的回声特征

子宫肌瘤声像图以低回声为主,根据平滑肌组织及纤维组织的构成和排列不同,其回声分布有所差异。以平滑肌组织成分为主的肌瘤,回声低,后方可有声衰减;纤维组织增多时,肌瘤的回声相对增强;肌瘤较大时可发生囊性变,出现回声明显不均区域及无回声区。若肌瘤有钙化时,钙化部分呈强回声带,肌瘤内见灶状、团块状、半环状或环状强回声区,后方伴声影,肌瘤钙化更多见于绝经后。较大的肌瘤内部可呈旋涡状回声,并伴有不同程度的后方衰减。

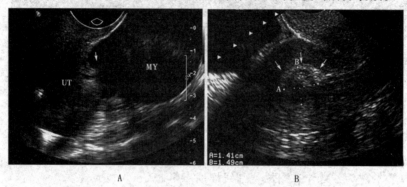

图 5-23　子宫肌瘤

A.子宫左侧实性低回声包块,箭头所指为其与子宫相连的蒂部;B.子宫黏膜下肌瘤子宫后壁内膜下方见 1.5 cm×1.8 cm×1.4 cm 低回声,约 50%的体积突向宫腔,其前方可见内膜受压弯曲(箭头所示)

4.彩色多普勒血流

血流信号多分布在肌瘤病灶的周边区域,病灶周边的假包膜区域常见环状或半环状血流,包绕肌瘤。

(三)鉴别诊断

1.子宫黏膜下肌瘤与子宫内膜息肉鉴别

子宫黏膜下肌瘤多为低回声,基底处可见内膜线中断。子宫内膜息肉多为中强回声,基底处内膜连续性无中断。

2.卵巢肿瘤

子宫浆膜下肌瘤突出于子宫表面,应与卵巢实性肿瘤鉴别。鉴别要点在于观察包块是否与子宫相连,包块血流来源及包块同侧是否可见正常卵巢。

四、子宫内膜增生

(一)病理与临床

子宫内膜增生是由于子宫内膜受雌激素持续作用而无孕激素拮抗,发生不同程度的增生性改变,多见于青春期和更年期。大体病理见子宫内膜呈灰白色或淡黄色,表面平坦或呈息肉状突起,可伴有水肿,切面有时可见扩张腺体形成的腔隙。根据子宫内膜增生的程度分为单纯型、复杂型和不典型增生。临床最常见的症状是月经紊乱、经期延长或不规则阴道出血,可伴贫血。

(二)声像图表现

(1)内膜增厚:育龄妇女的子宫内膜厚度超过 15 mm,绝经妇女的内膜厚度超过 5 mm。

(2)宫腔线清晰。

(3)内膜回声偏强,回声均匀或不均匀。

(4)服用三苯氧胺的患者,增厚的内膜中常可见到小囊状无回声区(图 5-24)。

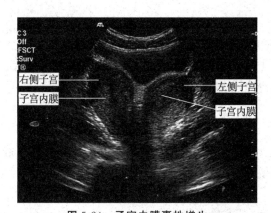

图 5-24 子宫内膜囊性增生

子宫内膜增厚,与子宫肌层分界清晰(箭头所示),内可见多个小囊状无回声区

（5）血流信号轻度增加或无明显异常。

(三)鉴别诊断

子宫内膜癌:多发生于绝经后的妇女,常有阴道不规则出血。超声检查发现宫腔内局限性或弥散性中强回声,形态不规则,与子宫肌层分界不清,肌层局部变薄。CDFI 显示其内部可见丰富血流信号,血流形态及分布不规则,可探及低阻动脉频谱。需要注意的是,早期的内膜癌与内膜增生在声像图上很难鉴别。因此,对于有阴道不规则出血的绝经后妇女,应行诊断性刮宫明确诊断。

五、子宫内膜息肉

(一)病理与临床

子宫内膜息肉是由内膜腺体及间质组成的肿块,向宫腔突出,是妇科常见的一种宫腔良性病变。子宫内膜息肉形成的原因,可能与炎症、内分泌紊乱,特别是体内雌激素水平过高有关。单发较小的息肉一般无临床症状,多发息肉或较大的息肉可引起月经过多、月经不规则、经间出血(月经间期出血)或绝经后出血等症状。

(二)声像图表现

见图 5-25。

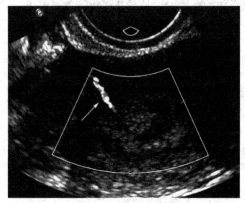

图 5-25 子宫内膜息肉

宫腔内见一形态规则边界清晰的中强回声,CDFI 显示一条状滋养血流穿入其内(箭头所示)

（1）宫腔内见一个或多个团状中高回声区，形态规则，边界清晰。

（2）病灶处宫腔线分开并弯曲。

（3）内部回声较均匀，少数伴囊性变者内部可见蜂窝状小无回声区。

（4）CDFI可见滋养血管自蒂部伸入病灶中心区域内。

（三）鉴别诊断

1.子宫内膜癌

多发生于绝经后的妇女，常有阴道不规则出血。超声检查发现宫腔内局限性或弥散性中强回声，形态不规则，边界不清，病灶内部可见较丰富血流信号。

2.黏膜下肌瘤

黏膜下肌瘤多为低回声，基底处内膜线中断。

六、子宫颈癌

（一）病理与临床

子宫颈癌是女性生殖系统常见的恶性肿瘤之一，发病年龄以40～50岁多见，近些年呈现年轻化趋势。子宫颈癌的组织发生可能来源于子宫颈阴道部或移行带的鳞状上皮或子宫颈管黏膜柱状上皮。子宫颈癌80%～95%为鳞状细胞癌，其次为腺癌。浸润型宫颈癌肉眼观主要表现为内生浸润型、溃疡型或外生乳头、菜花型。子宫颈癌的主要扩散途径为直接蔓延和经淋巴道转移，向两侧可侵犯或压迫输尿管而引起肾盂积水。宫颈癌浸润范围的判断对治疗方式的选择具有重要意义。子宫颈癌的主要症状为阴道分泌物增多、接触性出血或阴道不规则出血。

（二）声像图表现

见图5-26。

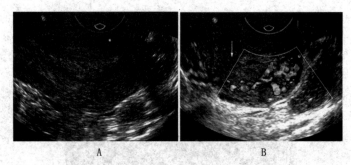

A　　　　　　　　　B

图 5-26　子宫颈癌

宫颈后唇低回声（A），边界不清，彩色多普勒显示其内丰富血流信号（箭头所示），病理证实为宫颈癌

超声不能识别和诊断早期宫颈癌，子宫颈刮片细胞学检查是发现宫颈癌前病变和早期宫颈癌的主要方法。浸润性宫颈癌声像图表现如下。

（1）宫颈结构紊乱，可见低回声区病灶。

（2）内生浸润型和溃疡型病灶常边界不清，外生型病灶则多边界清。

（3）CDFI显示病灶内见丰富血流信号。

（4）宫旁浸润时，宫旁结构不清，呈低回声，与宫颈病灶相延续。

（5）肿瘤引起宫颈狭窄时，可见宫腔积液；肿瘤向宫旁浸润至输尿管下段受累，或肿瘤压迫输尿管时，可见一侧或双侧肾积水。

（三）鉴别诊断

与宫颈肌瘤相鉴别：多无明显临床症状，超声表现为宫颈内低回声占位，形态规则，圆形或椭圆形，边界清晰，回声不均，血流信号较稀疏，沿周边分布。

七、子宫内膜癌

（一）病理与临床

子宫内膜癌是女性生殖道常见的肿瘤之一，多发生在 50～65 岁的绝经后妇女。子宫内膜癌的发病一般认为与雌激素对子宫内膜的长期持续刺激有关，镜下最常见的病理类型为子宫内膜样腺癌。临床症状主要为阴道不规则出血或绝经后阴道出血、白带增多等。

（二）声像图表现

见图 5-27。

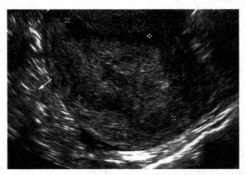

图 5-27　子宫内膜癌

宫腔线消失，宫腔内充满中等回声，局部与子宫肌层分界不清，子宫
肌层变薄（箭头所示），病理证实为子宫内膜癌伴深肌层浸润

（1）子宫内膜不均匀增厚：当育龄期妇女的内膜厚度＞15 mm，绝经后妇女的内膜厚度＞5 mm时，应视为内膜增厚。内膜厚度不均匀，形态不规则。

（2）大多数的内膜癌表现为弥散性或局限性不规则的中等回声，少数可以是低回声。

（3）肿瘤浸润肌层时，增厚的内膜与肌层间的低回声分界消失，肌层局部变薄。

（4）宫腔内有积液、积脓时，可见无回声区或无回声区内有点状回声。

（5）彩色多普勒显示肿瘤病灶周边及内部有较多的点状或迂曲条状彩色血流信号，呈低阻型动脉频谱。

（三）鉴别诊断

子宫内膜癌需与良性子宫内膜病变相鉴别。子宫内膜增生时，内膜呈均匀性增厚，与子宫肌层分界清晰，血流不丰富。子宫内膜息肉表现为局限性中强回声，形态规则，边界清晰，中心部可见条状滋养血流。但内膜癌与局灶性内膜增生，以及部分表现不典型的内膜息肉在超声上仍较难鉴别，需通过诊断性刮宫获得病理诊断。

八、子宫肉瘤

（一）病理与临床

子宫肉瘤是一种罕见的高度恶性的女性生殖器肿瘤，来源于子宫肌层或肌层内结缔组织。子宫肉瘤组织学成分复杂，包括子宫平滑肌、内膜间质、结缔组织、上皮或非上皮等成分。分类繁多,且分类仍未统一。根据不同的组织发生来源主要分为平滑肌肉瘤、内膜间质肉瘤和恶性苗勒管混合瘤。子宫肉瘤好发于围绝经期妇女,最常见的症状是不规则阴道流血,部分患者自诉下腹部包块在短时间内迅速长大。

(二)声像图表现

(1)子宫肌层或盆腔单发巨大占位:病灶位于子宫肌层,使子宫不规则增大,或取代子宫肌层结构,显示为盆腔占位。平均直径>8 cm,多呈分叶状或不规则形态,边界不清。

(2)常见的病灶内部回声呈不均匀中、低回声或不均质混合回声,内部失去旋涡状的典型平滑肌瘤样回声,可见不规则无回声区。

(3)肿瘤内部、周边血流信号显著增多,流速增快,血管形态不规则,排列紊乱,管径粗细不均。

(4)可探及高速低阻动脉频谱。

(三)鉴别诊断

子宫肉瘤主要与子宫肌瘤相鉴别,内部回声及血流丰富程度是鉴别重点。体积较大的子宫肌瘤内部回声呈旋涡状,周边可见环状或半环状血流信号,形态规则。

九、宫腔妊娠物残留

(一)病理与临床

宫腔妊娠物残留是早、中期流产后的常见并发症,是指妊娠终止后妊娠物没有完全排出,仍有部分残留在宫腔,清宫后病理检查可见绒毛。临床表现为流产后不规则或持续阴道流血。

(二)声像图表现

(1)部分宫腔线模糊或不连续。

(2)宫腔可探及团块状中高回声,以宫腔近宫角处多见,大小为1~3 cm,形态不规则,边界欠清,内部回声不均。

(3)CDFI显示中高回声内部及其附着处肌层探及较丰富血流信号,可探及低阻动脉血流。

(三)鉴别诊断

1.内膜息肉

声像图也表现为中强回声,但回声均匀,边界清晰,蒂部可见条状滋养血流,血流不丰富。

2.妊娠滋养细胞肿瘤

该类肿瘤临床表现及实验室检查与妊娠物残留有交叉。声像图表现的鉴别要点是病灶位置及血流情况,妊娠物残留的病灶位于宫腔,附着处肌层血流可较丰富,但走行规则;妊娠滋养细胞肿瘤病灶侵犯肌层,血流极其丰富且紊乱。

十、宫角妊娠

(一)病理与临床

目前,关于宫角妊娠的准确定义尚有异议,此处所讨论的宫角妊娠是指胚胎种植在走行于子宫角部的输卵管间质部的异位妊娠,即输卵管间质部妊娠。而非宫腔角部妊娠(即偏心性宫腔妊娠)。宫角妊娠发生率占所有异位妊娠的1%~2%。临床表现为停经后不规则阴道出血及下腹痛,诊断不及时者可能发生子宫角破裂,造成失血性休克甚至危及生命的严重后果。

(二)声像图表现

见图 5-28。

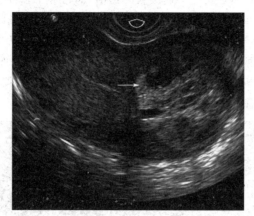

图 5-28 **宫角妊娠**

左侧宫角膨隆外突,可见 3.8 cm×3.2 cm 混合回声包块(箭头),边界清晰,内回声不均。病理证
实为左子宫角凝血、坏死物及破碎的平滑肌组织呈现慢性炎性病变,其中可见退变的绒毛

宫角妊娠声像图表现可分为孕囊型及包块型。孕囊型较易诊断,超声可见妊娠囊明显偏于
宫角一侧,周边无蜕膜环绕,与宫腔蜕膜之间可见肌层回声。包块型宫角妊娠见于一次或多次宫
角妊娠清宫后的患者或宫角妊娠胚胎发育不良时。包块型宫角妊娠的声像图表现如下。

(1)子宫略饱满,未清宫者内膜稍增厚,已行清宫者内膜可不厚。

(2)子宫底部横切面上可见一侧宫角增大,明显外突。

(3)一侧宫角处可见混合回声包块,以中低回声为主,内部及周边可见不规则无回声区,包块
形态较规则,边界尚清。

(4)包块周边探及丰富血流信号,可探及低阻动脉血流。病灶同侧子宫动脉增粗,阻力指数
降低。

(三)鉴别诊断

包块型宫角妊娠需与妊娠滋养细胞肿瘤相鉴别,包块位置、边界及血流特点是鉴别要点。宫
角妊娠包块位于子宫角部,包块与子宫肌层分界较清楚,血流以周边分布为主;妊娠滋养细胞肿
瘤可发生于子宫肌层的任何部位,大部分病灶与子宫肌层分界不清,血流信号丰富且极其紊乱。

十一、瘢痕妊娠(cesarean scar pregnancy,CSP)

(一)病理与临床

瘢痕妊娠是指胚胎种植于子宫前壁下段剖宫产瘢痕处。近年来,随着剖宫产率的上升,其发
生率也逐渐上升。瘢痕妊娠的临床表现包括停经后不规则阴道出血及下腹痛,部分患者为早孕
常规超声检查时偶然发现。

(二)声像图表现

瘢痕妊娠的声像图表现可分为孕囊型及包块型;孕囊型又分为瘢痕处孕囊型及宫腔下段孕
囊型。

孕囊型的声像图表现包括:①瘢痕处孕囊全部或部分位于子宫前壁瘢痕处肌层内
(图 5-29A)。②CDFI 于孕囊周围可探及滋养层低阻血流。③瘢痕处的肌层明显变薄。④宫腔

下段孕囊型表现为孕囊大部分位于宫腔下段甚或宫腔中上段,少部分位于瘢痕处,孕囊常变形,如拉长、成角等(图5-29B)。⑤瘢痕处孕囊型较易诊断,而宫腔下段孕囊型由于孕囊大部分位于宫腔下段甚或宫腔中上段,少部分位于瘢痕处,易误诊。需引起足够重视。

包块型瘢痕妊娠常见于瘢痕妊娠误诊为宫内妊娠进行一次或多次清宫后的患者。其声像图表现如下(图5-29C):①子宫前壁下段处可见混合回声包块,以中低回声为主,内部可见不规则无回声区,包块形态多较规则,边界清或不清。②包块向子宫前方膀胱方向突出。③包块周边探及丰富血流信号,可探及低阻动脉血流。

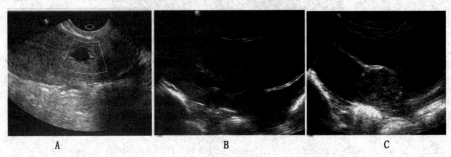

图 5-29　瘢痕妊娠

A.瘢痕妊娠孕囊型:孕囊型大部分位于子宫前壁瘢痕处肌层内;B.瘢痕妊娠孕囊型:孕囊大部分位于宫腔中下段,少部分位于瘢痕处,前壁下段肌层明显变薄;C.瘢痕妊娠包块型:子宫前壁下段处可见混合回声包块,边界较清晰

(三)鉴别诊断

包块型瘢痕妊娠需与妊娠滋养细胞肿瘤相鉴别,包块位置、边界及血流特点及临床资料是鉴别要点。瘢痕妊娠包块位于子宫前壁下段,包块与子宫肌层分界较清楚,血流以周边分布为主。妊娠滋养细胞肿瘤可发生于子宫肌层的任何部位,大部分病灶与子宫肌层分界不清,血流信号丰富且极其紊乱,且临床上常有 HCG 值的明显升高等。

十二、葡萄胎

(一)病理与临床

葡萄胎亦称水泡状胎块,是指妊娠后胎盘绒毛滋养细胞异常增生,终末绒毛转变成水泡;水泡间相连成串,形如葡萄而得名。葡萄胎分为完全性葡萄胎和部分性葡萄胎两类,其中大多数为完全性葡萄胎,且具较高的恶变率,少数为部分性葡萄胎,恶变罕见。葡萄胎的真正发病原因不明。临床表现包括停经后阴道流血,子宫异常增大、变软等。目前多数患者为在无临床症状时,因停经常规行超声检查而诊断。

(二)声像图表现

(1)子宫增大,宫腔扩张,肌层变薄。

(2)宫腔内充满混合回声,以中等回声为主,其内弥散分布大小不等的小囊状无回声,与子宫肌层分界尚清。

(3)宫腔积血征象:宫腔内可见不规则液性暗区或低回声。

(4)部分可合并双侧卵巢的黄素化囊肿。

(三)鉴别诊断

葡萄胎声像图具有特征性,较易诊断。但仅依据声像图表现较难区分完全性葡萄胎和部分性葡萄胎,需依靠清宫后的病理诊断确诊。

十三、侵蚀性葡萄胎

(一)病理与临床

侵蚀性葡萄胎是指葡萄胎组织侵入子宫肌层内,少数转移至子宫外,因具恶性肿瘤行为而命名。侵蚀性葡萄胎来自良性葡萄胎,多数在葡萄胎清除后 6 个月内发生。临床表现为葡萄胎清除后阴道不规则出血,子宫复旧延迟,HCG 下降不满意或升高。

(二)声像图表现

见图 5-30。

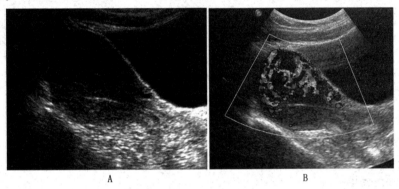

图 5-30　侵蚀性葡萄胎

A.子宫前壁增厚,肌层回声不均;B.CDFI 其内见异常丰富的血流信号,部分区域血流紊乱

(1)子宫增大,肌层回声不均。

(2)子宫肌层内见不规则中等回声或低回声区,内部回声不均,可见裂隙状或不规则状无回声区,病灶区与正常肌层分界不清。部分体积较大者病灶内部可见多个小囊状无回声区。病灶处正常肌层变薄,部分病灶可穿破浆膜层。

(3)CDFI 显示子宫肌层及宫旁血流信号增加,病灶周边探及丰富而紊乱的血流信号,病灶内部裂隙状无回声内充满血流信号,体积较大者病灶内部的小囊状无回声内无血流。频谱多普勒显示病灶侧子宫动脉阻力指数减低,病灶周边及内部血窦内均可探及低阻动脉血流。

(4)部分可合并双侧卵巢黄素化囊肿。

(三)鉴别诊断

1.妊娠物残留

妊娠物残留病灶位于宫腔,附着处肌层血流可较丰富。

2.包块型宫角妊娠

宫角妊娠包块位于子宫角部位,包块与子宫肌层分界较清楚,血流以周边分布为主。妊娠滋养细胞肿瘤可发生于子宫肌层的任何部位,大部分病灶与子宫肌层分界不清,血流信号丰富且极其紊乱。

十四、绒毛膜癌

(一)病理与临床

绒毛膜癌是一种高度恶性肿瘤,早期就可通过血行转移至全身,破坏组织及器官,引起出血坏死。妊娠绒癌可继发于葡萄胎,也可以发生于流产或足月产后。临床表现为不规则阴道出血,以及其转移灶的相应临床表现,伴有 HCG 显著升高。组织学上绒癌与一般癌肿有很大区别,绒癌没有固有的结缔组织性间质细胞,也没有固有的血管。镜下见增生的滋养细胞和合体滋养细胞侵犯子宫肌层和血管。在癌灶中心部,往往找不到癌细胞,为大量出血坏死。边缘部可见成团滋养细胞,但不能找到绒毛结构。

(二)声像图表现

(1)子宫增大,肌层回声不均。

(2)子宫肌层内见不规则中等回声或低回声区,内部回声不均,可见不规则无回声区,病灶区与正常肌层分界不清。部分体积较大或化疗后的病灶可与肌层分界较清晰,内部回声较均匀。病灶后方回声增强。病灶处正常肌层变薄,部分病灶可穿破浆膜层。

(3)CDFI 显示子宫肌层及宫旁血流信号增加,病灶周边探及丰富紊乱血流,病灶内部不规则无回声内充满紊乱的血流信号,体积较大者病灶中心部分可无明确血流。频谱多普勒显示病灶侧子宫动脉阻力指数减低,病灶周边及内部血窦内可探及低阻动脉血流。

(4)部分可合并双侧卵巢黄素化囊肿。

(三)鉴别诊断

1.妊娠物残留

妊娠物残留病灶位于宫腔,附着处肌层血流可较丰富。

2.包块型宫角妊娠

宫角妊娠包块位于子宫角部,包块与子宫肌层分界较清楚,血流以周边分布为主。妊娠滋养细胞肿瘤可发生于子宫肌层的任何部位,血流信号丰富且极其紊乱。

十五、宫内节育器(intrauterine device,IUD)

(一)病理与临床

我国约 70% 的妇女选用 IUD 作为避孕方法,约占世界 UD 避孕总数的 80%。IUD 一般是采用防腐塑料或金属制成,部分 IUD 附加有避孕药物(如可释放出女性激素或吲哚美辛等)。目前,国内外现有的 IUD 30~40 种,我国临床常用的 IUD 形态各异,有 T 形、V 形、γ 形、宫型等十余种形态。

(二)声像图表现

正常 IUD 位置为近宫底的宫腔中上部内,其下缘在宫颈内口之上。经阴道超声较经腹超声能更清晰地显示子宫腔与 IUD 的关系,以及各类型 IUD 的形态。

(1)IUD 的共同特点为强回声区,但不同类型的 IUD 回声水平不同。含金属的 IUD 回声最强,后方伴有彗星尾征或伴有声影;而塑料材质 IUD 回声强度稍减弱,无明显"彗星尾"征及声影。

(2)宫内节育器位置下移表现为 IUD 未位于宫腔的中上部,IUD 上缘不贴近宫腔底部,其上方可见子宫内膜线回声,IUD 下缘达宫颈内口以下(图 5-31)。

(3)宫内节育器肌层嵌顿表现为 IUD 位置偏于一侧;IUD 周边未见内膜回声,可见肌层环绕。

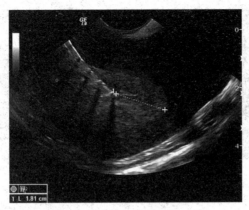

图 5-31　宫内节育器位置下移

宫内节育器主要位于宫腔下段,上端距离宫腔底部约 1.8 cm

（聂　娜）

第四节　盆腔疾病

一、盆腔炎性疾病(pelvic inflammatory disease,PID)

(一)病理与临床

盆腔感染的主要途径是上行性感染,微生物由阴道和宫颈向上蔓延,经过子宫内膜感染输卵管黏膜。微生物培养标本中发现的病原菌通常是多种的,包括淋球菌、沙眼衣原体,以及需氧和厌氧细菌。而且,病原菌的种类和数量取决于获取标本时疾病所处的不同发展阶段。子宫内膜炎常常是急性盆腔炎的一部分,炎症导致宫颈粘连闭塞后可发生宫腔积脓。病变进一步发展形成输卵管炎,是最常见、最具代表性的一类盆腔炎。病灶多位于子宫后方或阔韧带后叶与肠管间粘连处。典型症状为下腹疼痛伴发热,可以出现膀胱或直肠刺激症状。如果炎症累及卵巢并形成脓肿时,则称为输卵管-卵巢脓肿。单独的卵巢脓肿极少见。炎症消退后产生纤维粘连,造成输卵管伞端闭锁,输卵管内液体积聚,形成输卵管积水,输卵管卵巢脓肿可演变为输卵管卵巢积水。结核性盆腔炎往往继发于身体其他部位的结核,其中,输卵管结核占 90%,并且多为双侧性。

(二)声像图表现

(1)子宫内膜炎时声像图无特异性表现,往往仅有非特异性的内膜增厚、不规则或有少量的宫腔积液。

(2)卵巢、输卵管病变在疾病的早期声像图表现可以完全正常。诊断必须结合临床。

(3)宫腔积脓时超声检查可见宫腔扩张,根据感染和出血程度的不同,液体的回声不同。发现宫腔积脓后,应考虑宫颈口闭塞的原因,寻找有无占位性病变。

(4)典型的输卵管积水或积脓(图 5-32):输卵管积水形成梭形或腊肠形的无回声区,内见不完整分隔(输卵管皱襞),积脓时无回声区内见点状低回声,或呈低回声表现,大小粗细在不同病例间差异较大。包块壁由输卵管形成,壁的厚薄在急慢性炎症表现不同,一般急性期输卵管壁增厚,边界不清;慢性期壁薄。有时沿着扩张的输卵管可以追踪到子宫角区域。

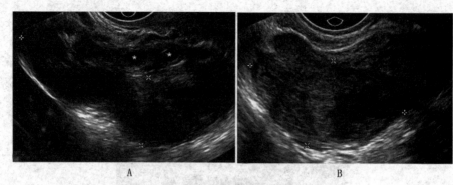

图 5-32　输卵管积水或积脓

A.附件区混合回声呈腊肠样,内有不完整分隔,卵巢位于其一侧;

B.同一患者附件区混合回声,内见低回声及不规则无回声区(＊:卵泡)

(5)输卵管卵巢脓肿时,附件区见多房囊性混合回声区,囊肿壁增厚,壁上可见多个结节样强回声突起,大小均匀,内有光点及中等回声光团,为脓液、细胞碎片和结缔组织产生的回声;包块与周围组织粘连;子宫直肠陷凹可见积液。图像与卵巢浆液性肿瘤相似。

(三)鉴别诊断

1.需与卵巢瘤样病变鉴别

黄体囊肿随诊可见变化(缩小或消失);巧克力囊肿内见细小密集的点状回声。而输卵管积水未累及卵巢时可探及正常卵巢回声,这一点对鉴别诊断很重要。应仔细观察两侧卵巢回声、囊性包块内有无不完整分隔等,以明确输卵管积水的诊断。

2.需与卵巢肿瘤鉴别

输卵管卵巢炎、输卵管卵巢脓肿等,均表现为非特异性的囊实性包块,且盆腔炎时 CA125 也可以升高,因此临床及超声上与卵巢肿瘤鉴别比较困难。若包块内或其旁见到正常卵巢回声,则炎性包块可能性很大;另外,双侧性囊实性包块,尤其是可见卵巢样结构时,为炎性包块。但是在某些病例中,特别是缺乏盆腔炎临床症状时,输卵管卵巢炎、输卵管卵巢脓肿的声像图表现不易与肿瘤,特别是有时与恶性肿瘤鉴别不易,需行穿刺或腹腔镜手术检查明确诊断。

二、异位妊娠

(一)病理与临床

孕卵在子宫腔以外着床发育,称为异位妊娠,又称为宫外孕。以输卵管妊娠最为多见,约占异位妊娠的 95％,其中又以输卵管壶腹部妊娠最多见。异位妊娠的临床症状包括停经、阴道淋漓出血、腹痛和附件区包块等。尿 HCG 呈阳性及血 HCG 升高。异位妊娠破裂造成腹腔内出血时,可并发出血性休克,延误处理可危及患者生命。其他异位妊娠约占异位妊娠的 5％,包括宫角妊娠、剖宫产瘢痕妊娠、卵巢妊娠、残角子宫妊娠、腹腔妊娠等。此处主要描述输卵管壶腹部妊娠的声像图特点和诊断。

(二)声像图表现

(1)子宫腔内未见孕囊,子宫内膜增厚,有时宫腔内可出现假孕囊征(单环状无回声)。

(2)输卵管壶腹部妊娠的病灶多位于子宫与卵巢之间。根据妊娠囊是否破裂可分为孕囊型和包块型两种。孕囊型表现为附件区厚壁囊性回声,有面包圈征,内见胎芽及胎心搏动或未见胎芽及胎心搏动;包块型宫外孕无面包圈征,表现为附件区包块,依据破裂出血时间长短、出血量大小可表现为不均匀中低/中等/中高回声包块,内部回声不均(图 5-33)。

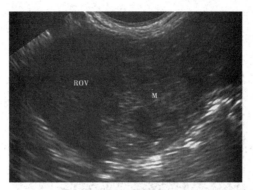

图 5-33 输卵管妊娠
右侧卵巢(ROV)与子宫之间中高回声光团(M)

(3)输卵管妊娠破裂时,附件区可见形态不规则的中高回声包块,边界模糊,可将卵巢包绕其中。子宫直肠窝、子宫前方及双侧宫旁均可出现积液,内含细密点状回声。

(4)CDFI:多能够显示异位妊娠病灶周边环绕血流。

(三)鉴别诊断

宫外孕具有典型的妊娠囊特征时容易明确诊断。破裂出血型宫外孕呈不均匀回声包块,且有急腹症表现,应与黄体囊肿破裂、卵巢肿瘤蒂扭转等相鉴别。黄体囊肿破裂出血时,患者有腹痛和内出血的症状,附件区可出现不均匀中低回声包块伴子宫直肠凹内积液,临床症状及声像图表现与异位妊娠相似,但其包块位于卵巢内,有助鉴别。宫外孕合并黄体囊肿破裂出血时,鉴别困难。

三、原发性输卵管癌

(一)病理与临床

原发性输卵管癌罕见,多发生于绝经后老年女性。单侧多见,输卵管呈结节状或腊肠样增大,切面见灰白色乳头状或菜花样肿物,镜下特征为腺癌。本病早期无特异性症状,进展期出现输卵管癌三联征,即阴道排液、腹痛、盆腔包块。阴道排液是特征性症状,呈间歇性,多为浆液性、黄色、无臭液体,有时为血性液体,阴道排液前可出现一侧下腹部疼痛。

(二)声像图表现

见图 5-34。

肿物位于宫旁附件区,呈囊实性混合回声,多为腊肠形或类圆形,内见不规则实性中等或中低回声,有时可见乳头状回声;子宫宫腔可见积液。CDFI 显示于实性成分内可见血流信号。

(三)鉴别诊断

本病应与输卵管炎性包块和卵巢肿瘤相鉴别,临床特征是鉴别的有力帮助。但鉴别较困难,诊断依靠手术病理获得。

四、盆腔静脉淤血综合征(pelvic congestion syndrome,PCS)

(一)病理与临床

本病可分为原发性和继发性两类,原发性 PCS 是指由于卵巢静脉瓣功能障碍导致卵巢静脉、宫旁静脉扩张迂曲、流速减低,Valsalva 动作时可见反流引起的一系列不适综合征,主要有盆腔慢性钝痛、压迫感和沉重感等。继发性 PCS 是由于静脉以外因素造成的静脉扩张迂曲,病因包括胡桃夹现象和盆腔血供增多等,后者包括炎症、多次妊娠和较大子宫肌瘤等;输卵管结扎术也是引起 PCS 的原因之一。

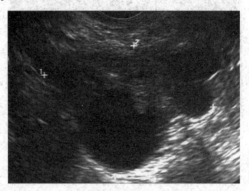

图 5-34　原发性输卵管癌

(二)声像图表现

超声显示盆腔静脉扩张呈串珠状、蚯蚓状、湖泊样无回声区,内径 5～10 mm(图 5-35);静脉流速低,Valsalva 动作时可出现反向血流信号;可伴有子宫肌层弓形静脉扩张。

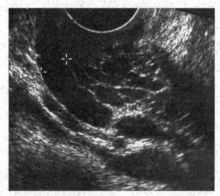

图 5-35　盆腔静脉淤血综合征

宫旁可见迂曲的静脉丛回声,呈湖泊样或串珠状,最宽 0.78 cm,内见细密光点

(三)鉴别诊断

主要与包裹性积液相鉴别,CDFI 特征结合 Valsalva 动作表现可明确诊断。

五、盆腔包裹性积液

(一)病理与临床

常见于盆腔炎、卵巢子宫内膜异位症、盆腹腔手术或创伤后,囊肿周边有间皮细胞围绕,囊肿的直径可达 20 cm,囊内液体可以是无色透明,也可以是血性的。患者出现下腹疼痛,并可扪及肿块,囊肿合并感染时有发热。包裹性积液手术治疗后复发率高,可为 30%～50%。

(二)声像图表现

常见表现为无回声区,形态欠规则,张力低,有时内部可见纤细的分隔;有时无回声区内可以见到形态正常的卵巢或输卵管伞端,居于一侧(图 5-36)。

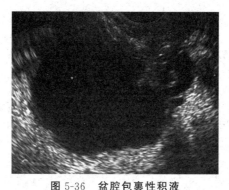

图 5-36　盆腔包裹性积液

一侧附件无回声区,形态欠规则,张力低,内可见输卵管伞端被包绕其中

(三)鉴别诊断

1.卵巢冠囊肿

也在囊肿旁见到正常卵巢,应与包裹性积液相鉴别。卵巢冠囊肿的形态多为圆形或椭圆形,有一定张力,有助鉴别。

2.淋巴囊肿

患者有手术史,进行淋巴结清扫手术后易出现淋巴囊肿,淋巴囊肿为圆形或椭圆形囊肿,且有特定的发生部位,即双侧的髂血管旁,而包裹性积液可发生在盆腔不同部位。

六、盆腔手术后血肿或脓肿形成

(一)病理与临床

盆腔手术后患者出现血红蛋白进行性下降或不明原因的发热时,应考虑有无活动性出血或脓肿形成。此时超声检查的主要目的是判断有无血肿、脓肿及其部位。出血可以发生在腹膜内、腹膜外(如筋膜下)、腹壁内,所以超声检查的部位应包括腹壁手术切口处和膀胱前方。

(二)声像图表现

1.血肿

(1)筋膜下血肿:往往发生在腹直肌的深面,位于腹膜外,为无回声包块内部有点状强回声,或因血块收缩而呈囊实性包块。出血进一步增多时,包块向下延伸可达耻骨后。

(2)膀胱反折处血肿:往往发生在剖宫产术后,包块位于膀胱后方、子宫下段手术切口附近。出血进一步增多时,包块在两侧阔韧带内延伸。

2.脓肿

血肿可继发感染形成脓肿。可在超声引导下穿刺抽液等,既是诊断也是治疗。

3.肾积水

血肿或脓肿压迫输尿管,可引起同侧肾积水。手术损伤也可造成同侧肾积水。超声可帮助判断肾积水的程度和原因。

(三)鉴别诊断

患者有明确手术史,术后出现血红蛋白进行性下降、发热等临床症状,结合超声检查显示腹水、混合回声包块、同侧肾积水等,诊断并不困难。需鉴别的疾病包括手术未能切除的肿物、腹腔肿大的淋巴结、淋巴囊肿等。综合分析声像图特点、血清学检验及临床症状是鉴别的关键。

七、盆腔手术后淋巴囊肿

(一)病理与临床

本病为妇科恶性肿瘤淋巴清扫术后的并发症之一，由于淋巴管手术结扎而造成淋巴液回流障碍形成潴留性囊肿，一般发生于术后 1 周，单侧或者双侧均可发生，多位于双侧髂窝区域、髂血管旁及腹股沟区域。较小的未经治疗可自行缓慢消失，较大囊肿产生压迫症状或炎症、出血，引起发热、腹痛，需要治疗，可于超声引导下进行囊肿穿刺引流。

(二)声像图表现

位于髂血管旁的无回声区，体积变化较大。内部回声多为透声好的无回声，合并出血和炎症反应时出现内部透声性差、可见细密点状低回声，少数病例囊内见部分薄的分隔。CDFI 显示为内部未见血流信号。

(三)鉴别诊断

本病应与包裹性积液、复发肿瘤和淋巴结肿大相鉴别，根据其特殊部位、内部回声特点较易鉴别。

八、妇科恶性肿瘤术后盆腔复发病灶

(一)病理与临床

妇科恶性肿瘤的恶性程度普遍较高，手术后不乏复发病例。其中卵巢癌的复发可位于腹腔脏器、肠系膜和大网膜表面，而阴道残端并不一定出现病灶，检查时应当进行全面的全腹腔扫查。而宫颈癌、子宫内膜癌及子宫肉瘤等的复发病灶主要位于阴道残端，其形态不规则，内部回声特点与原发病相似。临床症状包括下腹胀痛、腰痛、腹部扪及包块。部分患者可无明显自觉症状。

(二)声像图特点

不同组织学类型肿瘤的复发病灶具有不同的声像图特点，浆液性乳头状癌的复发病灶呈囊实性(图 5-37)，而肉瘤的复发病灶可呈完全实性的病灶(图 5-38)。CDFI 显示实性成分内常常出现较丰富血流信号。

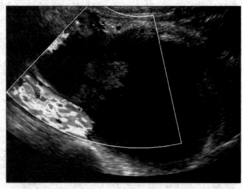

图 5-37　卵巢浆液性乳头状癌术后复发病灶

患者系低分化卵巢浆液性乳头状癌 3c 期分期术后 6 年，发现腹部包块及 CA125 升高来检查。图中可见混合回声，形态不规则，内可见乳头状中等回声及无回声。CDFI：于中等回声内可见点状血流信号

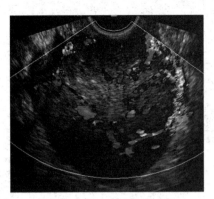

图 5-38 子宫肉瘤复发病灶

患者因子宫肉瘤两次手术,子宫、双侧附件已切除,腹痛并发现腹部包块半年来检查,
图中可见盆腔中低回声,边界尚清,形态不规则;CDFI:内见条状分支血流信号

(三)鉴别诊断

囊实性病变应与盆腔术后包裹性积液或血肿相鉴别,结合临床特征、血液检查等手段可以帮助鉴别。实性病变应与盆腔淋巴结肿大相鉴别,CDFI 特点和病变部位有助于鉴别。

(聂 娜)

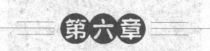

第六章
产科疾病的超声诊断

第一节 胎 盘 异 常

一、胎盘大小异常

(一)胎盘过小

胎盘过小是指成熟胎盘厚度小于 2.5 cm,见于 FGR、染色体异常、严重的宫内感染、糖尿病、羊水过多等。胎盘变薄或过小,羊水过多时常可见胎盘受压呈很薄一层。FGR 者,胎盘多显示小于正常。

(二)胎盘过大

胎盘过大是指成熟胎盘厚度大于 5.0 cm(图 6-1)。分为两类:①非均质型见于水泡状胎块、三倍体、胎盘出血、间质发育不良等。②均质型见于糖尿病、贫血、水肿、感染、非整倍体等。

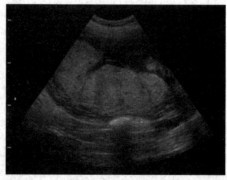

图 6-1 胎盘过大

胎盘增厚与母亲糖尿病、贫血、水肿、胎盘出血、宫内感染、肿瘤、畸胎瘤、染色体异常有关

(三)胎盘水肿

胎盘厚度>5 cm,见于 Rh 血型不合和非免疫性胎儿水肿(图 6-2)。

二、胎盘形状异常

（一）副胎盘

发生率3%，在离主胎盘的周边一段距离的胎膜内，有一个或数个胎盘小叶发育（图6-3）。副胎盘与主胎盘之间有胎儿来源的血管相连。跨过宫颈内口到对侧的副胎盘可能出现血管前置。

（二）轮廓胎盘

胎盘子面比母面小，子面周边由双折的羊膜和绒毛膜形成环。大血管中断于环的边缘（图6-4）。轮廓状胎盘与胎盘早剥、早产、FGR、围生儿死亡增加有关。副胎盘、轮廓状胎盘可增加胎儿死亡和母亲出血的危险。

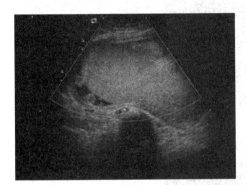

图 6-2 胎盘水肿

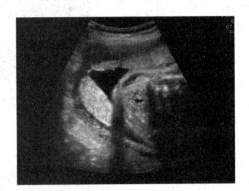

图 6-3 副胎盘

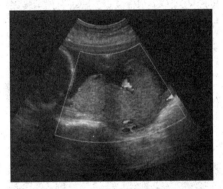

图 6-4 轮廓状胎盘

三、胎盘异常

（一）前置胎盘

1.检查方法

前置胎盘是晚期妊娠出血的常见原因之一，中孕期发生率为5%，而足月为0.5%，一般在晚孕期经腹部二维超声检查可明确诊断。检查前要求孕妇适度充盈膀胱，超声诊断通过观察胎盘与宫颈内口的关系来做诊断，以子宫颈内口与胎盘最低点为准，测量宫颈内口与胎盘下界之间的距离。

超声诊断前置胎盘准确性较高，但也有假阳性或假阴性。妊娠中期因胎盘分布相对较大，子宫下段又未完全形成,容易造成胎盘低置假象。膀胱充盈过度可致假阳性。胎盘附着在子宫后壁时也常使探查困难,用手轻轻将儿头向上推,可能有助于观察。此外,子宫下段肌瘤或子宫下段收缩时,常被误诊为前置胎盘。建议中晚期孕妇应当有一次检查胎盘,对严重的前置胎盘应密切随访。

2.前置胎盘的分型

据胎盘下缘与子宫内口关系分为三型。

(1)完全性前置胎盘(中央性前置胎盘):胎盘完全覆盖子宫颈内口(图 6-5)。

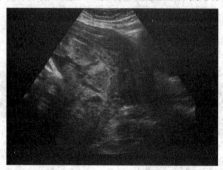

图 6-5　完全性前置胎盘

(2)部分性前置胎盘:胎盘部分覆盖子宫颈内口(图 6-6)。

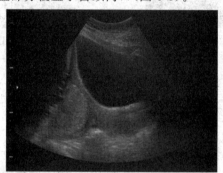

图 6-6　部分性前置胎盘

(3)边缘性前置胎盘:胎盘下缘达子宫颈内口(图 6-7)。

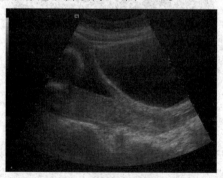

图 6-7　边缘性前置胎盘

(4)低置胎盘:胎盘下缘距离宫颈内口 3 cm 以内者,还有学者认为胎盘下缘距宫颈口 2 cm 以内者(图 6-8)。

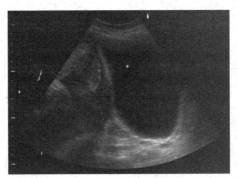

图 6-8 低置胎盘

(二)血管前置

指胎膜血管位于胎儿先露前方跨越宫颈内口或接近宫颈内口,是绒毛的异常发育所致。

(三)胎盘早剥

1.定义

晚期胎盘早剥的发生率为 0.5%~1.3%。植入位置正常的胎盘在胎儿娩出前部分或全部从子宫壁剥离。

2.分型

分为显性(胎盘剥离血液经阴道流出)、隐性(胎盘剥离血液积聚在子宫和胎盘之间)、混合性(出血多时积聚在子宫和胎盘之间的血液冲开胎盘边缘外流)三种。根据剥离面积分型:①轻度,外出血为主,剥离面<1/3,多见于分娩期;②重度,以隐性、混合性为主,剥离面>1/3,同时有较大的血肿。

3.超声表现

胎盘早剥时胎盘后方可出现不规则暗区,其大小、形态视出血及发病缓急和时间长短而异,表现多种多样。声像图表现为正常胎盘与子宫肌层之间均匀一致低回声网状结构消失,胎盘及子宫肌壁间出现不规则无回声或低回声,或局部增厚(图 6-9、图 6-10)。

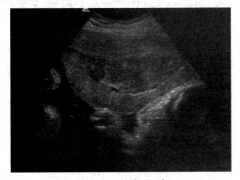

图 6-9 胎盘早剥

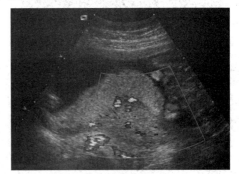

图 6-10 子宫收缩

异常回声范围的大小与剥离程度有关,若大部或全部剥离,则胎盘增厚明显。少量小范围出血可在胎盘后形成出血灶。轻型的胎盘早剥,由于剥离面小,出血量少,超声检查易出现假阴性。局部底蜕膜回声增强,呈眉线样改变,为胎盘早剥的早期征象;胎盘与宫壁之间出现局限性无回声或低回声区,为胎盘早剥的典型声像;胎盘非均质增厚是胎盘早剥的明显图像;当二维图像不典型或诊断困难时,可采用彩色多普勒显像及频谱探查帮助诊断(胎盘后方血流信号消失);无明显原因的胎儿脐动脉血流异常可能是胎盘早剥直接迹象,需提高警惕。

超声在胎盘早剥的诊断中也存在一定的局限性,胎盘早剥诊断困难,且常易与胎盘后的静脉丛、血管扩张等相混,有时变性的肌瘤也可致误诊。应结合临床情况分析,也可用彩色多普勒探测血流帮助诊断。

(四)胎盘植入

既往有剖宫产史;前壁胎盘合并前置胎盘时应警惕。

超声表现:胎盘植入声像可表现为在胎盘与子宫浆膜、膀胱壁之间看不到低回声带或只有极薄层回声带,胎盘后方子宫肌层消失或变薄≤2 mm;子宫与膀胱壁的强回声线变薄、不规则或中断;胎盘组织的强回声超越过了子宫浆膜,甚至侵入邻近器官如膀胱壁;胎盘内常存在多个无回声腔"硬干酪"(图 6-11)。

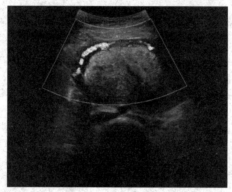

图 6-11　胎盘植入

(五)胎盘血肿

胎盘血肿分为羊膜下、绒毛下、胎盘内、胎盘后的血肿(图 6-12、图 6-13)。

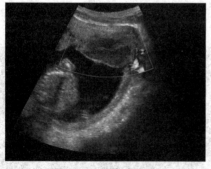

图 6-12　胎盘内血肿　　　　　　　　　　　图 6-13　胎盘羊膜下积血

(六)胎盘内绒毛膜下血池

10%～15%的妊娠合并胎盘内绒毛膜下血池(图 6-14)。正常中、晚期妊娠时胎盘内常见形态各异的无回声区或低回声区,原因各异,可为正常胎盘内血窦。胎盘实质小叶内无回声为螺旋动脉射血的部位,边缘为血窦,中心血窦可较大延伸到基底,与胎盘或胎儿异常无关,当受累范围增大,影响胎儿发育时有意义。如果很明显直径大于 3 cm,或 5 个以上的胎盘内无回声灶可能与 Rh 血型不合,或母体 AFP 升高有关。

(七)胎盘肿瘤

常见的为绒毛膜血管瘤,多呈实性、边界清楚的肿块,可位于胎盘内任何部位,但多向羊膜腔突出(图 6-15)。有的可合并羊水过多或 AFP 升高,肿瘤较大者可致胎儿发育不良。其他如畸胎瘤多呈半囊半实性,极为罕见。乳腺癌、黑色素瘤等也可转移至胎盘内。

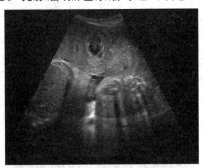

图 6-14　胎盘内绒毛膜下血池

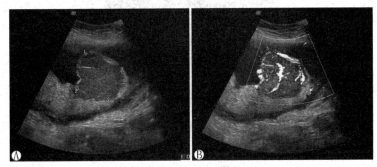

图 6-15　胎盘肿瘤
A:胎盘内绒毛膜血管瘤;B:胎盘内绒毛膜血管瘤

（陈　凯）

第二节　脐带异常

一、单脐动脉

正常脐带内有一条脐静脉及两条脐动脉。单脐动脉(single umbilical artery,SUA)是指脐动脉只有一条,是脐带异常中最常见的一种。发生率约为 1%,其中左侧缺失约占 70%,右侧缺失占 30%。

单脐动脉可以是单发性的,但也可合并其他部位的畸形。合并的畸形多为泌尿道及心血管畸形,如肾盂积水、马蹄肾、多囊性肾发育不良、单侧肾缺如、膀胱输尿管反流、法洛四联症、左心发育不良、主动脉缩窄、三尖瓣闭锁、室间隔缺损、心内膜垫缺损等。消化道、中枢神经系统、呼吸道畸形以及染色体异常(多为 18-三体综合征、13-三体综合征、染色体易位)也较为常见。单脐动脉合并畸形的病例中染色体异常占 23%,而且大部分为左脐动脉缺失。

　　除了合并胎儿畸形及染色体异常,单脐动脉病例中早产、胎儿生长受限、胎儿死亡的发生率也高于正常。

　　声像图特征是在脐带横断面仅见到两个管腔,其中较大的一个为脐静脉,另一个稍小的为脐动脉(图 6-16、图 6-17、图 6-18)。与正常脐动脉相比,单脐动脉的管腔稍大,可能是因为集中了本来应该两条脐动脉所容纳的血量。在脐带长轴断面观上,正常时所见的一条脐静脉与两条脐动脉相互缠绕的结构,变成了一条脐静脉与一条脐动脉相间(图 6-19)。在盆腔膀胱水平横切面上能鉴别缺失的脐动脉方位,正常情况下膀胱左右各见一条脐动脉(图 6-20),而单脐动脉者仅见一侧显示脐动脉,另一侧缺如(图 6-21)。如果合并胎儿畸形,超声也能显示相应的畸形改变。有人发现,单脐动脉脐带内华通胶减少,胎儿异常的概率增高。偶尔,脐动脉在发出胎体时有两条,但在中途两条脐动脉融合成一条,近胎盘端成了单脐动脉脐带。单脐动脉的多普勒测定显示血管阻力与正常相似。

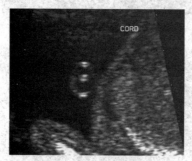

图 6-16　单脐动脉(一)

妊娠 20⁺周,脐带横断面显示只有两个血管管腔

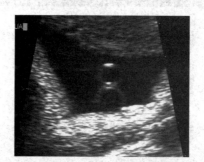

图 6-17　单脐动脉(二)

妊娠 37⁺周,脐带横切面显示只有两个血管管腔,较大的一个为脐静脉(下方),较小的一个为脐动脉(上方)

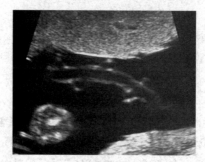

图 6-18　单脐动脉(三)

妊娠 21⁺周,脐带纵切面观,见一条脐动脉围绕脐静脉旋转

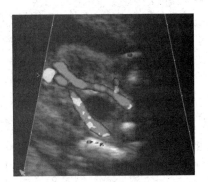

图 6-19　盆腔内脐动脉

盆腔横切面观,正常脐动脉位于膀胱两侧,向前向上行走,经过腹壁脐孔进入脐带

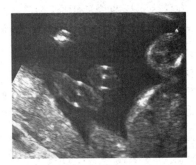

图 6-20　单脐动脉(四)

妊娠 20⁺周,脐带横切面观仅见两个血管管腔

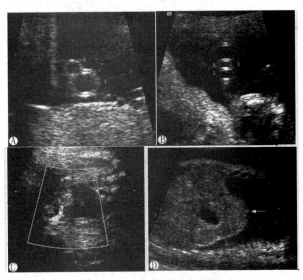

图 6-21　"部分性"单脐动脉

A.脐带近胎盘端仅见一条脐动脉(A)及一条脐静脉(V);B.同一病例,脐带近胎儿端声

像图显示两条脐动脉(A)及一条脐静脉(V);C.同一病例,盆腔彩超示膀胱(BL)两侧均

有脐动脉回声;D.同一病例,声像图显示膈膨升(箭头)及胸腔积液(箭头所在位置)

有学者报道,中孕中期胎儿畸形筛选超声时对单脐动脉检出的敏感性为 36%,特异性为

99%,阳性预测值为32%,阴性预测值为99%。

单纯性单脐动脉预后良好。合并畸形者预后视畸形情况而定。常规超声发现单脐动脉,应仔细检查其他各个器官。若合并畸形或见染色体异常标记(如颈项软组织层增厚、鼻骨缺失等),应建议抽羊水除外染色体异常。

二、脐带肿块

脐带肿块不常见,但可有以下几种:脐带真结或假结、脐带血肿、脐带假囊肿、尿囊囊肿、脐带赘生物等。

脐带真、假结是由于胎儿在宫腔内运动时形成脐带打结,一旦拉紧(胎动或临产后胎体下降),胎儿死亡率很高。脐带血肿的原因可能是机械因素,如外伤、牵拉、脐带绕颈绕身过紧或先天性脐静脉壁薄弱,引起脐静脉破裂,胎儿死亡率也很高。脐带假囊肿是指局部脐带增粗,呈囊肿样改变,但并不是脐肠系膜及尿囊的遗迹,被认为可能与局部华通胶退行性变或水肿、液体积聚有关。20%以上的脐带假囊肿合并染色体异常,其中尤以18-三体综合征为常见。尿囊囊肿是胚胎发育过程中,尿液积聚在尿囊内形成的囊肿,可与膀胱相通或不相通。即使是较大的尿囊囊肿,一般也不影响脐带的血液循环。脐带赘生物极少见,可有血管肌瘤、肌肉瘤、畸胎瘤、血管瘤等。

通常,脐带真、假结超声很难观察到,因为超声是切面成像,脐带在宫腔内行走迂回弯曲,方向不定;也常常被胎体所遮挡。只有当孕妇诉说胎动少或胎心监护(NST、CTG)异常疑及有脐带问题时,超声检查者才会刻意去寻找脐带有无打结。此时可能发现一团缠绕较紧的脐带,反复观察始终不见散开。然而,观察到这一现象也只能是高度怀疑,最终诊断要靠产后检查脐带。脐带血肿声像图表现为脐带内混合性或囊性包块状结构,如果出血不止,该包块可有进行性增大改变。脐带假囊肿则显示为局部脐带增粗,假囊肿边界清晰或欠清晰、无张力,有些内有稀疏点状回声(图6-22~图6-24)。若合并胎儿畸形,超声也能见到相应的表现,多见于18-三体综合征。尿囊囊肿为脐带根部边界清晰、圆形或椭圆形、有一定张力的囊肿,内部无回声。与膀胱相通的尿囊囊肿会随膀胱的排空或充盈而缩小或增大,有时还能见到两者之间的交通通道。脐带赘生物则是脐带上的实质性肿块。

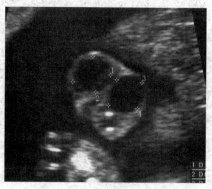

图6-22 脐带假囊肿(一)

妊娠20+周,脐带横切面观显示两个低回声圆形结构(测量键),其下方
三个横切面的小管腔为脐动脉与脐静脉。该处的脐带直径显著增大

脐带打结一旦拉紧,胎儿死亡率很高。如果超声怀疑脐带打结,应密切随访NST、CTG,根据孕周决定是否立即娩出胎儿。进行性增大的脐带血肿若不及时分娩,胎儿死亡率也很高。发

现有脐带假囊肿时,要特别仔细检查胎儿是否合并畸形,而对合并畸形者应进行染色体检查。通常,尿囊囊肿的预后均较好。

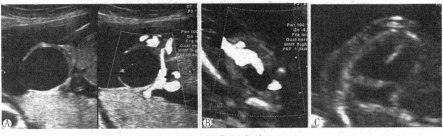

图 6-23　脐带假囊肿(二)

A.妊娠 20+ 周,脐带横切面观,见一较大脐带假囊肿,脐带血管位于囊肿一侧;B.同一病例,胎儿盆腔彩超显示膀胱右侧脐动脉缺失;C.同一病例,胎儿心脏四腔心观,见大型室间隔缺损

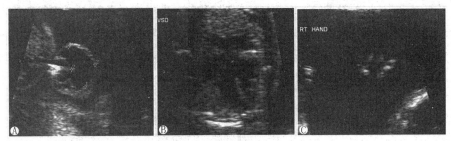

图 6-24　脐带假囊肿(三)

A.妊娠 25+ 周,示脐带假囊肿(测量键);B.同一病例,胎儿室间隔缺损;C.同一病例,手指重叠。本例无染色体核型检查,但从声像图表现分析,18-三体综合征可能性极大

三、脐静脉扩张

脐静脉扩张本身不是一种疾病,而是一个症状,一种超声所见。脐带内脐静脉,有时包括肝内脐静脉可发生扩张,其管径大于正常。此现象常见于胎儿严重贫血(α-地中海贫血纯合子、ABO 溶血、Rh 溶血等)、胎儿血容量过大(双胎输血综合征中的受血儿、胎盘绒毛膜血管瘤)等病症。

α-地中海贫血纯合子、严重 ABO 溶血及 Rh 溶血等都是因为胎儿严重贫血、组织缺氧、血液稀释、血容量增加,引起心力衰竭而继发脐静脉扩张。双胎输血综合征中的受血儿,因接受了过多的血液,血容量的增加造成心脏不胜负荷。胎盘绒毛膜血管瘤则是因为发生微血管内溶血、胎母出血及大量胎儿胎盘血流使回心血量增加引发心力衰竭。

脐静脉扩张很容易在声像图上被观察到,无论在脐带纵切面或横断面上均可见到脐静脉充盈,管径明显大于正常测值。正常时,妊娠 20 周左右的脐静脉横径小于 5 mm;晚期妊娠的脐静脉小于 8 mm。如果脐静脉扩张合并胎儿水肿、胸腔积液等,超声也能显示相应图像(图 6-25、图 6-26)。双胎输血综合征则会发现羊膜腔不等大,一胎过小另一胎过大。绒毛膜血管瘤患者胎盘内可见到实质实性肿块。有时,脐带内的脐静脉管径正常,而腹腔内脐静脉扩张,较常见的部位是刚进入腹腔的那段脐静脉(图 6-27,图 6-28)。

脐静脉扩张的预后视合并疾病的严重程度而定。超声发现脐静脉扩张应特别注意检查胎儿有无畸形、水肿、腹水和胎盘有无包块等。必要时应选择适当的实验室检查,包括胎儿脐血穿刺以确定是否存在合并上述疾病。

单纯腹腔内脐静脉扩张大部分预后良好,但有报道,少数宫内死亡或产科不良结局。

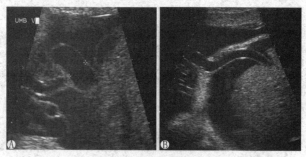

图 6-25　脐静脉扩张(一)

A.妊娠 31$^+$ 周,α-地中海贫血纯合子,脐静脉明显扩张(9.9 mm);B.同一病例,同时发现胎体水肿和胎儿腹水,脐静脉经过脐孔进入腹腔后先经过腹水再进入肝脏

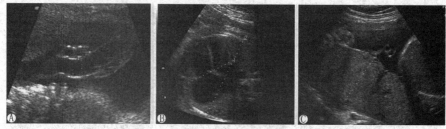

图 6-26　脐静脉扩张(二)

A.妊娠 31$^+$ 周,α-地中海贫血纯合子,脐静脉明显扩张(9.4 mm);B.同一病例,心胸比率明显增大(58%);C.同一病例,胎盘增厚(59 mm)

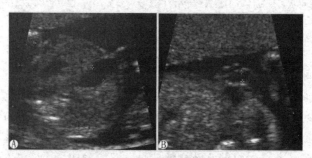

图 6-27　腹腔内脐静脉扩张(一)

A.妊娠 20$^+$ 周,腹围平面略低,显示腹腔内脐静脉扩张(8.4 mm);B.同一病例,脐带内脐静脉宽度正常(4.2 mm)

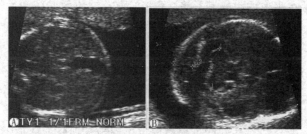

图 6-28　腹腔内脐静脉扩张(二)

A.妊娠 21$^+$ 周,腹腔内脐静脉轻度扩张(6.2 mm);B.同一病例,颈项软组织层增厚(9.8 mm)。染色体检查证实为唐氏综合征

四、脐带绕颈

脐带绕颈是很常见的一种现象,发生率为 15.8%～34%。绕颈的脐带可以一圈、两圈、三圈,甚至四圈。

脐带绕颈一至两圈,较松的,一般不影响胎儿血液循环,不引起胎儿缺血缺氧。但绕颈两圈以上且缠绕较紧时,一旦临产胎头下降,脐带会因此而拉得更紧,造成脐带血流减少,胎儿缺血缺氧,发生胎儿窘迫,甚至死亡。有研究发现,产时胎心异常的病例中脐带绕颈占 17%,羊水胎粪污染、异常胎心心动描计(CTG)、阴道分娩助产(产钳、头吸)、低 Apgar 评分的发生率明显升高。

脐带绕颈的超声诊断并不困难。当作胎儿颈部纵切面观时,声像图可见脐带横断面位于胎儿颈部,如果绕得较紧,还能见到颈部皮肤软组织受压切迹。绕颈一圈的声像图显示脐带横断面呈"U"形,两圈则呈"W"形。在胎儿颈部横切面上,有时能见到长条状脐带回声。彩超检查可以更清晰地显示胎儿颈部周围环绕的脐带彩色血流信号。

对于超声发现脐带绕颈的处理,学术界的意见不完全一致。有人认为,脐带绕颈会增加胎儿窘迫的风险率,因此,建议一旦超声发现,就应通知孕妇,密切随访,必要时改变产科处理方案(如选择剖宫产结束妊娠)。但也有人认为一旦通知孕妇或予以报告,会引起孕妇不必要的紧张,也可能会增加不必要的产科干涉,引起剖宫产率上升。晚孕期只要按常规进行产科监护,孕妇自数胎动,定期胎心率监护等,就能及时发现脐带缠绕过紧或受压。

五、脐带先露及脐血管前置

脐带先露是指脐带低于胎儿的先露部。如果胎膜破裂,脐带进一步脱出于胎先露之下或脱出于阴道内,称为脐带脱垂,对胎儿危害极大。球拍状胎盘若脐带连接于胎盘下缘,就有可能发生脐带先露。脐血管前置是指脐带附着在胎膜上,即帆状胎盘,裸露的脐血管通过羊膜与绒毛膜之间进入胎盘,当这些血管穿过子宫下段或跨过子宫颈内口时,称脐血管前置。如果胎膜破裂造成经过该处的脐血管破裂,对胎儿的危害是极大的。双叶胎盘、多叶胎盘、副胎盘、胎盘低置等都可能造成脐血管前置。

脐带先露的原因包括头盆不称、胎位异常、脐带过长及破膜时脐带滑落。临产后的宫缩、胎先露下降,脐带受压于先露部与骨盆之间,很快引起胎儿缺氧、胎心率改变,甚至胎儿死亡(脐带血循环阻断超过 8 分钟,即可发生胎死宫内)。

脐血管前置的病例临产后前置的血管被胎先露压迫时,可致循环受阻而发生胎儿宫内窘迫。一旦胎膜破裂撕裂了脐血管,临床上可出现无痛性阴道流血、胎心不规则或心搏停止。脐带帆状附着或球拍状胎盘破膜后还可出现脐带脱垂。

脐带先露时超声可见脐带位于胎先露下方,脐血管前置若不注意较易漏诊,彩超能显示前置的脐血管及其走向,因此,彩超检查有助于明确诊断。脐血管前置易合并低置胎盘、副胎盘及脐带先露等。有人建议,每位孕妇在妊娠 20 周左右时都应检查胎盘、脐带与胎盘的连接部位,以早发现脐带帆状附着、副胎盘等情况,跟踪脐血管走向,明确有无脐血管前置。孕周越大,超声越难发现脐带与胎盘的连接部位。

脐带先露及脐血管前置一旦发生脐带受压、脱垂或脐血管破裂,情况都很紧急,若不及时抢救,胎儿死亡率极高。因此,临产前超声发现脐带先露或脐血管前置,应密切监护胎心情况。如已足月或近足月,应以剖宫产结束妊娠。

(王 燕)

第三节 羊水异常

一、羊水过多

当最深羊水平段≥8 cm 或羊水指数≥25 cm 时即可诊断为羊水过多。凡可造成羊水产生过多或羊水吸收障碍的任何因素，都可导致羊水过多。消化道梗阻如食管闭锁、十二指肠狭窄或闭锁、小肠狭窄或闭锁等，使羊水吞咽量减少；口腔异常如严重唇裂腭裂、口腔寄生胎（畸胎瘤）等造成羊水吞咽障碍；中枢神经系统异常包括某些染色体异常，可引起中枢性吞咽障碍；开放性神经管缺陷，如脑膜脊膜裸露，使渗出液增加；肺部病变、胸腔占位、纵隔移位、胸腔狭小、胸腔积液、横膈抬高都可因压迫食管而减少羊水的吞咽；宫腔感染早期羊膜渗出增加也可出现暂时性羊水过多；各种原因引起的心脏过度负荷，如 α-地中海贫血纯合子、双胎输血综合征的受血儿因肾脏血流量增加而排尿增加、糖尿病孕妇的胎儿可能因血糖过高产生宫内多尿；母儿血型不合时胎儿贫血以及绒毛水肿，影响液体交换，也可产生羊水过多。但是，有时羊水过多的原因不明。

除了子宫大于孕周、子宫张力高外，声像图上可见大片羊水池，测量最深羊水平段或羊水指数大于正常值。同时，一部分病例还可能见到相应的结构异常，或发现羊水过多的原因（图 6-29～图 6-33）。但另一部分胎儿畸形可能难以被超声发现，如腭裂、下消化道梗阻、中枢性吞咽障碍、染色体异常等。另外，羊水过多的病例在声像图上胎儿往往沉搁在大片羊水池的底部，胎儿远离探头，使显像清晰度下降。

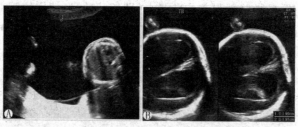

图 6-29　羊水过多（一）

A.单绒毛膜囊双羊膜囊双胎妊娠，妊娠 25[+] 周，其中一胎羊水过多，最大平面深度 83 mm（测量键）；B.同一胎儿，双侧脑室明显扩张（测量键）

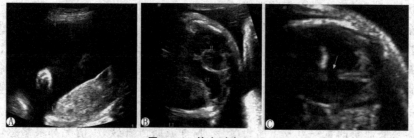

图 6-30　羊水过多（二）

A.羊水最大平面深度 96 mm（测量键）；B.同一病例，胸腔横切面观，见胃泡位于左侧胸腔内（ST），心脏被推向右侧（H），为左侧膈疝；C.同一病例，侧面四腔心观显示室间隔缺损（箭头所示）

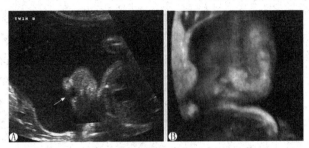

图 6-31　羊水过多(三)

A.妊娠 27[+] 周,胎儿口部冠状切面观,显示上唇右侧连续性中断(箭头),同时
显示羊水过多;B.同一病例,胎儿面部三维表面成像,右侧唇裂清晰可见

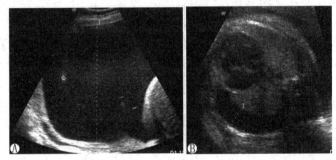

图 6-32　羊水过多(四)

A.妊娠 30[+] 周,羊水最大平面深度 140 mm(测量键);B.同一病例,右侧胸腔内见积液(测量键)

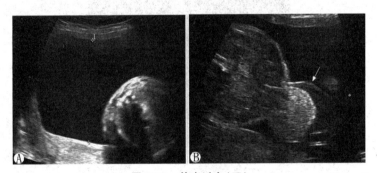

图 6-33　羊水过多(五)

A.妊娠 25[+] 周,羊水最大平面深度 89 mm(测量键);B.同一病例,腹部脐孔
水平横切面观,见脐膨出(箭头所示)。产后诊断为 Pierre Robin 综合征

　　羊水过多合并胎儿畸形或存在其他产科异常的处理原则根据各具体情况而定。继续妊娠者
为预防子宫张力过高而早产,可在超声监视下定期做羊水减量术,其他需要特别内科处理的病
症,如糖尿病孕妇血糖的控制问题等也不能忽视。此外,临产后应预防破膜时羊水突然大量流
出,导致子宫腔压力迅速减低而发生胎盘早剥。

二、羊水过少

　　当最深羊水平段≤3 cm 或羊水指数(AFI)≤5 cm 时,可认为是羊水过少。凡羊水产生受阻
或羊水去路加速,都可出现羊水过少。有报道,11.1%的羊水过少病例存在先天性胎儿畸形,包

括双肾缺如、胎儿型多囊肾、双侧多囊性肾发育不良、双侧囊性发育不良肾等,这些畸形都使肾脏产生尿液大大减少或无尿液产生,往往出现严重羊水过少;双输尿管梗阻或尿道梗阻使尿液无法排出也可发生羊水过少;有些胎儿异常如染色体异常,可能同时伴有羊膜发育异常或功能异常导致羊水产生减少;还有可能是羊膜薄弱羊水渗漏至胚外体腔,使羊膜腔内羊水减少。另外,在55.6%的病例中可见胎儿生长受限(fetal growth restriction,FGR)。FGR胎儿由于肾血流量减少,尿液产生也减少。过期妊娠时因胎盘老化,胎盘缺血引起胎儿缺氧和肾血流量减少;胎儿宫内死亡,则不再产生羊水,原有的羊水又被慢慢吸收。约10%的病例见于胎膜早破,大量羊水外漏宫内羊水显著减少。

已知妊娠期胎儿吸入适量羊水有助于胎肺的膨胀和发育。羊水过少时,胎儿面部前方可能缺少羊水池,严重羊水过少胎儿胸部受压,影响肺膨胀,肺泡也因无羊水刺激而发育受到抑制,引致肺发育不全。严重羊水过少胎儿在宫内长期受压,体位强直,还可出现外界机械压迫性畸形,如骨骼肢体的畸形、面部因受到挤压而出现的特殊面容(Potter面容)。

羊水过少者声像图显示羊水少或无羊水。严重羊水过少时胎儿与胎盘、宫壁紧贴,体位强直且长期无改变,胎动极少或无胎动。由于胎儿躯干、肢体挤成一团,使超声能见度大大降低,很难观察清楚胎儿解剖结构细节,有时需在超声引导下羊膜腔内注射生理盐水后,再进行畸形筛选检查。若合并胎儿畸形,超声可能发现相应畸形(图6-34~图6-37)。若为胎儿生长受限,除了胎儿径线小于正常,多普勒超声显示脐动脉阻力指数升高。出现肺发育不良时,超声测量肺径线也可显示小于正常。

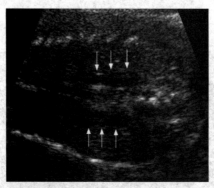

图6-34 羊水过少(一)

妊娠23⁺周,胎体近脊柱冠状切面观,双侧肾区未显示正常肾脏,见
双侧肾上腺平躺(箭头),同时发现严重羊水过少

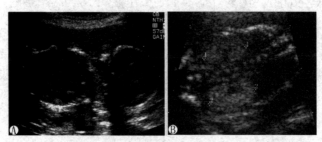

图6-35 羊水过少(二)

A.妊娠21⁺周,严重羊水过少;B.同一病例,双侧肾脏冠状切面观,示双肾偏大,回声增强

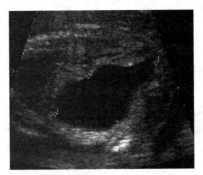

图 6-36　羊水过少（三）

妊娠 19⁺ 周，三绒毛膜囊三胎妊娠，胎儿 C 羊水过少，膀胱明显增大（测量键）。新生儿死亡，尸检证实尿道后瓣膜

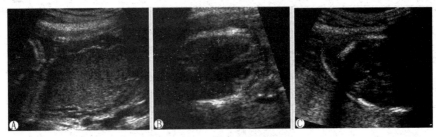

图 6-37　羊水过少（四）

A.妊娠 23⁺ 周，羊水过少合并胎盘增厚（测量键）；B.同一病例，胸部四腔心观平面，显示心脏明显增大，
心胸比例 0.82；C.同一病例，颈项软组织层增厚，11.8 mm。胎儿 DNA 检查证实 α-地中海贫血纯合子

　　羊水过少发生越早则预后越差，严重羊水过少产后新生儿常因肺发育不全、呼吸窘迫综合征而死亡。羊水过少合并的畸形越严重，预后也越差，如双肾缺如、胎儿型多囊肾、双侧多囊性肾发育不良等本身就是致死型畸形。羊水过少合并严重胎儿生长受限及新生儿死亡率都有明显增高。同样，羊水过少临产后极易发生胎儿宫内窘迫和新生儿窒息。胎膜早破有时细菌从破口进入羊膜腔引起宫腔感染，处理也很棘手。因此，一旦发现羊水过少，首先要明确有无合并畸形，寻找羊水过少的原因。对检出的合并畸形按畸形处理原则处理，FGR 者若胎儿有生存机会应在促使肺成熟治疗后尽早娩出胎儿，必要时予以剖宫产，胎膜早破者不宜等待太久，除非有迹象显示羊膜破口被修复（阴道不再流水、羊膜腔内羊水量增加），才能在定期随访下继续妊娠。

（陈　健）

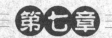

胸部疾病的X线诊断

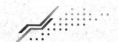

第一节 食管疾病

一、食管平滑肌瘤

(一)概述

食管平滑肌瘤在食管良性肿瘤中最常见(约占90%)。男性多于女性,男女之比例为2:1。各年龄均有发病,多发于20～50岁。多为单发,少数为多发。

(二)局部解剖

食管是咽和胃之间的消化管。食管在系统发生上起初很短,随着颈部的伸长和心肺的下降,而逐渐增长。在发育过程中,食管的上皮细胞增殖,由单层变为复层,使管腔变狭窄,甚至一度闭锁,以后管腔又重新出现。

食管可分为颈段、胸段和腹段。人体食管的颈段位于气管背后和脊柱前端,胸段位于左、右肺之间的纵隔内,胸段通过膈孔与腹腔内腹相连,腹段很短与胃相连。颈段:长约5 cm,其前壁借疏松的结缔组织与气管贴近,后方与脊柱相邻,两侧有颈部的大血管。胸段:长18～20 cm,前方自上而下依次有气管、左主支气管和心包,并隔心包与左心房相邻。该段上段的左前侧有主动脉弓,主动脉胸部最初在食管的左侧下降,以后,逐渐转到食管的右后方。腹段:最短,长1～2 cm,与贲门相续。

食管全长有3处狭窄和3个压迹。第一狭窄位于食管的起始处,距切牙约15 cm,第二狭窄在食管与左主支气管的交叉处,距切牙约25 cm,第三狭窄在食管穿膈处,距切牙约40 cm(图7-1)。上述3个狭窄常是食管损伤、炎症和肿瘤的好发部位,异物也易在此滞留。食管全长还有3处压迹:主动脉弓压迹,为主动脉弓自食管的左前方挤压而成,压迹的大小,随年龄而增加;左主支气管压迹,紧靠主动脉弓压迹的下方,与食管第二狭窄的位置一致,由左主支气管压迫食管的左前壁所致;左心房压迹,长而浅,由左心房向后挤压食管所致,压迹可随体位和心的舒缩而变化。

(三)临床表现与病理基础

约半数平滑肌瘤患者完全没有症状,是因其他疾病行X线胸片检查或胃肠道造影发现的。有症状的也多轻微,最常见的是轻度下咽不畅,很少影响正常饮食。一小部分患者诉疼痛,部位不定,可为胸骨后、胸部、背部及上腹部隐痛,很少剧烈疼痛。可单独发生或与其他症状并发。有1/3左右患者有消化功能紊乱,表现为胃灼热、反酸、腹胀、饭后不适及消化不良等。个别患者有呕血及黑便等上消化道出血症状,可能由肿瘤表面黏膜糜烂、溃疡所致。

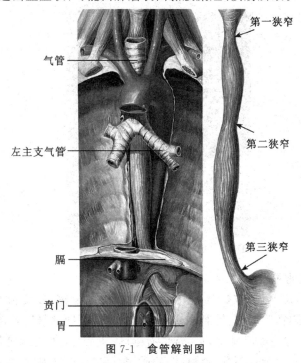

图 7-1　食管解剖图

肿瘤呈圆形、椭圆形,也有不规则形状,如分叶型、螺旋形、生姜形、围绕食管生长呈马蹄形的。食管平滑肌瘤病有多个肿瘤的可致整个食管壁增厚,诊断有一定困难。肿瘤质坚韧,多有完整的包膜,表面光滑。主要向腔外生长,生长缓慢,切面呈白色或带黄色。组织切片见为分化良好的平滑肌细胞,长梭形,边界清楚,瘤细胞呈束状或漩涡状排列,其中混有一定数量的纤维组织,偶尔也可见神经组织。食管平滑肌瘤变为肉瘤的很少。

（四）X 线表现

食管钡餐造影是检查该病的主要方法之一。壁间型:肿瘤在腔内或同时向腔外生长,并可同时向两侧生长。切线位表现为向腔内凸出的半圆形或分叶状,边缘锐利的充盈缺损,病变区与正常食管分界清楚,呈弧状压迹并呈锐角;正位肿瘤表现为圆形充盈缺损。当钡剂通过后,肿瘤周围为钡剂环绕,在肿瘤上下缘呈弓状或环状影,称为"环形征",为本病之典型表现。向壁外生长:体积较大,可造成纵隔内软组织肿块,后者与食管内的充盈缺损范围相符,肿块可误认为纵隔肿瘤。肿瘤区黏膜皱襞撑平消失,可见"涂布"征,肿瘤周围黏膜皱襞正常,部分肿瘤表面可见不规则龛影(图 7-2)。纤维食管镜检查,是检查该病重要方法,但食管镜检查给患者带来一定痛苦,且禁忌证较多,一般在钡餐检查确定病变位置但对其良恶性征象不明确时可通过食管镜检查,必要时可取样活检。

二、食管癌

（一）概述

食管癌是指由食管鳞状上皮或腺上皮的异常增生所形成的恶性病变。其发展一般经过上皮不典型增生、原位癌、浸润癌等阶段。食管鳞状上皮不典型增生是食管癌的重要癌前病变,由不典型增生到癌变一般需要几年甚至十几年。长期不良的生活或饮食习惯可能是导致食管癌发生的元凶。

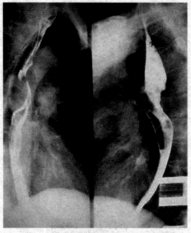

图 7-2　食管平滑肌瘤钡餐影像表现

(二)临床表现与病理基础

食管癌起病隐匿,早期可无症状。部分患者有食管内异物感,或食物通过时缓慢或有哽噎感。也可表现为吞咽时胸骨后烧灼、针刺样或牵拉样痛。进展期食管癌则常因咽下困难就诊,吞咽困难呈进行性发展,甚至完全不能进食。常伴有呕吐、上腹痛、体重减轻等症状。病变晚期因长期摄食不足可伴有明显的营养不良、消瘦、恶病质,并可出现癌转移、压迫等并发症。

早期食管癌可分为隐伏型、糜烂型、斑块型和乳头型,其中以斑块型为最多见。中晚期食管癌可分为髓质型、蕈伞型、溃疡型、缩窄型和未定型。我国约占 90% 为鳞状细胞癌,少数为腺癌。

(三)X 线表现

食管钡餐造影对食管癌的有较特异性征象,因此诊断率较高。增生型以充盈缺损为主;浸润型以环形狭窄为主要征象;溃疡型多见不规则龛影;混合型则具有多种特征。检查时常见病变近端扩张,破入纵隔或与支气管相通者,可见累及部位的相关影像学改变。对早期食管癌 X 线表现为食管黏膜皱襞紊乱、中断,管壁局限性僵硬、蠕动中断,钡剂流经时速度减慢,病变处出现小的充盈缺损及小龛影等;较晚期食管癌表现食管较明显不规则狭窄,黏膜紊乱、中断及破坏消失,充盈缺损明显,形态多样龛影(图 7-3～图 7-6)。

三、食管炎性疾病

(一)概述

食管炎是指食管黏膜浅层或深层组织由于受到不正常的刺激,食管黏膜发生水肿和充血而引发的炎症。可分为原发性与继发性食管炎。按病理学可分成两大类。

1.急性食管炎

(1)单纯性卡他性炎:常因食入刺激性强的或高温食物引起。

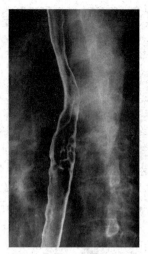

图 7-3 早期食管癌(小结节积簇型)钡餐造影影像表现

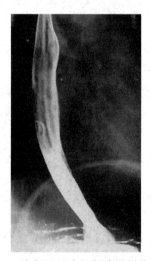

图 7-4 隆起型早癌钡餐造影影像表现

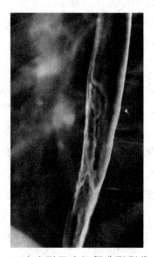

图 7-5 溃疡型早癌钡餐造影影像表现

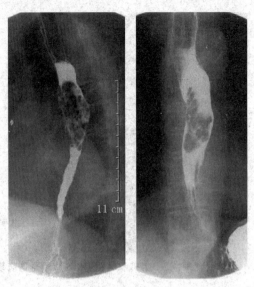

图 7-6　进展期食管癌(肿块型)钡餐造影影像表现

(2)化脓性炎:多继发于食管憩室引起的食物潴留、腐败、感染,或形成脓肿,或沿食管壁扩散造成蜂窝织炎,进而可继发纵隔炎、胸膜炎与脓胸。

(3)坏死性食管炎:强酸强碱等化学腐蚀剂可造成食管黏膜坏死及溃疡形成,愈合后可引起瘢痕狭窄。此外,还可由某些传染病如伤寒、猩红热、白喉等的炎症病变波及食管黏膜所致。

2.慢性食管炎

(1)单纯性慢性食管炎:常由于长期摄入刺激性食物,重度吸烟,食管狭窄致食物潴留与慢性淤血等引起。病理变化常呈现食管上皮局限性增生与不全角化,还可形成黏膜白斑。

(2)反流性食管炎:由于胃液反流至食管,引起食管下部黏膜慢性炎性改变。

(3)Barrett 食管炎:慢性反流性食管炎可引起食管下段黏膜的鳞状上皮被胃黏膜柱状上皮所取代,成为 Barrett 食管,该处可发生溃疡或癌变(Barrett 食管腺癌)。

(二)临床表现与病理基础

食管炎其症状主要是以吞咽疼痛、困难、心口灼热及胸骨后疼痛居多,当食管炎严重时可引起食管痉挛及食管狭窄。急性腐蚀性食管炎系因吞服了强酸、强碱等化学腐蚀剂而造成食管严重损伤所引起的炎症。早期症状为流涎、呕吐、发热及吞咽疼痛和困难,胸骨后和剑突下疼痛,约2周上述症状渐消失,烧伤后期(约1个月后)再度出现吞咽困难,并有逐渐加重的趋势,出现部分或完全性食管梗阻。同时可能伴有咳嗽、发热等呼吸道吸入性感染的症状。

食管黏膜接触腐蚀剂后,数小时至24小时内食管产生急性炎症反应,食管黏膜高度水肿,表面糜烂,多伴渗出物、出血及坏死组织,由于组织高度水肿和痉挛等造成食管早期梗阻。水肿一般在3天后开始消退,数天至2~3周为炎症反应消退时期,3周后开始瘢痕形成,食管逐步收缩变窄,可造成食管狭窄,严重者食管壁全部被纤维组织代替,并与周围组织粘连。

临床表现通常为胸骨后或心窝部疼痛,轻者仅为灼热感,重者为剧烈刺痛。疼痛常在食物通过时诱发或加重,有时头低位如躺下或向前弯腰也能使疼痛加重。疼痛可放射至背部。早期由于炎症所致的局部痉挛,可出现间歇性咽下困难和呕吐。后期由于纤维瘢痕所致的狭窄,可出现持续性吞咽困难和呕吐。

病理改变急性期为黏膜充血、水肿,易出血,形成糜烂和表浅溃疡;慢性期病变可深达肌层,引起黏膜下层内纤维组织增生,黏膜面可呈轻度息肉样变。纤维收缩可形成食管宫腔狭窄和食管缩短。

(三)X线表现

1.急性食管炎

X线检查应在急性炎症消退后,患者能吞服流食方可作食管造影检查。如疑有食管瘘或穿孔,造影剂可流入呼吸道,最好采用碘油造影。依据病变发展分为如下几种。

(1)急性期(1～3天):因黏膜水肿、出血,管壁蠕动减弱或消失,可产生阵发性痉挛。因黏膜脱落,造影剂在黏膜面附着不好,并可见不规则浅钡斑。

(2)中期(3～10天):食管呈收缩、狭窄状态,不能扩张。可见多发浅或深之溃疡,黏膜皱襞紊乱。

(3)晚期:主要表现为管腔狭窄,其范围一般较长,也可以生理性狭窄部位为主。造影剂难以通过。食管缩短,狭窄以上可见扩张。狭窄部分可见溃疡龛影或有假性憩室形成(图7-7)。

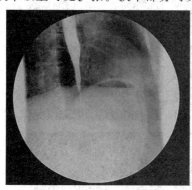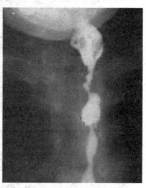

图7-7　腐蚀性食管炎X线影像表现

2.慢性食管炎

反流性食管炎早期食管钡餐造影可能无明显异常,或可见食管下段轻微痉挛改变,偶见锯齿状第三收缩波,可见黏膜充血、水肿。中期表面糜烂,浅表溃疡,食管壁毛糙,可见针尖状钡点,小龛影。晚期可出现食管管腔狭窄,狭窄段与正常段分界不清,管壁不光整、僵硬,部分可出现滑动性食管裂孔疝征象(图7-8、图7-9)。胃-食管闪烁显像表现:此法可估计胃-食管的反流量在患者腹部缚上充气腹带,空腹口服含有 300 μCi ^{99m}Tc-Sc 的酸化橘子汁溶液 300 mL(内含橘子汁 150 mL和0.1 mol/L HCl 150 mL),并再饮冷开水 15～30 mL 以清除食管内残留试液,直立显像。正常人10～15分钟后胃以上部位无放射性存在否则则表示有 GER 存在。此法的敏感性与特异性约90%。

四、贲门失弛缓症

(一)概述

贲门失弛缓症过去曾称为贲门痉挛,是由于食管贲门部的神经肌肉功能障碍所致的食管功能性疾病。其主要特征是食管缺乏蠕动,食管下端括约肌高压和对吞咽动作的松弛反应减弱。功能性狭窄和食管病理性扩张可同时存在。本病为一种少见病(估计每10万人中仅约1人),可发生于任何年龄,但最常见于 20～39 岁的年龄组。儿童少见,在男女性别上差异不大。

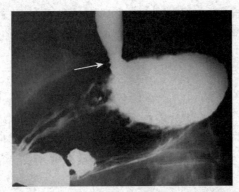

图 7-8　反流食管炎钡餐造影影像表现(箭头所示)

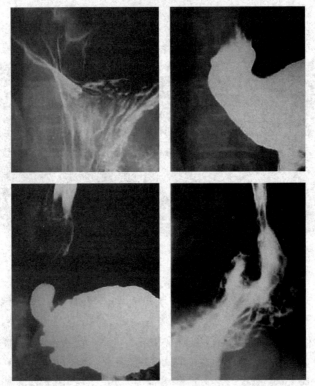

图 7-9　短食管型食管裂孔疝钡餐造影影像表现

(二)临床表现与病理基础

主要为吞咽困难、胸骨后疼痛、食物反流以及因食物反流误吸入气管所致咳嗽、肺部感染等症状。其中,无痛性吞咽困难是本病最常见最早出现的症状。食管扩张严重时可引起心悸、呼吸困难等压迫症状。食管贲门失弛缓症为食管下段肌壁的神经节细胞变性、减少,妨碍了正常神经冲动的传递,而致食管下端贲门部不能松弛。

(三)X 线表现

表现为食管自下而上呈漏斗状或鸟嘴状,边缘光滑,黏膜皱襞正常,钡剂通过贲门受阻,呈间歇性流入,狭窄段以上食管不同程度扩张,食管蠕动减弱或消失,第三收缩波频繁出现。需与食管下段占位性病变相鉴别(图 7-10)。

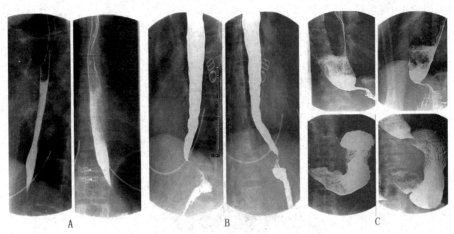

图 7-10　贲门失弛缓症钡餐造影影像表现
A.轻度;B.中度;C.重度

(孙爱红)

第二节　气管与支气管疾病

一、气管与支气管炎

(一)概述

气管与支气管炎是由生物、物理、化学刺激或过敏等因素引起的气管与支气管黏膜炎症。临床症状主要为咳嗽和咳痰。可分为急性与慢性两种。

(二)局部解剖

气管起于环状软骨下缘(平 C_6 椎体下缘),向下至胸骨角平面(平 T_4 椎体下缘),分为左、右主支气管,其分叉处称气管权。左主支气管细而长,嵴下角大,斜行。右主支气管短而粗,嵴下角小,走行较直。主支气管进入肺门后,左主支气管分上、下两支,右主支气管分上、中、下 3 支,进入相应的肺叶,称肺叶支气管。肺叶支气管再分支即肺段支气管(图 7-11)。

(三)临床表现与病理基础

急性气管与支气管炎,起病急,通常全身症状较轻,可有发热。初为干咳或少量黏液痰,随后痰量增多,咳嗽加剧,偶伴血痰。听诊可闻及散在干、湿啰音,咳嗽后减少或消失。呼吸道表现在 2~3 周消失,如反复发生或迁延不愈,可发展为慢性支气管炎。慢性支气管炎以咳嗽、咳痰为主要症状,患者每年发病持续 3 个月,连续 2 年或 2 年以上,并除外引起慢性咳嗽、咳痰的其他疾病。急性气管与支气管炎:气管、支气管黏膜充血水肿,淋巴细胞和中性粒细胞浸润;同时可伴纤毛上皮细胞损伤脱落;黏液腺体肥大增生。

255

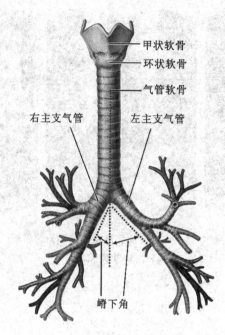

甲状软骨
环状软骨
气管软骨
右主支气管　　左主支气管
嵴下角

图 7-11　支气管树解剖图

(四)X 线表现

早期 X 线检查阴性,当病变发展到一定阶段,胸片上可出现某些异常征象,主要表现为肺纹理增多、增粗、增强、紊乱、扭曲及变形。由于支气管增厚,当其走行与 X 线垂直时可表现为平行的线状致密影,即"轨道"征。肺组织的纤维化表现为条索状或网状阴影。弥漫性肺气肿表现为肺野透亮度的增加,肋间隙增宽,心脏垂直,膈低平。小叶中心性肺气肿表现为肺透亮度不均匀,或形成肺大泡。肺组织的纤维化也可导致肺动脉压力过高,累及心脏,使肺动脉段隆凸、右心室肥厚增大(图 7-12)。

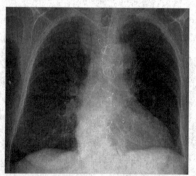

图 7-12　支气管炎 X 线影像表现
双肺纹理增多、增强、增粗、紊乱

二、支气管扩张症

(一)概述

支气管扩张症为较常见的慢性呼吸道疾病,是指支气管管腔超过正常范围的永久性或不可逆转性改变。分先天性和继发性两种,以后者居多。继发性支气管扩张症大多继发于急、慢性呼吸道感染和支气管阻塞后,反复发生支气管炎症、致使支气管壁结构破坏,引起支气管异常和持久性扩张。

(二)临床表现与病理基础

主要为慢性咳嗽、咳大量浓痰、反复咯血、反复肺部感染和慢性感染中毒症状等,其严重度可用痰量估计:轻度,<10 mL/d;中度,10~150 mL/d;重度,>150 mL/d。50%~70%的患者有程度不等的咯血,咯血量与病情严重程度、病变范围有时不一致。患者反复感染常表现为同一肺段反复发生肺炎并迁延不愈。早期或干性支气管扩张症可无异常肺部体征,病变重或继发感染时常可闻及下胸部、背部固定而持久的局限性粗湿啰音,有时可闻及哮鸣音。支气管扩张症常常是位于段或亚段支气管管壁的破坏和炎性改变,受累管壁的结构,包括软骨、肌肉和弹性组织破坏被纤维组织替代。

肉眼可见支气管壁明显增厚,伴有不同程度的变形,管腔可呈囊、柱状或梭状扩张。扩张的管腔内常有黏液充塞、黏膜明显炎症及溃疡,支气管壁有不同程度破坏及纤维组织增生。镜下可见支气管壁淋巴细胞浸润或淋巴样结节,黏液腺及淋巴细胞非常明显。支气管黏膜的柱状上皮常呈鳞状上皮化生。支气管壁有不同程度的破坏,甚至不能见到正常结构,仅见若干肌肉及软骨碎片。管壁上有中性粒细胞浸润,周围肺组织常有纤维化、萎陷或肺炎等病理基础。一般炎性支气管扩张症多见于下叶。由于左侧总支气管较细长,与气管的交叉角度近于直角,因此痰液排出比右侧困难,特别是舌叶和下叶基底段更是易于引流不畅,导致继发感染,伴随支气管行走的肺动脉可有血栓形成,有的已重新沟通。支气管动脉也可肥厚、扩张。支气管动脉及肺动脉间的吻合支明显增多。病变进展严重时,肺泡毛细血管广泛破坏,肺循环阻力增加,最后可并发肺源性心脏病,甚至心力衰竭。

(三)X线表现

支气管扩张症在透视或平片肺部可无异常表现,有的表现为肺纹理增多、紊乱或呈网状、蜂窝状,还可见支气管管径明显增粗的双轨征或者不规则的杵状致密影。扩张的支气管表现为多发薄壁囊状空腔阴影,其内常有液平面。病变区可有肺叶或肺段范围肺不张,表现为密度不均的三角致密影,其内可见柱状、囊状透光区及肺纹理聚拢。继发感染时显示小片状和斑点状模糊影,或大片密度增高影,常局限于扩张部位。经治疗可以消退,易反复发作。因此,支气管扩张症、肺部感染、肺不张三者常并存,且互为因果(图 7-13)。

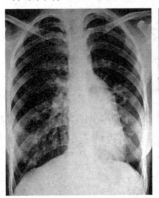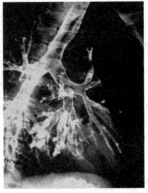

图 7-13 支气管囊状扩张 X 线影像表现

三、先天性支气管囊肿

(一)概述

先天性支气管囊肿是胚胎发育时期气管支气管树分支异常的罕见畸形,分为纵隔囊肿、食管壁内囊肿和支气管囊肿。可为单发或多发,大小可从数毫米至 1 cm 占据一侧胸廓的 1/3~1/2。纵隔支气管囊肿大多位于隆突附近,通过蒂与一侧支气管相连。通常为孤立性,多位于后纵隔,中纵隔次之,上纵隔最少。可因周围结构的压力产生症状。

(二)临床表现与病理基础

婴幼儿的纵隔囊肿可压迫大气道引起呼吸困难,哮鸣或持续性咳嗽,运动时明显加重。一些成人的纵隔支气管囊肿可长到很大而没有症状。出现的症状或体征大多数是由于继发感染引起,或者由囊肿压迫周围组织或器官引起。胚芽发育障碍发生在气管或主支气管分支阶段形成的囊肿。

位于纵隔内,称为支气管囊肿;发生在小支气管分支阶段的发育障碍形成的囊肿,多数位于肺组织内,称为肺囊肿。支气管肺囊肿多见于下叶,两肺分布均等;纵隔支气管囊肿大多位于隆突附近,通过蒂与一侧支气管相连通常为孤立性,后纵隔多见,中纵隔次之,上纵隔最少。囊肿为单房或多房,薄壁,内覆呼吸性上皮,通常充满黏液样物质。囊壁可含黏液腺、软骨、弹性组织和平滑肌。

(三)X 线表现

单发囊肿一般下叶比上叶多见,而多发囊肿可见一叶、一侧或者双侧肺。

1.含液囊肿

呈圆形、椭圆形或分叶状;高密度影,密度均匀,出血者可见钙化;边缘光滑锐利,有时囊壁可见弧形钙化,周围肺组织清晰;深呼、吸气相囊肿形态大小可改变;邻近胸膜无改变。

2.含气囊肿

薄壁环状透亮影,囊肿壁厚度 1 mm 左右;囊肿越大壁越薄;囊壁内外缘光滑且厚度均匀一致;透视下或呼吸相摄片,可见其大小和形态有改变;与支气管相通处活瓣性阻塞,则形成张力性含气囊,同侧肺纹理受压集中,且被推向肺尖或肋膈区,纵隔向健侧移位;有时含气囊肿可见有间隔,表现为多房性。

3.液气囊肿

囊肿内可见液气平面;感染后囊壁增厚;反复感染后囊壁可有纤维化改变,并发感染则在其周围可见斑片状浸润影,与周围肺组织发生粘连,可是其形态不规则;位于叶间胸膜附近的肺囊肿感染时,可见局部叶间胸膜增厚。

4.多发性肺囊肿

多见于一侧肺;多为含气囊肿,大小不等,占据整侧肺时,称为蜂窝肺或囊性肺;少数可见小的液平面,立位可见高低不平的多个液平面;囊壁薄而边缘锐利,感染后囊壁可增厚且模糊;通常伴有胸膜增厚;肺体积减小(图 7-14)。

四、气管、支气管异物

(一)概述

气管、支气管异物为临床常见急症。异物可存留在喉咽腔、喉腔、气管和支气管内,引起声嘶、呼吸困难等,右支气管较粗短长,故异物易落入右主支气管。本病 75％ 发生于 2 岁以下的儿童。

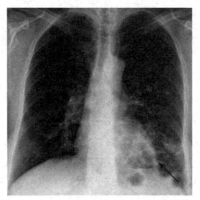

图 7-14　支气管囊肿 X 线影像表现

左下肺多发囊状影(箭头所示),内见液平

(二)临床表现与病理基础

异物所在部位不同,可有不同的症状。

1.喉异物

异物进入喉内时,出现反射性喉痉挛而引起吸气性呼吸困难和剧烈的刺激性咳嗽。如异物停留于喉入口,则有吞咽痛或咽下困难。如异物位于声门裂,大者出现窒息,小者出现呛咳及声嘶、呼吸困难、喉鸣音等。如异物为小膜片状贴于声门下,则可只有声嘶而无其他症状。尖锐异物刺伤喉部可发生咯血及皮下气肿。

2.气管异物

异物进入气道立即发生剧烈呛咳,并有憋气、呼吸不畅等症状。随着异物贴附于气管壁,症状可暂时缓解;若异物轻而光滑并随呼吸气流在声门裂和支气管之间上下活动,可出现刺激性咳嗽,闻及拍击音;气管异物可闻及哮鸣音,两肺呼吸音相仿。如异物较大,阻塞气管,可致窒息。此种情况危险性较大,异物随时可能上至声门引起呼吸困难或窒息。

3.支气管异物

早期症状和气管异物相似,咳嗽症状较轻。

4.植物性异物

支气管炎症多较明显即咳嗽、多痰。

呼吸困难程度与异物部位及阻塞程度有关。大支气管完全阻塞时,听诊患侧呼吸音消失;不完全阻塞时,可出现呼吸音降低。

(三)X 线表现

气管、支气管异物在影像学中的具体表现,通常会和异物形状、异物大小以及异物性质、停滞时间、感染与否等因素息息相关。

1.直接征象

金属、石块及牙齿等不透 X 线的异物在 X 线胸片上可显影。根据阴影形态可判断为何种异物。正位及侧位胸片能准确定位。密度低的异物在穿透力强的正位胸片、斜位胸片及支气管体层片上引起气道透亮阴影中断;间接征象:非金属异物在 X 线上不易显示,根据异物引起的间接征象而诊断。

2.气管内异物

异物引起呼气性活瓣梗阻时,发生阻塞性肺气肿,使两肺含气增多。由于吸气时进入肺内的气体比正常情况少,胸腔负压增大,引起回心血量增多,故心脏阴影增大,同时膈肌上升。呼气时因气体不能排除,胸内压力增高,使心影变小,膈下降。这些表现与正常情况相反。

3.主支气管异物

一侧肺透光度增高:呼气性活瓣阻塞时患侧透明度升高,肺血管纹理变细;纵隔摆动:透视或者拍摄呼、吸气相两张对比判断。呼气性活瓣阻塞时纵隔在呼气相向健侧移位,吸气时恢复正常位置。吸气性活瓣阻塞时纵隔在吸气相向患侧移位,呼气时恢复正常位置;阻塞性肺炎和肺不张:支气管阻塞数小时后可发生小叶性肺炎,较长时间的阻塞后发生肺不张。阻塞性肺炎表现为斑片状阴影,肺纹理增粗、密集、模糊。肺不张后,肺体积缩小,呈致密阴影。长期肺不张引起支气管扩张和肺纤维化,使阴影的密度不均匀;其他改变:肺泡因剧烈咳嗽时内压增高而破裂,肺间质内有气体进入发生间质性肺气肿,气体沿间质间隙进入纵隔而发生纵隔气肿,表现为纵隔旁带状低密度影,继之发生颈部气肿,面、头、胸部皮下气肿。气体从纵隔破入胸腔发生气胸。

4.肺叶支气管异物

早期为阻塞性肺炎,为反复发生或迁延不愈的斑片状阴影。发生肺不张后肺体积缩小、密度增高,病变发生在相应的肺叶内(图7-15)。

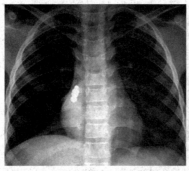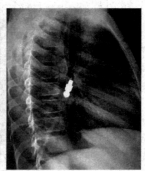

图 7-15　右侧中间段支气管异物 X 线影像表现

（孙爱红）

第三节　胸膜疾病

一、胸膜炎

(一)概述

胸膜炎(又称肋膜炎)是胸膜的炎症。胸膜炎是致病因素(通常为病毒或细菌)刺激胸膜所致的胸膜炎症。胸腔内可有液体积聚(渗出性胸膜炎)或无液体积聚(干性胸膜炎)。炎症消退后,胸膜可恢复至正常,或发生两层胸膜相互粘连。由多种病因引起,如感染、恶性肿瘤、结缔组织病、肺栓塞等。

(二)局部解剖

胸膜是衬覆于胸壁内面、膈上面、纵隔两侧面和肺表面等处的一层浆膜。被覆于胸壁内面、纵隔两侧面和膈上面及突至颈根部等处的胸膜部分称壁胸膜,覆盖于肺表面的称脏胸膜,两层胸膜之间密闭、狭窄、呈负压的腔隙称胸膜腔。壁、脏两层胸膜在肺根表面及下方互相移行,肺根下方相互移行的两层胸膜重叠形成三角形的皱襞称肺韧带。

壁胸膜依其衬覆部位不同分为以下四部分。

(1)肋胸膜是衬覆于肋骨、胸骨、肋间肌、胸横肌及胸内筋膜等诸结构内面的浆膜,其前缘位于胸骨后方,后缘达脊柱两侧,下缘以锐角反折移行为膈胸膜,上部移行为胸膜顶;膈胸膜覆盖于膈上面,与膈紧密相贴、不易剥离;纵隔胸膜衬覆于纵隔两侧面,其中部包裹肺根并移行为脏胸膜,纵隔胸膜向上移行为胸膜顶,下缘连接膈胸膜,前、后缘连接肋胸膜;胸膜顶是肋胸膜和纵隔胸膜向上的延续,突至胸廓入口平面以上,与肺尖表面的脏胸膜相对,在胸锁关节与锁骨中、内1/3 交界处之间,胸膜顶高出锁骨上方 1～4 cm,经锁骨上臂丛麻醉或针刺时,为防止刺破肺尖,进针点应高于锁骨上 4 cm。

(2)脏胸膜是贴附于肺表面,并伸入至叶间裂内的一层浆膜。因其与肺实质连接紧密故又称肺胸膜。

(3)胸膜腔是指脏、壁胸膜相互移行,两者之间围成的封闭的胸膜间隙,左、右各一,呈负压。胸膜腔实际是个潜在的间隙,间隙内仅有少许浆液,可减少摩擦。

(4)胸膜隐窝是不同部分的壁胸膜返折并相互移行处的胸膜腔,即使在深吸气时,肺缘也达不到其内,故名胸膜隐窝。主要包括肋膈隐窝、肋纵隔隐窝和膈纵隔隐窝等。①肋膈隐窝左右各一,由肋胸膜与膈胸膜返折形成,是诸胸膜隐窝中位置最低、容量最大的部位。深度可达两个肋间隙,胸膜腔积液常先积存于肋膈隐窝。②肋纵隔隐窝位于心包处的纵隔胸膜与肋胸膜相互移行处,因左肺前缘有心切迹,所以左侧肋纵隔隐窝较大。③膈纵隔隐窝位于膈胸膜与纵隔胸膜之间,因心尖向左侧突出而形成,故该隐窝仅存在于左侧胸膜腔(图 7-16)。

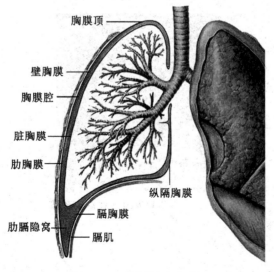

图 7-16 胸膜局部解剖图

(三)临床表现与病理基础

胸膜炎最常见的症状为胸痛。胸痛常突然出现,程度差异较大,可为不明确的不适或严重的刺痛,可仅在患者深呼吸或咳嗽时出现,亦可持续存在并因深呼吸或咳嗽而加剧。亦可表现为腹部、颈部或肩部的牵涉痛。胸膜炎是致病因素刺激胸膜所致的胸膜炎症,使胸膜充血、水肿,白细胞浸润并有多数内皮细胞脱落,胸膜面失去其原来的光泽。胸膜纤维蛋白渗出,致使胸膜增厚粗糙。

(四)X线表现

急性期主要表现为胸腔游离积液或包裹性积液,部分患者并发支气管胸膜瘘则可见气液平面。积液量少时可见肋膈角变钝。慢性期主要表现为胸膜增厚、粘连,甚至钙化,使患侧肋间隙变窄,胸廓塌陷,纵隔移向患侧,横膈上升。胸膜钙化时在肺野边缘呈片状、不规则点状或条状高密度影。包裹性胸膜炎时,胸膜钙化可呈弧线形或不规则环形。

二、胸膜间皮瘤

(一)概述

胸膜间皮瘤为胸膜原发性肿瘤,是来源于脏层、壁层、纵隔或横膈四部分胸膜的肿瘤。

(二)临床表现与病理基础

局限型者可无明显不适或仅有胸痛、活动后气促;弥漫型者有较剧烈胸痛、气促、消瘦等。患侧胸廓活动受限,饱满,叩诊浊音,呼吸音减低或消失,可有锁骨上窝及腋下淋巴结肿大。由于间皮瘤细胞形态的多样性,光镜下恶性间皮瘤组织学分型尚不统一。世界卫生组织曾将弥漫性恶性间皮瘤分为上皮型、肉瘤型和混合型。电镜检查示瘤细胞表面及瘤细胞内腔面有细长的蓬发样微绒毛,胞浆内丰富的张力微丝及糖原颗粒,有双层或断续的基底膜,瘤细胞间有较多的桥粒为恶性间皮瘤的超微结构特征。

(三)X线表现

难以显示小的病灶,有时仅可见胸腔积液。病变较大时可以显示突入肺野的结节,呼吸时随肋骨运动(图7-17)。

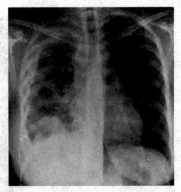

图7-17 胸膜间皮瘤X线影像表现

三、气胸与液气胸

(一)概述

气胸是指气体进入胸膜腔,造成积气状态,称为气胸。通常分为自发性气胸、创伤性气胸和人工气胸。自发性气胸是由于肺部疾病使肺组织和脏层胸膜破裂,或由于靠近肺表面的微小泡和肺大疱破裂,肺和支气管内空气进入胸膜腔所致。液气胸则是指气胸的同时伴有胸腔内积水。

（二）临床表现与病理基础

起病大多急骤,典型症状为突发胸痛、继而胸闷或呼吸困难,并可有刺激性干咳。也有发病缓慢,甚至无自觉症状。部分患者发病前有用力咳嗽、持重物、屏气或剧烈活动等诱因,也有不少患者在正常活动或安静休息时发病。症状轻重取决于起病急缓、肺萎缩程度、肺原发疾病以及原有心肺功能状况等。胸体征视积气多少而定。少量气胸可无明显体征,气体量多时患侧胸部饱满,呼吸运动减弱,触觉语颤减弱或消失,叩诊鼓音,听诊呼吸音减弱或消失。肺气肿并发气胸患者虽然两侧呼吸音都减弱,但气胸侧减弱更明显。大量气胸时纵隔向健侧移位。右侧大量气胸时肝浊音界下移,左侧气胸或纵隔气肿时在左胸骨缘处听到与心跳一致的咔嗒音或高调金属音。当患者出现发绀、大汗、严重气促、心动过速和低血压时应考虑存在张力性气胸。

（三）X线表现

可对气胸及液气胸做出诊断,并可判断肺组织被压缩的程度。气胸区无肺纹理,为气体密度。少量气胸时,气胸区呈线状或带状,可见被压缩肺的边缘,呼气时显示较清楚。大量气胸时,气胸区可占据肺野的中外带,内带为压缩的肺,呈密度均匀软组织影。同侧肋间隙增宽,横膈下降,纵隔向健侧移位,对侧可见代偿性肺气肿。

（孙爱红）

第四节　肺部先天性疾病

一、先天性肺发育不全

（一）概述

肺先天性发育不全可根据其发生程度分为三类。①肺未发生:一侧或双侧肺缺如;②肺未发育:支气管原基呈一终端盲囊,未见肺血管及肺实质;③肺发育不全:可见支气管、血管和肺泡组织但数量和/或容积减少。患者可能伴发肺血管及其他畸形病变。先天性肺发育不全的主要原因可能是胸内肺生长发育的有效容量减少,最常见的原因是膈疝—一侧膈肌不能关闭,腹腔脏器疝入胸腔,从而影响肺的发育。

（二）局部解剖

肺位于胸腔内,在膈肌的上方、纵隔的两侧。肺的表面被覆脏胸膜,透过胸膜可见许多呈多角形的小区,称肺小叶,其发炎称小叶性肺炎。正常肺呈浅红色,质柔软呈海绵状,富有弹性。成人肺的重量约等于自己体重的 1/50,男性为 1 000～1 300 g,女性为 800～1 000 g。健康男性成人两肺的空气容量为 5 000～6 500 mL,女性小于男性。

两肺外形不同,右肺宽而短,左肺狭而长。肺呈圆锥形,包括一尖、一底、三面、三缘。肺尖钝圆,经胸廓上口伸入颈根部,在锁骨中内 1/3 交界处向上突至锁骨上方达 2.5 cm。肺底坐于膈肌上面,受膈肌压迫肺底呈半月形凹陷。肋面与胸廓的外侧壁和前、后壁相邻。纵隔面即内侧面与纵隔相邻,其中央有椭圆形凹陷,称肺门。膈面即肺底,与膈相毗邻。前缘为肋面与纵隔面在前方的移行处,前缘角锐利,左肺前缘下部有心切迹,切迹下方有一突起称左肺小舌。后缘为肋面与纵隔面在后方的移行处,位于脊柱两侧的肺沟中。下缘为膈面与肋面、纵隔面的移行处,其位置随呼吸运动而显著变化。

肺借叶间裂分叶,左肺的叶间裂为斜裂,由后上斜向前下,将左肺分为上、下两叶。右肺的叶间裂包括斜裂和水平裂,它们将右肺分为上、中、下三叶。肺的表面有毗邻器官压迫形成的压迹或沟。如两肺门前下方均有心压迹;右肺门后方有食管压迹,上方是奇静脉沟;左肺门上方毗邻主动脉弓,后方有胸主动脉(图 7-18)。

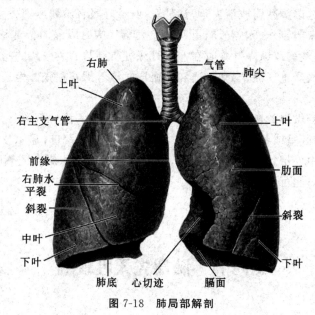

图 7-18　肺局部解剖

(三)临床表现与病理基础

严重病例出生后即死亡。主要表现为呼吸困难,甚至呼吸窘迫,以及长期反复呼吸道感染,体检可见患侧胸廓塌陷,活动度减弱,叩诊呈浊音,听诊呼吸音减低或消失,患者可伴有其他先天性畸形的临床表现,如肾功能不全等。病情轻微者可能无明显临床症状仅于常规 X 线胸片检查时发现。

(四)X 线表现

肺的发育异常通常表现为患侧片状密度均匀密度增高影,无肺纹理,患侧膈肌抬高,肋间隙变窄,纵隔偏向患侧;健侧代偿性肺气肿,血管纹理增粗。按肺发育状况具体分为如下几种。①一侧肺不发育:患侧胸腔无含气肺组织及支气管影,纵隔向患侧移位,健侧肺代偿气肿或伴发肺纵隔疝;②一侧肺发育不全:患侧部分肺膨胀不全,或呈均匀致密影,纵隔向患侧移位;③肺叶发育不全:肺内密实影尖端指向肺门,支气管造影可见支气管扩张。

二、肺隔离症

(一)概述

肺隔离症是一种先天畸形,指没有功能的胚胎性、囊肿性肺组织从正常肺隔离出来。一般不与呼吸道相通连,供血动脉来自主动脉(胸主动脉或腹主动脉分支)。可分为叶内型及叶外型,叶内型较多见,病肺与其邻近正常肺组织被同一脏层胸膜所覆盖,可发生在任何肺叶内,但多见于肺下叶。尤以左侧后基底段为多。叶外型较少见,病部位于其邻近正常肺组织的脏层胸膜外,多数位于左肺下叶与横膈之间。

(二)局部解剖

局部解剖同图 7-18。

(三)临床表现与病理基础

病肺初始阶段可不与正常支气管相通,可无任何症状,仅在 X 线检查时发现胸内有肿块状阴影。可出现咳嗽、咳痰、发热和反复肺感染等症状。肺隔离症是肺的发育畸形,部分肺组织与主体肺分隔,并形成无功能囊性肿块。可分为叶内型和叶外型两种,叶内型即病肺周围系正常肺组织,两者有共同的胸膜包裹,与正常支气管系统相通,并有来自体循环的异常动脉,本型约60％位于左侧,几乎均在下叶的后基底段。叶外型者病变部分有自身的胸膜,也有来自体循环的异常动脉,多在肺下韧带内,同时有肺动脉、肺静脉回流至奇静脉、半奇静脉和门脉系统,病变部位的支气管与正常的支气管不相通,故不具呼吸功能。

(四)X 线表现

肺野下叶后基底段近脊柱旁圆形或类圆形密度增高影少数有分叶状,边界清晰,密度较均匀,常合并感染,与气道相通时可见囊状影像,可见气液平。胸片主要是发现病灶及位置(图 7-19)。

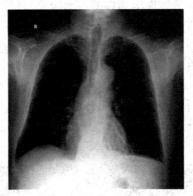

图 7-19　肺隔离症 X 线表现

(孙爱红)

第五节　肺部感染性病变

一、大叶性肺炎

(一)概述

病原体先在肺泡引起炎症,经肺泡间孔向其他肺泡扩散,致使部分肺段或整个肺段、肺叶发生炎症改变。典型者表现为肺实质炎症,通常并不累及支气管。致病菌多为肺炎链球菌。

(二)局部解剖

局部解剖图同图 7-18。

（三）临床表现与病理基础

起病急骤，寒战、高热、胸痛、咳嗽、咳铁锈色痰。早期肺部体征无明显异常，重症者可有呼吸频率增快、鼻翼翕动、发绀等。实变期可有典型体征，如患侧呼吸运动减弱，语颤增强，叩诊浊音，听诊呼吸音减低，有湿啰音或病理性支气管呼吸音。

大叶性肺炎其病变主要为肺泡内的纤维素性渗出性炎症（图 7-20）。一般只累及单侧肺，以下叶多见，也可先后或同时发生于两个以上肺叶。典型的自然发展过程大致可分为 4 个期。充血水肿期：主要见于发病后 1～2 天。肉眼观，肺叶肿胀、充血，呈暗红色，挤压切面可见淡红色浆液溢出。镜下，肺泡壁毛细血管扩张充血，肺泡腔内可见浆液性渗出物，其中见少量红细胞、嗜中性粒细胞、肺泡巨噬细胞。渗出物中可检出肺炎链球菌，此期细菌可在富含蛋白质的渗出物中迅速繁殖。红色肝变期：一般为发病后的 3～4 天进入此期。肉眼观，受累肺叶进一步肿大，质地变实，切面灰红色，较粗糙。胸膜表面可有纤维素性渗出物。镜下，肺泡壁毛细血管仍扩张充血，肺泡腔内充满含大量红细胞、一定量纤维素、少量嗜中性粒细胞和巨噬细胞的渗出物，纤维素可穿过肺泡间孔与相邻肺泡中的纤维素网相连，有利于肺泡巨噬细胞吞噬细菌，防止细菌进一步扩散。灰色肝变期：见于发病后的第 5～6 天。肉眼观，肺叶肿胀，质实如肝，切面干燥粗糙，由于此期肺泡壁毛细血管受压而充血消退，肺泡腔内的红细胞大部分溶解消失，而纤维素渗出显著增多，故实变区呈灰白色。镜下，肺泡腔渗出物以纤维素为主，纤维素网中见大量嗜中性粒细胞，红细胞较少。肺泡壁毛细血管受压而呈贫血状态。渗出物中肺炎链球菌多已被消灭，故不易检出。溶解消散期：发病后 1 周左右，随着机体免疫功能的逐渐增强，病原菌被巨噬细胞吞噬、溶解，嗜中性粒细胞变性、坏死，并释放出大量蛋白溶解酶，使渗出的纤维素逐渐溶解，肺泡腔内巨噬细胞增多。溶解物部分经气道咳出，或经淋巴管吸收，部分被巨噬细胞吞噬。肉眼观，实变的肺组织质地变软，病灶消失，渐近黄色，挤压切面可见少量脓样混浊的液体溢出。病灶肺组织逐渐净化，肺泡重新充气，由于炎症未破坏肺泡壁结构，无组织坏死，故最终肺组织可完全恢复正常的结构和功能。

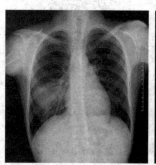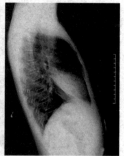

图 7-20　大叶性肺炎 X 线影像表现
可见大片状高密度影

二、支气管肺炎

（一）概述

病原体经支气管入侵，引起细支气管、终末细支气管及肺泡的炎症，常继发于其他疾病。其病原体有肺炎链球菌、葡萄球菌、病毒、肺炎支原体以及军团菌等。

（二）临床表现与病理基础

主要为发热、咳嗽、呼吸困难和发绀，全身中毒症状，肺部可闻及中、小湿啰音等。重症者，以上症状体征明显加重,可有呼吸衰竭、心力衰竭、中毒性脑病、脱水性酸中毒、中毒性肠麻痹、中毒性肝炎,还可并发脓胸、脓气胸、肺脓肿、肺大泡和败血症等。

病理可分为一般性和间质性两大类。一般性支气管肺炎主要病变散布在支气管壁附近的肺泡,支气管壁仅黏膜发炎。肺泡毛细血管扩张充血,肺泡内水肿及炎性渗出,浆液性纤维素性渗出液内含大量中性粒细胞、红细胞及病菌。病变通过肺泡间通道和细支气管向周围邻近肺组织蔓延,呈小点片状的灶性炎症,而间质病变多不显著。有时小病灶融合起来成为较大范围的支气管肺炎,但其病理变化不如大叶肺炎那样均匀致密。后期在肺泡内巨噬细胞增多,大量吞噬细菌和细胞碎屑,可致肺泡内纤维素性渗出物溶解吸收、炎症消散、肺泡重新充气。间质性支气管肺炎主要病变表现为支气管壁、细支气管壁及肺泡壁的发炎、水肿与炎性细胞浸润,呈细支气管炎、细支气管周围炎及肺间质炎的改变。蔓延范围较广,当细支气管壁上细胞坏死,管腔可被黏液、纤维素及破碎细胞堵塞,发生局限性肺气肿或肺不张。病毒性肺炎主要为间质性肺炎。但有时灶性炎症侵犯到肺泡,致肺泡内有透明膜形成。晚期少数病例发生慢性间质纤维化,可见于腺病毒肺炎。

(三)X线表现

支气管肺炎又称小叶性肺炎,其典型X线表现为:病变多见于两肺中下肺野的内、中带;病变具有沿支气管分布的特征,多呈斑点及斑片状密度增高影,边界不清,可以融合呈大片状,液化坏死后可见空洞形成。当支气管堵塞时,可有节段性肺不张形成。支气管肺炎吸收完全,肺部组织可完全恢复,久不消散的则会引起支气管扩张等(图7-21)。

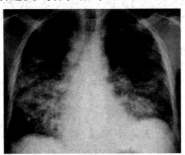

图7-21 支气管肺炎X线影像表现
右中下肺及左下肺见斑片状密度增高影,边界不清

三、间质性肺炎

(一)概述

以弥漫性肺实质、肺泡炎和间质纤维化为病理基本改变,以活动性呼吸困难、X线胸片示弥漫阴影、限制性通气障碍、弥散功能降低和低氧血症为临床表现的不同类疾病群构成的临床病理实体的总称。炎症主要侵犯支气管壁肺泡壁,特别是支气管周围血管周围小叶间和肺泡间隔的结缔组织,而且多呈坏死性病变。

(二)临床表现与病理基础

起病常隐匿,病程发展呈慢性经过,机体对其最初反应在肺和肺泡壁内表现为炎症反应,导致肺泡炎,最后炎症将蔓延到邻近的间质部分和血管,最终产生间质性纤维化,导致瘢痕产生和肺组织破坏,使通气功能降低。继发感染时可有黏液浓痰,伴明显消瘦、乏力、厌食、四肢关节痛等全身症状,急性期可伴有发热。

可分为四期:一期,肺实质细胞受损,发生肺泡炎;二期,肺泡炎演变为慢性,肺泡的非细胞性和细胞性成分进行性地遭受损害,引起肺实质细胞的数目、类型、位置和/或分化性质发生变化,肺泡结构的破坏逐渐严重而变成不可逆转;三期,间质胶原紊乱,肺泡结构大部损害和显著紊乱,镜检可见大量纤维组织增生;四期,肺泡结构完全损害,代之以弥漫性无功能的囊性变化。不能辨认各种类型间质性纤维化的基本结构和特征。

(三)X线表现

病变分布广泛,多好发于两肺门及肺下野,且两肺同时受累,多见于支气管血管周围间质,呈纤细条索状密度增高影,走行僵直,可相互交织成网格状。病变也可呈细小结节影,大小一致,分布不均,通常不累及肺尖和两肺外带。由于其炎性浸润,可使肺门影增大,密度增高。病变消散较慢,部分消散不完全的可导致慢性肺间质性纤维化或支气管扩张(图7-22)。

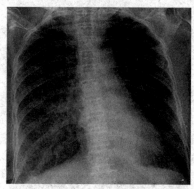

图7-22 间质性肺炎X线影像表现

双肺可见纤细条索状密度增高影,走行僵直

四、真菌性肺炎

(一)概述

引起原发性真菌性肺炎的大多是皮炎芽生菌、荚膜组织胞浆菌或粗球孢子菌,其次是申克孢子丝菌、隐球菌、曲菌或毛霉菌等菌属。真菌性肺炎可能是抗菌治疗的一种合并症,尤其见于病情严重或接受免疫抑制治疗以及患有艾滋病而致防御功能下降的患者。

(二)临床表现与病理基础

常继发于婴幼儿肺炎、肺结核、糖尿病、血液病等,滥用抗生素和激素等是主要诱因。具有支气管肺炎的各种症状和体征,但起病缓慢,多在应用抗生素治疗中肺炎出现或加剧,可有发热,咳嗽剧烈,痰为无色胶冻样,偶带血丝。肺部听诊可有中小水泡音。其病理改变可由过敏、化脓性炎症反应或形成慢性肉芽肿。

(三)X线表现

肺曲菌球是肺曲菌病的最具特征的表现,多位于肺部空洞或空洞内的圆形类圆形致密影,大小在3～4 cm,密度一般均匀,边缘光整,可部分钙化,其位置可以改变。在曲球菌与空洞壁之间有时可见新月形空隙,称为空气半月征。如支气管黏液阻塞支气管可引起远侧肺组织的实变和不张,病灶坏死可形成脓肿,少数可见空洞形成,侵袭性曲菌病主要表现为单侧或双侧肺叶或肺段的斑片样致密影(图7-23)。

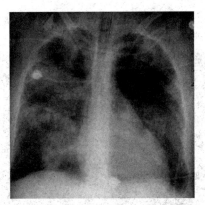

图 7-23　真菌性肺炎 X 线影像表现

双肺可见片状高密度影,其内可见空洞及空洞内可见类圆形致密影,密度尚均匀,可见空气半月征

五、过敏性肺炎

(一)概述

过敏性肺炎是一组由不同致敏原引起的非哮喘性变应性肺疾病,以弥漫性间质炎为其病理特征。系由于吸入含有真菌孢子、细菌产物、动物蛋白质或昆虫抗原的有机物尘埃微粒(直径<10 μm)所引起的变态反应,因此又称为外源性变应性肺泡炎。

(二)临床表现与病理基础

于接触抗原数小时后出现症状:有发热、干咳、呼吸困难、胸痛及发绀。少数患者接触抗原后可先出现喘息、流涕等速发变态反应,4～6 小时后呈Ⅲ型反应表现为过敏性肺炎。肺部可有湿啰音,多无喘鸣音,无实化或气道梗阻表现。

病理表现为亚急性肉芽肿样炎症,有淋巴细胞、浆细胞、上皮样细胞及朗格汉斯巨细胞浸润等,以致间质加宽。经过慢性病程后出现间质纤维化及肺实质破坏,毛细支气管为胶原沉着及肉芽组织堵塞而闭锁。持续接触致敏抗原后可发生肺纤维性变,严重时肺呈囊性蜂窝状。

(三)X 线表现

急性早期 X 线胸片可以不显示明显异常。曾有报道病理活检证实有过敏性肺炎,但 X 线胸片完全正常。另有 26 例临床症状典型的蘑菇肺仅 8 例显示 X 线胸片异常。另一组报道107 个农民肺 99 例(93%)X 线胸片有弥漫性肺部阴影。阴影的多少与肺功能、BAL、临床症状严重程度不一定相平行。X 线胸片表现多为两肺弥散的结节。结节的直径从 1 mm 至数个毫米,边界不清,或呈磨玻璃阴影。有的阴影为网状或网结节型,病变分布虽无特殊的倾向但肺尖和基底段较少。细网状和结节型多为亚急性表现。Fraser 等曾见到农民肺、蘑菇肺和饲鸽者肺,急性期在暴露于重度抗原后短时内两下肺泡样阴影比较常见。肺泡样阴影常为闭塞性细支气管炎的小气道闭塞,所致肺泡内的内容物形成密度增加的影像。弥漫性网状或网状结节状阴影的持续存在再加上急性加重期的腺泡样阴影(图 7-24)。

六、肺脓肿

(一)概述

肺脓肿是多种病原菌感染引起的肺组织化脓性炎症,导致组织坏死、破坏、液化形成脓肿。

以高热、咳嗽、咳大量脓臭痰为主要临床特征。常见病原体包括金黄色葡萄球菌、化脓性链球菌、肺炎克雷伯菌和铜绿假单胞菌等。

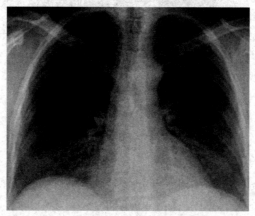

图 7-24 过敏性肺炎 X 线影像表现

两中下肺的磨玻璃影

(二)临床表现与病理基础

吸入性肺脓肿起病急骤,畏寒、高热,体温达 40 ℃,伴有咳嗽、咳黏液痰或黏液脓性痰。炎症累及壁层胸膜可引起胸痛,且与呼吸有关。病变范围大时可出现气促。此外还有精神不振、全身乏力、食欲缺乏等全身中毒症状。如感染不能及时控制,可于发病后 10～14 天,突然咳出大量脓臭痰,偶有中、大量咯血而突然窒息致死。血源性肺脓肿多先有原发病灶引起的畏寒、高热等感染中毒症的表现。经数天或数周后才出现咳嗽、咳痰,痰量不多,极少咯血。慢性肺脓肿患者常有咳嗽、咳脓痰、反复发热和咯血,持续数周到数月。可有贫血、消瘦等慢性消耗症状。肺部体征与肺脓肿的大小和部位有关。早期常无异常体征,脓肿形成后病变部位叩诊浊音,呼吸音减低,数天后可闻及支气管呼吸音、湿啰音;随着肺脓肿增大,可出现空瓮音;病变累及胸膜可闻及胸膜摩擦音或呈现胸腔积液体征。慢性肺脓肿常有杵状指(趾)。

病理表现为肺组织化脓性炎症、坏死,形成肺脓肿,继而坏死组织液化破溃到支气管,脓液部分排出,形成有气液平的脓腔,空洞壁表面常见残留坏死组织。病变有向周围扩展的倾向,甚至超越叶间裂波及邻接的肺段。若脓肿靠近胸膜,可发生局限性纤维蛋白性胸膜炎,发生胸膜粘连;如为张力性脓肿,破溃到胸膜腔,则可形成脓胸、脓气胸或支气管胸膜瘘。肺脓肿可完全吸收或仅剩少量纤维瘢痕。若支气管引流不畅,坏死组织残留在脓腔内,炎症持续存在,则转为慢性肺脓肿。脓腔周围纤维组织增生,脓腔壁增厚,周围的细支气管受累,致变形或扩张。

(三)X 线表现

急性化脓性炎症阶段,表现为大片的致密影,密度均匀,边缘模糊,如有坏死液化则密度可减低,坏死物排出后空洞形成,可见液平面,如病变好转,则显示脓肿空洞内容物及液平面减少甚至消失,愈合后可不留痕迹,或仅少许条索影。病程较快的患者,由于坏死面积较大可见肺组织体积减小。病程较慢者空洞周围纤维组织增生,空洞壁也更为清晰,肺脓肿邻近胸膜可增厚,也可形成脓胸或脓气胸(图 7-25)。

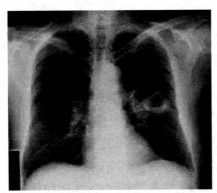

图 7-25　肺脓肿 X 线影像表现
左中肺脓肿空洞,其内可见液平面,边缘模糊

七、肺结核

(一)概述

肺结核是由结核分枝杆菌引发的肺部感染性疾病,是严重威胁人类健康的疾病。结核分枝杆菌的传染源主要是排菌的肺结核患者,通过呼吸道传播。健康人感染此菌并不一定发病,只有在机体免疫力下降时才发病。临床分型如下。

1.原发性肺结核

多见于年龄较大儿童。婴幼儿及症状较重者可急性起病,高热可达 40 ℃;可有低热、食欲缺乏、疲乏、盗汗等结核中毒症状。少数有呼吸音减弱,偶可闻及干性或湿性啰音。

2.血行播散型肺结核

起病急剧,有寒战、高热,体温可达 40 ℃,多呈弛张热或稽留热,血沉加速。亚急性与慢性血行播散性肺结核病程较缓慢。

3.浸润型肺结核

多数发病缓慢,早期无明显症状,后渐出现发热、咳嗽、盗汗、胸痛、消瘦、咳痰及咯血。

4.慢性纤维空洞型肺结核

反复出现发热、咳嗽、咯血、胸痛、盗汗、食欲缺乏等,胸廓变形,病侧胸廓下陷,肋间隙变窄,呼吸运动受限,气管向患侧移位,呼吸减弱。

(二)临床表现与病理基础

可出现呼吸系统症状和全身症状。呼吸系统症状主要为咳嗽咳痰、咯血、胸痛、呼吸困难等;全身症状为结核中毒症状,发热为最常见症状,多为长期午后潮热,部分患者有倦怠乏力、盗汗、食欲缺乏和体重减轻等。

1.原发性肺结核

结核分枝杆菌经呼吸道进入肺后,最先引起的病灶称原发灶,常位于肺上叶下部或下叶上部靠近胸膜处,病灶呈圆形,约 1 cm 大小。病灶内细菌可沿淋巴道到达肺门淋巴结,引起结核性淋巴管炎和肺门淋巴结结核。肺原发灶、结核性淋巴管炎、肺门淋巴结结核合称为原发复合征,是原发性肺结核的特征性病变。

2.血行播散型肺结核

由结核分枝杆菌一次大量侵入引起,结核分枝杆菌的来源可由肺内病灶或肺外其他部位的结核灶经血播散。这些部位的结核分枝杆菌先进入静脉,再经右心和肺动脉播散至双肺。结核在两肺形成 1.5～2 mm 大小的粟粒样结节,这些结节病灶是增殖性或渗出性的,在两肺分布均匀、大小亦较均一。

3.浸润型肺结核

多见于外源性继发型肺结核,即反复结核菌感染后所引起,少数是体内潜伏的结核分枝菌,在机体抵抗力下降时进行繁殖,而发展为内源性结核,也有由原发病灶形成者,多见于成年人,病灶多在锁骨上下,呈片状或絮状,边界模糊,病灶可呈干酪样坏死灶,引发较重的毒性症状,而成干酪性(结核性)肺炎,坏死灶被纤维包裹后形成结核球。经过适当治疗的病灶,炎症吸收消散,遗留小干酪灶,钙化后残留小结节病灶,呈现纤维硬结病灶或临床痊愈。有空洞者,也可经治疗吸收缩小或闭合,有不闭合者,也无存活的病菌,称为"空洞开放愈合"。

4.慢性纤维空洞型肺结核

由于治疗效果和机体免疫力的高低,病灶有吸收修补,恶化进展等交替发生,单或双侧,单发或多发的厚壁空洞,常伴有支气管播散型病灶和胸膜肥厚,由于病灶纤维化收缩,肺门上提,纹理呈垂柳状,纵隔移向病侧,邻近肺组织或对侧肺呈代偿性肺气肿,常伴发慢性气管炎、支气管扩张症、继发肺感染、肺源性心脏病等;更重使肺广泛破坏、纤维增生,导致肺叶或单侧肺收缩,而成"毁损肺"。

(三)X 线表现

1.原发型肺结核(Ⅰ型肺结核)

多见于儿童,少数见于青年,常无影像学异常。如果发生明显的感染,常常表现为气腔实变阴影(图 7-26),累及整个肺叶。原发性肺结核患者可发生胸腔积液,常仅表现为胸腔积液而无肺实质病变。淋巴结增大常发生于儿童原发性肺结核感染。有时可侵及肺门淋巴结(图 7-27)和纵隔淋巴结,尤其好发于右侧气管旁区域,可增大。淋巴结增大在成人原发性肺结核中罕见,除非是免疫功能低下的患者。原发复合征:即是肺部原发灶,局部淋巴管炎和所属淋巴结炎三者的合称,X线表现多为上叶下部及下叶后部靠近胸膜处的云絮状或类圆形高密度灶,边缘可模糊不清。如有突出于正常组织轮廓的肿块影,多为肺门及纵隔肿大的淋巴结。典型的原发复合征显示为原发灶,淋巴管炎与肿大的肺门淋巴结连接在一起,形成哑铃状,此种征象已不多见。

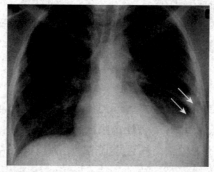

图 7-26 原发性肺结核 X 线影像表现

胸部正位片可见左肺下叶实变,伴左侧少量胸腔积液(箭头)

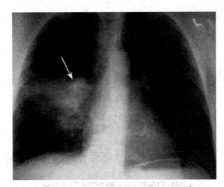

图 7-27　原发性肺结核淋巴结增大 X 线影像表现

胸部正位片显示右肺门淋巴结增大(箭头)伴肺内实变及轻度气管旁淋巴结增大

2.胸内淋巴结结核

按病理改变分型可分为炎症型和结节型。炎症型多为从肺门向外扩展的高密度影,边缘模糊,与周围组织分界不清,亦可成结节状改变。结节型多表现为肺门区域突出的圆形或卵圆形边界清楚的高密度影,右侧多见。如气管旁淋巴结肿大可表现为上纵隔影增宽,如呈波浪状改变,则为多个肿大的淋巴结。对于一些隐匿于肺门阴影中或是气管隆嵴下的肿大淋巴结,通过行CT 扫描可清楚地显示其大小及形态。

3.血行播散型肺结核(Ⅱ型肺结核)

急性粟粒性肺结核 X 线表现:典型病灶分布特点为"三均匀",即广泛均匀分布于两肺的粟粒样的结节状高密度灶,大小为 1~2 mm,部分呈磨玻璃样改变,病灶晚期可见融合。CT 扫描尤其是高分辨率 CT 扫描可清晰显示弥漫性的粟粒性病灶,并可观察病灶有无渗出。

4.亚急性或慢性血行播散型肺结核

X 线表现为"三不均匀",即双肺多发大小不一,密度不均的渗出增殖灶和纤维钙化,钙化灶多见于肺尖和锁骨下,渗出病灶多位于其下方,病灶融合可产生干酪性坏死形成空洞和支气管播散。(图 7-28、图 7-29)。

5.慢性血行播散型肺结核

病变类似于亚急性血行播散型肺结核表现,只是大部分病变呈增殖性改变,病灶边缘基本清晰,纤维索条状影更明显,或者病灶钙化更多见,胸膜增厚和粘连更显著等。同时,两肺纹理增粗紊乱更明显。

6.继发型肺结核(Ⅲ型肺结核)

浸润型肺结核:病变多局限于肺的一部,以肺尖、锁骨上、下区及下叶背段为多见;X 线片上的征象多样,一般为陈旧性病灶周围出现渗出性病灶表现为中心密度较高而边缘模糊的致密影;新渗出性病灶表现为小片状云絮状影,范围较大的病灶可波及一个肺段或整个肺叶浸润;空洞常表现为壁薄、无内容物或很少液体;渗出、增殖、播散、纤维化、空洞等多种性质的病灶同时存在,活动期的肺结核易沿着支气管向同侧或对侧播散。

7.干酪性肺炎

似大叶性肺炎,显示一片无结构的、密度较不均匀的致密影,可累及一肺段或肺叶,密度较一般性肺炎高;干酪样坏死灶中心发生溶解、液化并可经支气管排出,出现虫蚀样空洞或无壁空洞;下肺野及对侧肺野可见沿支气管分布的小斑片状播散灶。

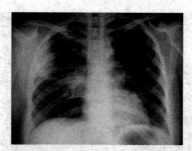

图 7-28　右侧原发性肺结核综合征 X 线影像表现

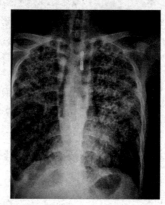

图 7-29　双肺急性粟粒型肺结核伴椎旁脓肿 X 线影像表现

8.结核瘤

大多为孤立性球形病灶,多发者少见。多位于上叶尖后段和下叶背段。形态常为圆形或椭圆形,有时可见分叶(几个球形病灶融合在一起形成),一般 2~3 cm。其内可见点状钙化、层状钙化影;结核瘤中心的干酪改变可以液化而形成空洞,常为厚壁性;结核瘤附近肺野可见有散在的结核病灶,即"卫星病灶"。

9.慢性纤维空洞型肺结核

两上肺野广泛的纤维索条状病灶及新旧不一的结节状病灶;可见形状不规则的纤维性空洞,少有液气面;同侧或对侧可见斑片状播散病灶,密度可低可高甚至钙化;纵隔气管向患侧移位,同侧肺门影上移,其肺纹理拉长呈垂直走向如垂柳状,患侧胸部塌陷;常伴有胸膜肥厚粘连,无病变区呈代偿性肺气肿(图 7-30、图 7-31)。

10.结核性胸膜炎

结核性胸膜炎多表现为单侧及双侧的胸腔积液。当积液量＞250 mL 时,立位胸片检查则可发现。X 线表现为两次肋膈角变钝,呈内低外高的弧形液体阴影。叶间裂积液表现为沿叶间裂走向的梭行高密度影,积液量较多时可呈圆形或卵圆形。包裹性积液表现为突向肺野内的扁丘状及半圆形密度增高影,边界清楚。

八、肺炎性假瘤

(一)概述

肺炎性假瘤是肺内良性肿块,是由肺内慢性炎症产生的肉芽肿、机化、纤维结缔组织增生及相关的继发病变形成的肿块,并非真正肿瘤。它是一种病因不清的非肿瘤性病变。

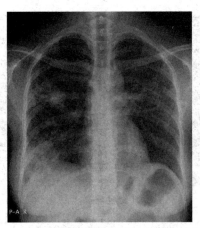

图 7-30　右侧浸润型肺结核 X 线影像学表现

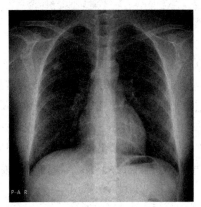

图 7-31　右上肺结核球 X 线影像学表现

（二）临床表现与病理基础

肺炎性假瘤患者多数年龄在 50 岁以下，女性多于男性。1/3 的患者没有临床症状，仅偶然在 X 线检查时发现，2/3 的患者有慢性支气管炎、肺炎、肺化脓症的病史，以及相应的临床症状，如咳嗽、咳痰、低热，部分患者还有胸痛、血痰，甚至咯血，但咯血量一般较少。

肺炎性假瘤的病理学特征是组织学的多形性，肿块内含有肉芽组织的多寡不等、排列成条索的成纤维细胞、浆细胞、淋巴细胞、组织细胞、上皮细胞以及内含中性脂肪和胆固醇的泡沫细胞或假性黄瘤细胞。肺炎性假瘤一般位于肺实质内，累及支气管的仅占少数。绝大多数单发，呈圆形或椭圆形结节，一般无完整的包膜，但肿块较局限、边界清楚，有些还有较厚而缺少细胞的胶原纤维结缔组织与肺实质分开。

（三）X 线表现

病变形态不一，大小不等，多＜5 cm，位于肺的表浅部位，一般为中等密度影，密度可均匀，硬化血管瘤型可见斑点状钙化影，有假性包膜时，病变边界清楚，乳头状增生型多见，有的肿块由于不规则可表现为分叶状。无假性包膜时，边界模糊，以组织细胞增生型多见。有的炎性假瘤甚至表现为周围型肺癌的毛刺样改变（图 7-32）。

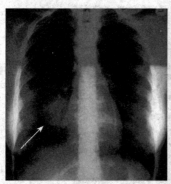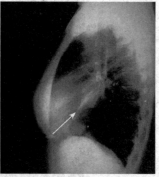

图 7-32　肺炎性假瘤 X 线影像表现
右肺中叶软组织肿块,边缘见毛刺(箭头)

九、慢性肺炎

(一)概述

慢性非特异性炎症可分为原发性慢性肺炎和急性肺炎演变而来,促成慢性肺炎的因素有营养不良、佝偻病、先天性心脏病或肺结核患儿发生肺炎时,易致病程迁延;病毒感染引起间质性肺炎,易演变为慢性肺炎;反复发生的上呼吸道感染或支气管炎以及慢性鼻窦炎均为慢性肺炎的诱因;深入支气管的异物,特别是缺乏刺激性而不产生初期急性发热的异物(如枣核等),因被忽视而长期存留在肺部,形成慢性肺炎;免疫缺陷小儿,包括体液及细胞免疫缺陷,补体缺乏及白细胞吞噬功能缺陷皆可致肺炎反复发作,最后变成慢性;原发性或继发性呼吸道纤毛形态及功能异常亦可致肺慢性炎症。

(二)临床表现与病理基础

慢性肺炎的特点是周期性的复发和恶化,呈波浪形。由于病变的时期、年龄和个体的不同,症状多种多样。在静止期体温正常,无明显体征,几乎没有咳嗽,但在跑步和上楼时容易气喘。在恶化期常伴有肺功能不全,出现发绀和呼吸困难等。恶化后好转很缓慢,经常咳痰,甚至出现面部水肿、发绀、胸廓变形和杵状指(趾)。

炎症病变可侵及各级支气管、肺泡、间质组织和血管。特别在间质组织的炎症,每次发作时都有所进展,使支气管壁弹力纤维破坏,终因纤维化而致管腔狭窄。同时,由于分泌物堵塞管腔而发生肺不张,终致支气管扩张。由于支气管壁及肺泡间壁的破坏,空气经过淋巴管散布,进入组织间隙,可形成间质性肺气肿。局部血管及淋巴管也发生增生性炎症,管壁增厚,管腔狭窄。

(三)X 线表现

1.肺纹理增强

支气管壁和支气管周围组织的细胞浸润和结缔组织增生以及小叶间隔的细胞浸润和结缔组织增生是肺纹理增强的病理基础。在胸片上前者表现为走行紊乱的不规则线条状阴影,可伴有血管的扭曲移位及全小叶肺气肿。

2.结节和斑片状阴影

气管周围的渗出与增生改变的轴位影像和腺泡病变表现为结节影。支气管的狭窄扭曲可导致小叶肺不张或盘状肺不张。小叶肺不张呈斑片状阴影,盘状肺不张呈条状阴影。

3.肺段、肺叶及团块阴影

慢性炎症局限于肺叶或肺段时则呈肺叶肺段阴影,肺叶肺段阴影可体积缩小。由于合并支气管扩张、肺气肿、肺大泡或小脓肿、肺大泡或小脓腔,肺叶或肺段阴影的密度可不均匀。在支气管体层片或支气管造影片上可见支气管扩张。但支气管狭窄或阻塞较少见。有时在肺叶肺段阴影内可见团块状阴影,其病理基础为脓肿或炎性肿块。肺叶阴影多见于右中叶慢性炎症。其他肺叶较少见,肺段阴影较常见。呈肿块阴影的慢性肺炎,其大小从不到 3 cm 至＞10 cm,肿块边缘较清楚,周围可见不规则索条状阴影,在团块内有时可见 4～6 级支气管扩张。炎性肿块阴影在正侧位胸片上各径线差有时较大,例如在正位胸片上呈圆形,在侧位胸片上呈不规则形状或椭圆形,此点有利于与周围型肺癌鉴别。

4.蜂窝状及杵状影

含空气的囊状支气管扩张可呈蜂窝状阴影、含有黏液的支气管扩张可表现为杵状阴影,其特点为与支气管走行方向一致。

5.肺气肿征象

弥漫性慢性肺炎可合并两肺普遍性肺气肿。而局限性慢性肺炎常与瘢痕旁肺气肿并存,因此慢性肺炎区的密度不均匀。有时慢性肺炎还可与肺大泡并存。

6.肺门团块状阴影

肺门区炎性肺硬化可表现为边缘不整齐、形态不规则类圆形团块状影,此时常需与肺癌鉴别。有时慢性肺炎还可伴有肺门淋巴结增大。但较少见。有时可见肺门部淋巴结肿大(图 7-33)。

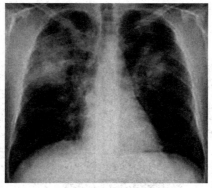

图 7-33　慢性肺炎 X 线影像表现

十、放射性肺炎

(一)概述

放射性肺炎是肺组织接受一定剂量的电离辐射后所导致的急性炎性反应,目前对该病的基础及临床研究不多,缺乏严格的诊断标准,治疗多数为对症处理、长期大剂量皮质激素治疗等。停止放疗后多数患者可以缓慢恢复,也有部分患者逐步发展成放射性肺纤维化,严重者会导致患者呼吸衰竭而死亡。

(二)临床表现与病理基础

放射性肺炎通常发生于放疗后 3 个月内,如果照射剂量较大或同时接受了化疗等,或者遗传性放射损伤高度敏感的患者,放射性肺炎也可能发生于放疗开始后 2～3 周内。肺癌患者接受放疗后 70％以上会发生轻度的放射性肺损伤,多数无症状或症状轻微,仅有 10％～20％的患者会出现临床症状。放射性肺炎的临床症状没有特异性,通常的临床表现为咳嗽、气短、发热等,咳嗽多为刺激性干咳,气短程度不一,轻者只在用力活动后出现,严重者在静息状态下也会出现明显呼吸困难。部分患者可以伴有发热,甚至发生在咳嗽气短等症状出现前,多在 37～38.5 ℃,但也有出现 39 ℃以上高热者。放射性肺炎的体征不明显,多无明显体征,部分患者会出现体温升高、肺部湿啰音等表现。放射性肺炎临床症状的严重程度与肺受照射的剂量及体积相关,也和患者的个体遗传差异相关。

电离辐射导致放射性肺炎的靶细胞包括Ⅱ型肺泡细胞、血管内皮细胞、成纤维细胞以及肺泡巨噬细胞等。Ⅱ型肺泡细胞合成和分泌肺泡表面活性物质,维持肺泡表面张力,接受电离辐射后,Ⅱ型肺泡细胞胞质内 Lamellar 小体减少或畸形,肺泡细胞脱落到肺泡内,导致肺泡张力变化,肺的顺应性降低,肺泡塌陷不张。血管内皮细胞的损伤在照射后数天内就可以观察到,毛细血管内皮细胞超微结构发生变化,细胞内空泡形成、内皮细胞脱落,并可以发生微血栓形成、毛细血管阻塞,最终导致血管通透性改变,肺泡换气功能受损。肺泡巨噬细胞及成纤维细胞在接受电离辐射损伤后也会出现相应的变化,促进和加重放射性肺炎的发生。

(三)X 线表现

其表现取决于放射线照射的部位、照射的方向、照射野及照射量。乳腺癌术后放射照射所引起的放射性肺炎病灶多位于第 1～2 肋间。肺癌放疗后引起的放射性肺炎发生在原发病灶所在的肺叶,食管癌于恶性淋巴瘤放疗后引起的放射性肺炎位于两肺内带。放射性肺炎的 X 线表现:急性期:通常表现为大片状高密度阴影,密度较均匀,边缘较模糊;慢性期:由于病灶纤维结缔组织增生明显,原来的大片状阴影范围缩小,病灶较前密度增高而不均匀,可见网状及纤维索条状阴影。大范围的慢性放射性肺炎体积缩小可伴纵隔向患侧移位,同侧胸膜肥厚粘连,胸廓塌陷变形,膈升高(图 7-34)。

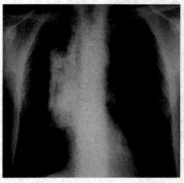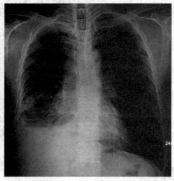

图 7-34　放射性肺炎 X 线影像表现

十一、特发性肺间质纤维化

(一)概述

特发性肺间质纤维化是一种原因不明,以弥漫性肺泡炎和肺泡结构紊乱最终导致肺间质纤维化为特征的疾病,按病程有急性、亚急性和慢性之分,临床更多见的是亚急性和慢性型。现认为该病与免疫损伤有关。预后不良,早期病例即使对激素治疗有反应,生存期一般也仅有 5 年。

(二)临床表现与病理基础

通常为隐匿性起病,主要的症状是干咳和劳力性气促。随着肺纤维化的发展,发作性干咳和气促逐渐加重。进展的速度有明显的个体差异,经过数月至数年发展为呼吸衰竭和肺心病。起病后存活时间为 2.8～3.6 年。通常没有肺外表现,但可有一些伴随症状,如食欲缺乏、消瘦等。体检可发现呼吸浅快,双肺底可闻及吸气末期 Velcro 啰音。晚期可出现发绀等呼吸衰竭和肺心病的表现。50％以上患者有杵状指(趾)。

特发性肺纤维化的病理改变与病变的严重程度有关。主要特点是病变在肺内分布不均一,肺泡壁增厚,伴有胶原沉积、细胞外基质增加和灶性单核细胞浸润。炎症细胞不多,通常局限在胶原沉积区或蜂窝肺区。肺泡腔内可见到少量的 Ⅱ 型肺泡上皮细胞聚集。可以看到蜂窝肺气囊、纤维化和纤维增殖灶。

(三)X 线表现

1.磨玻璃样影及实变影

病变早期,两下肺后外基底段部位可见小叶状轻度密度增高影;其内可见含气支气管影,支气管血管树增粗。实变影可相互融合成肺段甚或肺叶实变。

2.线状影

表面与胸膜面垂直的细线形影,长 1～2 mm,宽约 1 mm,多见于两肺下叶,也可见其他部位。两肺中内带区域的小叶间隔增厚则表现为分枝状细线形影。

3.胸膜下弧形线影

表现为胸膜下 0.5 cm 以内的与胸壁内面弧度一致的弧形线影,长 5～10 cm,边缘较清楚或较模糊,多见于两下肺后外部。

4.蜂窝状影

表现为数 1 mm 至 2 cm 大小不等的圆形或椭圆形含气囊腔,壁较薄而清楚,与正常肺交界面清楚。主要分布于两肺基底部胸膜下区。

5.小结节影

在蜂窝、网、线影基础上,可见少数小结节影,边缘较清楚,并非真正的间质内结节,而是纤维条索病变在横断面上的表现,或相互交织而成。

6.肺气肿

小叶中心性肺气肿表现为散在的、直径 2～4 mm 的圆形低密度区,无明确边缘,多见于肺部外围,但随病变发展可逐渐见于肺中央部。有时胸膜下可见直径 1～2 cm 大小的圆形或椭圆形肺气囊。

7.支气管扩张症

主要为中小支气管扩张,多为柱状扩张,可伴支气管扭曲、并拢。

十二、肺结节病

(一)概述

肺结节病是一种病因未明的多系统多器官的肉芽肿性疾病,近来已引起国内广泛注意。常侵犯肺、双侧肺门淋巴结、眼、皮肤等器官。其胸部受侵率为 80％～90％。本病呈世界分布,欧、美国家发病率较高,亚洲国家少见。多见于 20～40 岁,女性略多于男性。病因尚不清楚,部分病例呈自限性,大多预后良好。

(二)临床表现与病理基础

早期结节病的症状较轻,常见的呼吸道症状和体征有咳嗽、无痰或少痰,偶有少量血丝痰,可有乏力、低热、盗汗、食欲缺乏、体重减轻等。病变广泛时可出现胸闷、气急,甚至发绀。后期主要是肺纤维化导致的呼吸困难。肺部体征不明显,部分患者有少量湿啰音或捻发音。

结节病的病理特点是非干酪样坏死性类上皮肉芽肿。肉芽肿的中央部分主要是多核巨噬细胞和类上皮细胞,后者可以融合成朗格汉斯巨细胞。周围有淋巴细胞浸润,而无干酪样病变。

(三)X线表现

有90%以上的患者伴有X线胸片的改变,而且常是结节病的首次发现。

1.纵隔、肺门淋巴结肿大

纵隔、肺门淋巴结肿大为结节病最常见表现,为唯一异常表现。多组淋巴结肿大是其特点,其中两侧肺门对称性淋巴结肿大且状如土豆,多为本病典型表现,其肿大淋巴结一般在6～12个月期间可自行消退,恢复正常;或在肺部出现病变过程中,开始缩小或消退;或不继续增大,为结节病的发展规律。

2.肺部病变

肺部病变多发生在淋巴结病变之后。最常见的病变为两肺弥漫性网状结节影,但肺尖或肺底少或无。结节大小不一,多为1～3 mm大小,轮廓尚清楚。其次为圆形病变,直径1.0～1.5 cm,密度均匀,边缘较清楚,单发者类似肺内良性病变或周围型肺癌,多发者酷似肺内转移瘤。此外为阶段性或小叶性浸润,类似肺部炎性病变,一般伴或不伴胸腔内淋巴结病变。少数表现为单纯粟粒状颇似急性粟粒型肺结核。以纤维性病变为主,不易与其他原因所致的肺纤维化区别,且可引起多种继发性改变。

3.胸膜病变

胸膜渗液可能为胸膜脏、壁层广泛受累所致。肥厚的胸膜为非干酪性肉芽肿。

4.骨骼病变

较少见,约占全部结节病的10%。骨损害一般限于手、足的短管状骨,显示小囊状骨质缺损并伴有末节指(趾)变细、变短(图7-35)。

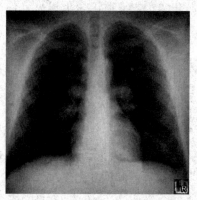

图7-35　肺结节病X线影像表现

两侧纵隔、肺门淋巴结肿大

十三、硅肺

(一)概述

硅肺是由长期吸入石英粉尘所致的以肺部弥漫性纤维化为主的全身性疾病,是我国目前常见的且危害较为严重的职业病。目前是职业病中发病率最高的病种之一,也是12种尘肺中较重的一种。

(二)临床表现与病理基础

硅肺的早期可能没有自觉症状,或症状很轻。Ⅱ、Ⅲ期硅肺患者多有症状,但症状轻重和X线胸片改变的程度不一定平行,在有肺部并发症时,症状加重。早晨咳嗽较重,无痰或有少量黏液痰。肺内有并发感染时,则痰量增多,或有脓性痰。单纯硅肺多无胸痛或有轻微胸痛,一旦有明显胸痛应考虑有肺内感染或并发肺结核的可能。胸膜摩擦音常是并发肺结核的征象。早期硅肺气短不明显,晚期硅肺并发肺结核、肺气肿时,气短明显。早期患者一般状态尚好,晚期则营养欠佳。晚期患者,特别是并发肺结核或肺部感染时,肺部可听到呼音,也可出现发绀。

硅肺基本病变是矽结节形成,眼观矽结节呈圆形灰黑色、质韧、直径2~3 mm。在人体,最早的改变是吸入肺内的粉尘粒子聚集并沉积在相对固定的肺泡内,巨噬细胞及肺泡上皮细胞(主要是Ⅱ型)相继增生,肺泡隔开始增厚。聚集的细胞间出现网织纤维并逐渐转变成胶原纤维,形成矽结节。典型矽结节,结节境界清晰,胶原纤维致密扭曲排列或呈同心圆排列,纤维间无细胞反应,出现透明性变,周围是被挤压变形的肺泡。

(三)X线表现

1.圆形小阴影

圆形小阴影是硅肺最常见和最重要的一种X线表现形态,其病理变化以结节型硅肺为主,呈圆形或近似圆形,边缘整齐或不整齐,直径<10 mm;不规则形小阴影多为接触游离二氧化硅含量较低的粉尘所致,病理基础主要是肺间质纤维化。表现为粗细、长短、形态不一的致密阴影。之间可互不相连,或杂乱无章的交织在一起,呈网状或蜂窝状;致密度多持久不变或缓慢增高。早期也多见于两肺中下区,弥漫分布,随病情进展而逐渐波及肺上区(图7-36)。

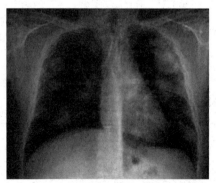

图7-36　硅肺X线影像表现

两肺散在类圆形结节影,边界尚清

2.大阴影

长径超过10 mm的阴影,为晚期硅肺的重要X线表现,边界清楚,周围有明显的肺气肿;多见于两肺上、中区,常对称出现;大阴影长轴多与后肋垂直,不受叶间裂限制。

3.胸膜变化

胸膜粘连增厚,先在肺底部出现,可见肋膈角变钝或消失;晚期膈面粗糙,由于肺纤维组织收缩和膈胸膜粘连,呈"天幕状"阴影。

4.肺气肿

多为弥漫性、局限性、灶周性和泡性肺气肿,严重者可见肺大泡。

5.肺门和肺纹理变化

早期肺门阴影扩大,密度增高,有时可见淋巴结增大,包膜下钙质沉着呈蛋壳样钙化,肺纹理增多或增粗变形;晚期肺门上举外移,肺纹理减少或消失。

(孙爱红)

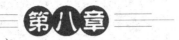

腹部疾病的CT诊断

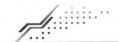

第一节 胃十二指肠疾病

一、胃十二指肠溃疡

(一)病理和临床概述

胃十二指肠溃疡是消化道常见疾病,十二指肠较胃多见,与胃酸水平及幽门螺杆菌感染有关。病理表现为胃壁溃烂缺损,形成壁龛。临床表现长期反复上腹疼痛。

(二)诊断要点

CT、MR对胃十二指肠溃疡的诊断价值不大,尤其是良性溃疡;恶性溃疡较不典型时表现为胃壁不规则增厚或腔外软组织肿块。

(三)鉴别诊断

需活检与溃疡型胃癌鉴别。

(四)特别提示

溃疡性病变主要靠钡剂造影或胃镜诊断,CT在观察溃疡穿孔、恶变等方面有一定优势。

二、十二指肠憩室

(一)病理和临床概述

十二指肠憩室占消化道憩室首位,胃憩室少见。病因不清,可能与先天性肠壁发育薄弱有关,病理为多层或单层肠壁向腔外呈囊袋状突出,多位于十二指肠内侧。单纯憩室无症状,合并憩室炎或溃疡可有上腹痛、恶心、呕吐等症状。

(二)诊断要点

本病表现为圆形或卵圆形囊袋状影,与肠腔关系密切,三维重组常见一窄颈与肠腔相连。其内密度混杂,含有气体、液体或高密度对比剂。十二指肠乳头旁憩室常引起胆管及胰管扩张(图8-1)。

(三)鉴别诊断

胃十二指肠憩室具有典型表现,行钡剂造影检查一般可确诊。

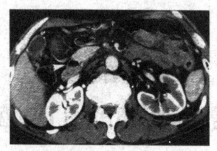

图 8-1　胃十二指肠球后憩室
CT 显示可见十二指肠降部前方类圆形空气集聚

(四)特别提示

对于胆管、胰管扩张患者,在排除结石及肿瘤后,应考虑到十二指肠壶腹部憩室可能。

三、胃淋巴瘤

(一)病理和临床概述

胃淋巴瘤(GL)原发性起源于胃黏膜下层淋巴组织,肿瘤局限于胃肠壁及其周围区域淋巴结;也可继发全身恶性淋巴瘤。临床症状除上腹痛、消瘦及食欲缺乏外,可有胃出血、低热等。

(二)诊断要点

胃壁广泛或节段性增厚,胃腔变形缩小,增厚胃壁密度较均匀。增强扫描增厚胃壁均匀强化,其强化程度较皮革样胃低。肾门上下淋巴结肿大或广泛主动脉旁淋巴结肿大,常侵犯胰腺(图 8-2)。

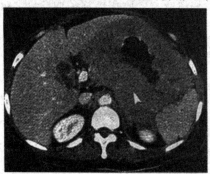

图 8-2　淋巴瘤
CT 检查显示胃体部胃壁弥漫性增厚,强化均一,胃腔狭窄

(三)鉴别诊断

需与胃癌鉴别,胃壁增厚、胃腔缩小不明显、较少侵犯胃周脂肪层及增强强化效应不及胃癌等征象有助于胃淋巴瘤诊断。

(四)特别提示

CT 对检出早期淋巴瘤比较困难,但能充分显示中晚期淋巴瘤的病变全貌。病变确诊依靠活检。

四、胃间质瘤

(一)病理和临床概述

胃间质瘤是一类独立来源于胃间叶组织的非定向分化肿瘤,以往将其诊断为平滑肌或神经源性肿瘤,多数间质瘤为恶性,好发胃体,以膨胀性、腔外性生长为主,肿瘤越大恶性可能性越大。临床表现进行性上腹疼痛,有呕血及柏油样便,可触及包块。

(二)诊断要点

肿瘤较大,常在 5 cm 以上,腔外肿块常向腹腔薄弱区域突出,肿块密度不均,有坏死囊变,增强扫描中等度不均质强化;肿块腔内部分凹凸不平,可见溃疡龛影。腔外肿块有向邻近结构浸润现象(图 8-3)。

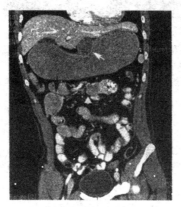

图 8-3　多发间质瘤

CT 显示胃小弯及十二指肠旁腔外肿块,密度不
均,有坏死囊变,增强扫描中等度不均质强化

(三)鉴别诊断

同胃癌、肝肿瘤、淋巴瘤等鉴别,膨胀性、腔外性生长有助于间质瘤诊断。

(四)特别提示

CT 重建有助于判断肿瘤起源部位。要明确病理诊断必须进行光镜检查及免疫组化检测,包括c-KIT、PDGFRα 和 CD34。

五、胃癌

(一)病理和临床概述

胃癌在我国居消化道肿瘤首位。病因至今不明,好发年龄为 40～60 岁,可发生在胃任何部位,以胃窦、小弯、贲门常见。胃癌起于黏膜上皮细胞,都为腺癌。早期胃癌临床症状轻微,进行期胃癌表现为上腹痛、消瘦及食欲缺乏。

(二)诊断要点

胃壁局限或广泛增厚,胃腔狭窄,胃腔内形成不规则软组织肿块,表面凹凸不平,早期扫描肿瘤强化明显。周围组织受侵时表现为胃周脂肪层模糊消失,腹腔腹膜后淋巴结增大,常伴肝转移(图 8-4)。

(三)鉴别诊断

胃平滑肌瘤,边界光整规则,瘤内易出现出血坏死、囊变及钙化,有套叠征、胃溃疡。

(四)特别提示

胃肠造影检查只能观察胃腔内结构,CT 检查意义在于发现胃周结构侵犯情况,腹腔腹膜后有无淋巴结转移等,对临床分期有重要意义。

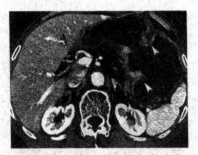

图 8-4　胃癌

CT 显示胃小弯侧前、后壁不规则增厚,后壁见
浅大腔内溃疡,增强扫描动脉期明显强化

（李肖坤）

第二节　小肠与大肠疾病

一、肠梗阻

肠梗阻是临床最常见的急腹症之一,可见于各年龄段。肠梗阻的病因很多,其临床表现复杂多变且无特异性,不但引起肠管本身解剖和功能的改变,并且导致全身性正常生理功能紊乱。腹部 X 线平片对肠梗阻的诊断具有重要作用。但对 20%～52% 的病例尚不能做出肯定诊断,对梗阻原因、有无闭袢和绞窄的诊断价值十分有限。钡剂检查对明确结肠梗阻有一定的诊断价值,并对小儿肠套叠有重要治疗意义,但对不完全性小肠梗阻价值有限,并存在使完全性小肠梗阻患者梗阻程度加重的危险。螺旋 CT 作为一种先进的无创性检查技术具有良好的密度分辨率和时间分辨率,对气体和液体分辨均很敏感,将 X 线腹部平片上相互重叠的组织结构在横断面显示清晰,结合其强大的后处理功能,能全面显示和判断肠梗阻是否存在、梗阻部位及程度、梗阻原因,CT 发现有无闭袢和绞窄比出现临床症状、体征早数小时,并且对肿瘤引起梗阻的病灶性质判断、周围情况显示、分期等具有显著的优越性,越来越被广泛认可。

肠梗阻一般可以分为机械性、动力性(包括假性肠梗阻)、血运性梗阻三大类,其中大部分为机械性肠梗阻。机械性肠梗阻按照梗阻的病变位置可以分为肠壁、肠腔内和肠腔外三种。按照有无绞窄又可分为单纯性机械性肠梗阻和绞窄性机械性肠梗阻。以下简单介绍以下几种常见的和部分罕见但可能会导致严重并发症的机械性肠梗阻类型。

(一)肿瘤性肠梗阻

1.病理和临床概述

肠道肿瘤是引起肠梗阻重要原因之一。临床表现为腹痛、腹胀、呕吐、肛门停止排便、排气。

2.诊断要点

CT 可显示梗阻近、远段肠管情况,以阳性对比剂充盈肠管并追踪梗阻点,以重组分析梗阻段情况,常能显示肠腔或肠壁肿块,同时显示供血动脉及引流静脉。

以下 CT 表现支持肠道恶性肿瘤:①肠壁肿块局部僵硬,较明显强化,中央有坏死;②移行带狭窄不规则,肠壁不规则增厚;③淋巴结肿大(图 8-5)。

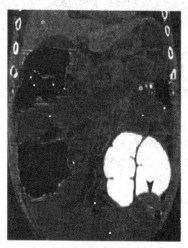

图 8-5　肿瘤性肠梗阻

三维重建显示降结肠腔内充盈缺损,手术病理为降结肠腺癌

3.鉴别诊断

炎症;粘连;粪石性肠梗阻,发现肠道内不均匀肿块和淋巴结肿大有助于肿瘤性肠梗阻的诊断。

4.特别提示

小肠是内镜检查盲区,螺旋 CT 应用使诊断肠梗阻发生了革命性变化,它能分析肠梗阻原因、明确梗阻部位。

(二)肠扭转

1.病理和临床概述

肠扭转是严重急腹症,以小肠多见,原因有先天发育异常、术后粘连、肠道肿瘤、胆道蛔虫及饱餐后运动等;另外小肠内疝(部分小肠疝入手术形成空隙内)实质上也是肠扭转。临床表现为急性完全性肠梗阻,常在体位改变后剧烈腹痛。

2.诊断要点

(1)漩涡征:为肠曲及肠系膜血管紧紧围绕某一中轴盘绕聚集。

(2)鸟嘴征:扭转开始后未被卷入"涡团"的近端肠管充气、充液而扩张,紧邻漩涡肠管呈鸟嘴样变尖。

(3)肠壁强化减弱、靶环征及腹水:为肠扭转时造成局部肠壁血运障碍所致,靶环征指肠壁环形增厚并出现分层改变,为黏膜下层水肿增厚所致(图 8-6)。

3.鉴别诊断

肠道肿瘤、其他原因肠梗阻。

4.特别提示

诊断肠扭转必须具备肠管及肠系膜血管走行改变,即肠管及血管漩涡征。CT 扫描结合后处理诊断肠扭转具有明显优势。

287

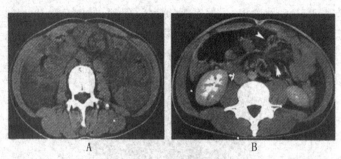

图 8-6　肠扭转

A.肠系膜血管 360°旋转,呈典型漩涡征,同时见肠管梗阻、肠
壁水肿及腹水;B.可见附属肠系膜血管"漩涡"征

(三)肠套叠

1.病理和临床概述

肠套叠是一段肠管套入邻近肠管,并导致肠内容物通过障碍。常因系膜过长或肠道肿瘤所致,以回盲部或升结肠多见。婴幼儿表现为突然发生的阵发性剧烈腹痛、哭闹、果酱样血便。成人肠套叠常继发于肿瘤、炎症、粘连及坏死性肠炎等,最常见是脂肪瘤。临床表现为不全性肠梗阻或完全性肠梗阻,症状不典型,并可以因反复肠套叠,反复出现腹部包块。

2.诊断要点

肠套叠可以分为小肠-小肠型、小肠-结肠型和结肠-结肠型,以小肠-结肠型为最常见。

典型征象:出现 3 层肠壁,最外层为鞘部肠壁,第 2 层为套入之折叠层肠壁,第 3 层为中心套入部肠腔。鞘部及套入部均可有对比剂或气体,呈多层靶环状表现,即"同心圆"征或"肠内肠"征。原发病灶一般位于肠套叠的头端(图 8-7)。CT 重建可见肠系膜血管卷入征。

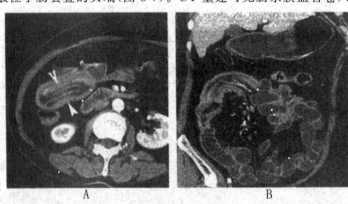

图 8-7　肠套叠

A、B.两图 CT 检查显示肠套叠的横断位增强扫描和冠状位重建,因套叠部长轴与扫描层面平
行,表现为肾形或香肠状,并可见肠系膜动脉嵌入,即"肠内肠"征及"血管卷入"征

3.鉴别诊断

肠道肿瘤,CT 重建有助于鉴别。

4.特别提示

CT 扫描及重建对肠套叠有非常重要的价值,对原发病的检出也有重要意义。少部分坏死性肠炎所致及慢性肠套叠 CT 征象不典型,需密切结合临床。

（四）粘连性肠梗阻

1.病理和临床概述

粘连性肠梗阻的诊断与治疗是临床上一个棘手问题,而能否及时正确诊断,对患者治疗效果甚至预后有重大影响。以往,肠梗阻的诊断一般依赖于传统X线平片,但螺旋CT的应用显著提高了粘连性肠梗阻的定性定位诊断正确率。主要继发于腹部手术后,由于以不全性肠梗阻为主,大部分病例临床症状较轻,以反复腹痛为主。

2.诊断要点

（1）梗阻近段的肠管扩张和远端肠塌陷。

（2）在梗阻部位可见移行带光滑。

（3）增强扫描肠壁局部延迟强化,但肠壁未见增厚。

（4）局部见"鸟嘴"征、粘连束带及假肿瘤征（图8-8）。

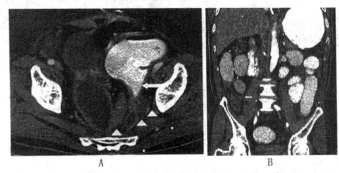

图 8-8　粘连性肠梗阻

A.在梗阻部位可见移行带光滑,肠壁未见明显增厚,但局部后期强化更明显,近段肠管扩张,并可见局部粘连束带,后方见光整移行带及粘连束带,局部呈"鸟嘴"征;B.在单纯回肠末段粘连性肠梗阻病例的 MPR 重建,可见回肠末段呈鸟嘴样改变,梗阻段肠管明显变细,其外可见束带影

3.鉴别诊断

其他原因所致肠梗阻,如肠道肿瘤、扭转等。

4.特别提示

一些有反复不全性肠梗阻症状患者,行螺旋 CT 扫描及各种方法重组,对肠梗阻定性、定位诊断具有重要临床价值。

（五）小肠内疝

1.病理和临床概述

小肠内疝是罕见的肠梗阻原因之一,及时正确诊断并进行手术治疗对抢救患者生命具有重大意义。小肠内疝分为先天性、后天性小肠内疝两种。胚胎发育期,中肠的旋转与固定不正常将导致内疝。腹腔内会有一些腹膜隐窝或裂孔形成如十二指肠旁隐窝、回盲肠隐窝、回结肠隐窝、小网膜孔（winslow 孔）、肠系膜裂孔等。后天性小肠内疝常见胃空肠吻合术后（如 Roux-en-Y）,上提的空肠袢与后腹膜间可形成间隙,另外还有末端回肠与横结肠吻合后形成系膜阀隙等。一个正常的腹腔内并无压力差,肠管的各种运动（主要是蠕动）和肠内容物之重力作用以及人体位突然改变,而致使肠管脱入隐窝、裂孔或间隙,由于肠管的蠕动,进入孔洞的肠曲增多,无法自行退回则会发生嵌闭、扭转、绞窄,甚至坏死。部分内疝由于肠管的运动,可自行退回复位,这就是间断出现发作性或慢性腹痛的原因。小肠内疝临床表现不典型,一直以来,正确的术前诊断是难点和重点。

2.诊断要点

(1)左侧十二指肠旁疝:①胃、胰腺之间囊性或囊袋状肿块,重建观察与其余腹内肠管相连,为移位、聚集的小肠;②肠系膜血管异常征,包括肠系膜血管聚集、牵拉、扭转与充盈,肠系膜血管干左移或右移,超过一个主动脉宽度,并可见粗大的肠系膜血管进入病灶内;③肠系膜脂肪延伸进入病灶内;STS-MIP观察有时可见疝口;其他肠段移位,可见十二指肠第四段受压移位(图8-9)。

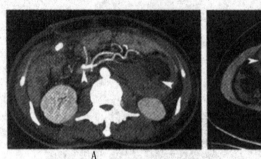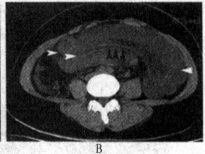

图 8-9 小肠内疝

A.左侧十二指肠旁疝 STS-MIP 重建示,肠系膜上动脉主干移位,超过 1 个主动脉宽度(上箭头),并可见肠系膜脂肪与病变内脂肪相连续;B 先天性肠系膜裂孔所致的空、回肠内疝,部分肠袢经裂孔向左侧疝入(右向箭头),肠系膜血管受牵拉(多个星号),所累肠管因水肿呈"靶环"征及少量腹水(左向箭头)

(2)经肠系膜疝的主要征象:①肠管或肠袢聚集、移位及拥挤、拉伸及"鸟嘴"征,肠袢经肠系膜裂孔疝入后,继续蠕动进入更多肠袢,可以显示聚集拥挤的肠袢;②其附属肠系膜血管异常征,包括肠系膜血管聚集、牵拉、扭转与充盈等,上述征象在 STS-MIP 重建时可以观察到;③肠系膜脂肪延伸进入病灶内,可见附属于疝入肠袢的肠系膜脂肪受牵连进入;④其他肠段移位,原来位置的腹腔空虚及疝入小肠袢对该位置的肠管推移;⑤可见疝口;⑥并发肠扭转时,可以显示为肠管及附属肠系膜血管的"漩涡"征。

(3)其他继发性征象:①肠梗阻,位于疝口附近的近段肠管有梗阻扩张积液征象;②靶环征,由疝入肠管缺血水肿所致;③腹水,早期可较少,位于疝入侧的结肠隐窝内,后期可以明显增加,提示绞窄性梗阻甚至有坏死并弥漫性腹膜炎趋势。

3.鉴别诊断

粘连性肠梗阻,肠扭转,左侧十二指肠旁疝和腔外型胃间质瘤进行鉴别肠道肿瘤、其他原因肠梗阻。

4.特别提示

螺旋 CT 扫描及 MPR、STS-MIP 重建对小肠内疝的诊断具有重要价值,在检查急腹症或肠梗阻患者时,发现肠管或肠袢聚集、移位及拥挤、拉伸及"鸟嘴"征,附属肠系膜血管有充盈、拥挤等异常征象,其他肠段移位等征象时,并且临床上有腹部手术史,尤其是 Roux-en-Y 术式,或有慢性间歇性腹痛史,应该考虑到此病的可能。

(六)胆石性肠梗阻

1.病理和临床概述

胆石性肠梗阻最早由 Bouveret 报道,以胃的幽门部梗阻为特征,主要是指由于胆结石(多数为较大的胆囊结石)通过胆肠瘘移行在胃的远侧部分或十二指肠近侧部分,所造成的胃肠输出段的梗阻石性肠梗阻是临床上极为少见的肠梗阻类型;已经发现许多较小的胆结石通过胆囊与十二指肠之间瘘管后,可以滑入小肠而引起小肠梗阻。患者有胆囊结石及慢性胆囊炎病史,临床症状和体征缺乏特异性,主要包括恶心、呕吐和上腹部疼痛等非特异性征象。

2.诊断要点

确诊胆石性肠梗阻的直接征象:①肠腔内胆结石;②胆囊与消化道之间瘘管。

有第一直接征象,以下任两种间接征象以上可以确诊为胆石性肠梗阻:①肠梗阻;②胆囊塌陷及胆囊与十二指肠之间边界不清;③胆囊和胆管积气(图 8-10)。

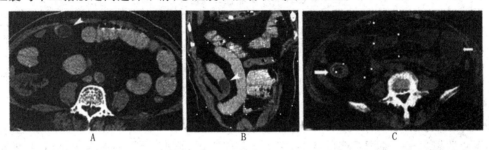

图 8-10　肠石性肠梗阻

A、B.阴性结石所致的肠梗阻,可见空回肠交界处低密度灶,局部肠壁有强化;C.为阳性结石
所致的肠梗阻,可见回肠近段同心圆样结石密度灶(大箭头),近段肠管扩张(小箭头)

3.鉴别诊断

与粪石性肠梗阻、肿瘤性肠梗阻、粘连性肠梗阻鉴别。

4.特别提示

胆石性肠梗阻是临床上极为少见的肠梗阻类型,由于胆石性肠梗阻发病年龄较大,并发症较多,手术的风险性也随之增加,据文献总结,其病死率可高达 33%。螺旋 CT 诊断胆石性肠梗阻上具有高度的敏感性和特异性。

(七)粪石性肠梗阻

1.病理和临床概述

粪石性肠梗阻的粪石的形成主要是因为某些食物中含有的鞣酸成分遇胃酸后形成胶状物质,胶状物质与蛋白质结合成为不溶于水的鞣酸蛋白,再有未消化的果皮、果核及植物纤维等相互凝集而成。粪石嵌入小肠引起粪石性肠梗阻。临床症状和体征同胆石性肠梗阻。

2.诊断要点

(1)大部分粪石 CT 上呈类圆形、相对低密度,有筛状结构及"气泡"征,与大肠内容物根似,但小肠内容物一般无此形态,增强无强化。

(2)肠梗阻的一般 CT 征象(图 8-11)。

3.鉴别诊断

与胆石性肠梗阻、肿瘤性肠梗阻、粘连性肠梗阻、肠套叠鉴别。

4.特别提示

结合临床病史,螺旋 CT 在粪石性肠梗阻的定位、定性上具有高度的敏感性和特异性,为临床正确诊断与治疗提供重要依据。

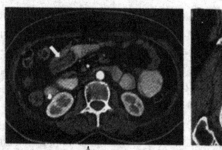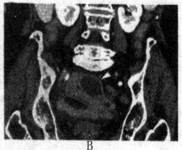

图 8-11 粪石性肠梗阻

A.空肠内粪石呈卵圆形低密度灶（箭头），内部有气泡征；B.为回肠粪石冠状
位重建，可见粪石呈低密度影，内有气泡及筛孔结构，其远段肠管塌陷

二、肠道炎症

(一)小肠克罗恩病

1.病理和临床概述

小肠克罗恩病是一原因不明的疾病，多见于年轻人。表现为肉芽肿性病变，合并纤维化和溃疡。好发于末段回肠，同时常侵犯回肠和空肠。临床常表现为腹痛、慢性腹泻。

2.诊断要点

受累肠管的肠壁及肠系膜增厚，肠管狭窄，邻近淋巴结肿大和炎性软组织肿块，邻近腹腔内脓肿或瘘管形成（图 8-12）。

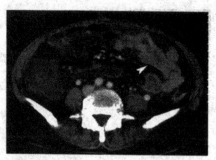

图 8-12 小肠克罗恩病

CT 检查显示左侧小肠肠壁增厚、强化，相应肠管狭窄，远段肠管正常（箭头）

3.鉴别诊断

(1)肠结核：其他部位有结核病灶者有助于诊断，鉴别困难可行抗结核药物实验性治疗。

(2)肠淋巴瘤：小肠多发病灶，有腹腔淋巴结肿大，临床表现更明显。

(3)慢性溃疡性空回肠炎：肠管狭窄和扩张，临床腹痛腹泻明显。

4.特别提示

小肠插管气钡双重造影是诊断小肠克罗恩病的首选方法。CT 扫描的作用在于显示病变侵入腹腔的情况，可明确腹部包块的性质和腹腔内病变范围。

(二)肠结核

1.病理和临床概述

肠结核好发于回盲部，也可见于空回肠和十二指肠，多见于青壮年人。以肠壁和相邻淋巴结的纤维化和炎症为特征。临床常表现为腹痛、腹泻和便秘交替、低热等。

2.诊断要点

病变肠管狭窄,肠壁增厚,邻近淋巴结肿大。若伴有结核性腹膜炎,则可显示腹水和腹膜增厚。

3.鉴别诊断

克罗恩病;肠淋巴瘤,增殖型肠结核同淋巴瘤有时鉴别困难,淋巴瘤范围广,淋巴结肿大,肠道受压移位,伴有肝脾大。

4.特别提示

小肠钡剂造影是诊断肠结核的主要方法。

三、肠道肿瘤

(一)小肠腺癌

1.病理和临床概述

小肠腺癌肿瘤起源于肠黏膜上皮细胞,好发于十二指肠降段和空肠。多见于老年男性。病理上分为肿块型和浸润狭窄型。肿瘤向腔内生长或沿肠壁浸润,产生梗阻症状。

2.诊断要点

肠壁局限性增厚或肿块形成,近段肠腔梗阻扩张,增强扫描病变不均质强化,可伴肠系膜淋巴结肿大。部分腺癌呈局部肠壁水肿增厚改变,但增强扫描有不均匀强化(图8-13)。

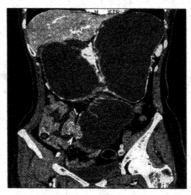

图8-13　空肠腺癌

CT冠状位重建可见局部肠管狭窄、肠壁明显增厚,
增强扫描有不均匀强化,近段肠管明显扩张

3.鉴别诊断

(1)十二指肠布氏腺增生:增强扫描为均匀一致,同肠壁表现相仿。

(2)小肠淋巴瘤:病灶常呈多发改变。

4.特别提示

小肠造影是诊断小肠肿瘤的常用方法。CT有助于显示肿块大小、形态、范围以及同周围器官的关系、转移情况。必要时可行CT引导下穿刺活检。

(二)小肠淋巴瘤

1.病理和临床概述

小肠淋巴瘤可原发于小肠,也可为全身淋巴瘤一部分。淋巴瘤起源于肠壁黏膜下层淋巴组织,向内浸润黏膜,使黏膜皱襞变平、僵硬,向外侵入浆膜层、系膜及淋巴结。临床常有高位肠梗阻症状。

2.诊断要点

肠壁增厚,肠腔狭窄,局部形成肿块,病变向肠腔内、外生长,增强扫描病变轻中度强化。肠系膜及后腹膜常受累(图 8-14)。

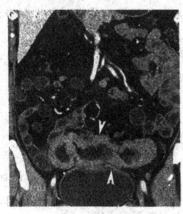

图 8-14　回肠淋巴瘤

CT 增强扫描后冠状位重建可见下腹部回肠肠壁明显增厚,范围较广,肠腔未见明显狭窄,增强扫描呈中度均匀强化

3.鉴别诊断

同小肠腺癌、小肠克罗恩病等鉴别。

4.特别提示

小肠造影是诊断小肠肿瘤的常用方法。CT 有助于显示肿块大小、形态、范围以及同周围器官的关系、转移情况。必要时可行 CT 引导下穿刺活检。

(三)结肠癌

1.病理和临床概述

结肠癌为常见消化道肿瘤,好发直肠及乙状结肠。病理多为腺癌,分为增生型、浸润型、溃疡型。临床常有便血及肠梗阻症状。

2.诊断要点

结肠或直肠壁不规则增厚,累及部分或全周肠壁,肠腔内见分叶或菜花状肿块,晚期肠腔狭窄并侵犯浆膜,肠外脂肪层密度增高,周围淋巴结肿大。增强扫描病灶强化较明显(图 8-15)。

3.鉴别诊断

(1)肠结核:病灶多同时累及盲肠、升结肠和回盲部,表现为管腔狭窄变形,三维重建有助于诊断。

(2)溃疡性结肠炎:常先累及直肠和左半结肠,病变呈连续状态,无明显肿块。

4.特别提示

在日常工作中,部分肠梗阻患者因梗阻存在,临床不能行内镜检查,常不能明确梗阻原因,行 CT 检查,能较明确诊断结肠癌。

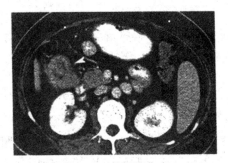

图 8-15　结肠肝曲癌

CT 检查示结肠肝曲肠壁不规则增厚,局部见菜花状肿块突入肠腔,相应肠腔狭窄

（李肖坤）

第三节　肝脏疾病

一、肝囊肿

（一）病理和临床概述

肝囊肿是比较常见的良性疾病,根据发病原因不同,可将其分为非寄生虫性和寄生虫性肝囊肿。非寄生虫性又分为先天性和后天性（如创伤、炎症性和肿瘤性,又称为假性囊肿）。以先天性肝囊肿最常见,先天性起源于肝内迷走的胆管或因肝内胆管和淋巴管在胚胎期发育障碍所致。可单发或多发,肝内两个以上囊肿者称为多发性肝囊肿。有些病例两肝散在大小不等的囊肿,又称为多囊肝,通常并存有肾、胰腺、脾、卵巢及肺等部位囊肿。本文主要讨论先天性肝囊肿表现。临床一般无表现,巨大囊肿可压迫肝和邻近脏器产生相应症状（图 8-16）。

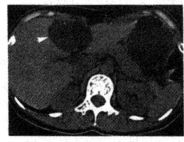
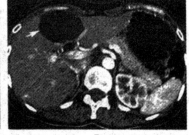

A　　　　　　　　　　　　　　　　B

图 8-16　肝囊肿

A.CT 平扫可见左侧肝叶呈低密度囊性改变,呈张力较高;B.CT 增强扫描可见左侧肝叶囊性病变未见强化

（二）诊断要点

CT 上表现为单个或多个、圆形或椭圆形、密度均匀、边缘光滑的低密度区,CT 值接近于水。合并出血或感染时密度可以增高。增强后囊肿不强化。

（三）鉴别诊断

囊性转移瘤;肝包虫囊肿;肝囊肿无强化,密度均匀可鉴别。

(四)特别提示

肝囊肿的诊断和随访应首选 B 超,其敏感度和特异性高。对于疑难病例,可选用 CT 或 MR。其中 MR 对小囊肿的准确率最高,CT 因部分容积效应有时不易区分囊性或实质性。

二、肝内胆管结石

(一)病理和临床概述

我国肝内胆管结石发病率约16.1%,几乎全是胆红素钙石,由胆红素、胆固醇、脂肪酸与钙盐组成。可为双侧肝内胆管结石,也可限于左肝或右肝,左肝内胆管。肝内胆管结石的形成与细菌感染、胆汁滞留有关。肝内胆管结石与肝内胆管狭窄、扩张并存较多见。因此有胆汁的滞留。狭窄于两侧肝管均可见到,以左侧多见,也可见于肝门左、右肝管汇合部。主要临床表现:患者疼痛不明显,发热、寒战明显,周期发作;放射至下胸部、右肩胛下方;黄疸;多发肝内胆管结石者易发生胆管炎,急性发作后恢复较慢;肝大、肝区叩击痛;多发肝内胆管结石者,多伴有低蛋白血症及明显贫血;肝内胆管结石广泛存在者,后期出现肝硬化、门静脉高压。

(二)诊断要点

(1)单纯肝内胆管结石或伴肝外胆管结石、胆囊结石:按结石成分 CT 表现可分为高密度结石、略高密度结石、等密度结石、低密度结石、环状结石。胆石的 CT 表现与其成分有关,所以 CT 可以提示结石的类型。肝内胆管结石主要 CT 表现为管状、不规则高密度影,典型者在胆管内形成铸型结石,密度与胆汁相比以等密度到高密度不等,以高密度为多见。结石位于远端较小分支时,肝内胆管扩张不明显;结石位于肝内较大胆管者,远端小分支扩张。

(2)肝内胆管结石伴感染:肝内胆管结石可以伴感染,主要有胆管炎、胆管周围脓肿形成等。CT 表现为胆管壁增厚,有强化;对胆管周围脓肿,CT 可以表现为胆管周围可见片状低密度影或呈环形强化及延迟强化等表现。

(3)肝内胆管结石伴胆管狭窄:CT 可以显示结石情况及逐渐变细的胆管形态。

(4)肝内胆管结石伴胆管细胞癌:CT 增强扫描可以在显示肝内胆管结石外及扩张胆管的同时,对肿块的位置、大小、形态及其对周围肝实质侵犯情况可以精确分析,动态增强扫描有特异性的表现。依表现分两型,肝门型和周围型。肝门型主要表现有,占位近侧胆管扩张,70%以上可显示肿块,呈中度强化。局限于腔内的小结节时,可以显示胆管壁增厚和强化,腔内软组织影和显示中断的胆管。动态增强扫描其强化方式呈延迟强化,具有较高的特异性。周围型病灶一般较大,在平扫和增强扫描中,都表现为低密度多数病例有轻度到中度强化,以延迟强化为主,常伴有病灶内和/或周围区域胆管扩张。

(三)鉴别诊断

肝内胆管结石容易明确诊断,主要需要将肝内胆管结石伴间质性肝炎与胆管细胞癌相鉴别。

(四)特别提示

肝内胆管结石的影像学检查一般首选 B 超、CT 和 MR,由于单纯的胆管结石较少,伴有胆管炎、胆管狭窄的居多,所以,MRCP 因其可以完整显示胆管系统又成为一项重要的检查项目;但单纯 MRCP 对伴有胆管细胞癌或不伴胆管扩张的胆管结石显示效果不佳,CT 和 MR 及增强扫描的价值重大(图 8-17)。

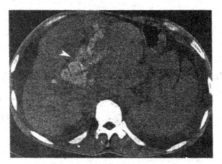

图 8-17 肝内胆管结石
CT 显示左肝内胆管内多发结节状高密度灶，
肝内胆管扩张，肝脾周围少量积液

三、肝脏挫裂伤

(一)病理和临床概述

肝脏由于体积大，肝实质脆性大，包膜薄等特点，在腹部受到外力撞击容易产生闭合伤，多由高处坠入、交通意外引起。临床表现为肝区疼痛，严重者失血性休克。

(二)诊断要点

1.肝包膜下血肿

包膜下镰状或新月状等低密度区，周围肝组织弧形受压。

2.肝实质血肿

肝内圆形、类圆形或星芒低密度灶。

3.肝撕裂

多条线状低密度影，边缘模糊(图 8-18)。

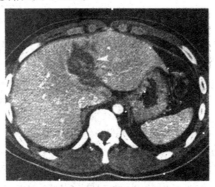

图 8-18 肝脏挫裂伤
CT 显示肝左叶内片状低密度灶，边缘模糊，增
强扫描内部轻度不均质强化

(三)鉴别诊断

结合病史，容易诊断。

(四)特别提示

CT 检查能准确判断肝外伤的部位、范围、肝实质损伤和大血管的关系、腹腔积血的量，为外科决定手术或保守治疗提供重要依据。

四、肝脓肿

(一)病理和临床概述

肝脓肿是肝内常见炎性病变,分为细菌性、阿米巴性、真菌性、结核性等,以细菌性、阿米巴性肝脓肿多见。肝脓肿病理改变可分为3层结构,中心为组织液化坏死,中间为含胶原纤维的肉芽组织构成,外周为移行区域,为伴有细胞浸润及新生血管的肉芽组织。临床表现肝大、肝区疼痛、发热及白细胞升高等急性感染表现。

(二)诊断要点

平扫肝实质圆形或类圆形低密度病灶,中央为脓腔,密度均匀或不均匀,CT 值高于水低于肝,有时可见积气或液平面。脓腔壁为较高密度环状阴影,急性期可见壁外水肿带,边缘模糊。增强扫描脓肿壁明显环状强化,中央坏死区无强化,典型称"双环"征,代表强化脓肿壁及水肿带。

环征和脓肿内积气为肝脓肿特征性表现(图 8-19)。

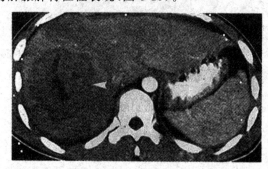

图 8-19 肝脓肿

CT 检查显示肝右叶类圆形混杂密度团块,增强扫描脓肿壁见
环状强化,外缘见晕征,中心区域低密度脓腔未见强化

(三)鉴别诊断

肝癌、肝转移瘤,典型病史及"双环"征有助于肝脓肿诊断。

(四)特别提示

临床起病急,进展快有助于肝脓肿诊断,不典型病例需随访观察。

五、肝硬化

(一)病理和临床概述

肝硬化是以肝脏广泛纤维结缔组织增生为特征的慢性肝病,正常肝小叶结构被取代,肝细胞坏死、纤维化,肝组织代偿增生形成再生结节,晚期肝脏体积缩小。引起肝硬化主要原因有乙肝、丙肝、酗酒、胆道疾病、寄生虫等。早期无明显症状,后期可出现腹胀、消化不良、消瘦、贫血及颈静脉怒张、肝脾大、腹水等症状。

(二)诊断要点

(1)肝叶比例失调,肝左叶尾叶常增大,右叶萎缩,肝裂增宽,肝表面凹凸不平,表面呈结节状,晚期肝硬化体积普遍萎缩。

(2)肝脏密度不均匀,肝硬化再生结节为相对高密度,动态增强扫描见强化。

(3)脾大(>5 个肋单位),脾静脉、门静脉扩张及侧支循环建立,出现胃短静脉、胃冠静脉及食管静脉曲张,部分患者见脾肾分流。

(4)腹水:表现为腹腔间隙水样密度灶。少量腹水常积聚于肝脾周围,大量腹水时肠管受压聚拢,肠壁浸泡水肿(图 8-20)。

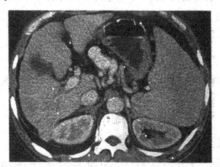

图 8-20　肝硬化

CT 检查显示肝脏体积缩小,肝叶比例失调,脾大,门静脉扩张伴侧支血管形成

(三)鉴别诊断

弥漫型肝癌:增强扫描动脉期肝内结节明显强化及门脉癌栓,AFP 显著升高等征象均有助于肝癌诊断。

(四)特别提示

CT 可直观显示肝脏形态和轮廓改变,观察肝密度改变,可初步判断肝硬化程度。同时可全方位显示肝内血管,为 TIPSS 手术的操作进行导向。

六、脂肪肝

(一)病理和临床概述

脂肪肝为肝内脂类代谢异常,诱发甘油三酯和脂肪酸在肝内聚积、浸润和变性,分为局灶性脂肪浸润及弥漫性脂肪浸润两种。常见原因有肥胖、糖尿病、肝硬化、激素治疗及化疗后等。临床表现为肝大、高脂血症等症状。

(二)诊断要点

(1)局灶性脂肪浸润:表现为肝叶或肝段局部密度减低,密度低于脾脏,无占位效应,其内见血管纹理分布。

(2)弥漫性脂肪浸润:表现为全肝密度降低,肝内血管异常清晰(图 8-21)。

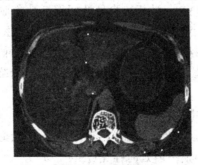

图 8-21　脂肪肝

CT 检查显示肝脏平扫密度均匀性减低,低于脾脏密度,肝内血管纹理异常清晰

（3）常把肝/脾 CT 比值作为脂肪肝治疗后的观察指标。

（三）鉴别诊断

肝癌；血管瘤；肝转移瘤；局限性脂肪肝或弥漫性脂肪肝中残存肝岛有时呈圆形或类圆形，易误诊为肿瘤或其他病变。增强扫描表现、无占位效应、无门脉肝静脉阻塞移位征象，可作为鉴别诊断依据。

（四）特别提示

对于肝岛、局灶性脂肪浸润及脂肪肝基础上伴有病变的检查，MRI 具有优势。

七、肝细胞腺瘤

（一）病因、病理及临床概述

肝细胞腺瘤与口服避孕药或合成激素有关，肿瘤由分化良好、形似正常的肝细胞组织构成，无胆管，表面光滑，有完整假包膜。主要见于年轻女性，多无症状，停用避孕药肿块可以缩小或消失。

（二）诊断要点

平扫为圆形低密度块影，边缘锐利。少数为等密度，增强扫描动脉期较明显强化。有时肿瘤周围可见脂肪密度包围环，为该肿瘤特征。

（三）鉴别诊断

1.肝癌

与肝细胞癌相比腺瘤强化较均匀，无结节中结节征象。

2.局灶性结节增生

中央瘢痕为其特征。

3.血管瘤

早出晚归，可多发。

（四）特别提示

肝腺瘤在 CT 上与其他实质性肿瘤表现相似，不易做出定性诊断。若有长期口服避孕药史，可供诊断参考。

八、肝脏局灶性结节增生

（一）病因病理及临床概述

肝脏局灶性结节增生（FNH）是一种相对少见的肝脏良性富血供占位。病变常为单发，易发生于肝包膜下，边界多清晰，但无包膜，其病理表现为实质部分由肝细胞、Kupffer 细胞、血管和胆管等组成，肝小叶的正常排列结构消失；肿块内部有放射性纤维瘢痕、瘢痕组织内包含一条或数条供血滋养动脉为其病理特征。临床多见于年轻女性，通常无临床症状。

（二）诊断要点

平扫表现为等或略低密度，中央瘢痕为更低密度；动态增强扫描 FNH 表现基本恒定，表现为动脉期明显均匀强化（中央瘢痕除外），程度强于肝细胞腺瘤及海绵状血管瘤，门脉期强化程度降低，略高于正常肝组织，中央瘢痕一般延时强化（图 8-22）。

（三）鉴别诊断

主要与肝细胞肝癌鉴别，FNH 无特殊临床症状，中央瘢痕为其特征。

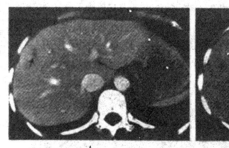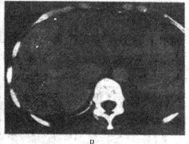

图 8-22　肝局灶性结节增生

CT 检查显示增强扫描肝右前叶类圆形团块强化,中央星芒瘢痕延迟期强化

(四)特别提示

CT 可动态反映病灶血供特点,定性能力强。对于不典型者,以放射性核素扫描和 MR 检查意义大。

九、肝血管平滑肌脂肪瘤

(一)病因、病理及临床概述

肝血管平滑肌脂肪瘤(HAML)是一种较为少见的肝脏良性间叶性肿瘤,由血管、平滑肌和脂肪三种成分以不同比例组成。随着病理诊断水平的不断提高,近年来对其报道逐渐增多,但由于该瘤的形态学变异多样化,因此大多数病倒易误诊为癌、肉瘤或其他间叶性肿瘤。

(二)诊断要点

HAML 病理成分的多样化导致临床准确诊断 HAML 存在一定困难。根据三种组织成分的不同比率将肝血管平滑肌脂肪瘤分四种类型。

1.混合型

各种成分比率基本接近(脂肪 10%～70%)。混合型 HAML 是 HAML 中常见的一种类型,CT 平扫为含有脂肪的混杂密度,各种成分的比率相近,增强扫描动脉期软组织成分有明显强化,多数能持续到门静脉期,病灶中心或边缘可见高密度血管影(图 8-23A～B)。

2.平滑肌型

脂肪<10%,根据其形态分为上皮样型、梭形细胞型等。平滑肌型 HAML 中脂肪含量<10%,动脉期及门静脉期强化都略高于周围肝组织,但术前准确诊断困难(图 8-23C～E)。

3.脂肪型

脂肪型(脂肪≥70%)HAML 影像学表现相对有特征性,脂肪影是其特征性 CT 表现之一。其他成分的比率相对较少。因此在 CT 扫描时发现有低密度脂肪占位偏高则怀疑 HAML(图 8-23F)。

4.血管型

血管型 HAML 诊断依靠动态增强扫描。发现大多数此类的 HAML 在注射对比剂后40 秒,病灶达到增强峰值,延迟期(>4 分钟)病灶仍然强化,强化方式酷似血管瘤,造成鉴别诊断困难,主要靠病灶内含有脂肪及中心高密度点状血管影加以区分。

(三)鉴别诊断

(1)脂肪型 HAML 首先要与肝脏含脂肪组织的肿瘤鉴别。①脂肪瘤及脂肪肉瘤:CT 值多在－60 HU以下，而且无异常血管及强化组织，脂肪肉瘤形态不规则，边缘不光滑；②肝局灶性脂肪浸润：常呈扇形或楔形，无占位表现，其内有正常血管穿过；③肝癌病灶内脂肪变性：分布弥散，界限不清，伴有液化坏死和血管侵犯，有肝硬化和甲胎蛋白升高；④髓源性脂肪瘤：由于缺乏血供，血管造影呈乏血供或少血供。

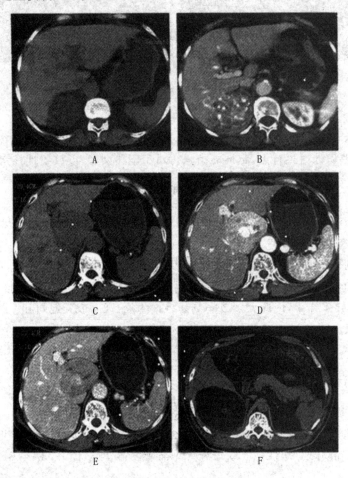

图 8-23 肝血管平滑肌脂肪瘤

A～B.为混合型；可见脂肪低密度及软组织影、增强的血管影；C～E.为上皮样型；实质内未见明显脂肪密度，中央可见粗大畸形的血管影，增强扫描为"快进快出"模式；F.为脂肪型，大部分为脂肪密度

(2)平滑肌型HAML需要与肝癌、血管瘤、腺瘤等相鉴别。①肝细胞癌：增强扫描"早进早出"，动脉期多为明显强化，呈高密度，但门静脉期及平衡期强化不明显，密度相对低于周围正常肝组织。肝血管平滑肌脂肪瘤的软组织成分在门静脉期仍呈稍高密度，尤其对于脂肪成分少的HAML容易误诊为肝癌。②肝脏转移瘤或腺瘤：鉴别诊断主要依赖于病史，瘤内出血、坏死有助于鉴别肝腺瘤。③血管型平滑肌脂肪瘤的强化方式和血管瘤的强化方式相似，在平衡期仍然为较高密度。肝血管瘤由扩张的血管及血窦组成，血窦内衬内皮细胞，有厚薄不一的纤维隔，其血供特点为"快进慢出"，在增强扫描时强化密度与肝动脉相近，动脉期、门静脉期均多为明显强化，而平衡期多为稍高密度。较大的肝血管瘤内可有纤维化，呈低密度，与肝血管平滑肌脂肪瘤内含脂肪的低密度明显不同，因而鉴别诊断主要依靠HAML内有脂肪成分及中心血管影。

（四）特别提示

动态增强多期扫描可充分反映 HAML 的强化特征,有助于提高 HAML 诊断的准确性,但是对不典型病灶必须结合临床病史和其他影像检查方法,CT 引导下细针抽吸活检对肝脏 HAML 诊断很有帮助。少脂肪的 HAML 可以行 MR 同相位、反相位扫描。

十、肝脏恶性肿瘤

（一）肝癌

1.病因、病理及临床概述

肝癌是成人最常见的恶性肿瘤之一,肝癌患者大多具有肝硬化背景。有三种组织学类型:肝细胞型、胆管细胞型、混合细胞型。肿瘤主要由肝动脉供血,易发生出血、坏死、胆汁郁积。肿块>5 cm 为巨块型;<5 cm 为结节型;细小癌灶广泛分布为弥漫型。纤维板层样肝细胞癌为一种特殊类型肝癌,以膨胀性生长并较厚包膜及瘤内钙化为特征,多好发青年人,无乙型肝炎、肝硬化背景。

2.诊断要点

（1）肝细胞型肝癌:表现为或大或小、数目不定低密度灶。CT 值低于正常肝组织 20 HU 左右。有包膜者边缘清晰;边缘模糊不清,表明浸润性生长特征,常侵犯门静脉及肝静脉。有些肿瘤分化良好平扫呈等密度。增强扫描表现多种多样,通常动脉期癌灶明显不均匀强化,门静脉期及延迟期快速消退,即所谓"快进快出"强化模式（图 8-24）。

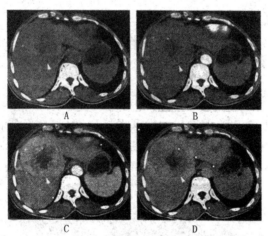

图 8-24　肝癌的平扫、动脉期、静脉期及延迟扫描
CT 显示动脉期扫描肝脏右叶病灶明显强化,见条状供血血管影。
静脉期及延迟期扫描病灶强化程度降低,见假包膜强化

（2）胆管细胞型肝癌:平扫为低密度肿块,增强动脉期无明显强化,门静脉期及延迟期边缘强化、并向中央扩展。发生在较大胆管者,可见肿瘤近端胆管呈节段性扩张（图 8-25）。

3.鉴别诊断

同肝血管瘤、肝硬化再生结节、肝转移瘤等区别,乙型肝炎病史、AFP 升高、并肝内胆管结石及门脉癌栓等均有助于肝癌诊断。

4.特别提示

一般肝癌通过典型 CT 表现、慢性肝病史、AFP 升高可确诊。部分不典型者可通过影像引导下穿刺活检明确诊断。

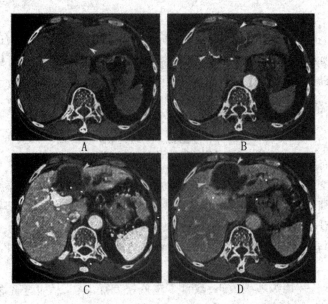

图 8-25　左肝外叶胆管细胞癌

A.左肝外叶萎缩,平扫可见肝内低密度肿块;B～D.左肝肿块逐渐强化,边缘不规则

(二)肝转移瘤

1.病因、病理及临床概述

由于肝脏为双重供血,其他脏器恶性肿瘤容易转移至肝脏,尤以门静脉为多,故消化系统肿瘤转移占首位,其次为肺、乳腺等肿瘤。肝转移瘤多为结节或圆形团块状,中心易发生坏死、出血和囊变,钙化较常见。

2.诊断要点

可发现 90% 以上肿瘤,表现为单发或多发圆形低密度灶,大部分病灶边缘较清晰,密度均匀,CT 值 15～45 HU,若中心坏死、囊变密度则更低。若有出血、钙化则局部为高密度。增强扫描瘤灶边缘变清晰,呈花环状强化,称"环靶"征,部分病灶中央延时强化,称"牛眼"征(图 8-26)。

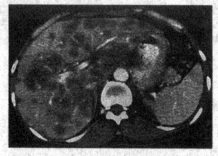

图 8-26　乳腺癌肝转移

CT 检查显示肝内见广泛低密度结节及团块状转
移瘤,境界较清,增强扫描边缘环状强化

3.鉴别诊断

同肝癌、肝血管瘤、肝硬化再生结节、局灶性脂肪浸润等鉴别,结合原发病灶,一般诊断不难。

4.特别提示

结合原发病灶,一般诊断不难。多血供肿瘤有平滑肌肉瘤、肾癌、甲状腺癌、胰岛细胞瘤;少血供肿瘤有胃癌、胰腺癌及恶性淋巴瘤;黏液腺癌易产生钙化;结肠癌、平滑肌肉瘤易发生出血、坏死;直肠癌可为单发巨大肿块;卵巢癌常见肝包膜种植转移。

十一、肝脏血管性病变

(一)肝海绵状血管瘤

1.病因、病理及临床概述

肝海绵状血管瘤起源于中胚叶,由中心静脉和门静脉发育异常所致。由大小不等血窦组成,血窦内充满血液,与正常肝组织间有薄的纤维包膜。瘤体小至数毫米,大至数十厘米,直径>4 cm称巨大血管瘤。小血管瘤无症状,巨大血管瘤引起压迫症状,血管瘤破裂致肝内或腹腔出血。

2.诊断要点

平扫为圆形或类圆形低密度灶,边缘清晰,密度均匀。动态增强扫描动脉期病灶周边结节或环状强化,门静脉期逐渐向中心充填,延迟期(5~10 分钟)病灶大部或全部强化。整个强化过程称"早出晚归"为血管瘤特征性征象。巨大血管瘤可见分隔或钙化。大血管瘤内部多有纤维、血栓及分隔而不强化(图 8-27)。

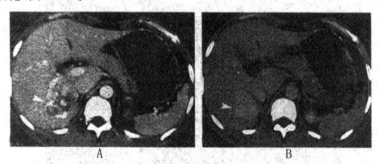

图 8-27　肝海绵状血管瘤

A、B.两图为 CT 检查显示增强扫描示右肝病灶边缘结节环状强化,平衡期病灶被充填呈高密度改变

3.鉴别诊断

肝细胞癌;肝转移瘤;肝细胞癌的"快进快出"强化模式与血管瘤容易鉴别,转移瘤一般有原发病史,且呈环状强化。

4.特别提示

CT 是诊断血管瘤主要手段,但若未做延迟扫描或时间掌握不好,可能会误诊;特别是伴有脂肪肝的患者,CT 诊断较困难,可选用 MR 检查,MR 诊断血管瘤有特征表现。

(二)布加综合征

1.病因、病理及临床概述

布加综合征(BCS)是指肝静脉流出道阻塞和由此引起的相应表现,阻塞可以发生于肝与右心房之间的肝静脉或下腔静脉内。BCS 是一全球性疾病,其发病率、病因、病变类型及临床表现具有一定地域性。在亚洲,BCS 多由下腔静脉膜性闭塞所致,多无明确病因。临床主要表现为下腔静脉梗阻和门静脉高压症状,发病年龄以 20~40 岁为多见,男性略高于女性,如诊断不及时可以导致肝实质纤维化、肝硬化甚至肝衰竭而死亡。BCS依据其病变类型和阻塞部位临床分为肝静脉阻塞型、下腔静脉阻塞型及肝静脉下腔静脉均阻塞型。

2.诊断要点

CT表现有以下特征。

(1)肝静脉和/或下腔静脉明显狭窄或闭塞。CT可以直接显示肝静脉和下腔静脉的情况。

(2)肝实质内呈网格状改变或局部低密度影,增强扫描时呈渐进式强化,为肝淤血所致的局部区域有相对减弱的动脉血流,窦后压力增高,门静脉血流减慢所致。显示门静脉高压征象包括腹水以及胆囊水肿及胆囊静脉显示以及侧支循环形成等。

(3)肝内侧支血管,在CT增强上表现多发"逗点状"异常强化灶,为扭曲祥状血管,尤其在延迟期扫描可以显示肝内迂曲高密度影。

(4)肝硬化改变,伴或不伴轻度脾大。

(5)肝脏再生结节,病理检查中,60%~80%的BCS患者肝内可见到>5 mm的多发的再生结节,也称腺瘤性增生结节或结节样再生性增生。通常为散在多发,圆形或类圆形,边界清楚,大小不等,通常直径为0.2~4.0 cm,少数可达7~10 cm。部分位于周边的结节可引起肝轮廓改变(图8-28)。

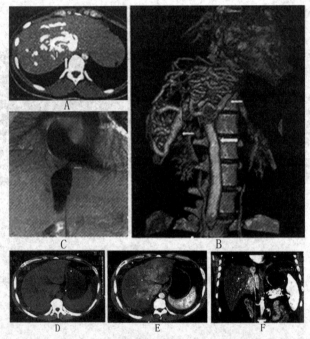

图8-28　布加综合征

A、B.为CT增强延迟扫描和VRT重建,可见肝中、右静脉造影剂滞留,下腔静脉内造影剂滞留明显;C.DSA下腔静脉造影可见膜状物;D～F.为另一例男性患者,45岁,平扫肝脏密度不均匀,有腹水;增强扫描可见肝实质明显不均匀强化;冠状位重建可见下腔静脉肝内段明显受压

3.鉴别诊断

(1)多发性肝转移瘤:其强化多为边缘强化,多个转移结节呈明显均一强化者少见,与BCS再生结节不同,结合其他影像学表现及临床资料不难鉴别。

(2)与可能合并的肝细胞癌进行鉴别,肝细胞癌有其特征性的"快进快出"强化模式,血浆甲胎蛋白浓度的升高可提示肝细胞癌的发生。

（3）局灶性结节增生（FNH）：FNH 在延迟扫描可以有进一步强化。但鉴别意义不大，因为两者都是属于肝细胞及血管等间质过度增殖形成的良性结节。

4.特别提示

MR 和 CT 能很好地显示肝脏实质信号或密度的改变，增强以后能清楚地显示血管结构及血供变化情况。另外，MR 可以多方位做肝血管成像，最大限度显示血管结构而不用静脉注射造影剂。特别对于那些因血管病变严重或肝静脉开口闭塞即使行血管造影也难以显示的血管结构，能够清楚地显示。相位敏感技术及 MR 血管造影有助于评价门静脉通畅度和血流方向。超声检查是诊断 BCS 的首选检查方法可为临床病变的定位、分型提供可靠的诊断，但 US 的局限性在于不能全面评价凝血块或肿瘤累及下腔静脉或肝静脉的情况。静脉造影是诊断的金标准，目前采用介入方法治疗 BCS 已十分普遍。

（三）肝小静脉闭塞病

1.病因、病理及临床概述

肝小静脉闭塞病（VOD）是指肝小叶中央静脉和小叶下静脉损伤导致管腔狭窄或闭塞丽产生的肝内窦后性门静脉高压症。本病的致病原因据目前所知有两大类：一是食用含吡咯双烷生物碱植物或被其污染的谷类；二是癌肿化疗药物和免疫抑制药的应用。另有文献认为，肝区放疗3～4周内，对肝照射区照射剂量超过 35 Gy 时也可发生本病。含吡咯双烷生物碱的植物与草药有野百合碱、猪屎豆、千里光（又名狗舌草）、"土三七"等。

病理表现：急性期肝小叶中央区肝细胞由于静脉回流不畅致出血坏死，无炎细胞浸润；亚急性期肝小叶、肝小静脉支内皮增生、纤维化致管腔狭窄，出现血液回流障碍。周围有广泛的纤维组织增生；慢性期呈同心源性肝硬化的表现。

急性期起病急骤，上腹剧痛、腹胀、腹水；黄疸、下肢水肿少见，有肝功能异常；亚急性的特点是持久性的肝大，反复出现腹水；慢性期表现以门脉高压为主。

2.诊断要点

（1）CT 平扫：肝大，密度降低，严重者呈"地图状"、斑片状低密度，呈中到大量腹水。

（2）增强动脉期：肝动脉呈代偿改变，血管增粗、扭曲，肝脏可有轻度的不均匀强化。

（3）门静脉期：特征性的"地图状"、斑片状强化和低灌注区；肝静脉显示不清，下腔静脉肝段明显变扁，远端不扩张亦无侧支循环，下腔静脉、门静脉周围"晕"征或"轨道"征，胃肠道多无淤血表现（图 8-29）。

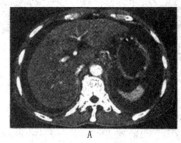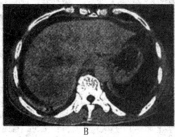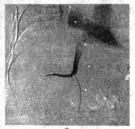

图 8-29　肝小静脉闭塞病

A、B、C.三图为该患者服用"土三七"20 天后出现腹水，肝功能损害。CT 示肝淤血改变，肝静脉未显示，门静脉显示正常，侧支循环较少。造影见下腔静脉通畅，副肝静脉显示良好

（4）延迟期：肝内仍可有斑片、"地图状"的低密度区存在。

3.鉴别诊断

布加综合征：主要指慢性型约有60％的患者伴有躯干水肿、侧腹部及腰部静脉曲张簿下腔静脉梗阻的表现，而VOD无这种表现；CT平扫及增强可发现BCS的梗阻部位，肝内和肝外侧支血管形成等血流动力学改变等。

4.特别提示

对临床有明确病史、符合肝脏CT 3期增强表现特征者，可以提示VOD的诊断，并根据平扫和增强前后的肝实质密度改变程度和肝内血管的显示清晰程度，提供临床对肝脏损害程度的判断。明确诊断应行肝静脉造影和肝穿刺活检。临床无特异性治疗。

（四）肝血管畸形

1.病理和临床概述

肝血管畸形分为先天性和特发性两类，前者为遗传性出血性毛细血管扩张症（HHT）的肝血管异常表现的一部分，较为多见；后者为单纯肝血管畸形，而无其他部位或脏器的血管畸形。文献报道，HHT有4个特征：家族性，鼻咽部出血，脏器出血及内脏动、静脉畸形。一般认为如果上述症状出现3项即可诊断HHT，在肝脏的发生率占总发生率的8％，主要的临床表现为肝硬化，继而出现肝性脑病，食管静脉曲张及充血性心力衰竭等。HHT的病变主要累及毛细血管、小静脉及小中动脉，表现为毛细血管扩张，动、静脉畸形及动、静脉瘘。这种改变可累及皮肤、黏膜、肺、胃肠道、肝脏和中枢神经系统，肝脏受累概率为8％～31％，可形成肝硬化改变。特发性肝动脉畸形仅指肝动脉异常，而无其他脏器和部位相应血管畸形，但同HHT比较两者的肝动脉畸形改变是类似的。

2.诊断要点

CT和增强造影示患者有典型的肝内动、静脉瘘、轻度门静脉、肝静脉瘘，肝血管畸形有许多伴发改变，如增粗肝动脉压迫局部胆管，可使胆管扩张，由于血流动力学改变致肝大、尾叶萎缩等（图8-30）。

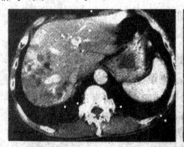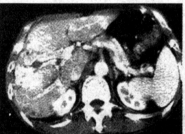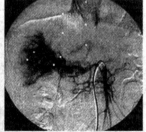

图8-30　特发性肝血管畸形

CT检查显示动脉期肝内异常强化灶，门静脉提前出现。造影见肝动脉杂乱，肝静脉、门静脉提前出现。该患者给予两次NBCA栓塞畸形血管，肝功能良好

增强扫描动脉期肝实质灌注不均匀，可见斑片状强化区并其间夹杂散在点状强化，腹腔动脉干及肝内动脉明显增宽、扭曲改变，同时伴肝脏增大，动脉期全肝静脉清晰显影，门静脉期肝实质密度强化基本均匀，门静脉一般无明显异常改变。

3.鉴别诊断

肿瘤所致动、静脉瘘,可见肝脏肿块,有临床病史,一般可以鉴别。

4.特别提示

双期螺旋CT、CTA、MRA能特别有助于显示血管畸形的血流特征及空间关系,同时可以发现肝脏动、静脉畸形的其他伴发表现,这些很难被其他影像技术很好地显示,可以充分认识病灶的影像学特征,为诊治提供可靠的影像学信息。动态增强MRA也可以直观显示肝动脉畸形改变,是US和传统CT不可比拟的。肝动脉造影是诊断肝血管畸形的金标准。

(李肖坤)

第四节 胆囊疾病

一、胆囊结石伴单纯性胆囊炎

(一)病理和临床概述

急性胆囊炎病理改变是胆囊壁充血水肿及炎性渗出,严重者胆囊壁坏死或穿孔形成胆瘘,常合并结石。临床常有慢性胆囊炎或胆囊结石病史,症状为右上腹疼痛,放射至右肩,为持续性疼痛并阵发性绞痛,伴畏寒、呕吐。

(二)诊断要点

平扫示胆囊增大,直径>15 mm,胆囊壁弥漫性增厚超过3 mm,常见胆囊结石;增强扫描增厚胆囊壁明显均匀强化。胆囊窝可有积液,若胆囊壁坏死穿孔,可见液平面(图8-31)。

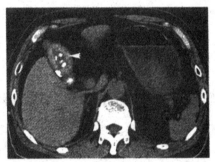

图 8-31 胆囊结石伴单纯性胆囊炎
CT检查示胆囊壁明显增厚,胆囊内见多发小结节状高密度结石

(三)鉴别诊断

慢性胆囊炎;胆囊癌。胆囊癌常表现为胆囊壁不规则增厚,伴相邻肝脏浸润。

(四)特别提示

USO为急性胆囊炎、胆囊结石最常用检查方法。CT显示胆囊窝积液、胆囊穿孔及气肿性胆囊炎方面有较高价值。

二、黄色肉芽肿性胆囊炎

(一)病理和临床概述

黄色肉芽肿性胆囊炎(XGC)是一种以胆囊慢性炎症为基础,伴有胆汁肉芽肿形成,重度增生性纤维化,以及泡沫状组织细胞为特征的炎性疾病。常见于女性,患者常有慢性胆囊炎或结石病史,临床表现与普通胆囊炎相似。

(二)诊断要点

(1)不同程度胆囊壁增厚,弥漫性或局限性,胆囊增大。

(2)胆囊壁可见大小不一、数目不等的圆形或椭圆形低密度灶,病灶可融合,增强无明显强化。胆囊壁轻中度强化。

(3)可显示黏膜线。

(4)胆囊周围侵犯征象,胆囊结石或钙化(图 8-32)。

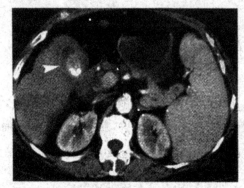

图 8-32　黄色肉芽肿性胆囊炎

CT检查示胆囊壁弥漫性不均性增厚,中央层可见低密度,呈"夹心饼干"征。胆囊壁轻中度强化,胆囊腔内见高密度结石,胆囊窝模糊不清

(三)鉴别诊断

胆囊癌,急性水肿或坏死性胆囊炎,鉴别困难。

(四)特别提示

CT常易误诊为胆囊癌伴周围侵犯。诊断需由切除的胆囊做病理检查后才能最终确诊。

三、胆囊癌

(一)病理和临床概述

胆囊癌病因不明,可能与胆囊结石及慢性胆囊炎长期刺激有关。多见于中老年,以女性多见,早期无明显症状,进展期表现为右上腹持续性疼痛、黄疸、消瘦、肝大及腹部包块。约80%合并胆囊结石,70%~90%为腺癌,80%呈浸润性生长。晚期肿瘤侵犯肝脏、十二指肠、结肠肝曲等周围器官,可通过肝动脉、门静脉及胆道远处转移。

(二)诊断要点

分为胆囊壁增厚型、腔内型、肿块型和弥漫浸润型。表现为胆囊壁不规则性增厚或腔内肿块,增强扫描明显强化,常并胆管受压扩张,邻近肝组织受侵表现为低密度区(图 8-33)。

(三)鉴别诊断

有时与慢性胆囊炎或胆囊腺肌增生症鉴别困难。

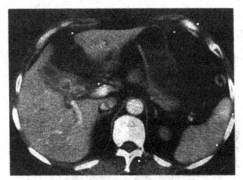

图 8-33　胆囊癌侵犯局部肝脏

CT 增强扫描可见胆囊正常结构消失,胆囊壁不
规则增厚伴延迟不均匀强化,局部肝脏可见受累

(四)特别提示

CT 虽然在诊断胆囊癌上很有价值,但有一定的局限性,如早期胆囊癌,CT 易漏诊;而晚期
胆囊癌,CT 不易区分肿瘤来源;胆囊癌胆管内播散不易发现等。

(李肖坤)

第五节　胰　腺　疾　病

一、胰腺炎

胰腺炎分为急性、慢性胰腺炎。

(一)急性胰腺炎

1.病理和临床概述

急性胰腺炎为常见急腹症之一,多见于成年人,暴饮暴食及胆道疾病为常见诱因,分为水肿
型及出血坏死型两种。水肿型表现为胰腺大、间质充血水肿及炎症细胞浸润;出血坏死型表现为
胰腺腺泡坏死、血管坏死性出血、脂肪坏死。伴胰周渗液及后期假性囊肿形成。临床起病急骤,
持续性上腹部疼痛,放射胸背部,伴发热、呕吐,甚至低血压休克。血和尿淀粉酶升高。

2.诊断要点

(1)水肿型:轻型 CT 表现正常,多数表现为胰腺不同程度增大,密度正常或稍低,轮廓清或
欠清,可有胰周渗液,增强后胰腺均匀性强化。

(2)出血坏死型:胰腺体积弥漫性增大、密度不均匀,常见高低混杂密度区,增强扫描见低密
度坏死区,胰周脂肪层模糊消失,胰周见低密度渗液,肾前筋脉增厚。常并发胰腺蜂窝织炎及胰
腺脓肿(图 8-34)。

3.鉴别诊断

同胰腺癌、胰腺囊腺瘤鉴别,典型临床病史及实验室检查有助于胰腺炎诊断。

4.特别提示

部分患者早期 CT 表现正常,复查时才出现胰腺增大,胰周渗液等征象。CT 对出血坏死性胰腺炎诊断有重要作用。因此临床怀疑急性胰腺炎时应及时行 CT 检查及复查。

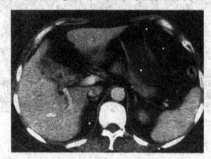

图 8-34　急性胰腺炎

CT 检查显示胰腺弥漫性肿胀、密度减低,胰周见

低密度渗液,左侧肾前筋膜增厚

(二)慢性胰腺炎

1.病因、病理及临床概述

慢性胰腺炎在我国以胆道疾病的长期存在为主要原因。病理特征是胰间质纤维组织增生或胰腺腺泡广泛进行性纤维化和胰腺实质破坏,以及有不同程度炎症性改变。临床视其功能受损不同而有不同表现,常有反复上腹痛及消化障碍。

2.诊断要点

(1)胰腺轮廓改变,外形可表现为正常、弥漫性增大或萎缩,或局限性增大,弥漫性增大常见于慢性胰腺炎急性发作者。

(2)主胰管扩张,直径>3 mm,常伴导管内结石或导管狭窄。

(3)胰腺密度改变,钙化是慢性胰腺炎特征,胰腺实质坏死区表现为不均质边界不清低密度区,增强扫描早期可见强化。

(4)假囊肿形成。

(5)肾前筋膜增厚(图 8-35)。

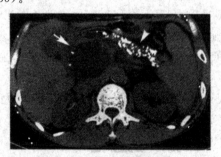

图 8-35　慢性胰腺炎

CT 检查显示胰腺萎缩,广泛钙化,胰管局部扩

张,胰头后方区域见假性囊肿形成

3.鉴别诊断

胰腺癌,慢性胰腺炎常表现为胰管不规则扩张、胰周血管受压。而胰腺癌常表现为胰管中

断、胰周血管侵犯。

4.特别提示

CT 诊断慢性胰腺炎时，最关键就是要排除胰腺癌或是否合并胰腺癌。行 MRCP 检查观察病变区胰管是否贯穿或中断，有助于提高诊断正确性。

二、胰腺良性肿瘤或低度恶性肿瘤

(一)胰岛细胞瘤

1.病因、病理及临床概述

胰岛细胞瘤起源于胰腺内分泌细胞，根据有无激素分泌活性，分为功能性和非功能性两大类。90％功能性胰岛细胞瘤直径不超过 2 cm，85％为良性；非功能性胰岛细胞瘤瘤体总是很大。不同肿瘤其临床表现不一样，无功能胰岛细胞瘤小者无症状，大者以腹部肿块为主诉；功能性胰岛细胞瘤因分泌不同激素而症状不同，如胰岛素瘤表现为持续性低血糖，促胃液素(胃泌素)瘤表现分为胰源性溃疡等。

2.诊断要点

动态增强扫描因肿瘤血管丰富而增强显示。非功能性胰岛细胞瘤瘤体很大，平扫呈等或低密度，肿块呈椭圆形或分叶状，可出现囊变坏死，少数有钙化，邻近器官受压改变。增强扫描实质部明显强化，肿瘤不侵犯腹腔干及肠系膜血管根部周围脂肪层(图 8-36)。

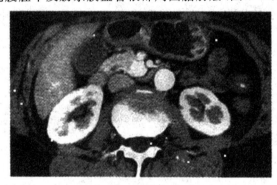

图 8-36　胰岛细胞瘤
CT 检查显示胰腺钩突旁明显强化结节，边缘规则，与周围血管界清

3.鉴别诊断

无功能胰岛细胞瘤需与胰腺癌鉴别，瘤体大、富血管、瘤体内钙化及无胰腺后方血管侵犯等征象有助于诊断胰岛细胞瘤。

4.特别提示

功能性胰岛细胞瘤由于肿瘤小，常规 CT 检出的敏感性不高。判断胰岛细胞瘤良、恶性影像学检查不可靠，需应用免疫化学检查和内分泌标识来分类。

(二)胰腺囊性肿瘤

1.病因、病理及临床概述

胰腺囊性肿瘤比较少见，病理上分为大囊及小囊型。好发于胰体、尾部，高龄女性多见，一般无明显临床症状，肿瘤较大时可触及腹部包块，胃肠道可有不适症状。

2.诊断要点

胰腺内壁较厚的囊性肿块,大囊型直径>2 cm,小囊型直径<2 cm,囊壁可见向腔内突出乳头状肿瘤,或表现为多个小囊状肿物,中心呈放射状间隔。增强扫描较明显强化(图 8-37)。

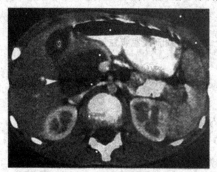

图 8-37 胰头囊腺瘤
CT 检查显示胰头区囊性占位,前缘见受压推移
正常胰腺组织,增强扫描病灶内部环状强化

3.鉴别诊断

囊性腺瘤与囊性腺癌很难鉴别,血管造影有利于鉴别。

4.特别提示

发现胰腺小囊性占位,特别发生在体尾部,不要轻易诊断胰腺囊肿或囊性瘤,一定要密切随访。

三、胰腺癌

(一)病因、病理及临床概述

胰腺癌主要源于导管细胞,无明确诱发因素,慢性胰腺炎是个重要因素。多见于 60～80 岁,男性好发。按临床表现分为胰头癌、胰体尾部癌及全胰腺癌。腹痛、消瘦和乏力为胰腺癌共同症状,黄疸是胰头癌突出表现。

(二)诊断要点

(1)胰腺局限或弥漫性增大,肿块形成。

(2)胰腺内不均质低密度肿块,内部可有液化坏死区,增强扫描病灶轻度强化(图 8-38)。

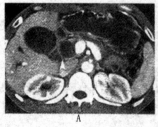 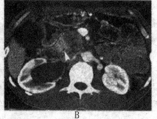

A   B

图 8-38 胰头癌
A、B.两图 CT 显示胆道胰管扩张呈"双管"征。胰头区见低密度肿块,增强
扫描轻度不均质强化,正常胰腺实质仍明显强化(箭头),右肾盂积水

(3)病变处胰管中断,远侧胰管扩张、周围腺体萎缩,胰头癌可出现"双管"征。

(4)胰周脂肪层模糊消失伴条索状影,血管(腹腔干、肠系膜上动静脉多见)被包埋。

(5)腹膜后淋巴结增大及远处转移,以肝脏多见。

(三)鉴别诊断

主要与囊腺瘤、胰岛细胞瘤及慢性胰腺炎鉴别,胰管中断征象是胰腺癌特征征象。囊腺瘤表现为大小不等囊腔,胰岛细胞瘤为富血供肿瘤,强化明显,慢性胰腺炎一般有典型病史。

(四)特别提示

CT是诊断胰腺癌的金标准。胰周侵犯及胰周血管包绕是胰腺癌不可切除的可靠征象。

（李肖坤）

第六节　脾脏疾病

一、脾脏梗死及外伤

(一)脾脏梗死

1.病因、病理及临床概述

脾脏梗死指脾内动脉分支阻塞,造成脾组织缺血坏死所致。风湿性心脏病二尖瓣病变和肝硬化是引起脾梗死常见原因。临床多无症状,有时可有上腹痛、发热、左侧胸腔积液等。

2.诊断要点

平扫表现为脾内三角形或楔形低密度区,多发于脾前缘近脾门方向。增强扫描周围脾组织明显强化,而梗死灶无强化,境界变清(图8-39)。

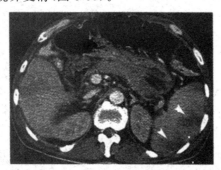

图8-39　脾脏梗死

CT检查显示脾内多发楔形低密度灶,尖端指向脾门,增强扫描未见强化

3.鉴别诊断

脾脏梗死容易诊断,慢性期有时需与脾肿瘤鉴别,增强有助于鉴别。

4.特别提示

脾脏梗死一般不需要处理。CT扫描的目的在于观察梗死的程度。MR价值同CT相仿。

(二)脾挫裂伤

1.病因、病理及临床概述

脾挫裂伤绝大部分是闭合性的直接撞击所致。脾是腹部外伤中最常累及的脏器。病理包括脾包膜下血肿、脾脏挫裂伤、脾撕裂、脾脏部分血管阻断和脾梗死。临床表现为腹痛、血腹、失血性休克等。

2.诊断要点

(1)脾包膜下血肿:包膜下新月形低密度灶,相应脾脏实质呈锯齿状。

(2)脾实质内出血:脾内多发混杂密度,呈线状。圆形或卵圆形改变,增强扫描斑点状不均质强化。

(3)其他:腹腔积血(图8-40)。

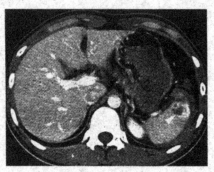

图 8-40　脾挫裂伤

CT 检查显示脾包膜下新月形血肿,脾实质内不
规则低密度灶,增强扫描不均质强化

3.鉴别诊断

平扫脾挫裂伤与脾分叶、先天切迹及扫描伪影有时难以鉴别,应行增强扫描观察。

4.特别提示

急性脾损伤患者平扫有时可表现正常,应行增强扫描观察。CT 检查对脾挫裂伤诊断非常准确,累及脾门时应考虑手术。

二、脾脏血管瘤

(一)病因、病理及临床概述

脾脏血管瘤是脾脏最常见的良性肿瘤,多发生于 30～60 岁,女性稍多。成人为海绵状血管瘤,小儿多为毛细血管瘤。较大血管瘤可有上发痛、左上腹肿块、压迫感及恶心、呕吐等症状。约 25％产生自发性破裂急腹症而就诊。

(二)诊断要点

平扫为比较均匀低密度影,多为单发,边缘清晰,形态规则,合并出血时密度增高或不均匀,瘤体较大可伴有钙化。增强扫描瘤体边缘见斑点状强化,逐渐向中心部充填(图8-41)。

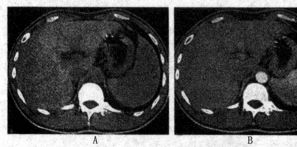

　A　　　　　　　　　　　　　　　B
图 8-41　CT 平扫及增强扫描

A、B 两图 CT 检查显示可见脾门处结节状稍低密度灶,增强扫描明显强化,边缘光整

(三)鉴别诊断

脾脏错构瘤,密度不均匀,发现脂肪密度为其特征。

(四)特别提示

因脾脏血管瘤网状内皮增厚及中心血栓、囊变等原因,少部分脾状血管瘤强化充填缓慢。MR 显示脾血管瘤的敏感性高于 CT。

三、脾脏淋巴瘤

(一)病因、病理及临床概述

脾脏淋巴瘤分为脾原发性恶性淋巴瘤及全身恶性淋巴瘤脾浸润两种。病理上分为弥漫性脾大、粟粒状肿物及孤立性肿块。临床表现有脾大及其相关症状。

(二)诊断要点

(1)原发性恶性淋巴瘤表现脾大,脾内稍低密度单发或多发占位病变,边缘欠清,增强扫描不规则强化、边缘变清。

(2)全身恶性淋巴瘤脾浸润表现脾大、弥漫性脾内结节灶,脾门部淋巴结肿大。

(三)鉴别诊断

转移瘤,有时鉴别困难,需密切结合临床。

(四)特别提示

淋巴瘤的诊断要依靠病史,CT 上淋巴瘤病灶可互相融合成地图样,此点同转移瘤不同。MR 平面梯度快速回波增强扫描对淋巴瘤的诊断很有帮助。

(李肖坤)

第七节　肾脏疾病

一、肾外伤

(一)病理和临床概述

肾脏遭受任何直接损伤如暴力挤压、骨折损伤、牵拉撕裂,或间接暴力如强烈震荡等均可导致损伤。近年来,医源性损伤亦逐渐增多。根据其病理特征,一般将肾外伤分为 3 型:①轻型损伤,包括肾挫伤、表浅性裂伤、包膜下血肿;②中型损伤,伤及肾实质或延及集合系统;③重型损伤,包括肾粉碎性伤及肾蒂损伤。临床表现为血尿、休克、腰部疼痛、腰肌紧张或有肿块,同时常合并其他脏器损伤。

(二)诊断要点

肾出血是肾外伤最常见的征象。肾外伤表现多样,一般可表现为:①肾因水肿和出血而增大,或肾脏因肾周血肿或漏尿而移位;②肾轮廓模糊不清或失去连续性;③肾实质裂隙、缺损或碎裂,肾内出血,轻的出现局限性血肿,边界清,严重者出现不规则不均匀的混杂密度;④肾周血肿是诊断肾破裂最常见的征象,表现为新月形或环形包膜下血肿,严重者随肾包膜撕裂,出血进入肾周间隙或肾旁间隙;⑤尿外漏,表明肾集合系统损伤;⑥合并其他脏器损伤(图 8-42)。

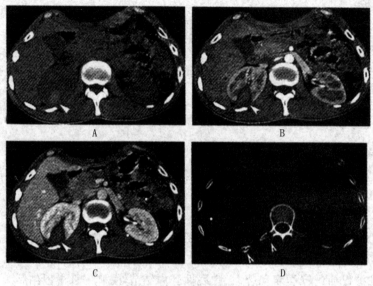

图 8-42　肾破裂

A、B、C、D.为右肾破裂的 CT 三维重建,右肾上极破裂,边缘不规则,局部未见血液供应

(三)鉴别诊断

一般可明确诊断,注意排除肾是否伴有其他病变。

(四)特别提示

肾在泌尿系统中最易发生损伤。由于肾血供丰富,具有高分辨率的 CT 显示出其优势。可明确损伤的程度和范围。三维 CT 重建对肾盂、输尿管、肾血管损伤的判断很有帮助。肾血管损伤的金标准是肾动脉造影,对于肾血管小分支出血患者可行肾动脉栓塞治疗。

二、肾囊肿

(一)病理和临床概述

肾囊肿分为肾单纯囊肿和多囊肾。肾单纯囊肿最常见,多见于成人。在后天形成,目前认为是肾小管憩室发展而来。病理上多见于肾皮质的浅深部或髓质,囊壁薄,内含透明液体,与肾盂不同。临床多无症状。多囊肾指肾皮质和髓质内发生的多发囊肿的遗传性疾病,按遗传方式分为常染色体显性遗传型(成人型)多囊肾和常染色体隐性遗传型(儿童型)多囊肾。前者多在30 岁后发病,表现为肾脏增大、局部不适、血尿、蛋白尿、高血压等。后者基本病变为肾小管增生和囊状扩张,有不同程度肝门周围纤维化和肝内胆管囊状扩张。临床有肾、肝症状。

(二)诊断要点

1.单纯囊肿

平扫为圆形或椭圆形低密度灶,水样密度。增强扫描不强化、壁薄(图 8-43)。

2.特殊类型

肾盂旁囊肿,位于肾窦内,可能为淋巴源性或肾胚胎组织残余发展而成,低密度,可压迫肾盂和肾盏,还有一种高密度囊肿,平扫比肾实质高,可能为出血、含蛋白样物质所致。

3.多囊肾成人型

肾内多发囊状水样低密度,大小不等,不强化。

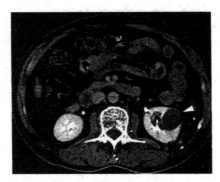

图 8-43　左肾囊肿

CT 检查示左肾实质内见一圆形囊状积液,未见强化

4.多囊肾儿童型

双肾对称增大有分叶,肾实质密度低,肾盂小,囊肿不易发现,增强扫描肾实质期延长,可见多发、扩张的肾小管密度增高,放射状分布。

(三)鉴别诊断

1.囊性肾癌

癌灶边缘有强化,可伴有后腹膜淋巴结转移及邻近脏器受侵犯等改变。

2.肾母细胞瘤

肾母细胞瘤多见于儿童,为肾脏实质性肿块,肾静脉往往受侵,易发生肺转移。

3.髓质海绵肾

肾皮、髓质交界区多发小钙化灶,呈簇状分布。

(四)特别提示

B 超是诊断肾囊肿常用而有效的方法。CT、MRI 均明确诊断,并起到鉴别诊断价值。

三、肾结石

(一)病理和临床概述

肾结石在尿路结石中居首位,发病年龄多为 20～50 岁,男性多于女性,多为单侧性。发病部位多见于肾盂输尿管连接部、肾盏次之,偶可见于肾盂源性囊肿或肾囊肿内。病理改变主要为梗阻、积水、感染及对肾盂黏膜和肾实质的损害。结石根据其组成成分分为阳性和阴性结石两类。临床症状主要为血尿、肾绞痛和排石史。当结石并发感染和梗阻性肾积水时,则出现相应临床症状。

(二)诊断要点

平扫可发现阳性及阴性结石,阴性结石密度常高于肾实质,CT 值常为 100 HU 以上,无增强效应。结石常为圆形、卵圆形、鹿角状。螺旋 CT 薄层扫描可发现＜2 mm 的结石。结石继发肾积水表现为患侧肾盂肾盏扩大,为均匀一致的低密度,部分患者在低密度中能发现高密度结石。长期梗阻导致肾皮质萎缩,增强扫描肾实质强化差,集合系统内对比剂浓度低(图 8-44)。

(三)鉴别诊断

血凝块,密度明显低于结石;钙化灶,不引起近侧尿路梗阻。

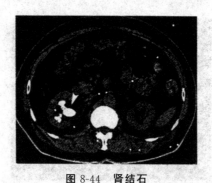

图 8-44　肾结石
CT 检查示肾盂内可见鹿角状高密度灶

(四)特别提示

腹部 X 线平片能发现 90％以上的阳性结石,能确定结石位置、形状、大小。静脉肾盂造影能发现 X 线平片不能显示的阴性结石,并判断肾积水程度。CT 检查的分辨率明显高于 X 线平片,可同时发现肾及其周围结构的形态学和功能学改变,CT 不仅能发现肾积水的程度,还能确定其梗阻位置。

四、肾结核

(一)病理和临床概述

肾结核 90％由血行感染引起,肺结核是主要原发病灶,骨关节结核、肠结核等也可成为原发灶。其他传播途径尚包括经尿路、经淋巴管和直接蔓延。致病菌到达肾皮髓交界区形成融合的结核结节,感染多是双侧性的。病变发展扩大,结节中心坏死,干酪样物液化排出,形成空洞。病灶常在肾乳头处侵入肾盂、肾盏,进而到达全肾或其他部位,肾结核可随集合系统累及输尿管、膀胱,男性可累及生殖系统。肾结核多见于青壮年,20～40 岁,男性多见,主要症状有尿频、尿痛、米汤样尿及血尿、脓尿等。部分患者有腰痛。

(二)诊断要点

(1)早期肾小球血管丛病变,CT 检查无发现。

(2)当病变发展干酪化形成寒性脓肿,破坏肾乳头时,CT 见单侧或双侧肾脏增大,肾实质内边缘模糊的单发或多发囊状低密度区,CT 值接近于水,增强扫描呈环状强化,与之相通的肾盏变形。

(3)后期肾体积缩小,肾皮质变薄,肾盂、肾盏管壁增厚,不规则狭窄。脓肿溃破可形成肾周或包膜下积脓,肾周间隙弥漫性软组织影。50％可见钙化,"肾自截"可见弥漫性钙化(图 8-45)。

(三)鉴别诊断

(1)肾囊肿:肾实质内单发或多发类圆形积液,无强化,囊壁极少钙化。

(2)肾积水:积液位于肾盂、肾盏内。

(3)细菌性肾炎:低密度灶内一般不发生钙化。

(四)特别提示

静脉肾盂造影是诊断肾结核的重要方法,但早期不能显示结核病灶,晚期肾功能受损时又不能显影。诊断不明确可选择 CT 检查,CT 的价值在于判断病变在哪侧肾、损害程度,能更好地显示病灶细节、肾功能情况、肾门及腹膜后淋巴结有无肿大,是确定肾结核治疗方案必不可少的检查方法。

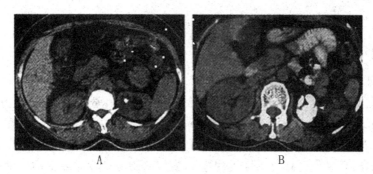

图 8-45　肾结核

A.肾结核,肾实质内多发囊状低密度区伴斑点状钙化;B.肾自截,全肾钙化

五、肾脓肿

(一)病理和临床概述

肾脓肿是肾非特异性化脓性脓肿,主要由血运播散引起,少数由逆行感染所致。常为单侧性病变。其致病菌多为金黄色葡萄球菌,病理改变为致病菌在肾皮质内形成多发局限性脓肿,数个脓肿可合并成较大脓肿,偶尔全肾累及。临床表现有突然起病、畏寒、高热、腰部疼痛、患侧腰肌紧张及肋脊角叩痛、食欲缺乏等。血常规示白细胞计数升高,中性粒细胞比例升高。

(二)诊断要点

1.急性浸润期

CT 平扫肾实质内稍低密度,边界不规则病灶,边缘模糊,增强呈边缘清晰的低密度灶。

2.脓肿形成期

检查可见不规则脓腔,增强呈环状强化,外周见水肿带。脓肿内可见小气泡及液化区。

3.肾周脓肿

脓肿可波及肾周、后腹膜及腰大肌,也可向肾盂内蔓延,形成肾盂积脓(图 8-46)。

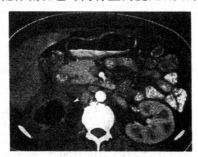

图 8-46　肾脓肿

CT 示右肾外形增大,边缘模糊,肾实质内见环状强化灶及气体

(三)鉴别诊断

肾结核,半数发生钙化,低密度灶内一般看不见气泡。

(四)特别提示

结合病史、体征、实验室检查和尿路造影可诊断。B 超、CT 不仅可确定病变部位、程度,还可动态观察。尚可行 CT 引导下肾脓肿穿刺诊断或治疗。MRI 检查 T_1WI 像呈低信号,T_2WI 上呈高信号。

六、肾动脉狭窄

(一)病理和临床概述

肾动脉狭窄是指各种原因引起的肾动脉起始部、主干,或其分支的狭窄,是继发性高血压最常见的原因。常见肾动脉狭窄原因:大动脉炎,病变常累及主动脉及其分支,我国多见,主要发生于年轻女性,累及肾动脉者多为单侧,好发于起始部;肌纤维结构不良,见于年轻男性,肾动脉管壁纤维增生,管腔狭窄,常发生在肾动脉远侧 2/3,多位双侧,呈串珠样;主动脉粥样硬化,见于老年,常有高血压、糖尿病,多发生在肾动脉起始部。其他原因有先天发育不良、肾动脉瘤、动静脉瘘、外伤、肾移植术后、肾蒂扭转、肾动脉周围压迫等。临床主要表现为短期出现高血压,舒张压升高为主。部分患者腰部可闻及杂音。

(二)诊断要点

CT 显示肾脏形态变小,肾萎缩改变。肾皮质变薄,强化程度减低。部分患者血栓形成并脱落导致肾梗死。CTA 可显示肾动脉狭窄或动脉狭窄后扩张。大动脉炎可见血管壁增厚,呈向心性或新月形增厚。动脉粥样硬化的钙化发生在动脉内膜,血管腔不均匀或偏心狭窄(图 8-47)。

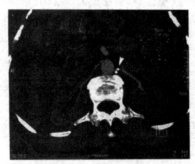

图 8-47　左肾动脉狭窄
曲面重建示左肾动脉起始部钙化引起的左肾动脉狭窄

(三)鉴别诊断

血管造影可明确诊断,一般无须鉴别。

(四)特别提示

本病的早期诊断对于临床治疗有重要影响。CTA、MRA 是无创性检查,诊断敏感性和特异性高,有取代血管造影的趋势。但血管造影是诊断该病的金标准,能准确显示狭窄部位、范围和程度。同时可施行肾动脉球囊扩张或支架置入术治疗肾动脉狭窄。

七、肾肿瘤

肾肿瘤多为恶性,任何肾肿瘤在组织学检查前都应疑为恶性。临床上较常见的肾肿瘤有源自肾实质的肾癌、肾母细胞瘤以及肾盂肾盏发生的移行细胞癌。小儿恶性肿瘤中,肾母细胞瘤占20%以上,是小儿最常见的腹部肿瘤。成人恶性肿瘤中肾肿瘤占 2%左右,绝大部分为肾癌,肾盂癌少见。肾脏良性肿瘤中最常见的是肾血管平滑肌脂肪瘤。

(一)肾血管平滑肌脂肪瘤

1.病理和临床概述

以往认为肾血管平滑肌脂肪瘤是错构瘤,目前通过免疫组化证实该肿瘤系单克隆性生长,是真性肿瘤。绝大部分肾血管平滑肌脂肪瘤是良性,但已有文献报道少数肿瘤恶性变并发生转移。肿瘤主要起源于中胚层,由不同比例的异常血管、平滑肌和脂肪组织组成,一般呈膨胀性生长。肾血管平滑肌脂肪瘤有两个类型:一型合并结节性硬化,此型多见于儿童或青年,肿瘤为双肾多发小肿块。临床无泌尿系统症状。另一型不合并结节性硬化,肾肿块单发且较大,有血尿、腰痛等临床症状。肾血管平滑肌脂肪瘤是肾脏自发破裂最常见的原因。从病理学上看,肾血管平滑肌脂肪瘤可以分为上皮样血管平滑肌脂肪瘤和单形性上皮样血管平滑肌脂肪瘤及单纯的血管平滑肌脂肪瘤,前者有上皮样细胞,含有大量血管成分或少量脂肪组织;中者仅含上皮样细胞和丰富的毛细血管网;后者三者按不同比例在瘤内分布。

2.诊断要点

典型表现为肾实质内单发或多发软组织肿块,边界清楚,密度不均匀,内见脂肪密度,CT 值低于−20 HU。脂肪性低密度灶中夹杂着不同数量的软组织成分,呈网状或蜂窝状分隔。增强后部分组织强化,脂肪组织不强化(图 8-48A)。少部分不含脂肪或含少量脂肪组织(上皮样或单形性上皮样血管平滑肌脂肪瘤)可以类似肾癌样表现,呈不均匀明显强化,包膜不完整,诊断非常困难(图 8-48B~D)。

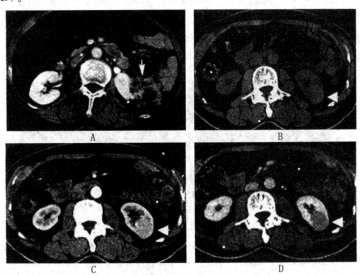

图 8-48　肾血管平滑肌脂肪瘤

A.肾血管平滑肌脂肪瘤,肿块内见较多脂肪组织,肿块不规则,突出肾轮廓外;B~D.上皮样血管平滑肌脂肪瘤,可见肿块密度均匀,增强动脉期扫描呈明显均匀强化,静脉期扫描退出呈低密度

3.鉴别诊断

(1)肾癌:肿块内一般看不到脂肪组织。

(2)单纯性肾囊肿:为类圆形积液,无强化。

(3)肾脂肪瘤:为单纯脂肪肿块。

4.特别提示

肿瘤内发现脂肪成分是 B 超、CT、MRI 诊断该病的主要征象。如诊断困难,应进一步行

MRI 检查,因 MRI 对脂肪更有特异性。DSA 血管造影的典型表现有助于同其他占位病灶的鉴别。少部分肾脏血管平滑肌脂肪瘤伴出血,可以掩盖脂肪的低密度,密度不均匀增高,需要注意鉴别。上皮样或单形性上皮样血管平滑肌脂肪瘤诊断困难者,需要进行穿刺活检。

(二)肾嗜酸细胞腺瘤

1.病理和临床概述

肾嗜酸细胞腺瘤是一种较罕见的肾脏实质性肿瘤,虽然近年来人们对此瘤的临床病理特征认识加深,但在实际工作中常误诊为肾细胞癌。Klein 和 Valensi 提出肾嗜酸细胞腺瘤是一种具有不同于其他肾皮质肿瘤特征的独立肿瘤并获公认。文献报道肾嗜酸细胞腺瘤占肾脏肿瘤的3‰~7‰,发病率多在 60 岁以上,男性较女性多见。肾嗜酸细胞腺瘤起源于远曲小管和集合管细胞。肿瘤质地均匀,没有坏死、出血及囊性变,而肾细胞癌其肉眼标本最大特点是因瘤体内有出血坏死呈五彩色,即使瘤体小也能见到。该瘤肉眼标本另一个特点是部分肿瘤中央有纤维瘢痕形成。光镜下肿瘤细胞呈巢状或实片状,肾嗜酸细胞腺瘤的胞膜通常不清晰,胞质嗜酸性为此瘤的又一大特点,镜下颗粒粗大,充满胞质,嗜酸性强。肾嗜酸细胞腺瘤无特异性临床表现,通常无症状,瘤体较大者可有腰痛、血尿或腹部包块。该瘤绝大部分为单发,肿瘤大小为0.6~15 cm。常局限肾脏实质,很少侵犯肾包膜和血管。

2.诊断要点

CT 平扫为较均匀的低密度或高密度。增强后各期均匀强化且密度低于肾皮质。比较特异的是,CT 扫描时出现的中央星状瘢痕和轮辐状强化,可提示肾嗜酸细胞腺瘤的诊断。但也有人认为它们并不可靠。轮辐状强化和中央星状瘢痕,也是嫌色细胞癌的表现之一。但如果螺旋CT 血管期和消退期双期均表现为轮辐状,应疑诊肾嗜酸细胞腺瘤(图 8-49)。

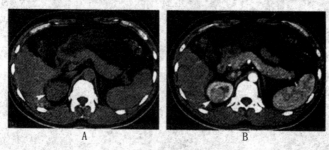

图 8-49 肾嗜酸细胞腺瘤

女性患者,34 岁,体检 B 超发现右肾上极占位,CT 平扫显示右肾上极等密度肿块,动脉期呈均匀中等强化,静脉期扫描呈等低密度,手术病理为右肾上极嗜酸细胞瘤

3.鉴别诊断

(1)肾细胞癌:肿块不出现中央星状瘢痕和轮辐状强化,且易侵犯肾包膜和邻近血管。

(2)肾血管平滑肌脂肪瘤:内可见特异性脂肪组织。

4.特别提示

因肿瘤为良性,如术前能正确诊断,则可采用低温冷冻治疗、肾部分切除或肿瘤射频消融术,从而避免不必要的肾脏切除术。近来发现 MRI 在诊断肾嗜酸细胞瘤方面有独特价值,可显示肿瘤包膜完整、中央星状瘢痕、等或低 T_1 信号、稍低或稍高 T_2 信号及强化情况等,可提示诊断。如果仔细观察肾脏 MRI 形态学特点和特异的信号特征,并结合其他辅助影像检查和病史,对绝大多数肾嗜酸细胞腺瘤及其他肾脏肿块,MRI 能做出正确诊断并指导治疗。

(三) 肾细胞癌

1.病理和临床概述

肾细胞癌(简称肾癌)为肾最常见恶性肿瘤,好发年龄50~60岁,男性多见。肾细胞癌起源于肾小管上皮细胞,发生在肾实质内,可有假包膜,易发生囊变、出血、坏死、钙化。肾癌易侵犯肾包膜、肾筋膜、邻近肌肉、血管、淋巴管等,并易在肾静脉、下腔静脉内形成瘤栓,晚期可远处转移。病理类型有透明细胞癌、颗粒细胞癌、梭形细胞癌。典型症状有血尿、腰痛和腹部包块。

2.诊断要点

CT表现为等密度、低密度或高密度肿块。动态增强:早期大部分肾癌强化明显,CT值可增加≥40 HU;皮质期不利于肿瘤显示;实质期呈相对低密度。肿块局限于肾实质内或突出肾轮廓外。肿块与正常肾脏分界不清,边缘较规则或部分不规则。有时肿瘤内有点状、小结节状,边缘弧状钙化。同时注意观察肾周结构有无侵犯,局部淋巴结有无肿大(图8-50)。

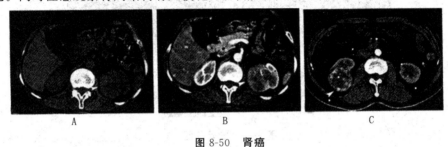

图8-50　肾癌

A、B、C.三图为CT检查示肾轮廓增大,肿块呈明显不均匀性强化

3.鉴别诊断

(1)肾盂癌:发生在肾盂,乏血供,肿块强化不明显。

(2)肾血管平滑肌脂肪瘤:肿块内有脂肪组织时容易鉴别,无脂肪组织则难以鉴别。

(3)肾脓肿:脓腔见环状强化,内见小气泡及积液。

4.特别提示

B超检查对肾癌的普查起重要作用,对肾内占位囊性成分的鉴别诊断准确性高。CT检查可作为术前肾癌分期的主要依据,确定肿瘤有无侵犯周围血管、脏器及淋巴结转移、远处转移。MRI诊断准确性同CT,但在诊断淋巴结和血管病变方面优于CT。

(四) 肾窦肿瘤

1.病理和临床概述

由肾门深入肾实质所围成的腔隙称肾窦,内有肾动脉的分支、肾静脉的属支、肾盂、肾大、小盏、神经、淋巴管和脂肪组织。有研究者将肾窦病变分为三种:一类是窦内固有成分发生的病变,如脂肪组织、集合系统、血管及神经组织来源的;一类是外来的从肾实质发展进入肾窦内的病变;另一类是继发的包括转移或腹膜后肿瘤累及肾窦的肿瘤。原发性肾窦内肿瘤非常罕见,发现其病因或发生肿瘤的解剖组织范围很广,从脂肪组织(如脂肪肉瘤)、神经组织(如副神经节细胞瘤)、淋巴组织(如以良性Castleman病或恶性淋巴瘤),以及血管来源的血管外皮瘤或肌肉来源的平滑肌瘤、血管平滑肌瘤。肾窦肿瘤以良性为主,恶性较少。患者一般临床上症状无特异性表现,以腰部酸痛最为常见;原发性肾窦肿瘤一般直径在4.0 cm左右,可能出现临床症状才引起患者注意,无血尿。

2.诊断要点

(1)CT 示肾盂肾盏为受压改变,与肾盂肾盏分界清晰、光整。

(2)平扫及增强密度均匀(良性)或不均匀(恶性)。

(3)与肾实质有分界,血管源性肿瘤强化非常明显。

(4)脂肪源性肿瘤内见脂肪组织密度(图 8-51)。

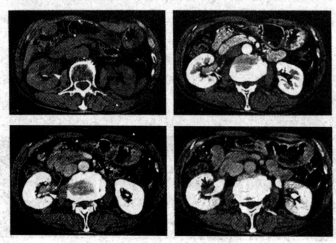

图 8-51　肾窦肿瘤

CT 平扫可见右侧肾窦等密度占位,分泌期扫描可见右侧肾盂受压变扁,但
与肿块之间交接光滑,未见受侵犯征象。手术病理为肾窦血管平滑肌瘤

3.鉴别诊断

(1)肾癌,肿块发生于肾实质内,可侵犯肾周及肾窦,一般呈显著强化。

(2)肾盂肿瘤,起源于肾盂,肿块强化差。

4.特别提示

肾区病变的定位对疾病的诊断、手术方案的制订,甚至预后都具有极其重要的临床意义。位于肾窦内的肿瘤一般不需要进行全肾脏切除,而肾实质的肿瘤一般必须全肾切除。CT、IVP、MRI 及肾动脉造影对肾窦肿瘤的定位有重要的临床价值,并对肿瘤的定性也有重要的参考价值。

(李肖坤)

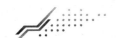

颅脑疾病的MRI诊断

第一节 先天性疾病

一、脑发育不全畸形

(一)脑沟、裂、回发育畸形

1.全前脑无裂畸形

属于前脑无裂畸形的最严重形式,与染色体 13、18 三倍体有关。MRI 可见大脑呈小圆球形,中央为单一脑室,丘脑融合,正常中线结构(如脑镰、胼胝体)均缺失。约半数患者伴多处颅面畸形,周围脑组织数量少。鉴别诊断包括严重脑积水及积水性无脑畸形。前者脑镰和半球间裂存在,后者丘脑不融合,脑镰存在。

2.半叶前脑无裂畸形

基本病理改变与全前脑无裂畸形相同,畸形程度略轻。MRI 可见中央单一脑室存在,但脑室颞角及枕角,后部半球间裂初步形成。前大脑半球及丘脑融合,并突入脑室。脑镰、胼胝体、透明隔仍缺失。

3.单叶前脑无裂畸形

前脑的分裂近乎完全,但前部半球间裂较浅,脑室系统形态良好,脑镰存在,透明隔仍阙如。

(二)透明隔发育畸形

可能是单叶前脑无裂畸形的轻度形式。半数患者合并脑裂畸形,透明隔是两侧侧脑室间的间隔,如在胚胎期融合不全,则形成潜在的透明隔间腔。透明隔发育畸形包括透明隔间腔,即第五脑室形成。如透明隔间腔积液过多,向外膨隆,称透明隔囊肿。如其向后扩展即形成Vergae 腔,或穹隆间腔,也称第六脑室(图 9-1)。透明隔阙如时两侧侧脑室相通,MRI 可见侧脑室额角在轴面像呈倒三角形,在冠状面像指向内侧。约 50% 患者在 MRI 可见视神经及视交叉变细,视交叉位置异常,呈垂直状而非水平状。部分病例可见垂体柄增粗,2/3 有下丘脑垂体功能障碍。

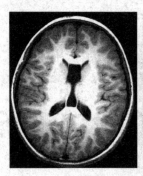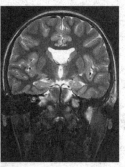

图 9-1　透明隔囊肿

轴面 T_1WI 及冠状面 T_2WI 显示透明隔间腔增宽,向外膨隆,向后扩展形成第六脑室

(三)脑穿通畸形

为胚胎发育异常导致脑内形成囊腔。MRI 显示脑实质内边界清晰的囊腔,其密度或信号与脑脊液相同。囊腔与脑室或蛛网膜下腔相通(图 9-2)。

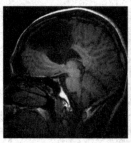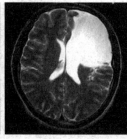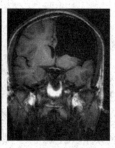

图 9-2　脑穿通畸形

A.矢状面 T_1WI;B.轴面 T_2WI;C.冠状面 T_1WI。左额叶可见

脑内囊性病变,囊腔与左侧脑室及蛛网膜下腔相通

二、闭合不全畸形

(一)无脑畸形

由脑形成时发生破坏性疾病所致。中线结构(如大脑镰)存在,完整的基底核也可分辨。但几乎无皮质残留,或仅一层薄膜围绕巨大的液体囊腔。脑室结构不清。

(二)脑膨出

通过颅骨缺损,脑内结构(如脑膜、脑脊液、脑室、脑)单独或合并向外突出。在北美以枕叶膨出最多见,在亚洲地区以额叶经鼻腔膨出多见。脑膨出常合并下列畸形:胼胝体阙如、Chiari 畸形、灰质异位、移行异位、Dandy-Walker 综合征等。

(三)胼胝体阙如(胼胝体发育不全)

胼胝体形成于胎儿期的第 3～4 个月。通常从前向后形成,但胼胝体嘴最后形成。胼胝体发育不全可以是全部的,也可是部分性的。部分性胼胝体发育不全常表现为胼胝体压部和嘴部阙如,而胼胝体膝部存在。影像检查可见侧脑室额角和体部宽大,而且两侧侧脑室分离,额角与体部呈锐角。枕角扩大、不对称。由于内侧纵束伸长,侧脑室中部边缘凹陷。第三脑室轻度扩大并抬高,不同程度延伸至双侧侧脑室中间位置(图 9-3),室间孔常拉长。此外,由于胼胝体膝部阙如,大脑半球间裂似与第三脑室前部相连续,在冠状面 MRI,半球间裂向下扩展至双侧侧脑室之间,第三脑室顶部。在矢状面,正常扣带回缺失。旁中央回及旁中央回沟围绕第三脑室,呈放射状。部分病例可见海马联合增大,酷似胼胝体压部。

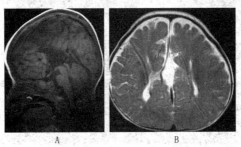

图 9-3　胼胝体阙如

A.矢状面 T_1WI,正常形态胼胝体未见显示,第三脑室扩大并抬高;

B.轴面 T_2WI,大脑半球间裂与第三脑室前部相连,两侧侧脑室分离

(四)胼胝体脂肪瘤

胼胝体脂肪瘤是在胎儿神经管闭合过程中,中胚层脂肪异常夹入所致。占颅内脂肪瘤的30%,约半数患者与胼胝体发育不全有关。有学者认为胼胝体脂肪瘤不是真正的肿瘤而是脑畸形,最常见的部位是胼胝体压部,或围绕胼胝体压部(图 9-4),也可累及整个胼胝体。颅内脂肪瘤几乎均发生在中线部位,亦可见于四叠体池,脚间池及鞍上等部位。在 CT 常见特定部位的极低密度,大的脂肪瘤壁可见线样钙化。MRI 显示脂肪瘤信号在 T_2WI 与脑组织类似,在 T_1WI 呈高信号,应用脂肪抑制技术可使 T_1 高信号明显减低。重要脑血管可穿过脂肪瘤。

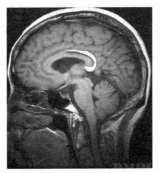

图 9-4　胼胝体脂肪瘤

矢状面 T_1WI 显示短 T_1 脂肪信号,围绕胼胝体后部及压部

(五)Chiari 畸形

又称小脑扁桃体延髓联合畸形。最早由 Chiari 描述。将菱脑畸形伴脑积水分为 3 种类型,而后将伴有严重小脑发育不全的被补充为第 4 种。Chiari Ⅰ型和 Chiari Ⅱ型相对常见。Chiari Ⅲ型少见。Chiari Ⅳ型结构独特。

1.Chiari Ⅰ型

在 MRI 可见小脑扁桃体下疝,即小脑扁桃体变形、移位,向下疝出枕大孔,进入颈椎管上部。一般认为,小脑扁桃体低于枕大孔 3 mm 属于正常范围,低于枕大孔 3～5 mm 为界限性异常,低于枕大孔 5 mm 可确认下疝。Chiari Ⅰ型通常不伴有其他脑畸形。20%～25% 的患者伴有脊髓积水空洞症(图 9-5)。有时可见颅颈交界畸形,包括扁平颅底,第一颈椎与枕骨融合等。

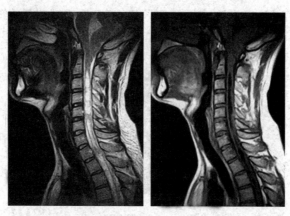

图 9-5　Chiari 畸形

矢状面 T_2WI 及 T_1WI 显示小脑扁桃体突入枕大孔,颈髓及上胸髓可见脊髓空洞

2.Chiari Ⅱ 型

Chiari Ⅱ 型是一种比较复杂的畸形,影响脊椎、颅骨硬膜和菱脑。与 Chiari Ⅰ 型相比, Chiari Ⅱ 型伴随幕上畸形的发生率高,表现复杂多变。Chiari Ⅱ 型几乎均伴有某种形式的神经管闭合不全,如脑膜膨出、脊髓脊膜膨出和脑积水等。颅骨和硬膜畸形包括颅骨缺损、枕大孔裂开、不同程度的脑镰发育不全、横窦及窦汇低位伴颅后窝浅小、小脑幕发育不全伴幕切迹增宽、小脑蚓部及半球向上膨出(小脑假瘤);中脑和小脑异常包括菱脑发育不全导致延髓小脑向下移位、延髓扭曲、小脑围绕脑干两侧向前内侧生长;脑室和脑池异常包括半球间裂锯齿状扩大,脑室扩大,透明隔阙如或开窗,导水管狭窄或闭塞,第四脑室拉长、变小,向尾侧移位;脑实质异常包括脑回小、灰质异位、胼胝体发育不全;脊柱和脊髓异常包括脊髓脊膜膨出(腰骶部占 75%,颈胸部占 25%)、脊髓积水空洞症、脊髓低位合并脂肪瘤、脊髓纵裂。

3.Chiari Ⅲ 型

表现为 Chiari Ⅱ 型伴下枕部或上颈部脑膨出,罕见。

4.Chiari Ⅳ 型

表现包括小脑缺失或发育不全、脑干细小、颅后窝大部被脑脊液腔占据。此型罕见,且不能单独存在。

(六)Dandy-Walker 综合征

为菱脑先天畸形,第四脑室囊性扩大为其特点,伴有不同程度小脑蚓部发育不全。MRI 表现包括扩大的第四脑室及枕大池复合体内充满大量脑脊液(图 9-6),颅后窝增大,小脑蚓部及半球发育不全,第三脑室和双侧脑室不同程度扩大。约 60% 患者合并其他畸形,其中 75% 合并脑积水,$20\%\sim25\%$ 合并胼胝体发育不全,$5\%\sim10\%$ 合并多小脑回和灰质异位。有些学者认为,小脑后部的蛛网膜囊肿(小脑蚓部存在,第四脑室形成正常),以及大枕大池(小脑蚓部和小脑半球正常),可能为 Dandy-Walker 综合征的变异表现。

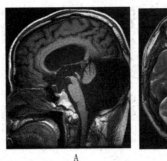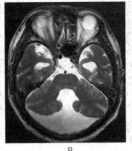

图 9-6　Dandy-Walker 综合征

A.矢状面 T_1WI；B.轴状面 T_2WI；第四脑室及枕大池复
合体内充满大量脑脊液,小脑蚓部发育不全

三、神经元移行障碍

(一)无脑回畸形与巨脑回畸形

在无脑回畸形,MRI 显示大脑半球表面光滑,脑皮质增厚,白质减少,灰白质交界面异常平滑,脑回、脑沟消失,大脑裂增宽,岛叶顶盖缺失,脑室扩大,蛛网膜下腔增宽(图 9-7)。在巨脑回畸形,MRI 显示脑皮质增厚,白质变薄,脑回增宽且扁平(图 9-8)。可伴有胼胝体发育不全,Dandy-Walker 畸形及脑干与小脑萎缩。

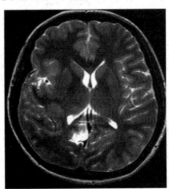

图 9-7　无脑回畸形

轴面 T_2WI 显示右侧枕叶半球表面光滑,皮质
增厚,脑回脑沟阙如,灰白质交界面平滑

(二)多脑回

灰质增多呈葡萄状,深脑沟减少,白质内胶质增生。

(三)神经元灰质异位

灰质异位由胚胎发育过程中神经细胞没有及时移动到皮质表面引起。灰质异位可为局限性,也可为弥漫性。可位于脑室周围呈结节状,或突入侧脑室;也可位于脑深部或皮质下白质区,呈板层状,其信号与灰质信号一致(图 9-9)。

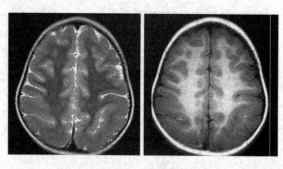

图 9-8　巨脑回畸形

轴面 T_2WI 及 T_1WI 显示双顶叶脑回宽平,脑沟裂稀疏

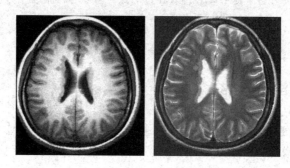

图 9-9　灰质异位

轴面 T_1WI 及 T_2WI 显示脑室周围结节状灰质信号,突入侧脑室

（刘　利）

第二节　脑血管疾病

一、高血压脑出血

(一)临床表现与病理特征

高血压脑动脉硬化为脑出血的常见原因,出血多位于幕上,小脑及脑干出血少见。患者多有明确病史,突然发病,出血量一般较多,幕上出血常见于基底核区,也可发生在其他部位。脑室内出血常与尾状核或基底神经节血肿破入脑室有关,影像学检查显示脑室内血肿信号或密度,并可见液平面。脑干出血以脑桥多见,由动脉破裂所致,由于出血多,压力较大,可破入第四脑室。

(二)MRI 表现

高血压动脉硬化所致脑内血肿的影像表现与血肿发生时间密切相关。对于早期脑出血,CT显示优于 MRI。急性期脑出血,CT 表现为高密度,尽管由于颅底骨性伪影使少量幕下出血有时难以诊断,但大多数脑出血可清楚显示,一般出血后 6～8 周,由于出血溶解,在 CT 表现为脑脊液密度。血肿的 MRI 信号多变,并受多种因素影响,除血红蛋白状态外,其他因素包括磁场强度、脉冲序列、红细胞状态、凝血块的时间、氧合作用等。

MRI 的优点是可以观察出血的溶解过程。了解出血的生理学改变,是理解出血信号在 MRI 变化的基础。简单地说,急性出血由于含氧合血红蛋白及脱氧血红蛋白,在 T_1WI 呈等至轻度低信号,在 T_2WI 呈灰至黑色(低信号);亚急性期出血(一般指 3 天~3 周)由于正铁血红蛋白形成,在 T_1WI 及 T_2WI 均呈高信号(图 9-10)。随着正铁血红蛋白被巨噬细胞吞噬、转化为含铁血黄素,在 T_2WI 可见在血肿周围形成一低信号环。以上出血过程的 MRI 特征,在高场强磁共振仪显像时尤为明显。

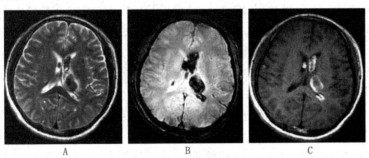

图 9-10 脑出血

A.轴面 T_2WI;B.轴面梯度回波像;C.轴面 T_1WI;MRI 显示左
侧丘脑血肿,破入双侧侧脑室体部和左侧侧脑室枕角

二、超急性期脑梗死与急性脑梗死

(一)临床表现与病理特征

脑梗死是常见疾病,具有发病率、死亡率和致残率高的特点,严重威胁人类健康。伴随着脑梗死病理生理学的研究进展,特别是提出"半暗带"概念和开展超微导管溶栓治疗后,临床需要在发病的超急性期及时明确诊断,并评价缺血脑组织血流灌注状态,以便选择最佳治疗方案。

MRI 检查是诊断缺血性脑梗死的有效方法。发生在 6 小时内的脑梗死称为超急性期脑梗死。梗死发生 4 小时后,由于病变区持续性缺血缺氧,细胞膜离子泵衰竭,发生细胞毒性脑水肿。6 小时后,血-脑屏障破坏,继而出现血管源性脑水肿,脑细胞出现坏死。1~2 周后,脑水肿逐渐减轻,坏死脑组织液化,梗死区出现吞噬细胞,清除坏死组织。同时,病变区胶质细胞增生,肉芽组织形成。8~10 周后,形成囊性软化灶。少数缺血性脑梗死在发病 24~48 小时后,可因血液再灌注,发生梗死区出血,转变为出血性脑梗死。

(二)MRI 表现

常规 MRI 用于诊断脑梗死的时间较早。但由于常规 MRI 特异性较低,往往需要在发病 6 小时以后才能显示病灶,而且不能明确病变的范围及半暗带大小,也无法区别短暂性脑缺血发作(TIA)与急性脑梗死,因此其诊断价值受限。随着 MRI 成像技术的发展,功能性磁共振检查提供了丰富的诊断信息,使缺血性脑梗死的诊断有了突破性进展。

在脑梗死超急性期,T_2WI 上脑血管出现异常信号,表现为正常的血管流空效应消失。T_1WI 增强扫描时,出现动脉增强的影像,这是最早的表现。它与脑血流速度减慢有关,此征象在发病 3~6 小时即可发现。血管内强化一般出现在梗死区域及其附近,皮质梗死较深部白质梗死更多见。基底核、丘脑、内囊、大脑脚的腔隙性梗死一般不出现血管内强化,大范围的脑干梗死有时可见血管内强化。

由于脑脊液的流动伪影及与相邻脑皮质产生的部分容积效应，常规 T_2WI 不易显示位于大脑皮质灰白质交界处、岛叶及脑室旁深部脑白质的病灶，且不易鉴别脑梗死分期。FLAIR 序列由于抑制脑脊液信号，同时增加 T_2 权重成分，背景信号减低，使病灶与正常组织的对比显著增加，易于发现病灶。FLAIR 序列的另一特点是可鉴别陈旧与新鲜梗死灶。陈旧与新鲜梗死灶在 T_2WI 均为高信号。而在 FLAIR 序列，由于陈旧梗死灶液化，内含自由水，T_1 值与脑脊液相似，故软化灶呈低信号，或低信号伴周围环状高信号；新鲜病灶含结合水，T_1 值较脑脊液短，呈高信号。但 FLAIR 序列仍不能对脑梗死做出精确分期，同时对于发病 6 小时以内的超急性期病灶，FLAIR 的检出率也较差。DWI 技术在脑梗死中的应用解决了这一问题。

DWI 对缺血改变非常敏感，尤其是超急性期脑缺血。脑组织急性缺血后，由于缺血、缺氧、Na^+-K^+-ATP 酶泵功能降低，导致钠水滞留，首先引起细胞毒性水肿，水分子弥散运动减慢，表现为 ADC 值下降，继而出现血管源性水肿，随后细胞溶解，最后形成软化灶。相应地在急性期 ADC 值先降低后逐渐回升，在亚急性期 ADC 值多数降低。DWI 图与 ADC 图的信号表现相反，在 DWI 弥散快（ADC 值高）的组织呈低信号，弥散慢（ADC 值低）的组织呈高信号。人脑发病后 2 小时即可在 DWI 发现直径 4 mm 的腔隙性病灶。急性期病例 T_1WI 和 T_2WI 均可正常，FLAIR 部分显示病灶，而在 DWI 均可见脑神经体征相对应区域的高信号。发病 6~24 小时后，T_2WI 可发现病灶，但病变范围明显小于 DWI，信号强度明显低于 DWI。发病 24~72 小时后，DWI 与 T_1WI、T_2WI、FLAIR 显示的病变范围基本一致。72 小时后进入慢性期，随诊观察到 T_2WI 仍呈高信号，而病灶在 DWI 信号下降，且在不同病理进程中信号表现不同。随时间延长，DWI 信号继续下降，表现为低信号，此时 ADC 值明显升高。因此，DWI 不仅能对急性脑梗死定性分析，还可通过计算 ADC 与 rADC 值作定量分析，鉴别新鲜和陈旧脑梗死，评价疗效及预后。

DWI、FLAIR、T_1WI、T_2WI 敏感性比较：对于急性脑梗死，FLAIR 序列敏感性高，常早于 T_1WI、T_2WI 显示病变，此时 FLAIR 成像可取代常规 T_2WI；DWI 显示病变更为敏感，病变与正常组织间的对比更高，所显示的异常信号范围均不同程度大于常规 T_2WI 和 FLAIR 序列，因此 DWI 敏感性最高。但 DWI 空间分辨率相对较低，磁敏感性伪影影响显示颅底部病变（如颞极、额中底部、小脑），而 FLAIR 显示这些部位的病变较 DWI 清晰。DWI 与 FLAIR 技术在评价急性脑梗死病变中具有重要的临床价值，两者结合应用能准确诊断早期梗死，鉴别新旧梗死病灶，指导临床溶栓灌注治疗。

PWI 显示脑梗死病灶比其他 MRI 更早，且可定量分析 CBF。在大多数病例，PWI 与 DWI 表现存在一定差异。在超急性期，PWI 显示的脑组织血流灌注异常区域大于 DWI 的异常信号区，且 DWI 显示的异常信号区多位于病灶中心。缺血半暗带是指围绕异常弥散中心的周围正常弥散组织，它在急性期灌注减少，随病程进展逐渐加重。如不及时治疗，于发病几小时后，DWI 所示异常信号区域将逐渐扩大，与 PWI 所示血流灌注异常区域趋于一致，最后发展为梗死灶。同时应用 PWI 和 DWI，有可能区分可恢复性缺血脑组织与真正的脑梗死（图 9-11、图 9-12）。

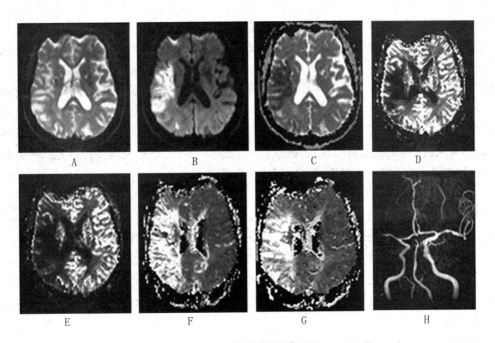

图 9-11　超急性期脑梗死

A.轴面 DWI(b=0),右侧大脑中动脉分布区似见高信号;B.DWI(b=1 500)显示右侧大脑中动脉分布区异常高信号;C.ADC图显示相应区域低信号;D.PWI 显示 CBF 减低;E.PWI 显示 CBV 减低;F.PWI显示 MTT 延长;G.PWI显示 TTP 延长;H.MRA 显示右侧 MCA 闭塞

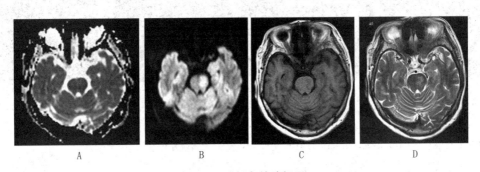

图 9-12　脑桥急性脑梗死

A.轴面 ADC 图未见明显异常信号;B.DWI 显示左侧脑桥异常高信号;C.轴面
T_1WI,左侧脑桥似见稍低信号;D.在 T_2WI,左侧脑桥可见稍高信号

　　MRS 可区分水质子信号与其他化合物或原子中质子产生的信号,使脑梗死的研究达到细胞代谢水平。这有助于理解脑梗死的病理生理变化,早期诊断,判断预后和疗效。急性脑梗死 31P-MRS 主要表现为 PCr 和 ATP 下降,Pi 升高,同时 pH 降低。发病后数周 31P-MRS 的异常信号改变可反映梗死病变不同演变的代谢状况。脑梗死发生 24 小时内,^{1}H-MRS 显示病变区乳酸持续性升高,这与葡萄糖无氧酵解有关。有时可见 NAA 降低,或因髓鞘破坏出现 Cho 升高。

三、静脉窦血栓

(一)临床表现与病理特征

　　脑静脉窦血栓是一种特殊类型的脑血管病,分为非感染性与感染性两大类。前者多由外伤、消耗性疾病、某些血液病、妊娠、严重脱水、口服避孕药等所致,后者多继发于头面部感染,以及化脓性脑膜炎、脑脓肿、败血症等疾病。主要临床表现为颅内高压,如头痛、呕吐、视力下降、视乳头水肿、偏侧肢体无力、偏瘫等。

本病发病机制和病理变化不同于动脉血栓形成,脑静脉回流障碍和脑脊液吸收障碍是主要改变。若静脉窦完全阻塞并累及大量侧支静脉,或血栓扩展到脑皮质静脉时,出现颅内压增高和脑静脉、脑脊液循环障碍,导致脑水肿、出血、坏死。疾病晚期,严重的静脉血流淤滞和颅内高压,将继发动脉血流减慢,导致脑组织缺血、缺氧,甚至梗死。因此,临床表现多样性是病因及病期不同、血栓范围和部位不同,以及继发脑内病变综合作用的结果。

(二)MRI 表现

MRI 诊断静脉窦血栓有一定优势,一般不需增强扫描。MRV 可替代 DSA 检查。脑静脉窦血栓最常发生于上矢状窦,根据形成时间长短,MRI 表现复杂多样(图 9-13),给诊断带来一定困难。急性期静脉窦血栓通常在 T_1WI 呈中等或明显高信号,T_2WI 显示静脉窦内极低信号,而静脉窦壁呈高信号。随着病程延长,T_1WI 及 T_2WI 均呈高信号;有时在 T_1WI,血栓边缘呈高信号,中心呈等信号,这与脑内血肿的演变一致。T_2WI 显示静脉窦内流空信号消失,随病程发展甚至萎缩、闭塞。

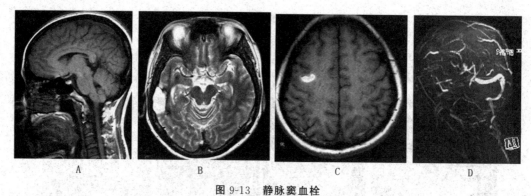

图 9-13　静脉窦血栓

A.矢状面 T_1WI 显示上矢状窦中后部异常信号;B.轴面 T_2WI 显示右颞部长 T_2 信号,周边见低信号(含铁血红素沉积);C.轴面 T_1WI 显示右额叶出血灶;D.MRV 显示上矢状窦、右侧横窦及乙状窦闭塞

需要注意,缩短 TR 时间可使正常人脑静脉窦在 T_1WI 信号增高,与静脉窦血栓混淆。由于磁共振的流入增强效应,在 T_1WI 正常人脑静脉窦可由流空信号变为明亮信号,与静脉窦血栓表现相同。另外,血流缓慢可使静脉窦信号强度增高;颞静脉存在较大逆流,可使部分发育较小的横窦呈高信号;乙状窦和颈静脉球内的涡流也常在 SE 图像呈高信号。因此,对于疑似病例,应通过延长 TR 时间、改变扫描层面,以及 MRV 检查进一步鉴别。

MRV 可反映脑静脉窦的形态和血流状态,对诊断静脉窦血栓具有一定优势。静脉窦血栓的直接征象为受累静脉窦闭塞、不规则狭窄和充盈缺损。由于静脉回流障碍,常见脑表面及深部静脉扩张、静脉血淤滞及侧支循环形成。但是,当存在静脉窦发育不良时,MRI 及 MRV 诊断本病存在困难。对比剂增强 MRV 可得到更清晰的静脉图像,弥补这方面的不足。大脑除了浅静脉系统,还有深静脉系统。后者由 Galen 静脉和基底静脉组成。增强 MRV 显示深静脉比 MRV 更清晰。若 Galen 静脉形成血栓,可见局部引流区域(如双侧丘脑、尾状核、壳核、苍白球)水肿,侧脑室扩大。一般认为 Monro 孔梗阻由水肿造成,而非静脉压升高所致。　　　　　　　　(刘　利)

第三节 颅 脑 外 伤

一、硬膜外血肿

(一)临床表现与病理特征

硬膜外血肿位于颅骨内板与硬脑膜之间,约占外伤性颅内血肿的30%。出血来源包括:①脑膜中动脉,脑膜中动脉经棘孔入颅后,沿着颅骨内板的脑膜中动脉沟走行,在翼点分两支,均可破裂出血;②上矢状窦或横窦,骨折线经静脉窦致出血;③障静脉或导血管,颅骨板障内有网状板障静脉和穿透颅骨导血管,损伤后出血沿骨折线流入硬膜外形成血肿;④膜前动脉和筛前、筛后动脉;⑤膜中静脉。

急性硬膜外血肿患者常有外伤史,临床容易诊断。慢性硬膜外血肿较少见,占3.5%～3.9%。其发病机制、临床表现及影像征象与急性血肿有所不同。临床表现以慢性颅内压增高症状为主,症状轻微而持久,如头痛、呕吐及视盘水肿。通常无脑局灶定位体征。

(二)MRI表现

头颅CT是最快速、最简单、最准确的诊断方法。其最佳征象为高密度双凸面脑外占位。在MRI可见血肿与脑组织之间的细黑线,即移位的硬脑膜(图9-14)。急性期硬膜外血肿在多数序列与脑皮质信号相同。

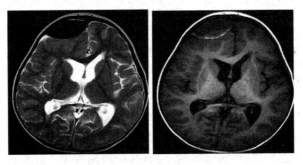

图9-14 硬膜外血肿

轴面T_2WI及T_1WI显示右额硬膜外双凸状异常信号,其内可见液平面,右额皮质受压明显

(三)鉴别诊断

包括脑膜瘤、转移瘤及硬膜结核瘤。脑膜瘤及硬膜结核瘤均可见明显强化的病灶,而转移瘤可能伴有邻近颅骨病变。

二、硬膜下血肿

(一)临床表现与病理特征

硬膜下血肿发生于硬脑膜和蛛网膜之间,是最常见的颅内血肿。常由直接颅脑外伤引起,间接外伤亦可。1/3～1/2为双侧性血肿。外伤撕裂了横跨硬膜下的桥静脉,导致硬膜下出血。

依照部位不同及进展快慢,临床表现多样。慢性型自外伤到症状出现之间有一静止期,多由皮质小血管或矢状窦房桥静脉损伤所致。血液流入硬膜下间隙并自行凝结。因出血量少,此时可无症状。3周以后血肿周围形成纤维囊壁,血肿逐渐液化,蛋白分解,囊内渗透压增高,脑脊液渗入囊内,致血肿体积增大,压迫脑组织而出现症状。

(二)MRI表现

CT诊断主要根据血肿形态、密度及一些间接征象。一般表现为颅骨内板下新月形均匀一致高密度。有些为条带弧状或梭形混合性硬膜外、下血肿,CT无法分辨。MRI在显示较小硬膜下血肿和确定血肿范围方面更具优势。冠状面、矢状面MRI有助于检出位于颞叶之下中颅凹内血肿、头顶部血肿、大脑镰及靠近小脑幕的血肿(图9-15)。硬膜在MRI呈低信号,有利于确定血肿在硬膜下或是硬膜外。在FLAIR序列,硬膜下血肿表现为条弧状、月牙状高信号,与脑回、脑沟分界清楚。

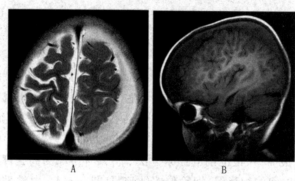

图9-15　硬膜下血肿

A.轴面T_2WI;B.矢状面T_1WI。显示左侧额顶骨板下新月形血肿信号

(三)鉴别诊断

主要包括硬膜下水瘤,硬膜下渗出及由慢性脑膜炎、分流术后、低颅压等所致硬脑膜病。

三、外伤性蛛网膜下腔出血

(一)临床表现与病理特征

本病是颅脑损伤后由于脑表面血管破裂或脑挫伤出血进入蛛网膜下腔,并积聚于脑沟、脑裂和脑池。因患者年龄、出血部位、出血量多少不同,临床表现各异。轻者可无症状,重者昏迷。绝大多数病例外伤后数小时内出现脑膜刺激征,表现为剧烈头痛、呕吐、颈项强直等。少数患者早期可出现精神症状。腰椎穿刺脑脊液检查可确诊。

相关病理过程包括:①血液流入蛛网膜下腔使颅内体积增加,引起颅内压升高;②血性脑脊液直接刺激脑膜致化学性脑膜炎;③血性脑脊液直接刺激血管或血细胞产生多种血管收缩物质,引起脑血管痉挛,导致脑缺血、脑梗死。

(二)MRI表现

CT可见蛛网膜下腔高密度,多位于大脑外侧裂、前纵裂池、后纵裂池、鞍上池和环池。但CT阳性率随时间推移而减少,外伤24小时内95%以上,1周后不足20%,2周后几乎为零。而MRI在亚急性和慢性期可以弥补CT的不足(图9-16)。在GRE T_2WI,蛛网膜下腔出血呈沿脑沟分布的低信号。本病急性期在常规T_1WI、T_2WI无特异征象,在FLAIR序列则显示脑沟、脑裂、脑池内条弧线状高信号。

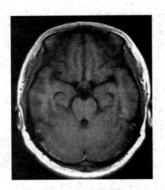

图 9-16 蛛网膜下腔出血

轴面 T_1WI 显示颅后窝蛛网膜下腔线样高信号

四、弥漫性轴索损伤

(一)临床表现与病理特征

弥漫性轴索损伤(DAI)又称剪切伤,是重型闭合性颅脑损伤病变,临床症状重,死亡率和致残率高。病理改变包括轴索微胶质增生和脱髓鞘改变,伴有或不伴有出血。因神经轴索折曲、断裂,轴浆外溢而形成轴索回缩球,可伴有微胶质细胞簇形成。脑实质胶质细胞不同程度肿胀、变形,血管周围间隙扩大。毛细血管损伤造成脑实质和蛛网膜下腔出血。

DAI患者表现为意识丧失和显著的神经学损害。大多数在伤后立即发生原发性持久昏迷,无间断清醒期或清醒期短。昏迷的主要原因是广泛性大脑轴索损伤,使皮质与皮质下中枢失去联系,故昏迷时间与轴索损伤的数量和程度有关。临床上将DAI分为轻、中、重三型。

(二)MRI表现

CT见脑组织弥漫性肿胀,灰白质分界不清,其交界处有散在斑点状高密度出血灶,伴有蛛网膜下腔出血。脑室、脑池受压变小,无局部占位征象。MRI特征如下。①弥漫性脑肿胀:双侧大脑半球皮髓质交界处出现模糊不清的长 T_1、长 T_2 信号,在 FLAIR 序列呈斑点状不均匀中高信号。脑组织呈饱满状,脑沟、裂、池受压变窄或闭塞,且为多脑叶受累。②脑实质出血灶:单发或多发,直径多小于 2.0 cm,均不构成血肿,无明显占位效应。主要分布于胼胝体周围、脑干上端、小脑、基底核区及皮髓质交界部。在急性期呈长 T_1、短 T_2 信号(图 9-17),在亚急性期呈短 T_1、长 T_2 信号,在 FLAIR 呈斑点状高信号。③蛛网膜下腔和/或脑室出血:蛛网膜下腔出血多见于脑干周围,尤其是四叠体池、环池,以及幕切迹和/或侧脑室、第三脑室。在出血超急性期或急性期,平扫 T_1WI、T_2WI 显示欠佳,但在亚急性期,呈短 T_1、长 T_2 信号,在 FLAIR 呈高信号。④合并其他损伤:DAI可合并硬膜外、硬膜下血肿,颅骨骨折。

(三)鉴别诊断

1.DAI与脑挫裂伤鉴别

前者出血部位与外力作用无关,出血好发于胼胝体、皮髓质交界区、脑干及小脑等处,呈类圆形或斑点状,直径多小于 2.0 cm;后者出血多见于着力或对冲部位,呈斑片状或不规则形,直径可超过 2.0 cm,常累及皮质。

2.DAI与单纯性硬膜外、硬膜下血肿鉴别

DAI合并的硬膜外、下血肿表现为"梭形"或"新月形"稍高信号,但较局限,占位效应不明显。可能与其出血量较少和弥漫性脑肿胀有关。

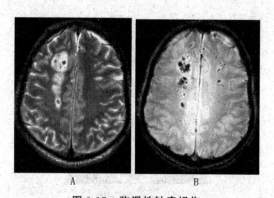

图 9-17　弥漫性轴索损伤

A.轴面 T_2WI 显示双额灰白质交界区片状长 T_2 异常信号,混杂有
点状出血低信号;B.轴面 GRE 像显示更多斑点状出血低信号

五、脑挫裂伤

(一)临床表现与病理特征

脑挫裂伤是最常见的颅脑损伤之一。脑组织浅层或深层有散在点状出血伴静脉淤血,并脑组织水肿者为脑挫伤,凡有软脑膜、血管及脑组织断裂者称脑裂伤,两者习惯上统称脑挫裂伤。挫裂伤部位以直接接触颅骨粗糙缘的额颞叶多见。脑挫裂伤病情与其部位、范围和程度有关。范围越广、越接近颞底,临床症状越重,预后越差。

(二)MRI 表现

MRI 征象复杂多样,与挫裂伤后脑组织出血、水肿及液化有关。对于出血性脑挫裂伤(图 9-18),随着血肿内的血红蛋白演变,即含氧血红蛋白→去氧血红蛋白→正铁血红蛋白→含铁血黄素,病灶的 MRI 信号也随之变化。对于非出血性脑损伤病灶,多表现为长 T_1、长 T_2 信号。由于脑脊液流动伪影,或与相邻脑皮质产生部分容积效应,位于大脑皮质、灰白质交界处的病灶不易显示,且难鉴别水肿与软化。FLAIR 序列抑制自由水,显示结合水,在评估脑挫裂伤时,对确定病变范围、检出重要功能区的小病灶、了解是否合并蛛网膜下腔出血有重要的临床价值。

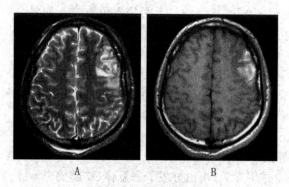

图 9-18　脑挫裂伤

轴面 T_2WI 及 T_1WI 显示左额叶不规则形长 T_2 混杂信号及短 T_1 出血信号

(刘　利)

第四节　颅脑肿瘤

一、星形细胞瘤

(一)临床表现与病理特征

神经胶质瘤是中枢神经系统最常见的原发性肿瘤,约占脑肿瘤的40%,呈浸润性生长,预后差。在胶质瘤中,星形细胞瘤最常见,约占75%,幕上多见。按照WHO肿瘤分类标准,星形细胞瘤分为Ⅰ级、Ⅱ级、Ⅲ级(间变型星形胶质细胞瘤)、Ⅳ级(多形性胶质母细胞瘤)。

(二)MRI表现

星形细胞瘤的恶性程度和分级不同,MRI征象也存在差异。低度星形细胞瘤边界多较清晰,信号较均匀,水肿及占位效应轻,出血少见,无强化或强化不明显。高度恶性星形细胞瘤边界多模糊,信号不均匀,水肿及占位效应明显,出血相对多见,强化明显(图9-19、图9-20)。高、低度恶性星形细胞瘤的信号强度虽有一定差异,但无统计学意义。常规T_1WI增强扫描能反映血-脑屏障破坏后对比剂在组织间隙的聚集程度,并无组织特异性。血-脑屏障破坏的机制是肿瘤破坏毛细血管,或病变组织血管由新生的异常毛细血管组成。肿瘤强化与否,在反映肿瘤血管生成方面有一定的局限性。

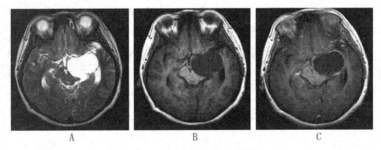

图9-19　左侧颞叶星形细胞瘤

A、B.轴面T_2WI及T_1WI显示左侧颞叶内侧团状长T_2、长T_1异常信号,边界清晰,相邻脑室颞角及左侧中脑大脑脚受压;C.增强扫描T_1WI显示肿瘤边缘线样强化

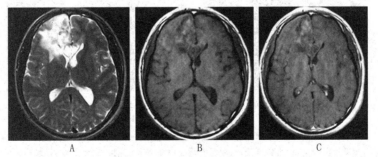

图9-20　右侧额叶星形细胞瘤

A、B.轴面T_2WI及T_1WI显示右侧额叶及胼胝体膝部混杂异常信号,周边可见水肿,右侧脑室额角受压;C.增强扫描T_1WI显示肿瘤不均匀强化

虽然常规 MRI 对星形细胞瘤的诊断准确率较高,有助于制订治疗方案,但仍有局限性。因治疗方法的选择,应以病理分级不同而异。一些新的扫描序列,如 DWI、PWI、MRS 等,有可能对星形细胞瘤的诊断、病理分级、预后及疗效做出更准确的评价。

PWI 可评价血流的微循环,即毛细血管床的血流分布特征。PWI 是在活体评价肿瘤血管生成最可靠的方法之一,可对星形细胞瘤的术前分级及肿瘤侵犯范围提供有价值信息。胶质母细胞瘤和间变胶质瘤实质部分的相对脑血流容积(rCBV)明显高于Ⅰ、Ⅱ级星形细胞瘤。

MRS 利用 MR 现象和化学位移作用,对一系列特定原子核及其化合物进行分析,是目前唯一无损伤性研究活体组织代谢、生化变化及对化合物定量分析的方法。不同的脑肿瘤,由于组成成分不同、细胞分化程度不同、神经元破坏程度不同,MRS 表现存在差异。MRS 对星形细胞瘤定性诊断和良恶性程度判断具有一定特异性。

二、脑胶质瘤

(一)临床表现与病理特征

脑胶质瘤为一种颅内少见疾病,主要临床症状有头痛、记忆力下降、性格改变及精神异常,病程数周至数年。病理组织学特点是胶质瘤细胞(通常为星形细胞)在中枢神经系统内弥漫性过度增生,病变沿血管及神经轴突周围浸润性生长,神经结构保持相对正常。病灶主要累及脑白质,累及大脑灰质少见;病灶区域脑组织弥漫性轻微肿胀,边界不清;肿瘤浸润区域脑实质结构破坏不明显,坏死、囊变或出血很少见。

(二)MRI 表现

肿瘤细胞多侵犯大脑半球的两个或两个以上部位,皮质及皮质下白质均可受累,白质受累更著,引起邻近脑中线结构对称性的弥漫性浸润,尤以胼胝体弥漫性肿胀最常见。病变多侵犯额颞叶,还可累及基底核、脑干、小脑、软脑膜及脊髓等处。MRI 特点:在 T_1WI 呈片状弥散性低信号,在 T_2WI 呈高信号,信号强度较均匀(图 9-21)。T_2WI 显示病变更清楚。病灶边界模糊,常有脑水肿表现。病变呈弥漫性浸润生长,受累区域脑组织肿胀,脑沟变浅或消失,脑室变小。由于神经胶质细胞只是弥漫性瘤样增生,保存了原有的神经解剖结构,因此 MRI 多无明显灶性出血及坏死。

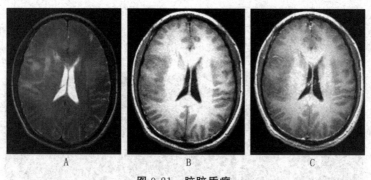

图 9-21 脑胶质瘤

A、B.轴面 T_2WI 及 T_1WI 显示双侧额颞叶及胼胝体膝部片状稍长 T_1、稍长 T_2 异常信号,弥漫性浸润生长,边界不清;C.轴面增强扫描 T_1WI 显示肿瘤强化不明显

(三)鉴别诊断

脑胶质瘤是肿瘤性质的疾病,但肿瘤细胞在脑组织中浸润性散在生长,不形成团块,影像表

现不典型,易误诊。鉴别诊断主要应排除下列疾病。

1.多中心胶质瘤

本病是颅内同时原发2个以上胶质瘤,各瘤体间彼此分离,无组织学联系。脑胶质瘤病为胶质瘤细胞弥漫浸润性生长,影像表现为大片状。

2.其他恶性浸润胶质瘤

如多形性胶质母细胞瘤。此类胶质瘤有囊变、坏死,MRI信号不均匀,占位效应明显,增强扫描时有不同形式的明显强化。

3.各种脑白质病及病毒性脑炎

脑胶质瘤早期影像与其有相似之处,有时无法鉴别。但大多数患者在应用大量的抗生素和激素类药物后,病情仍进行性加重,复查MRI多显示肿瘤细胞浸润发展,肿瘤增大,占位效应逐渐明显,可资鉴别。

三、室管膜瘤

(一)临床表现与病理特征

室管膜瘤起源于室管膜或室管膜残余部位,比较少见。本病主要发生在儿童和青少年,5岁以下占50%,居儿童期幕下肿瘤第三位。男性多于女性。其病程与临床表现主要取决于肿瘤的部位,位于第四脑室者病程较短,侧脑室者病程较长。常有颅内压增高表现。

颅内好发部位依次为第四脑室、侧脑室、第三脑室和导水管。幕下占60%～70%,特别是第四脑室。脑实质内好发部位是顶、颞、枕叶交界处,绝大多数含有大囊,50%有钙化。病理学诊断主要依靠瘤细胞排列呈菊形团或血管周假菊形团这一特点。肿瘤细胞脱落后,可随脑脊液种植转移。

(二)MRI表现

(1)脑室内或以脑室为中心的肿物,以不规则形为主,边界不整,或呈分叶状边界清楚的实质性占位病变(图9-22)。

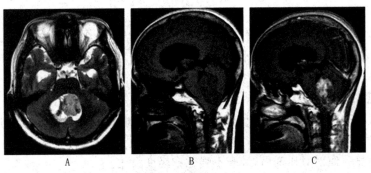

图9-22　室管膜瘤

A.轴面T_2WI显示第四脑室内不规则形肿物,信号不均匀;B、C.矢状面T_1WI和增强T_1WI显示肿瘤突入小脑延髓池,强化不均匀,幕上脑积水

(2)脑室内病变边缘光滑,周围无水肿,质地略均质,其内可有斑点状钙化或小囊变区;脑实质内者以不规则形为主,常见大片囊变区及不规则钙化区,周围有水肿带。

(3)脑室系统者常伴不同程度的脑积水,脑实质者脑室系统受压改变。

(4)实质成分在CT主要为混杂密度,或略高密度病灶;在T_1WI呈略低信号,T_2WI呈略高信号或高信号,增强扫描不均匀强化。

(三)鉴别诊断

室管膜瘤需要与以下疾病鉴别。

1.局限于四脑室的室管膜瘤应与髓母细胞瘤鉴别

前者多为良性,病程长,发展慢,病变多有囊变及钙化;后者为恶性肿瘤,起源于小脑蚓部,常突向四脑室,与脑干间常有一间隙(内含脑脊液),其表现较光滑,强化表现较室管膜瘤更明显,病程短,发展快,囊变及钙化少见,病变密度/信号多均匀一致。此外,髓母细胞瘤成人少见,其瘤体周围有一环形水肿区,而室管膜瘤不常见。

2.脉络丛乳头状瘤

好发于第四脑室,肿瘤呈结节状,边界清楚,悬浮于脑脊液中,脑积水症状出现更早、更严重,脑室扩大明显,其钙化与强化较室管膜瘤明显。

3.侧脑室室管膜瘤应与侧脑室内脑膜瘤鉴别

后者多位于侧脑室三角区,形状较规则,表面光整,密度均匀,强化明显。室管膜下室管膜瘤常发生于孟氏孔附近,大多完全位于侧脑室内,境界清楚,很少侵犯周围脑组织,脑水肿及钙化均少见,强化轻微或无。

4.大脑半球伴有囊变的室管膜瘤需与脑脓肿鉴别

后者起病急,常有脑膜脑炎临床表现,病灶强化与周围水肿较前者更显著。

5.星形细胞瘤及转移瘤

发病年龄多在 40 岁以上,有明显的花环状强化,瘤周水肿与占位效应重。

四、神经元及神经元与胶质细胞混合性肿瘤

神经元及神经元与胶质细胞混合性肿瘤包括神经节细胞瘤、小脑发育不良性节细胞瘤、神经节胶质瘤、中枢神经细胞瘤。这些肿瘤的影像表现,特别是 MRI 表现各具有一定特点。

(一)神经节细胞瘤

1.临床表现与病理特征

为单纯的神经元肿瘤,无胶质成分及恶变倾向,组织结构类似正常脑,缺乏新生物特征。大多数为脑发育不良,位于大脑皮质或小脑。单侧巨脑畸形时可见奇异神经元,伴星形细胞数量及体积增加。

2.MRI 表现

在 T_2WI 为稍高信号,T_1WI 为低信号,MRI 确诊困难。合并其他脑畸形时,T_1WI 可见局部灰质变形,信号无异常或轻度异常,T_2WI 呈等或低信号,PD 呈相对高信号。CT 平扫可为高密度或显示不明显。注射对比剂后,肿瘤不强化或轻度强化。

(二)神经节胶质瘤

1.临床表现与病理特征

临床主要表现为长期抽搐及高颅压症状,生存时间长,青年多见。本病发病机制目前有两种学说。

(1)先天发育不全学说:在肿瘤形成前即存在神经细胞发育不良,在此基础上,胶质细胞肿瘤性增生,刺激或诱导幼稚神经细胞分化,形成含神经元及胶质细胞的真性肿瘤。

(2)真性肿瘤学说:神经节胶质瘤以分化良好的瘤性神经节细胞与胶质细胞(多为星形细胞,

偶为少枝细胞)混合为特征。

神经节胶质瘤可能具有神经内分泌功能。实性、囊性各约50%,囊伴壁结节,生长缓慢,部分有恶变及浸润倾向。

2.MRI表现

典型影像表现为幕上发生,特别是额叶及颞叶的囊性病灶(图9-23),伴有强化的壁结节。肿瘤在T_1WI呈低信号团块,囊性部分信号更低。在质子密度像,肿瘤囊腔如含蛋白成分高,其信号高于囊壁及肿瘤本身。在T_2WI囊液及肿瘤均为高信号,局部灰白质界限不清。注射Gd-DTPA后,病变由不强化至明显强化,以结节、囊壁及实性部分强化为主。1/3的病例伴有钙化,CT可清楚显示,MRI不能显示。

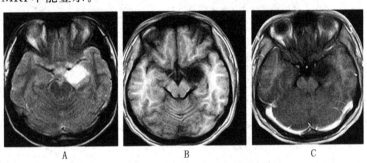

图9-23　神经节胶质瘤

A、B.轴面T_2WI及T_1WI显示左侧颞叶内侧不规则形长T_1、长T_2异常信号,
边界欠清;C.轴面T_1WI增强扫描,病变强化不明显

3.鉴别诊断

神经节胶质瘤的影像学诊断应与以下疾病鉴别:①蛛网膜囊肿位于脑外,CSF信号;②表皮样囊肿位于脑外,信号类似。

(三)中枢神经细胞瘤

1.临床表现与病理特征

本病常见于青年人(平均年龄31岁),临床症状少于6个月,表现为头痛及高颅压症状。占原发脑肿瘤0.5%,1982年由Hassoun首次报道,具有特殊的形态学及免疫组织学特征。

肿瘤来源于Monro孔之透明隔下端,呈现分叶状,局限性,边界清楚。常见坏死、囊变灶。部分为富血管,可有出血。肿瘤细胞大小一致,分化良好,似少枝胶质细胞但胞质不空,似室管膜瘤但缺少典型之菊花团,有无核的纤维(Neuropil)区带。电镜下可见细胞质内有内分泌样小体。有报告称免疫组化显示神经元标记蛋白。

2.MRI表现

中枢神经细胞瘤位于侧脑室体部邻近莫氏孔,宽基附于侧室壁。在T_1WI呈不均匀等信号团块,肿瘤血管及钙化为流空或低信号;在T_2WI,部分与皮质信号相等,部分呈高信号;注射Gd-DTPA后,强化不均匀(图9-24);可见脑积水。CT显示丛集状、球状钙化。

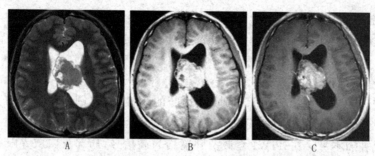

图 9-24　中枢神经细胞瘤

A、B.轴面 T_2WI 及 T_1WI 显示左侧脑室不规则形团块,信号不均匀,透明

隔右移;C.轴面增强 T_1WI 显示病变中度不均匀强化

3.鉴别诊断

应包括脑室内少枝胶质细胞瘤,室管膜下巨细胞星形细胞瘤,低级或间变星形细胞瘤,室管膜瘤。

4.小脑发育不良性节细胞瘤

(1)临床表现与病理特征:本病又称 LD 病(Lhermitte-Duclos disease)、结构不良小脑神经节细胞瘤。为一种低级小脑新生物,主要发生在青年人,且以小脑为特发部位。临床表现为颅后窝症状,如共济障碍、头痛、恶心、呕吐等。

正常小脑皮质构成:外层为分子层,中层为浦肯野细胞层,内层为颗粒细胞层。本病的小脑脑叶肥大与内颗粒层及外分子层变厚有关。中央白质常明显减少,外层存在怪异的髓鞘,内层存在许多异常大神经元。免疫组化染色提示大多数异常神经元源自颗粒细胞,而非浦肯野细胞。本病可单独存在,也可合并 Cowden 综合征(多发错构瘤综合征)、巨脑、多指畸形、局部肥大、异位症及皮肤血管瘤。

(2)MRI 表现:MRI 显示小脑结构破坏和脑叶肿胀,边界清楚,无水肿。病变在 T_1WI 呈低信号,在 T_2WI 呈高信号,注射对比剂后无强化。脑叶结构存在,病灶呈条纹状(高低信号交替带)为本病特征(图 9-25)。可有邻近颅骨变薄,梗阻性脑积水。

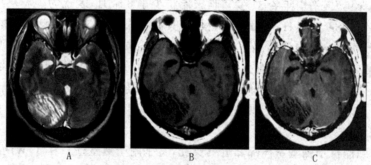

图 9-25　小脑发育不良性节细胞瘤

A、B.轴面 T_2WI 及 T_1WI 显示右侧小脑条纹状长 T_1、长 T_2 异常信号,

边界清楚;C.轴面增强 T_1WI 显示病变强化不明显

(刘　利)

参考文献

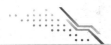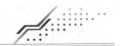

[1] 殷小茹.超声医学诊断进展[M].汕头:汕头大学出版社,2022.

[2] 马飞虹.现代医学影像学诊断精要[M].北京:中国纺织出版社,2022.

[3] 何年安,杨冬妹,叶显俊.超声医学精要[M].合肥:中国科学技术大学出版社,2023.

[4] 程文,张磊,李海霞.实用腹部超声诊断[M].北京:科学出版社,2023.

[5] 刘广全,张廷训,王玉艳,等.现代医学影像基础及临床应用[M].北京:科学技术文献出版社,2022.

[6] 吕国荣,张诗婕.产时超声[M].厦门:厦门大学出版社,2023.

[7] 陈璐,李慧林,王玉荣,等.现代超声诊断精要[M].上海:上海交通大学出版社,2023.

[8] 王刚,蔡怀秋,徐景俊.医学超声理论与实践[M].北京:中国纺织出版社,2023.

[9] 石华.女性生殖超声与临床[M].北京:人民卫生出版社,2023.

[10] 臧守红,赵建峰,陈圆圆,等.临床常见病影像诊断技术与应用[M].上海:上海科学技术文献出版社,2023.

[11] 尹立雪,左明良.心血管超声疑难病例解析[M].北京:科学技术文献出版社,2023.

[12] 谢红宁.妇产科超声诊断学[M].北京:人民卫生出版社,2023.

[13] 王嫣,陈锦云,李发琪.聚焦超声治疗技术与应用[M].重庆:重庆出版社,2023.

[14] 吕仁杰.现代影像诊断实践[M].北京:中国纺织出版社,2022.

[15] 贲志飞,陈赛君.血管超声常见疑问及解答[M].北京:科学技术文献出版社,2023.

[16] 孙伟.医学影像诊断与超声技术[M].青岛:中国海洋大学出版社,2023.

[17] 王成禹.现代医学放射影像学[M].汕头:汕头大学出版社,2023.

[18] 王翠芝.现代超声医学与放射诊断[M].上海:上海交通大学出版社,2023.

[19] 崔立刚,付颖,薛恒.青年医师超声读片进阶[M].北京:科学技术文献出版社,2023.

[20] 吴青青.实用产前超声诊断学[M].北京:人民卫生出版社,2023.

[21] 陈志奎,薛恩生,林礼务.胃肠疾病超声诊断学[M].北京:科学出版社,2023.

[22] 朱光宇.现代影像学诊断技术与临床应用[M].北京:中国纺织出版社,2022.

[23] 孙卫平,甘志浩,胡亚南.临床医学影像诊断与超声医学[M].上海:上海交通大学出版社,2023.

[24] 任春旺,周建,张宏波,等.现代医学影像与超声新技术[M].青岛:中国海洋大学出版

社,2023.

[25] 吴钟琪.血管超声扫查技巧及诊断图解[M].长沙:湖南科学技术出版社,2023.

[26] 王宏光.肝脏外科术中超声基础[M].北京:清华大学出版社,2023.

[27] 王蕾.现代临床常见病超声诊断新进展[M].上海:上海交通大学出版社,2023.

[28] 徐辉雄,徐光,向莉华.前列腺超声诊断学[M].上海:上海科学技术出版社,2022.

[29] 王文平,董怡,段友容.原发性肝肿瘤超声造影[M].上海:上海科学技术出版社,2022.

[30] 张翠娟,朱凯丽,王晓霞.妇产诊疗与超声诊断[M].长春:吉林科学技术出版社,2022.

[31] 刘刚,苟中山,蒋昀姗.产科超声快速入门[M].北京:中国人口出版社,2022.

[32] 姜玉新,李建初.超声医学与技术[M].北京:人民卫生出版社,2022.

[33] 陈翠,王钦,赵学师,等.常见疾病影像学检查与诊断[M].上海:上海科学普及出版社,2022.

[34] 翟浩天.实用临床超声与诊断[M].长春:吉林科学技术出版社,2022.

[35] 詹松华,陈克敏,曹厚德.现代医学影像技术学[M].上海:上海科学技术出版社,2023.

[36] 王芳,孙建明,杨峰,等.经颅多普勒超声与颈动脉超声联合诊断椎基底动脉狭窄的价值[J].中国临床保健杂志,2023,26(1):123-125.

[37] 祖圆,孙广永,钱林学.超声引导下微波消融治疗甲状腺微小乳头状癌后患者基因表达变化[J].中国介入影像与治疗学,2023,20(5):282-285.

[38] 崔丽萍,段奕全,梁青青,等.三维斑点追踪超声心动图早期识别家族性肥厚型心肌病无症状突变基因携带者的临床价值[J].临床超声医学杂志,2023,25(10):800-805.

[39] 杨杨,李建华,朱瑞萍,等.多普勒超声成像在乳腺癌及其病理分级诊断中的应用效果分析[J].中国现代药物应用,2023,17(3):84-87.

[40] 李拓,张俊鹏,崔军胜.超声造影与 MRI 对小乳腺癌(直径≤2.0cm)的诊断价值对比分析[J].中国 CT 和 MRI 杂志,2023,21(2):102-104.